医学检验基础

主　编　张传树　田玉海　邹均
副主编　刘　菲

吉林科学技术出版社

图书在版编目（CIP）数据

医学检验基础 / 张传树，田玉海，邹均主编. -- 长春：吉林科学技术出版社，2022.4
ISBN 978-7-5578-9261-6

Ⅰ. ①医… Ⅱ. ①张… ②田… ③邹… Ⅲ. ①临床医学—医学检验 Ⅳ. ①R446.1

中国版本图书馆 CIP 数据核字 (2022) 第 088451 号

医学检验基础

主　　编	张传树　田玉海　邹　均
副 主 编	刘　菲
出 版 人	宛　霞
责任编辑	史明忠
封面设计	金熙腾达
制　　版	金熙腾达
幅面尺寸	185mm×260mm
字　　数	588 千字
印　　张	25.5
印　　数	1-1500 册
版　　次	2022年4月第1版
印　　次	2023年3月第1次印刷

出　　版	吉林科学技术出版社
发　　行	吉林科学技术出版社
地　　址	长春市福祉大路5788号
邮　　编	130118
发行部电话/传真	0431-81629529 81629530 81629531
	81629532 81629533 81629534
储运部电话	0431-86059116
编辑部电话	0431-81629518
印　　刷	三河市嵩川印刷有限公司

书　　号	ISBN 978-7-5578-9261-6
定　　价	168.00元

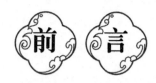

前　言

近年来，科学技术的进步和临床医学的发展，极大地丰富和促进了检验理论和应用技术的发展，各种检测仪器、检验方法不断涌现，使检验质量和水平显著提高，对许多疾病的诊断、治疗监测和预后评估都起着越来越重要的作用。同时，为适应我国社会主义现代化建设与社会和谐发展的需要，开设卫生检验专业已成为我国卫生发展的必然要求。随着医学的发展和科技的进步，检验医学有了飞速发展。新技术、新方法、新的检测项目不断涌现，个体化诊断和个体化治疗等技术的新须求也促使检验医学加速发展。检验医学在发展的同时更加注重检验质量，检验质量是检验医学的生命线。把检验质量做得更好，使检验结果更稳定、更准确、更符合临床需要，是每个检验工作者的目标。

现代医学检验仪器集物理、化学、生物、电子、计算机等技术为一体，是对各类临床样本进行检测的专用医学设备。医学检验仪器作为检验医学的技术核心与设备支撑，是现代医学仪器的重要分支，已经广泛应用于各医疗机构，与医用电子诊断设备、大型影像设备等共同构成现代医疗不可或缺的诊疗体系。随着各种高灵敏度、多功能、高智能化检测仪器的不断涌现和广泛应用，医学检验仪器学已经演变为一门由多学科组成的知识密集型和技术密集型的新学科。目前，全球的医学检验仪器产品在技术上正朝向数字化、网络化、微型化方向发展，具有自动化、智能化、标准化、个性化以及小型便携化等特点，分子生物学技术、流式细胞技术、标记免疫技术、生物质谱技术、生物传感技术、信息技术等一系列的新技术已经运用到仪器的研发中，成为核心技术和前导技术，影响着检验仪器发展的方向。检验仪器设备的运行状态直接关系到临床检验质量，其科学管理是检验科管理工作的一个重要部分。

本书属于医学检验方面的著作，由检验标本的采集方法、常用检验技术、红细胞检验、白细胞检验、骨髓细胞学检验、糖类及其代谢产物检验、酶类检验、血脂与脂蛋白类检验、肾功能检验、尿液检验、粪便检查、浆膜腔积液检验、脑脊液检验、体液检查、体液免疫检验、感染性疾病免疫学检验、自身免疫性疾病免疫学检验、免疫增殖性疾病免疫学检验、免疫缺陷性疾病免疫学检验、细菌学检验、真菌学检验、寄生虫感染检验等部分构成，介绍了临床常用检验，对检验医学及其相关专业医师有学习和参考的价值。

目　录

第一章 检验标本的采集方法

第一节 常规标本采集

一、尿液

应留取新鲜尿，以清晨第一次尿为宜，较浓缩，条件恒定，便于对比。急诊患者可随时留取；使用一次性小便杯并贴上检验联号；尿标本应避免经血、白带、精液、粪便等混入。此外，还应注意避免烟灰、糖纸等异物混入；标本留取后，应及时送检，以免细菌繁殖、细胞溶解等（一般夏季 1 h 内、冬季 2 h 内完成检验）；尿胆原等化学物质可因光分解或氧化而减弱；不能及时送检应适当防腐，常用甲醛 5 mL/L 尿（用于管型和细胞防腐）、甲苯 5 mL/L 尿（用于尿糖、尿蛋白等防腐），或保存于 4℃冰箱内，6 h 内检查完毕。

二、粪便

留取标本的容器可用不吸水（涂蜡）的纸盒，或一次性塑料容器，要求清洁干燥。标本务求新鲜且不可混入尿液。送检标本量通常为指头大小（约 5 g）即可。标本应选择脓血黏液等病理成分，并应在 1 h 内完成检验，否则可因 pH 及消化酶等影响，而使粪便中的细胞成分破坏分解。做隐血试验应嘱患者在收集标本前 3 d 禁食肉类、铁剂及大量绿色蔬菜。检查蛲虫应于清晨排便前用棉拭子由肛门四周拭取，立即送检。

三、痰液

一般检验收集新鲜痰，患者起床后刷牙、漱口（用 3% 双氧水及清水漱口 3 次），用力咳出气管深部真正呼吸道分泌物（勿混入唾液及鼻咽分泌物），盛于洁净容器内。幼儿痰液收集困难时，可用消毒拭子刺激喉部引起咳嗽反射，用棉拭子采取标本。

四、血液

早晨空腹抽取静脉血标本，适宜做血糖、血脂、肝功能等检验。血液激素测定标本，可不空腹，但必须在每天上午 8—9 时采取。反映急性心肌梗死的酶类 AST、CK 的峰值通常在梗死后 16 ~ 24 h；LDH 活性须 30 ~ 60 h 方达到高峰，维持 3 ~ 6 d。请掌握采血时间。

急性胰腺炎患者一般在发病后 2 ~ 12 h 血清淀粉酶开始上升，12 ~ 72 h 到高峰，4 d

左右恢复正常。采取血钾测定标本，勿用碘酒消毒皮肤，仅用乙醇消毒皮肤后采血，因碘酒内含碘化钾较高，对血清钾结果干扰显著。

盛血用试管或瓶均应干燥洁净，若需要抗凝血则应将血液注入有抗凝剂的试管或瓶内，并立即轻轻旋转摇匀，防止凝固。输液同侧不宜采血样检验，另一侧要看具体项目及输液成分来决定。如静脉滴注葡萄糖时验血糖要在输液完毕后 2 h 取血；检验电解质时不宜在输液同侧采样等。采血后应将针头取下，再沿管壁将血液徐徐注入试管内。采集血液标本时应防止溶血。

五、体液及排泄物

（一）脑脊液

标本送检必须及时，收到标本后应立即检验，久置可致细胞破坏，影响细胞计数及分类检查，并导致葡萄糖分解使含量降低，病原菌破坏或溶解。细胞计数管应避免标本凝固，遇高蛋白标本时，可用乙二胺四乙酸（EDTA）钠盐抗凝。

（二）浆膜腔积液

穿刺取得的标本，为防止细胞变性出现凝块或细菌破坏溶解，送检及检查必须及时。为防止凝固，最好加入 100 g/L EDTA 钠盐抗凝，每 0.1 mL 可抗凝 6 mL 浆膜腔积液，及时完成细胞涂片检查。

（三）精液

用清洁干燥小瓶收集精液，不宜采用避孕套内的精液。收集精液前避免性生活 3 ~ 7 d，收集精液标本后应在 1 h 内检验，冬季应注意保温。出现一次异常结果，应隔一周后复查，反复查 2 ~ 3 次方能得出比较正确的结果。

（四）前列腺液

临床医生做前列腺按摩术后，采集标本于清洁玻片上，立即送检。

（五）阴道分泌物

由临床医生用棉拭子采取子宫颈后穹窿分泌物可直接涂片，也可置生理盐水试管内送检，然后涂片镜检。

第二节　特殊项目标本采集

一、血气分析

（一）动脉血取血法

用 2 mL 或 5 mL 消毒注射器，按无菌操作抽取肝素（1 mL=1 000 U，用生理盐水配）0.5 mL，然后将肝素来回抽动，使针管全部湿润，将多余肝素全部排出。皮肤消毒后，穿刺股动脉、腋动脉或桡动脉，取 2 mL 动脉血，不能有气泡。抽出后用小橡皮封针头，隔绝空气。将注射器放在手中双手来回搓动，立即送检。

填写申请单时要求写出诊断、抽血时的体温和血红蛋白量，是否用氧及其流量，以便分析。如不能及时送检，应放在冰水中保存（勿用冰块，以免细胞破坏而溶血），但放置时间最长不超过两个小时。

（二）毛细血管血采取法

采血部位常为耳垂或手指，婴儿取足跟或大趾，局部先用热毛巾敷或轻轻按摩，使毛细血管血充分动脉化。在毛细管一端装上塑料帽（红色）。将小铁针插入毛细管并让它滑到有塑料帽的一端。

将采血部位消毒，然后穿刺皮肤以使血液自然流出为宜，把毛细管插入血滴中部采血以防空气进入毛细血管。套紧毛细管塑料帽，然后在毛细管的另一端套上塑料帽。用磁铁在玻管外来回移动，使玻管内铁针来回 20 次，达到血液与肝素混合的目的。如不能及时送检，标本可水平位贮放在冰水中（不能超过 2 h）。

二、血液黏度检测

由于生理活动昼夜节律和饮食对血细胞比容、血浆蛋白成分、血浆黏度和血液黏度都有影响，采取血标本的时间和其与饮食的关系应当注意。一般头天晚上素食，检测当天空腹，晨 8 时采血。采取时肘前静脉抽血，压脉带压迫的时间应尽可能缩短，针头插入后，应在压脉带松开 5 S 后开始采血，抽血时用力不宜过猛。抗凝剂以用肝素（10 ~ 20 U/mL 血）或 EDTA-2Na（1.5 g/L 血）为宜，为防止对血液的稀释作用，应采用固体抗凝剂。

三、骨髓穿刺及涂片要求

穿刺部位首选髂后上棘，次选髂前上棘、胸骨。采取骨髓液时，应严格遵守无菌技术，抽取动作要缓慢，吸取骨髓量勿超过 0.3 mL，以免混入稀释，使所吸标本不能代表骨髓。

玻片要求清洁，涂片薄而均匀，应涂片 10 张左右，并同时制备两张外周血片做对照之用。如须同时做细菌培养和病理检查的病例，应先吸少量骨髓液做涂片后再吸取所须骨髓液和骨髓组织。

第三节　细菌培养标本采集

一、一般原则

所用器具须严格进行灭菌处理；采集足量标本以便够用；尽可能在患者服药前或手术切口局部用药前采集；采集标本过程中要严格遵守无菌操作原则，采集的部位要准确。

二、标本采集

（一）静脉血

静脉穿刺前要充分消毒皮肤，避免皮肤细菌污染。取静脉血 5 mL 以无菌操作法立即注入专用血培养瓶（含 50 mL 培养液），轻轻摇匀送微生物室。

（二）尿液

1. 中段尿

先用 1 g/L 新洁尔灭彻底清洗外阴，用无菌试管收集中间一段尿液 1 ~ 2 mL。

2. 膀胱导尿

用于昏迷及自然排尿困难者，但导尿易引起逆行细菌感染。

3. 耻骨上膀胱穿刺尿

偶用于婴幼儿。

（三）粪便

粪培养的容器须清洁，量可为胡桃大小（取有黏液或脓液部分）。疑是霍乱患者的粪便应取液样部分，并立即送检以便及时接种，不能延误。

（四）痰液

痰培养之前，临床医生指导患者配合，清晨时间最好，咳痰前先漱口，以减少口腔唾液的污染。

（五）脑脊液、胸腹水及脓液

应以无菌操作采取，盛于无菌瓶中，送检量不少于 1 mL。伤口取标本尽量避免皮肤表面细菌的污染，并在脓腔的基底部取样，用无菌注射器抽取或用消毒棉签取样后，立即置无菌试管送检。

第四节　标本采集的质量保证

一、饮食因素对检验结果的影响

大多数生化检查均要求空腹采血，禁食 12 h，或者晚餐后次日早上采血。因为饮食可使血液某些化学成分改变，影响测定结果。例如高脂肪饮食后甘油三酯测定可高达空腹时 10 倍；高糖饮食后血糖可迅速升高，3 h 后才恢复正常。但是过度空腹，以致饥饿，血液或器官中的某些成分分解、释放，又可导致某些检验结果异常。如血糖、转铁蛋白、C3 等可因空腹时间过长而降低，甘油三酯、游离脂肪酸反而升高。而血总蛋白、A/G 比值、胆固醇等在空腹前空腹后测定无改变。因此，应注意区分选择送检。

食物可影响某些检验项目的测定结果，如咖啡、茶、巧克力、香蕉等食物可影响儿茶酚胺的测定；高蛋白饮食，尤其是进食动物肝脏、肾及贝类等富含嘌呤食物可使血尿酸测定增高；进食动物血食物可使隐血试验假阳性；饮酒后可使乳酸、尿酸盐等增加，长期饮酒还可使高密度脂蛋白、胆固醇等增高。因此，为保证检验质量的可靠性，患者在做检验前，对食物也要有一定的控制。

二、药物因素对检验结果的影响

很多药物对检验有干扰作用，据报道有 15 000 多种。药物在体内主要是改变某些物质在体内的代谢作用和干扰测定过程中的化学反应，使结果增加或降低。如服用阿司匹林可以通过增加葡萄糖的吸收、释放类固醇并抑制三羧酸循环，使血糖升高；而输液补钾时，由于氯化物可将糖由细胞外带到细胞内，造成血清糖测定结果降低。所以临床医生应充分了解各种药物对有关检验项目测定结果的影响，或者需要为了某个项目的测定而停服某一药物。

三、运动因素对检验结果的影响

运动也能影响很多检验项目的测定结果，如运动后血糖、乳酸、丙氨酸等可升高；肌肉有关的血清酶，如 CK、LDH、ALT、AST 在运动后测定均有不同程度的升高，有人做过实验，其中最明显的是 CK 和 ALT，而且恢复较慢，停止运动 1 h 后测定，其结果可升高 50%。

四、采集标本时体位对检验结果的影响

由于人体体位姿势不同影响血液循环，某些生理现象可发生变化，如血浆与组织液因体位不同导致平衡改变，血液与组织液中的某些成分也随着发生变化，可使某些测定结果发生改变，如卧位改为站位时测定总蛋白、白蛋白、胆固醇、血清铁、ALT、ALP 等有5%～15%的不同程度改变。有的检验项目采血部位不同，而检验结果也有较大的差别，如白细胞计数取微量血，有人做过试验，耳垂采血较手指血高30%。因此，有关人员提出建议，建立各检验项目的参考值，采集血标本应规范一种姿势。

五、止血带加压对检验结果的影响

止血带压迫使局部血管扩张、瘀血，激活血液中的某些物质，引起某些检验项目测定结果升高或降低。如凝血酶原时间测定，由于血管受压迫，使局部血液回流受阻，造成局部缺氧，甚至毛细血管损伤，凝血启动因子激活后，凝血过程形成，即消耗一些凝血因子，使测定结果偏低。在测定其他一些化学成分时，由于血管被压迫处的组织液从扩张血管处漏出而影响被测定成分的含量，且影响的程度随止血带压迫的时间增加而上升，所以，抽血时尽量缩短止血带压迫时间，最好不用止血带。

六、标本采集的时间对检验结果的影响

机体血液的某些成分在一天内可发生周期性的变化，且有的变化较大，如白细胞计数上下午之间可有成倍变化，一般上午低下午高。其他化学成分，如胆红素、血清铁上午较其他时间高。血清钙中午低，生长激素夜里高、白天低。一般情况下，为减少由于采血时间不同引起的测定误差，要求每次检测最好在一天的同一时间段进行。

七、抗凝剂对检验结果的影响

检验的标本根据检验项目的要求不同，有需要抗凝和不需要抗凝两种。需要抗凝的预先加入抗凝剂。常用的抗凝剂有枸橼酸盐、草酸盐、EDTA、肝素等，而抗凝剂的使用也要根据检验的项目进行选择，否则影响测定结果。如含有钾、钠的抗凝剂（草酸钾、草酸钠、枸橼酸钾、枸橼酸钠等）不能用作测定血钾或血钠的抗凝。因为草酸盐、氟化钠等抗凝剂，具有酶的活性或有抑制酶的活性作用，如草酸盐有抑制淀粉酶、乳酸脱氢酶、酸性磷酸酶的作用，氟化钠有激活尿素酶和抑制乳酸脱氢酶的作用，故不宜用作酶活性的测定或用作某些项目酶法测定。

八、溶血标本对检验结果的影响

血液中的很多化学成分分布在细胞内和细胞外的含量是不同的，如红细胞内的钾含量是血清（浆）钾的20倍，红细胞内的乳酸脱氢酶是血清的200倍。标本溶血后对检验结果影响较大，细胞内含量高的物质进入血清后造成测定结果偏高。细胞内含量低的物质进入血清后，血清被稀释使测定结果偏低。

第二章　常用检验技术

第一节　血气酸碱分析技术

一、血气酸碱分析技术发展概况

该技术最早可追溯到 Henderson 和 Hassel Balch 关于碳酸离解的研究。有人在临床上应用化学方法对血气酸碱进行分析，即 Van Slyke-Neill 法、Scholander-Roughton 法、Riley 法，但这些化学分析方法操作麻烦、测定时间长，准确性差，已基本被淘汰。

20 世纪 50 年代中期，丹麦哥本哈根传染病院检验科主任 Astrup 与 Radiometer 公司的工程师合作研制出酸碱平衡仪，其后血气分析仪发展非常迅速，其发展过程大致分三个阶段。

第一阶段：血液 pH 平衡仪。采用毛细管 pH 电极，分别测量样品及样品与两种含不同浓度 CO_2 气体平衡后的 pH，通过计算或查诺模图得到 PCO_2、SB、BE、等四个参数。代表性产品为：Radiometer 公司的 AME-1 型酸碱平衡仪。

第二阶段：酸碱血气分析仪。1956 年 Clark 发明覆膜极谱电极，1957 年 Siggard Anderson 等改进毛细管 pH 电极，1967 年 Severinghous 研制出测量 PCO_2 的气敏电极，奠定了目前血气分析仪传感器的基础。随后，采用电极直接测定血液中 pH、PCO_2、PO_2 的仪器大量涌现，经查表或用特殊计算尺除可获得 SB、BE、BB 外，还可换算出 AB、TCO_2、SBE、Sat、O_2 等。

第三阶段：全自动酸碱血气分析仪。20 世纪 70 年代以来计算机技术的发展，微机和集成电路制造技术的提高，使血气分析仪向自动化和智能化方向迈进，仪器可自动校正、自动进样、自动清洗、自动计算并发报告、自动检测故障和报警，甚至可提供临床诊断参考意见。

由于近年来电极没有突破性进展，虽然出现了点状电极和溶液标定等新技术，但因其寿命短、稳定性欠佳而影响了应用，不过血气分析仪产品在系列化、功能提高、增加电解质测量等方面还是取得很大进步。

值得一提的是，在过去的几年里，"接近患者"或"床边检测"观念激发了临床医疗服务机构的极大兴趣，相应的血气电解质分析仪应运而生。这些设备快速提供符合检验标准的结果，有效、可靠和精确，卓有成效地促进了临床医疗服务工作。

二、血气酸碱分析仪的工作原理、基本结构与主要机型

（一）血气酸碱分析仪的工作原理与基本结构

测量管的管壁上开有四个孔，孔里面插有 pH、PCO_2 和 PO_2 三支测量电极和一支参比电极。待测样品在管路系统的抽吸下，入样品室的测量管，同时被四个电极所感测。电极产生对应于 PH、PCO_2 和 PO_2 的电信号。这些电信号分别经放大、处理后送到微处理机，微处理机再进行显示和打印，测量系统的所有部件包括温度控制、管道系统动作等均由微机或计算机芯片控制。

血气分析仪虽然种类、型号很多，但基本结构可分电极、管路和电路三大部分。实际上，血气分析仪的发展与分析电极的发展进步息息相关，新的生物传感器技术的发明和改进带动了血气分析仪的发展。因此，了解分析电极的原理和基本结构对更好地使用血气分析仪有帮助。下面简单介绍 pH 电极、PCO_2 电极、PO_2 电极的基本结构。

1. 电极的基本结构

（1）pH 电极与 pH 计类似，但精度较高，由玻璃电极和参比电极组成。参比电极为甘汞电极或 Ag/AgCl 电极。玻璃电极的毛细管由钠玻璃或锂玻璃吹制而成，与内电极 Ag/AgCl 一起封装在充满磷酸盐氯化钾缓冲液的铅玻璃电极支持管中。整个电极与测量室均保持恒温 37℃。当样品进入测量室时，玻璃电极和参比电极形成一个原电池，其电极电位紧随样品 pH 值的变化而变化。

（2）PCO_2 电极是一种气敏电极。玻璃电极和参比电极被封装在充满碳酸氢钠、蒸馏水和氯化钠的外电极壳里。前端为半透膜（CO_2 膜），多用聚四氟乙烯、硅橡胶或聚乙烯等材料。远端具有一薄层对 pH 敏感的玻璃膜，电极内溶液是含有 KCl 的磷酸盐缓冲液，其中浸有 Ag/AgCl 电极。参比电极也是 Ag/AgCl 电极，通常为环状，位于玻璃电极管的近侧端。玻璃电极膜与其有机玻璃外端的 CO_2 膜之间放一片尼龙网，使两者之间保证有一层碳酸氢钠溶液间隔。CO_2 膜将测量室的血液与玻璃电极及外面的碳酸氢钠溶液分隔开，它可以让血中的 CO_2 和 O_2 通过，但不让 H^+ 和其他离子进入膜内。测量室体积可小至 $50 \sim 70 \mu L$，现代仪器中与 PO_2 电极共用。整个电极与测量室均控制恒温 37℃。当血液中的 CO_2 透过 CO_2 膜引起玻璃电极外碳酸氢钠溶液的 pH 改变时，根据 Henderson-Hassebalch 方程式，可知 pH 改变为 PCO_2 的负对数函数。所以，测得 pH 后，只要接一反对数放大电路，便可求出样品的 PCO_2。

（3）PO_2 电极是一种 Clark 极化电极，O_2 半透膜为聚丙烯、聚乙烯或聚四氟乙烯。由铂阴极与 Ag/AgCl 阳极组成，铂丝封装在玻璃柱中，暴露的一端为阴极，Ag/AgCl 电极围绕玻璃柱近侧端，将此玻璃柱装在一有机玻璃套内，套的远端覆盖着 O_2 膜，套内充满磷酸盐氯化钾缓冲液。玻璃柱远端磨砂，使铂阴极与 O_2 膜间保持一薄层缓冲液。膜外为测量室。电极与测量室保持恒温 37℃。血液中的 O_2 借膜内外的 PO_2 梯度而进入电极，铂阴极和 Ag/AgCl 阳极间加有稳定的极化电压（$0.6 \sim 0.8V$，一般选 0.65V），使 O_2 在阴极

表面被还原，产生电流。其电流大小决定于渗透到阴极表面的 O_2 的多少，后者又决定于膜外的 PO_2。

无论是哪种电极，它们对温度都非常敏感。为了保证电极的转换精度，温度的变化应控制在 $\pm 0.1℃$。各种血气分析仪的恒温器结构不尽相同，恒温介质和恒温精度也不一样。恒温介质有水、空气、金属块等，其中水介质以循环泵、空气、风扇、金属块、加热片来保证各处温度均衡，以热敏电阻做感温元件，通过控制电路精细调节温度。

2. 体表 PO_2 与 PCO_2 测定原理

（1）经皮 PO_2（PtO_2）用极谱法的 Clark 电极测量。通过皮肤加温装置，使皮肤组织的毛细血管充分动脉化，变化角质与颗粒层的气体通透性，在皮肤表面测定推算动脉血的气体分压，结果比动脉 O_2 低，原因是皮肤组织和电极本身需要消耗 O_2。

（2）经皮 PCO_2（$PtCO_2$）测定电极是 StoweSeveringhaus 型传感元件。同样也是通过皮肤加温装置来测定向皮肤表面弥散的 CO_2 分压。结果一般比动脉 CO_2 高，原因是皮肤组织产生 CO_2、循环有障碍组织内有 CO_2 蓄积、CO_2 解离曲线因温度上升而向下方移位等因素比因温度升高造成测量结果偏低的作用更大。

（3）结膜电极（$PcjO_2$，$PcjCO_2$）微小的 Clark 电极装在眼睑结膜进行监测，毛细血管在眼睑结膜数层细胞的表浅结膜上皮下走行，不用加温就能测定上皮表面气体。$PcjO_2$ 能反映脑的 O_2 分压状况。

当前，绝大多数仪器可自动吸样，从而减少手工加样造成的误差，也不必过于考虑样品体积。现在大家的注意力集中在怎样才能不再需要采集血标本的技术上，如使用无损伤仪器测 PO_2 和 PCO_2。经皮测定血气，在低血压、灌注问题（如在休克、水肿、感染、烧伤及药物）不理想的电极放置、血气标本吸取方面的问题（如患者焦虑），以及出生不足24h 的婴儿等情况下可能与离体仪器测定的相关性不够理想。但不管怎样，减少患者痛苦、能获得连续的动态信息还是相当吸引人的。

为了把局部血流对测定的影响减至最小，血管扩张是必要的。由于每个人对血管扩张药物如尼古丁和咖啡因等的反应不同，很难将其作为常规方法使用，因此加热扩散几乎是目前唯一使用的方法。通常加热的温度为 $42 \sim 45℃$，高于 $45℃$ 的温度偶尔可能造成 II 度烫伤。实际测定时，每 4h 应将电极移开一次，一方面可以避免烫伤，另一方面仪器存在一定的漂移，需要校正以减小误差。

（二）血气酸碱分析仪的主要机型

1. ABL 系列

丹麦 Radiometer 公司制造的血气分析仪，在 20 世纪 70 年代独领风骚，随后才有其他厂家的产品。该系列血气分析仪在国内使用广泛，其中 ABL3 是国内使用较多的型号，可认为是代表性产品。近年该公司推出的 ABL4 和 ABL500 系列带有电解质（钾、钠、氯、钙）测定功能。

2.AVL 系列

瑞士 AVL 公司从 20 世纪 60 年代起就开始研制生产血气分析仪，多年来形成自己的系列产品，其中有 939 型、995 型等，以及 90 年代初推出的 COMPACT 型。代表性产品为 995 型，有以下特点：

（1）样品用量少，仅须 25 ~ 40mL。

（2）试剂消耗量少，电极、试剂等消耗品均可互换，电极寿命长。

（3）管路系统较简单，进样口和转换盘系统可与测量室分开，维修、保养方便。

3.CIBα-CORNING 系列

美国汽巴 - 康宁公司在 1973 年推出第一台自动血气分析仪。早期产品有 165、168、170、175、178 等型号。近年来生产的 200 系列，包括 238、278、280、288 等型号。该公司现被 BAYER 公司收购，最新的型号是 800 系列血气分析系统。

4.IL 系列

美国实验仪器公司（Instrumentation Laboratory）是世界上生产血气分析仪的主要厂家，早期产品有 413、613、813 等手工操作仪器。20 世纪 70 年代末开始研制的 IL-1300 系列血气分析仪，因设计灵活，性能良好、可靠而广受欢迎。BG3 实际上也属于 IL-1300 系列。该公司推出的新型血气分析仪有 BGE145、BGE1400 等，性能上的改进主要是增加了电解质测定，这是大多数血气分被仪的发展趋势。

IL-1300 系列血气分析仪特点如下。

（i）固体恒温装置 IL-1300 系列以金属块为电极的恒温介质，没有运动部件（空气恒温须风扇循环，水恒温须搅拌或循环），结构紧凑，升温快。同时片式加热器和比例积分（PI）温控电路确保较好的恒温精度（0.1℃）。

（2）经特殊设计的微型切换阀在测量管道的中间，在校正时将 pH 测量电极（pH、Ref）和气体电极（PCO_2、PO_2）分成两个通道，同时用 H 标准缓冲液（7.384、6.840）和标准气体（以 Cal1、以 Cal2）分别校正。这使管路系统大大简化，减少了许多泵阀等控制部件，易于维护检修。

（3）测量结果可溯源至国家标准的 IL-1300 系列采用的两种 pH 缓冲液和两种标准混合气均符合标准法规定，可逐级由上一级计量部门检定。经此校正，pH 电极和气体电极的结果具有溯源性，即测定结果符合标准传递。

（4）人造血质控液 IL 公司生产的人造血质控液（abe）在理化和生物特性上与血液样品非常接近，通过三种水平（偏酸、中性、偏碱）的 ABC 可以更好地检测仪器的测量系统，甚至可反映出样品污染、冲洗效果对测量的影响。

5.NOVA 系列

NOVA 系列血气分析仪是美国 NOVA BIOMEDICAL 公司的产品，该公司 1981 年在中国登记注册为美中互利公司。从 20 世纪 70 年代以来该公司积极开发急诊分析仪系列产品，就血气分析仪而论，有 SPPI-12 等型号，多数型号还能随机组合葡萄糖、乳酸、尿素氮、钾、钠、氯、钙等项目，可在一台仪器上利用全血测定所有急诊生化项目。

其代表产品为 NOVA SP-5，仪器特点如下。

（1）管道系统以一个旋转泵提供动力，可同时完成正反两个方向的吸液和充液动作；用止流阀和试剂分隔器代替传统的液体电磁阀；所有管路暴露在外，等等。不仅大大降低了故障率，还容易查明故障原因，便于维修。

（2）测量单元采用微型离子选择电极，各种电极均应用表面接触技术，拆卸方便，节约样品，并且这些电极安装在特制的有机玻璃流动槽上，可直接观察整个测试过程中的气体—液体交替的流动过程；采用特殊设计的自动恒温测量单元。

（3）红细胞比容（Ht）测定电极在 S 形通道内设有两个电极作为 Het 的测定电极，同时还可作为空气探测器电极。它是根据红细胞和离子都能阻碍电流通过，其阻值大小与红细胞的百分比减去由离子浓度所得到的阻值成正比，从而达到测定 Het 的目的。电极内有温度调节热敏电阻，使样品通过该电极时，能迅速达到37℃并恒定，以减小测定误差。

（4）仪器校正由仪器本身根据运行状态自动进行校正，间隔时间可设置。

6.DH 系列

DH 系列由南京分析仪器厂研制。其技术性能基本与 ABL 系列相近。该厂的最新型号为 DH-1332 型，具有强大的数据处理功能，可将指定患者的多次报告进行动态图分析；尤其是其特有的专家诊断系统，可在每次测定后的测试报告上标出测量结果的酸碱平衡区域图，并根据国际通用的临床应用分析得到参考诊断意见。这样，临床医生可不用再对测量数据进行分析，从而可以迅速、有效地进行治疗。

三、血气酸碱分析技术的临床应用

血液酸碱度的相对恒定是机体进行正常生理活动的基本条件之一。正常人血液中的 pH 极为稳定，其变化范围很小，即使在疾病过程中，也始终维持在 pH7.35 ~ 7.45 之间。这是因为机体有一整套调节酸碱平衡的机制，通过体液中的缓冲体系及肺、肾等脏器的调节作用来保证体内酸碱度保持相对平衡。疾病严重时，机体内产生或丢失的酸碱超过机体调节能力，或机体酸碱调节机制出现障碍时，容易发生酸碱平衡失调。酸碱平衡紊乱是临床常见的一种症状，各种疾患均有可能出现。

（一）低氧血症

可分为动脉低氧血症与静脉低氧血症，这里只讨论前者。

①呼吸中枢功能减退：特发性肺泡通气不足综合征、脑炎、脑出血、脑外伤、甲状腺功能减退、CO2 麻醉、麻醉和镇静药过量或中毒；②神经肌肉疾患：颈椎损伤、急性感染性多发性神经根综合征、多发性硬化症、脊髓灰白质炎、重症肌无力、肌萎缩、药物及毒物中毒；③胸廓及横膈疾患；④通气血流比例失调；⑤肺内分流；⑥弥散障碍。

（二）低二氧化碳血症

①中枢神经系统疾患；②某些肺部疾患：间质性肺纤维化或肺炎、肺梗死，以及呼吸困难综合征、哮喘、左心衰竭时肺部淤血、肺水肿等；③代谢性酸中毒；④特发性过度通气综合征；⑤高热；⑥机械过度通气；⑦其他，如甲亢、严重贫血、肝昏迷、水杨酸盐中毒、缺氧、疼痛刺激等。

（三）高二氧化碳血症

1.上呼吸道阻塞

气管异物、喉头痉挛或水肿、溺水窒息通气受阻、羊水或其他分泌物堵塞气管、肿瘤压迫等。

2.肺部疾患

慢性阻塞性肺病、广泛肺结核、大面积肺不张、严重哮喘发作、肺泡肺水肿等。

3.胸廓、胸膜疾患

严重胸部畸形、胸廓成形术、张力性气胸、大量液气胸等。

4.神经肌肉疾病

脊髓灰质炎、感染性多发性神经根炎、重症肌无力、进行性肌萎缩等。

5.呼吸中枢抑制

应用呼吸抑制剂如麻醉剂、止痛剂，中枢神经系统缺血、损伤，特别是脑干伤等病变。

6.原因不明的高二氧化碳血症

心肺性肥厚综合征、原发性肺泡通气不足等。

7.代谢性碱中毒。

代谢性碱中毒是指细胞外液碱增多和氢离子丢失引起 pH 值升高，以血浆碳酸氢离子原发性增多为特征。

（四）代谢性酸中毒

①分解性代谢亢进（高热、感染、休克等）酮症酸中毒、乳酸性酸中毒；②急慢性肾功能衰竭、肾小管性酸中毒、高钾饮食；③服用氯化真、水杨酸盐、磷酸盐等酸性药物过多；④重度腹泻、肠吸引术、肠胆胰瘘、大面积烧伤、大量血浆渗出。

（五）代谢性碱中毒

易引起 Cl⁻ 反应的代谢性碱中毒（尿 Cl⁻ < 10mmol/L），包括挛缩性代谢性碱中毒，如长期呕吐或鼻胃吸引、幽门或上十二指肠梗阻、长期或滥用利尿剂及绒毛腺瘤等所引起、Posthypercapnic 状态、囊性纤维化（系统性 Cl⁻ 重吸收无效）。

Cl⁻ 恒定性的代谢性碱中毒，包括盐皮质醇过量，如原发性高醛固酮血症（肾上腺瘤或罕见的肾上腺癌）双侧肾上腺增生、继发性高醛固酮血症、高血压性蛋白原酶性高醛固酮血症、先天性肾上腺增生等；糖皮质醇过量，如原发性肾上腺瘤（Cushing's 综合征）垂体瘤分泌 ACTH（Cushing's 症）、外源性可的松治疗等；Bartter's 综合征。

外源性代谢性碱中毒，包括医源性的，如含碳酸盐性的静脉补液，大量输血（枸橼酸钠过量），透析患者使用抗酸剂和阳离子交换树脂，用大剂量的青霉素等，乳类综合征。

第二节　自动化酶免疫分析技术

抗原抗体特异性反应的特性被引入临床试验诊断技术上，已有很长的历史并发挥了重要的作用。除了利用抗原抗体特异性反应的原理进行某种未知物质的定性了解（定性方法）外，应用这一原理进行物质的定量分析在临床应用上已越来越广泛和深入。标记免疫化学分析技术就是一类很重要的免疫定量分析技术，酶联免疫吸附剂测定（enzyme-linked immune sorbent assay，ELJSA）技术的问世是免疫学定量分析方法的重要标志之一。从 ELISA 引申出来的一系列标记酶免疫化学分析（简称酶免疫分析，EIA）技术，使标记免疫化学分析技术得以丰富和完善，并得到广泛应用。本节着重介绍 ELISA 技术的自动化及应用。

一、免疫分析技术的发展

酶免疫分析（enzyme-linked immunoassay，EIA）是利用酶催化反应的特性来进行检测和定量分析免疫反应的。在实践上，首先要让酶标记的抗体或抗原与相应的配体（抗原或抗体）发生反应，然后再加入酶底物。酶催化反应发生后，可通过检测下降的酶底物浓度或升高的酶催化产物浓度来达到检测或定量分析抗原抗体反应的目的。

1971 年 Engvall 和 Perlman 发表了酶联免疫吸附剂测定用于 IgG 定量测定的文章，从此开始普遍应用这种方法。在标记酶的研究上学者们做了大量工作，包括酶的种类开发、酶催化底物的应用、酶促反应的扩大效应研究，以及底物检测手段等。

（一）酶联免疫吸附剂分析

这是一项广泛应用于临床分析的 EIA 技术。在这一方法中，一种反应组分非特异性吸附或以共价键形式结合于固体物的表面，像微量反应板孔的表面、磁颗粒表面或塑料球珠表面。吸附的组分有利于分离结合和游离的标记反应物。ELISA 技术可分为双抗体夹心法、间接法和竞争法三类。双抗体夹心法多用于检测抗原，是最广泛应用的 ELISA 技术，但此法检测的抗原，应至少有两个结合位点，故不能用于检测半抗原物质。间接法是检测抗体最常用的方法，只要更换不同的固相抗原，用一种酶标抗抗体就可检测出各种相应的抗体。竞争法可用于检测抗原和抗体。

（二）酶倍增性免疫分析技术

酶倍增性免疫分析技术（enzyme multiplied immunoassay technique，EMIT），也是一种广泛应用于临床分析的 EIA 技术。由于 EMIT 不须"分离"这一步骤，易于操作，现用于分析各种药物、激素及代谢产物。EMIT 易于实现自动化操作。在这一技术中，抗体药物、激素或代谢产物的抗体与底物一起加入被检的患者标本中，让抗原抗体发生结合反应，再加入一定量的酶标记的相应药物、激素或代谢产物作为第二试剂；酶标记物与相应的过量抗体结合，形成抗原抗体复合物，这一结合封闭了酶触底物的活性位点或改变酶的分子构象，从而影响酶的活性。抗原抗体复合物形成引起的酶活性的相应改变与患者标本中待测成分的浓度成比例关系。从校准品曲线上即可算出待测成分的浓度。

（三）隆酶供体免疫分析

隆酶供体免疫这一分析技术是一项利用基因工程技术设计和发展起来的 EIA 技术。通过巧妙地操作大肠杆菌 E.Colir 的 lac 操纵子的 Z 基因，制备出 β - 岩藻糖苷酶的无活性片段（酶供体和受体）。这两种片段可自然地装配重组形成有活性的酶，即使是供体片段结合到抗原上也不受影响。但是，当抗体结合到酶供体 - 抗原胶连体时，则会抑制这种装配重组，使有活性的酶不能形成。因此，在酶受体存在的情况下，被检抗原与酶供体 - 抗原胶连体对相应一定量的抗体的竞争便决定了有活性的酶的多少，被检抗原浓度高时，有活性酶形成的抑制便减少，反之便增多。测定酶活性可反映出被检抗原的量。

EIA 所用的酶主要有碱性磷酸酶、辣根过氧化物酶、葡萄糖 -6- 磷酸脱氢酶及 β - 岩藻糖苷酶。抗体的酶标记和抗原的酶胶连是通过双功能制剂的共价键联合技术来制备的，重组的胶连物是利用基因融合技术来制备的。

EIA 技术中，有各种酶促反应检测体系。光学比色测定就是一种很普遍的检测方法。目前使用的比色计，像酶标仪，结构紧密，性能较高，且以多用途、可靠、易于操作及价廉等特点得到用户的青睐。然而，用荧光剂或化学发光剂标记底物或产物的 EIA 相比用光学比色的在灵敏度上更具优势。磷酸伞形花酮是一种不发荧光的底物，在碱性磷酸酶的催化下可转变成强荧光性的伞形花酮，这一酶促反应可用于以碱性磷酸酶做标记酶的 EIA 定量分析。用碱性磷酸酶做标记酶做化学发光免疫分析时，选择一种名叫 adamantyl1，2-dioxetanearyl phosphate 的化学发光剂作为底物可获得很好的灵敏度效果。在酶的浓度为 10 ～ 21 mol 时也可检出。酶级联反应也已用于 EIA 技术，其优点是结合了两种酶——标记酶碱性磷酸酶和试剂酶乙酰脱氢酶的放大效应，使检测的灵敏度大大提高。

化学发光 ELISA 技术作为常用的 ELA 技术，其自动化的发展已在临床应用上受到重视。目前，国外已有许多公司发展了从样品加样、洗板到最终比色过程全自动化的仪器，以满足临床检验的各种需要。国内已用的仪器主要型号有：意大利 STB 公司生产的 AMP 型及 BRIO 型全自动酶免分析系统、Grifols 公司的 TRITURUS 型（变色龙）全自动酶免分析系统、BioRad 公司的 Coda 型全自动酶免分析系统。另外，还有将加样和酶免分析分开处理的系统，如瑞士的 AT 型全自动标本处理系统和 FAME 型酶免分析系统。

二、ELISA 技术与自动化

（一）ELISA 技术的基本原理

1. 双抗体夹心法

双抗体夹心法是检测抗原最常用的方法，可检测患者体液中各种微量抗原物质以及与病原体有关的抗原，应用较广。其操作步骤是将特异性抗体包被载体，使形成固相抗体，洗去未结合的抗体和杂质后，加入待测样品，使其中相应抗原与固相抗体呈特异性结合，形成固相抗原抗体复合物，再洗涤除去未结合的物质，继加酶标记抗体，使与固相上的抗原呈特异性结合，经充分洗涤除去未结合的游离酶标记抗体，最后加入相应酶的底物化，固相的酶催化底物变成有色产物，颜色反应的程度与固相上抗原的量有关。

用此法检测的抗原应至少有两个结合位点，故不能用以检测半抗原物质。

2. 间接法

间接法是检测抗体最常用的方法。其操作步骤是将特异性抗原包被载体，形成固相抗原。洗涤去除未结合的物质后，加待测样品，使其中待测的特异性抗体与固相抗原结合形成固相抗原抗体复合物。再经洗涤后，固相上仅留下特异性抗体，继加酶标记的抗人球蛋白（酶标抗抗体），使与固相复合物中的抗体结合，从而使待测抗体间接地标记上酶。洗涤去除多余的酶标抗体后，固相上结合的酶量就代表待测抗体的量。最后加底物显色，其颜色深浅可代表待测定抗体量。

本法只要更换不同的固相抗原，用一种酶标抗体就可检测出各种相应的抗体。

3. 竞争法

竞争法也可用以测定抗原和抗体。以测定抗原为例，受检抗原和酶标记抗原共同竞争结合固相抗体，因此与固相结合的酶标记抗原量与受检抗原量成反比，其操作步骤是将特异性抗体包被载体，形成固相抗体。洗涤去除杂质后，待测孔中同时加待测标本和酶标记抗原，使之与固相抗体反应。如待测标本中含有抗原，则与酶标记抗原共同竞争结合固相抗体。凡待测标本中抗原量越多，酶标记抗原结合的量就越少，洗涤去除游离酶标记物后，加底物显色。结果是不含受检抗原的对照孔，其结合的酶标记抗原最多、颜色最深。对照孔与待测颜色深度之差，代表受检标本中的抗原量。待测孔越淡，标本中抗原量越多。

（二）自动化

在一般的概念里，ELISA 技术的可操作性强，不须复杂设备，甚至完全手工加样、洗板和肉眼判读结果，便可完成技术操作。近年来，人们的质量控制意识不断加强，要求尽可能做到最大限度地减小系统误差，降低劳动强度，这就需要解决 ELISA 技术中加样、温育、洗板及判读结果过程的系统误差问题及高效率运作问题，自动化技术应运而生。将 ELISA 技术的加样、温育、洗板及判读结果过程科学地、有机地、系统地结合，尽可能地减少各环节人为因素的影响，便成为自动化 ELISA 技术的理论基础。

在自动化 ELISA 技术中，可以将整个体系分成加样系统、温育系统、洗板系统、判读系统、机械臂系统、液路动力系统及软件控制系统等几种结构，这些系统既相互独立又紧密联系。加样系统包括加样针、条码阅读器、样品盘、试剂架及加样台等构件。加样针有两种，一为有 TEFLON 涂层的金属针，另一为可更换的一次性加样头（Tip）。有些仪器的加样针只配金属针，无一次性加样头，有些是两种针都配备。加样针的功能主要是加样品及试剂，它靠液路动力系统提供动力，通过注射器样的分配器进行精确加样。加样针的数量在各型号仪器上是不同的，有一根的、两根的或多根的。条码阅读器是帮助识别标本的重要装置，目前的仪器均配有此装置。样品盘除了放置标本外，还能放置稀释标本用的稀释管，供不同检测目的使用。试剂架是供放置酶标记试剂、显色液、终止液等试剂用的，有些型号的仪器这一部分是独立的，有些是并在样品盘上。加样台是酶标板放置的平台，有些仪器在台上设置温育装置，让温育在台上进行。整个加样系统由控制软件"按部就班"地协调操作。

温育系统主要由加温器及易导热的金属材料板架构成。有些是盒式的，有些是台式的。一般控制温度可在室温至 50℃之间。温育时间及温度设置是由控制软件精确调控的。

洗板系统是整个体系的重要组成部分，主要由支持板架、洗液注入针及液体进出管路等组成。洗液注入针一般是 8 头的。每项洗板的洗板残留量一般控制在 5 μL 以内，最好的设备可控制在 2 μL 内。洗板次数可通过软件控制实现并可更改。

读板系统由光源、激光片、光导纤维、镜片和光电倍增管组成，是对酶促反应最终结果做客观判读的设备。各型号仪器的比色探头配置不一样，有单头的，也有 8 头的。控制软件通过机械臂和输送轨道将酶标板送入读板器进行自动比色，再将光信号转变成数据信号并回送到软件系统进行分析，最终得出结果。

酶标板的移动靠机械臂或轨道运输系统来完成。机械臂的另一重要功能是移动加样针。机械系统的运动受控于控制软件，其运动非常精确和到位。为了更易于理解自动化 ELISA 技术的操作，在此列举 AMP 型全自动酶免分析系统的操作过程。

（三）主要型号全自动酶免分析仪的性能及特点

1.AMP 型全自动酶免分析仪

该型仪器适用于各样项目的 ELISA 检测。可随机设置检测模式，每块上可同时检测相关条件的 8 个项目。加标本的速度为 700 个 /h；标本加样体积为 7 ~ 300 μL，进度为 1 μL 可调；加样精度为 10 μL 时 CV < 2.5%，100 μL 时 CV < 1%。试剂加样速度为 1400 孔 /h；加样体积为 10 ~ 300 ML；进度为 1 μL 可调，加样精度为 100 μL 时 CV < 2%。有液面感应装置。样品架为 6 个可移动模块，一次可放置 180 个标本和稀释管，有标本识别的条码阅读器。温育系统中有可检温度在 20 ~ 45℃之间的平式加热器，温度设置误差在 ±0.5℃内，真正工作时须预热 5 min；孵育架有 8 个板位，每个板位温度设置是一样的，不能独立。洗板机配有 8 头洗液注入头，无交叉吸液，每洗液残留体积 < 5 μL。读板器光源为 20W 钨光灯，有 8 光纤的光度计，检测器有 8 个硅管，滤光片架可同时装 8 个滤光片，一般配装 405、450、492、550、620 nm 波长的滤光片。吸光度范围为

0 ~ 3.0000D，分辨率为 0.0010D，精度备 OD=0.15 时，CV < 2.5%；0.8 时，CV < 1.5%；1.5 时，CV < 1.5%。

2.Triturus 型全自动酶免分析仪

该型仪器适用于各种项目的 ELISA 检测。随机安排项目检测，每板上可同时做 8 个相同条件的项目检测。可用加样针或 Tip 头加样；加样速度为 > 700 个 /h；加样体积为用针时 2 ~ 300 μL，用 Tip 头时 10 ~ 300 ML，进度均为 1 μL 可调；加样精度为用针时 CV < 1%，用 Tip 头时 CV < 2%。试剂加样速度为 2760 孔 /h；加样体积 2 ~ 300 ML，进度为 1 μL 可调；加样精度为 100 μL 时，CV < 2%。有液面感应装置。标本架为一圆形可移动架，可同时放置 92 管标本和 96 个稀释管。标本架中心为 12 个可移动的试剂架，并有 8 个稀释液架。有标本识别的条码阅读器，温育系统有可控温在 20 ~ 40℃的平台加热器，温度设置误差在 ±0.5℃内，工作时须预热 10 min；有 4 个加热孵育板位，轨道式振荡，每个板位独立控温，互不干扰。洗板机配有 8 头洗液注入头，液残量控制在 2 μL 以内。读板器有重复性读的单光纤光度计，光源为 20W 钨光灯，检测器有 1 个硅光管，滤光片架可同时装 7 个滤光片，一般配装 405、450、492、550、600、620 run 波长的滤光片，吸光度范围为 0 ~ 3.OOOOD，分辨率为 0.0010D，精度为 CV < 1%。软件平台为 Windows95/98。

3.CODA 型全自动开放式酶免系统

在本系统上配用开放的 ELISA 药盖。整个酶免分析过程都在一个组合式的系统内完成：加样、孵育、洗板、结果判读、打印报告。但也可以自动操作酶免反应过程中个别的功能。一次操作中最高可设置 5 种分析项目。可同时做 3 块酶标板的分析，测试量可大可小。可以贮存标准曲线，并为下次的测试做校正调节。能将测出的资料进行曲线拟合的积分计算。在大量筛选样品时，可用阈值测定的方法，筛查大批定性分析的样品。酶标板的孔底为平底或 "U""V" 形底；样品管 5 mL 或 1.5 mL 均可放置。温育温度可控制在 35 ~ 47℃。检测光谱的波长范围为 400 ~ 700 nm。载板架有振板功能。软件平台为 Windows95。

4.FAME 型酶免分析处理系统

该系统为除标本加样外的温育、加试剂、洗板、读板的自动化酶免分析装置。每项可同时处理 9 块酶标板。加样针为一次性，为回头加样探头，加样速度较快。酶试剂的混合须在机外进行。每板只能同时检测一个项目，但对于大样品、项目一致性强的工作，该系统应为上佳选择的机型。一般配上 AT 型标本处理系统，其全自动化的概念更可体现出来。

三、自动化 ELISA 技术应用展望

ELISA 技术在临床实验室里已是一项重要的应用技术，在病毒性肝炎血清学标志物的检测方面应用最广泛，在肿瘤标志物的检测上也经常用到该技术。但大多数的实验室仍停留在手工操作上，甚至连最基本的酶标仪都没有配备，势必影响到该技术的质量保证。

有人认为 ELISA 技术已逐步走向退化，可能会逐步退出临床实验室。笔者认为，这是一种不全面的看法。ELISA 技术除其自身的优点外，自动化的发展更可为临床实验室提

供可靠的质量保障，以及提高工作效率和减轻工作强度等。自动化的发展是 ELISA 技术更有生命力的象征。

应当提倡和推广自动化的 ELISA 技术，笔者在这些年的应用中体会到，很重要的一点是，自动化技术大大减少了手工操作中造成的系统误差。比如，有些标本，尤其是低浓度的，反复手工测定时经常出现忽阴忽阳的情况，受很多主观因素的影响。当然，应用自动化设备会增加测试的成本，但这种成本的增加带来的是检测质量的保证。另外，应当看到，随着用户和产品的增加，设备的成本价格会逐渐下调。

第三节　电解质检测技术

一、电解质检测技术的发展概况

临床实验室电解质检测范围主要是钾、钠、氯、钙、磷、镁等离子，个别时候也需要检测铜、锌等微量元素。更多人接受的说法是，电解质就是指钾、钠、氯和碳酸氢根这些在体液中含量大且对电解质紊乱及酸碱平衡失调起决定作用的离子。

最早是化学法：钾钠比浊法、钠比色法。除钾、钠外，常规检测多采用化学法，如测氯的硫氰酸汞比色法，测钙的 MTB、OCPC、偶氮砷等。化学法也在发展，如冠醚化合物比色测定钾、钠。

原子吸收分光光度法是 20 世纪 50 年代发展起来的技术，在临床实验室曾被广泛应用于金属阳离子的检测。其原理是被测物质在火焰原子化器中热解离为原子蒸气，即基态原子蒸气，由该物质阴极灯发射的特征光谱线被基态原子蒸气吸收，光吸收量与该物质的浓度成正比。本方法准确度、精密度极高，常作为检测 K、Na、Ca、Mg、CU、Zn 等的决定性方法或参考方法。但因仪器复杂、技术要求高，做常规试验有困难。

同位素稀释质谱法在 20 世纪 60 年代后才开始在临床上应用，它是在样品中加入已知量被测物质的同位素，分离后通过质谱仪检测这两种物质的比率计算出其浓度。由于仪器复杂、技术要求更高，一般只用于某些参考实验室，作为检测 Cl、Ca、Mg 等物质的决定性方法。

火焰原子发射光谱法（FAES），简称火焰光度法，自 20 世纪 60 年代出现以来，至今仍在普遍应用。这是钾、钠测定的参考方法，其原理是溶液经汽化后在火焰中获得电子生成基态原子 K、Na，基态原子在火焰中继续吸收能量生成激发态原子 K^+ 和 Na^+，激发态原子瞬间衰变成基态原子，同时发射出特征性光谱，其光谱强度与 K、Na 浓度成正比。钾发射光谱在 766 nm，钠在 589 nm。火焰光度法又分非内标法和内标法两种。后者是以锂或铯作为内标，类似于分光光度法的双波长比色，由于被测物质与参比物质的比例不变，故可避免因空气压力和燃料压力发生变化时引起的检测误差。锂的发射光谱为 671

nm，而铯为 852 nm。

电量分析法，即库仑滴定法，用于氯的测定。本法是在恒定电流下，以银丝为阳极产生的 $Ag+$，与标本中的 Cl^- 生成不溶性 AgCl 沉淀，当达到滴定终点时，溶液中出现游离的 $Ag+$ 而使电流增大。根据电化学原理，每消耗 96487C 的电量，从阳极放出 1mol 的 $Ag+$，因此在恒定电流下，电极通电时间与产生 $Ag+$ 的摩尔数成正比，亦即与标本中 Cl^- 浓度成正比。实际测定无须测量电流大小，只须与标准液比较即可换算出标本的 Cl^- 浓度。此法高度精密、准确而又不受光学干扰，是美国国家标准局（NBS）指定的参考方法。

离子选择电极（ISE）是 20 世纪 70 年代发展起来的技术，至今仍在发展，新的电极不断出现。这是一类化学传感器，其电位与溶液中给定的离子活度的对数呈线性关系。核心在于其敏感膜，如缬氨霉素中性载体膜对 K^+ 有专一性，对 K^+ 的响应速度比 Na^+ 快 1000 倍；而硅酸锂铝玻璃膜对 Na^+ 的响应速度比 K^+ 快 300 倍，具有高度的选择性。现可检测大部分电解质的离子，如 K^+、Na^+、Cl^-、Ca^{2+} 等。离子选择电极法又分直接法和间接法。前者是指血清不经稀释直接由电极测量，后者是血清经一定离子强度缓冲液稀释后由电极测量。但两者测定的都是溶液中的离子活度。间接 ISE 法测定的结果与 FAES 相同。

酶法是 20 世纪 80 年代末发展起来的新技术，它是精心设计的一个酶联反应系统，被测离子作为其中的激活剂或成分，反应速度与被测离子浓度成正比。如 Cl^- 的酶学方法测定原理，是无活性 α^- 淀粉酶（加入高浓度的 EDTA 络合 Ca^{2+} 使酶失活）在 Cl^- 作用下恢复活性，酶活力大小与 Cl^- 浓度在一定范围内成正比，通过测定淀粉酶活力而计算出 Cl^- 浓度。使用酶法测定离子，特异性、精密度、准确度均好，可以在自动生化分析仪上进行，但因对技术要求较高、成本高、试剂有效期短等因素，使其推广应用有一定困难。

二、电解质分析仪的主要型号

无机磷、镁一般采用化学法在全自动生化分析仪上检测，不在本文叙述范围，通常我们所说的电解质分析仪检测的离子为 K^+、Na^+、Cl^-，部分还可检测 Ca^{2+}。

目前检测电解质的仪器很多，主要分为以下几种：

（一）火焰光度计

火焰光度计通常由雾化燃烧系统、气路系统、光学系统、信号处理系统、点火装置、光控装置等部分组成。工作原理如下：雾化器将样品变成雾状，然后经混合器、燃烧嘴送入火焰中。样品中的碱金属元素受火焰能量激发，便发出自身特有的光谱。利用光学系统将待测元素的光谱分离出来，由光电检测器转换成电信号，经放大、处理后在显示装置上显示出测量结果。早期的仪器采用直接测定法；20 世纪 80 年代以后生产的机型多采用内标准法，即以锂或铯作为内标准。

现在国内主要应用的机型有：国产的 HG3、HG4、6400 型等；美国康宁公司的 480 型；日本分光医疗的 FLAME-30C 型；丹麦的 FLM3 型等。这些仪器都具有结构紧凑、操作简单、灵敏度高、样品耗量少等优点，一般都有电子打火装置、火焰监视装置和先进的信号处理系统，技术上比较成熟。更先进的型号具备自动进样、自动稀释、微机控制和处理等功能。

（二）离子选择电极

离子选择电极可自成体系组成电解质分析仪，或作为血气分析仪、自动生化分析仪的配套组件，其中前者又称离子计。两者都是利用离子选择电极测定样品溶液中的离子含量。与其他方法相比，它具有设备简单、操作方便、灵敏度和选择性高、成本低，以及快速、准确、重复性好等优点，特别是它可以做到微量测定，并且可以连续自动测定，因而在现代临床实验室中，基本取代火焰光度计等成为电解质检测的主要仪器。不过，离子计取代火焰光度计，并不是因为后者方法落后，更重要的是出于实验室的安全性考虑，而且离子选择电极还可以安装在大型生化分析仪上进行联合检测。离子计的关键部件是检测电极，当今生产检测电极的厂家为数不多，如 CIBα-CORNING、AVL 等，各种仪器多使用电极制造。前面提到离子选择电极法有两种，即直接法和间接法，但工作原理都是一样的。

直接法：常与血气分析仪配套，或组成专用电解质分析仪。典型的有 AVL995 型、NOVA SP12 型等。

间接法：多数装备在大、中型自动生化分析仪上。典型的有 BECKMAN-COULTER 的 CX7、ABBOT 的 AEROSET。部分生化分析仪如 HITACHI 的 7170A 则作为选件，由用户决定是否安装。

（三）自动生化分析仪

20 世纪 80 年代以来，任选分立式自动生化分析仪日趋成熟，精密度、准确度相当高，形成几大系列，如 HITACHI 的 717 系列、BECKMAN-COULTER 的 CX 系列、OLYMPUS 的 U 系列等。而近几年推出的产品速度更高、功能更强，如 HITACHI 的 7600 系列、BECKMAN-COULTER 的 LX、ABBOT 的 AEROSET、BAYER 的 ADVIA1650 等。此外，还有许多小型自动生化分析仪，如法国的猎豹等，功能很强，性能也不俗。而酶法、冠醚比色法等方法的发展，使没有配备离子选择电极的自动生化分析仪检测电解质成为现实。

三、电解质分析技术的临床应用

体液平衡是内环境稳定的重要因素，主要是由水、电解质、酸碱平衡决定的。水和电解质的代谢不是独立的，往往继发于其他生理过程紊乱，即水和电解质的正常调节机制被疾病过程打乱，或在疾病过程中水和电解质的丢失或增加超过了调节机制的限度。值得注意的是，临床观察电解质紊乱，还得分别从影响其代谢及其平衡失调后代谢变化的多方面进行检查，如肾功能指标、血浆醛固酮及肾素水平、酸碱平衡指标以及尿酸碱度和电解质浓度，以便综合分析紊乱的原因及对机体代谢失调的影响程度。

（一）钠异常的临床意义

1. 低钠血症

（1）胃肠道失钠　幽门梗阻，呕吐，腹泻，胃肠道、胆管、胰腺手术后造瘘、引流等都可因丢失大量消化液而发生缺钠。

（2）尿钠排出增多　见于严重肾盂肾炎、肾小管严重损害、肾上腺皮质功能不全、糖尿病、应用利尿剂治疗等。

（3）皮肤失钠　大量出汗时，如只补充水分而不补充钠；大面积烧伤、创伤，体液及钠从创口大量丢失，亦可引起低血钠。

2. 高钠血症

（1）肾上腺皮质功能亢进　如库欣综合征、原发性醛固酮增多症，由于皮质激素的排钾保钠作用，使肾小管对钠的重吸收增加，出现高血钠。

（2）严重脱水　体内水分丢失比钠丢失多时发生高渗性脱水。

（3）中枢性尿崩症　ADH 分泌量减少，尿量大增，如供水不足，血钠升高。

（二）钾异常的临床意义

血清钾增高肾上腺皮质功能减退症、急性或慢性肾功能衰竭、休克、组织挤压伤、重度溶血、口服或注射含钾液过多等。血清钾降低严重腹泻、呕吐、肾上腺皮质功能亢进、服用利尿剂、应用胰岛素、钡盐与棉籽油中毒。家族性周期性瘫痪发作时血清钾下降，可低至 2.5 mmol/L 左右，但在发作间歇期血清钾正常。大剂量注射青霉素钠盐时，肾小管会大量失钾。

（三）氯异常的临床意义

血清氯化物增高常见于高钠血症、失水大于失盐、氯化物相对浓度增高；高氯血性代谢性酸中毒；过量注射生理盐水等。

血清氯化物减低临床上低氯血症常见。原因有氯化钠的异常丢失或摄入减少，如严重呕吐、腹泻，胃液、胰液或胆汁大量丢失，长期限制氯化钠的摄入，阿狄森病，抗利尿激素分泌增多的稀释性低钠、低氯血症。

四、电解质分析技术的应用展望

最近 10 年电解质检测技术日趋成熟，但研究基本集中在 ISE 法和酶法。从目前的趋势看，ISE 法仍是各专业厂商的重点发展对象，不断有新电极问世，其技术特点如下。

（一）传统电极的改良及微型化

传统电极指的是玻璃膜电极、离子交换液膜电极、中性载体（液膜）电极、晶膜电极等。经过多年改进，产品已非常成熟，特别是 K^+、Na^+、Cl^- 电极，一般寿命可达半年以上，测试样品 1.5 万以上，并且对样品的须求量很小，仅须数十微升，有些间接 ISE 法仅须 $15\mu L$ 就能同时检测 K^+、Na^+、Cl^- 三种离子。于传统电极而言，最重要的是延长使用寿命，减少保养步骤甚至做到"免保养"。有的电极，将各电极封装在一起，如 ABBOT 的 Aeroset 采用的复合式电解质电极晶片技术（ICT）。

（二）非传统电极的发展

非传统电极与传统电极的区别在于其原理、结构或者电极本身不同，主要有离子敏感场效应管（ISFET）、生物敏感场效应管（BSFET）、涂丝电极（CWE）、涂膜电极（CME）聚合物基质电极（PVC 膜电极）、微电极、薄膜电极（TFE）等。这些电极各有特性，如敏感场效应管具有完全固态、结构小型化、仿生等特点；聚合物基质电极简单易制、寿命长；微电极尽管与传统电极作用机制相同，但高度微型化，其敏感元件部分直径可小至 $0.5\mu m$，能很容易插入生物体甚至细胞膜测定其中的离子浓度；而薄膜电极则是由多层电极材料叠合成的薄膜式电极，全固态，干式操作、干式保存。

目前已有部分产品推向市场，以美国 i-STAT 公司的手掌式血气 + 电解质分析仪为例，大致能够了解电解质检测技术的最新进展及发展趋势。该仪器使用微流体和生物传感器芯片技术设计的微型传感器，与定标液一起封装在一次性试剂片中，在测试过程中，分析仪自动按试剂片的前方，使一个倒钩插入定标袋中，定标液就流入测量传感器阵列；当定标完成后，分析仪再按一下试剂片的气囊，将定标液推入贮液池，然后将血液样本送入测量传感器阵列。测试完成后，所有的血液和定标液都贮存在试剂片里，可做安全的生物处理。这种独特的技术使仪器做到手掌式大小，真正实现自动定标、免维护、便携，可以通过 IR 红外传输装置将结果传送至打印机或中心数据处理器中保存。这种一次性试剂片有不同规格，每种规格测试的项目不同，可以根据需要选择。标本需要量少，仅须全血 2 ~ 3 滴，非常适合各种监护室（尤其是新生儿监护室）手术室及急诊室的床边测试，很有发展前景。

其他检测方法也在继续发展，如化学方法的采取冠醚结合后比色测定、酶法测定等，并有相应的产品问世。

第四节 特殊蛋白免疫分析技术

随着实验技术的发展，血浆蛋白分析技术由最初的试管沉淀反应、琼脂凝胶的扩散试验，发展到现代免疫分析技术。特种蛋白免疫分析技术方法逐步完善，其灵敏度逐步提高，检测水平由微克（μg）发展到纳克（ng），甚至皮克（pg）水平。

一、概述

免疫技术是利用抗原 - 抗体反应进行的检测法，即应用制备好的特异性抗原或抗体作为试剂，以检测标本中的相应抗体或抗原，它的特点是具有高度的特异性和敏感性。特种蛋白免疫分析技术随着自动化程度的不断提高，其检测方法主要为透射比浊法和散射比浊法。免疫比浊法的发展：1959 年 Schultze 和 Schwick 提出用抗原抗体结合后形成复合物使溶液浊度改变，用普通比浊计测定免疫球蛋白的含量，由于其敏感性太差未引起人们广泛注意。

1965 年 Mancini 提出利用单向辐射免疫扩散（single radial immunodiffusion，SRID）原理使可溶性抗原和相应的抗体在凝胶中扩散，形成浓度梯度，在抗原、抗体浓度比例恰当的位置形成肉眼可见的沉淀线或沉淀环，即可确定该抗原的浓度。1966 年，德国 Behringwerke 公司根据此法生产出 Panigen 平板，可测定 40 多种血清蛋白。这种系统被认为是现代实验室的一种革新。但此法适用于大分子抗原，反应时间长，不能满足临床快速诊断的需要。

1967 年 Ritchie 提出，分别利用补体 C3 和结合珠蛋白与相应的抗体形成抗原抗体复合物，定量测定悬浮的免疫复合物颗粒与摄入光束成一定角度时产生光散射的强度来评估补体 C3 和结合球蛋白的含量，并称为激光散射比浊法（nephelometry），这使经典的凝胶内沉淀法的测定由数十小时一下子缩短为数 h，给蛋白免疫分析开创了一个新纪录。1970 年 Technicon 公司根据此原理很快制造出蛋白免疫分析的自动检测系统，称之为 AIP（automated immuno preciptin）。

1977 年，Behring 公司制造出了一种新的测定特种蛋白分析的激光浊度分析仪（behring laser ne-phelOmeter，BLN），使这种新的检测技术付诸实际应用。其后，随着计算机技术的高速发展，该公司又相继推出 BNA（behring nephelometer analyzers，1985）、TTS（turbi time system，1987）和 BN-100（behring nephelometer 100，1988）激光散射比浊分析仪。最近该公司又推出更先进的 BN-Ⅱ（behring nephelometer Ⅱ）激光散射比浊分析仪。

然而，激光散射比浊法是终点比浊，即抗原抗体复合物完全形成后才能检测，其间必须温育 2 ~ 3h（或 1 ~ 2h），这仍不能满足临床快速诊断的需要。1970 年 Hellsing、Harrington 等提出，在抗原抗体反应中加入聚合物，可使反应时间明显缩短。另外，用激光作为光源，其波长固定（氦氖激光 633nm，氦镉激光 442nm），散射夹角小，也降低了蛋白免疫检测的敏感度。1977 年 Sternberg 提出了更快速的测定方法，即测定抗原与抗体反应的最高峰时其复合物形成的量，称之为速率散射比浊法（rate nephelometry），由此可使抗原结合的反应在几十秒钟之内得出检测结果。美国 Beckman 公司根据上述原理大批量制成了免疫化学分析系统（immunochemistry systems，ICS），用计算机程序分析处理抗原抗体反应的动态数据，直接显示受检抗原的浓度电位。此种仪器已发展为自动控制的仪器，最近又推出了带条码的全自动特种蛋白免疫分析系统 ARRAY 360CE。

二、免疫比浊法的特点

由于自动化免疫浊度分析克服了以前免疫测定法操作烦琐、敏感度低（10 ~ 100 ng/L）时间长和不能自动化四个缺点，使得自动化免疫分析一出现就受到普遍重视。其主要优势在于：

一是自动化免疫分析稳定性好、敏感性高（达 ng/L 水平）、精确度高（CV < 5%）、干扰因素少，结果判断更加客观、准确，也便于进行室内及室间质量控制。

二是自动化免疫分析快速、简便，标本回报时间短，便于及时将各种信息向临床反馈，又可节约大量人力、物力，利于大批量样品的处理。

三是自动化免疫分析能更好地避免标本之间的污染及标本对人的污染。

四是自动化免疫分析可利用多道计数器、测光仪，同一份样品同时测定几十种和临床有关的分析物，血清用量少，具有明显的应用优势。

三、特种蛋白免疫浊度分析测定法

免疫测定（immunoassay，IA）是利用抗原抗体反应检测标本中微量物质的分析方法。这种方法最大的特点是特异性好，即某一特定抗原只与其相应的抗体反应。蛋白质具有抗原性，将血浆中的某一特定蛋白质免疫动物，可得到针对性的抗体。以此抗体作为试剂，可以在无须分离的条件下，定量检测存在于复杂蛋白质混合物中的此种特定蛋白质。因此免疫测定将血浆蛋白质的测定大大推进了一步，使血清中数十种具有临床意义的微量蛋白质可以简便地进行单个定量测定。免疫测定的另一特点是敏感性高，可测出纳克（ng）水平的量。将反应物进行标记而做的免疫测定，如放射免疫测定和酶免疫测定，其敏感度可达皮克（pg）水平。但具有临床意义的多种血浆蛋白质，其含量一般均高于纳克（ng）水平，用简便、快速的浊度法已可达到检测目的。

特种蛋白自动化免疫浊度测定仪根据检测角度的不同，可分为免疫透射浊度分析仪和免疫散射浊度分析仪。

（一）免疫透射浊度测定

免疫透射浊度测定（turbidimetry）可分为沉淀反应免疫透射浊度测定法和免疫胶乳浊度测定法。

1. 沉淀反应免疫透射浊度测定法

沉淀反应免疫透射浊度测定法的基本原理是：抗原抗体在特殊缓冲液中快速形成抗原抗体复合物，使反应液出现浊度。当反应液中保持抗体过剩时，形成的复合物随抗原增加而增加，反应液的浊度亦随之增加，与一系列的标准品对照，即可计算出未知蛋白质的含量。

免疫复合物的形成有时限变化，即当抗原抗体相遇后立即结合成小复合物（< 19 s），几分钟到数小时才形成可见的复合物（> 19 s）。作为快速比浊，这种速度太慢，加入聚合剂（或促聚剂）则大的免疫复合物会立即形成。目前促聚剂用得最多的是聚乙二醇（MW6000 ~ 8000），浓度约为 4%。

浊度测定亦有其弱点：其一是抗原或抗体量大大过剩，出现可溶性复合物，造成误差。对于单克隆蛋白的测定，这种误差更易出现。其二是应维持反应管中抗体蛋白量始终过剩，这个值要预先测定，使仪器的测定范围在低于生理正常值到高于正常范围之间。其三是受到血脂浓度的影响，尤其是在低稀释时，脂蛋白的小颗粒可形成浊度，造成假性升高。

2. 免疫胶乳浊度测定法

免疫胶乳浊度测定法为一种带载体的免疫比浊法，其敏感度大大高于比浊法，操作也极为简便。少量小抗原抗体复合物极难形成浊度，除非放置较长时间。如需要形成较大的复合物，抗原和抗体量应较大，这显然不符合微量化的要求。鉴于这点，发展了免疫胶乳浊度测定。

免疫胶乳浊度的基本原理是：选择一种大小适中、均匀一致的胶乳颗粒，吸附抗体后，当遇到相应抗原时，则发生凝集。单个胶乳颗粒在入射光波长之内，光线可透过，当两个胶乳颗粒凝集时，则使透过光减少，这种减少的程度与胶乳凝聚成正比，当然也与抗原量成正比。

该技术的关键在于两方面：其一是选择适用的胶乳，其大小（直径）要稍小于波长。经研究：用 500 nm 波长者，选择 0.1 μm 胶乳较适合；甩 585 nm 波长者，选择 0.1 ~ 0.2 μm 胶乳为好。目前多用 0.2 μm 胶乳。其二是胶乳与抗体结合，用化学交联虽好，但失活也较大。目前一般应用吸附法。

（二）激光散射浊度测定

激光散射浊度测定（nephelometry）按测试的方式不同分两种比浊法：即终点散射比

浊法（end nephelometry）和速率散射比浊法（rate nephelometry）。

激光散射浊度的基本原理是：激光散射光沿水平轴照射，通过溶液时碰到小颗粒的抗原—抗体免疫复合物时，光线被折射，发生偏转。偏转角度可以为 0 ~ 9°，这种偏转的角度可因光线波长和离子大小不同而有所区别。散射光的强度与抗原—抗体复合物的含量成正比，同时也和散射夹角成正比，和波长成反比。

1. 终点散射比浊法

在抗原—抗体反应达到平衡时，即复合物形成后作用一定时间，通常为 30 ~ 60 min，复合物浊度不再受时间的影响，但又必须在聚合产生絮状沉淀之前进行浊度测定。因此，散射比浊法是在抗原与抗体结合完成后测定其复合物的量。

2. 速率散射比浊法

速率法是一种先进的动力学测定法。所谓速率是指抗原—抗体结合反应过程中，在单位时间内两者结合的速度。因此，速率散射比浊法是在抗原与抗体反应的最高峰（在 1 min 内）测定其复合物形成的量。该法具有快速、准确的特点。

四、免疫浊度测定法

在清澈的水中添加各种不溶性的粉末如面粉或泥沙等便呈混浊状，而且混浊程度与加入粉末的粗细及量相关；澄明的液体经化学、生物学或免疫学等反应变混浊等。这些现象早已为人们所认识，并发展出相关的分析手段。浊度测试方法也早已用于医学检验中，并占有一席之地。近年来的发展更为迅速，原因在于混浊或浊度这种自然现象蕴有深刻的科学基础，即胶体化学、免疫化学和光学等领域的理论和分析技术，更得益于仪器制造、计算机和自动化领域的技术进步，以及许多具有临床意义物质的标准品、抗血清的产生和标准化等研究所取得的成果。因此浊度分析，尤其是免疫浊度分析已从长期地探索进入广泛应用的阶段。在医学领域浊度法几乎已成为免疫浊度法的代名词。

（一）浊度分析的科学基础——胶体化学及其特性

1. 胶体溶液

各种分析最常用的样品是溶液。即便是固体标本，也常须溶解后才可作为样品进行分析，医学检验中也是如此。溶液是各式各样的，据其性状大致可分为真溶液和胶体溶液或悬浮液，俗称溶胶。胶体溶液也是多样的，外观上可表现为无色或色彩纷呈的各种澄明液体以及浊度不等的各种悬浮液。但它们的基本特征为都是由粒径不同的溶质均匀地分散或悬浮于溶剂构成的。由于溶质粒径和性质的差别，这种分散状态的均匀性和稳定性不尽相同，溶胶微粒的表面电荷也与这些性质密切相关。

2. 胶体溶液的分类和性质

从溶质与溶剂的关系上可把溶胶分为疏液溶胶和亲液溶胶两类，前者为不溶性固体物质在液体中高度分散的一种多相态的不均匀体，常须靠稳定剂维持单分散性；后者是大分子物质溶解后形成的溶液，依其与溶剂的极强亲和力而保持胶体的稳定性或分散性。因此亲液溶胶又表现为真溶液，即单相态，如各种蛋白质溶液。但疏液与亲液溶胶间并无绝对的界限。任何胶体溶液的本质是粒子在溶剂中形成的单分散体系，这是它们的共性。但粒子大小或直径的不同可使这种单分散体系显示不同的特性，并对溶胶分类。直径大于 100 nm 的粒子分散体系构成的溶胶，肉眼便隐约可见其所显示的浊度，一般不能通过滤纸，为第一类，如红细胞和细菌等；第二类为直径在 1 ~ 100 nm 之间的分散粒子，在普通显微镜下看不见，能通过滤纸，但不能通过半透膜，如胶体金、微小合成胶乳、免疫球蛋白等生物大分子、病毒颗粒和脂肪微粒等；第三类为粒径在 0.1 ~ 1.0 nm 之间的胶体溶液，可透过半透膜，如溶于水的氧分子等。胶体的高度分散和不均匀态（多相性）使之具有独特的光学性质，这是由于分散粒子对光的反射、折射、散射（衍射）和吸收等作用所致。此外还有布朗运动、电泳和电渗，在超离心力作用下沉降等特性，均可作为分析胶体的手段，但基于光学特性的浊度分析最为简便和实用。

3. 朗伯－比尔（Lambert-Beer）光透射理论

带有微小粒子的悬浮液和胶体溶液都具有散射入射光的性质。一束光线通过此种溶液时受到光散射和光吸收两个因素的影响，可使光的强度减弱。

平行光线通过带有微小粒子的悬浮液和胶体溶液后，由于光吸收和光散射，使入射光强度减弱。根据朗伯 - 比尔（Lambert-Beel）定律，该现象可用以下公式表示：

$$E = \lg \frac{I_0}{I} = Kcb \ (2\text{-}1)$$

公式中：E——吸收光变化率；

I_0——入射光强度；

I——透射光强度；

c——溶液的浓度；

K——常数；

b——吸收层厚度。

（二）免疫浊度测定

胶体溶液中存在的粒子及其大小和数量，经比浊测定便可达到目的。但临床医学中更重要的是鉴别样品中粒子的性质，这样才能对疾病做出诊断。抗原与抗体的反应具有很高的特异性，且随反应的进行形成的免疫复合物分子和大小不断发生变化，反应系统的浊度也相应变化。此外，随着抗体制备技术的进步，对小分子物质，即称为半抗原的留体激素、治疗药物及毒物等也可产生特异的抗体，对它们也可用浊度法检测。因此免疫浊度分析在医学检验中占有独特的地位。以下叙述免疫浊度分析的基本方法和试剂。

1. 免疫化学反应的基本特点

抗原（Ag）与抗体（Ab）反应形成免疫复合物（IC）是个可逆的过程，但反应的可逆程度主要取决于抗体的亲和力及亲合力。当抗体的亲和力很高，尤其是亲和力及亲合力都很强时，Ag 和 Ab 的比例又较适当，形成的 IC 实际上并不解离，即反应为不可逆的。若在定量的抗体中加入一定量（未过量）的抗原，经一段时间后，便基本全部形成 IC。此时反应达到了平稳或"终点"，一般为 10 ~ 30 min。这一过程并非以匀速进行。Ag 与 Ab 混合的瞬间便引发反应，开始至少有数秒钟的滞后时间，随后反应速度加速，即单位时间内形成较多的 IC，被测信号变化也相应较大。在此动态变化过程中选取反应速率相对最大，而且与被测物浓度成线性关系的瞬间（一般在反应开始后 5 ~ 15 min），对信号进行监测的方法，即为速率测定法（rate measurement）；检测反应终点与起始点之间信号变化的方法为终点测定法（end-point measure-ment）。当反应接近终点时，信号不一定为最大，因为形成的 IC 粒子间相互碰撞而形成较大的凝聚物，发生沉淀，悬浮的粒子数开始减少，被测信号也减弱。这两种方法都可通过手工和自动化操作进行。

速率法的灵敏度和特异性都比终点法好，前者的灵敏度可比后者高三个数量级。自动化速率法的精密度也较好，但这与仪器的质量和性能关系密切。首先对定时精确性及混匀速度要求很高。浊度法与离心式自动生化分析仪通用，虽可达到快速混匀目的，但 IC 很可能在离心力作用下沉淀，引起误差。速率法的校正结果也较稳定，故可贮存使用一段时间。

在定量抗体中加入的抗原量达到与之成当量关系时，形成的 IC 量最大，反应速度最快。若继续加抗原，形成 IC 的量不但不再增加，反而减少，这是 Heideberger 在 1929 年的重大研究发现。反之，在定量抗原中加抗体，在抗体过量时也会产生同样的现象。分别称为后带（postzone）和前带现象（prozone），统称钩状效应（hook effect），表示同一信号也许表现为两个截然不同的分析物浓度。钩状效应可产生假象的弱阳性或假阴性结果，是免疫学测定的一个缺陷。若在被测抗原或抗体中添加抗原或抗体，反应信号不再增加甚至减小，揭示存在钩状效应。在方法学研究及试剂制备时，往往只能照顾一般，不能顾及全面，钩状效应是难免的。

2. 免疫浊度法的试剂

（1）抗血清的基本要求。免疫浊度法最重要的试剂是抗体或抗血清，抗血清的要求是其特异性、亲和力、亲合力及效价都尽可能地高。虽然单克隆抗体在一定条件下也可使用，但最常用的是由兔产生的多抗血清（R 型）。

（2）高分子物质加强剂。有些高分子物质尤其是聚乙二醇（PEG）可促进 IC 的形成，提高方法的灵敏度。其作用较复杂，与它的分子量及浓度等关系密切。PEG 的作用机制不详，也许因它们对水分子的空间排斥作用，可以有效地提高 Ag 和 Ab 的浓度；也许促使 IC 分子疏水区的暴露，利于水不溶性粒子的形成。以前多用 PEG6000，现多用 PEG8000。PEG 浓度过低，不能达到促进 IC 粒子形成的目的；浓度过高则促使非特异性蛋白质大分子的凝聚。终浓度为 10% 的 PEG6000 可使反应系统散射光强度增加 2 ～ 3 倍，使反应时间缩短 1/10 ～ 1/15。应对PEG的浓度和质量加以严格选择，以便达到最佳效果(常在 4% 左右)。

（三）免疫浊度法的应用

免疫浊度法的原理和传统的凝胶沉淀试验、血凝试验及胶乳凝集试验一样，均基于可溶性抗原—抗体反应，形成不溶性 IC 的过程。因此后三类方法可做的检测均可用免疫浊度法替代进行，一是灵敏度有突破，可与放射免疫测定法（RIA）媲美；二是从定性及半定量的分析，进入了精确的定量分析。这些技术进步对于肿瘤标志和病毒等的定量分析及疗效监测和预后分析等极有帮助。

（四）免疫浊度法测定中应注意的问题

免疫浊度分析作为一种非放射性同位素和非酶标记的均相免疫测定技术，因其独特的优点在实践中不断发展、提高和推广应用，并具广阔的发展前景。但任何技术都不可能是完美无瑕的，即便很好的方法也只有在正确使用时才可取得最佳效果。因此，对以下问题应予注意。

1. 伪浊度的影响

产生伪浊度的因素很复杂，主要是：①抗血清的质量：含有非特异的交叉反应性抗体成分及污染和变质等；②增浊剂浓度和反应时间等掌握不当；③样品本身浊度及处理不当；④试剂污染和变质；⑤器材（包括比色杯）清洁度等。

2. 钩状效应的影响

现在许多仪器虽已具有检查钩状效应的功能，一经发现便可对样品稀释后复测，但对它还应保持警惕为好。当患者症状与检验结果明显不符时，应怀疑其存在。

3. 结果报告中的计量问题

自推行国际计量制（SI）以来，常有可否把现常用的国际单位（IU 或 U）换算成 ng 或 mol 的问题。回答是在理论上可以，但一般不提倡做这种换算。所用校正品用何计量单位，患者报告便用相同主量为妥。医学检验中针对的许多物质是生物大分子，其 IU 计量与其纯度及活性等因素间的关系极为复杂，仍是免疫学测定标准化中的一个重要研究课题。

因此对免疫浊度测定实施严密的实验室内部质控极为重要，可参照现行的质控措施进行。至少对器材须严格地清洗并遵守对测试系统的校正措施。

第五节　发光免疫分析技术

一、发光免疫分析技术发展概况

提供可靠的检测技术和快捷的服务是临床实验室提供高质量服务的关键。这种须求促使临床检验技术不断更新发展。就激素、多种特定蛋白及药物的定量检测而言，因被检物质分子量小，体液中含量极微，其检验方法必须具有高度的特异性及灵敏度。20世纪60年代开始发展起来的放射免疫技术在一定程度上解决了上述技术性问题，但因标记物放射性污染、半衰期短影响试剂稳定性以及分离技术须时较长、无法实现全自动化等缺点，已渐被淘汰。随着单克隆抗体的成功应用及多种标记物和标记技术的发展，现代化免疫检测技术的灵敏度及特异性又有了一个飞跃。上述两种技术的日趋完善及临床对分析技术准确性及速度的要求，又促进了自动化免疫测定仪器的诞生。全自动发光免疫技术集经典方法学和先进技术于一身，问世于20世纪90年代初，近年来已被国内外的临床实验室及科研单位广泛应用于激素、多种特定蛋白及药物监测的分析。

发光免疫技术依其示踪物检测的不同而分为荧光免疫测定、化学发光免疫测定及电化学发光免疫测定三大类。荧光免疫测定又可分为两种：时间分辨荧光免疫测定（time resolved fluorescence immu-noassay，TR-FIA）及荧光偏振免疫测定（fluorescence polarization immunoassay，FPIA）。利用TR-FIA者，以EG&G公司的Auto Delfia型为代表，FPIA则以Abbott公司的AxSYM型、i2000为代表。化学发光免疫测定分为化学发光酶免疫测定和化学发光标记免疫测定，前者以Beckman-Coulter公司的Access型及DPC公司的Immulite型为代表，后者以Bayer公司的ACS：180SE为代表。电化学发光免疫测定以Roche公司的ElecsyslOlO型、Elecsys2010型及Elecsy601型为代表。

发光免疫技术具有明显的优越性：①敏感度高，超过放射免疫分析法（RIA）；②精密度和准确性均可与RIA相媲美；③试剂稳定，无毒害；④测定耗时短；⑤自动化程度高。

目前该类技术已能为临床提供许多项目检测。试剂随机配置，至今尚未有开放型的先例。各厂家在检测项目的技术和试剂开发上花尽心思。一般是先发展临床常用、样本量大的检测项目，推出仪器后，再根据市场需要及本身技术特点，逐渐开发技术难度较高的新检测项目。有发展前途的仪器，每年都有新的检测项目推出。归纳起来，目前市面上的仪器所能检测的项目包括如下。

1. 甲状腺功能及相关疾病的检测项目

ST_3（TT_3）、总 T_4（TT_4）、游离 T_3（FT_3）、游离 T_4（FT_4）、促甲状腺素（TSH）、甲状腺球蛋白抗体（TG～Ab）、甲状腺过氧化酶抗体（TPO-Ab）。

2. 生殖内分泌激素

促卵泡生成激素（FSH）、促黄体生成激素（LH）、孕激素（Prog）、催乳素（PRL）、睾酮（Test）、雌激素（E_2）及胎盘激素，包括滋养叶细胞分泌的人绒毛膜促性腺激素（β-hCG）和胎儿—胎盘单位共同生成的激素（μE_3）等。

3. 心肌缺血或梗死的标志物

肌钙蛋白 I（cTnI）、肌钙蛋白 T（cTnT）、肌红蛋白、CK-MB。

4. 肿瘤标志物

癌胚抗原（CEA）、甲胎蛋白（AFP）、CA19-9、CA125、CA15-3、角蛋白 -18、前列腺特异抗原（PSA）β-hCG、β_2 微球蛋白（β_2-MG）铁蛋白等。

5. 糖尿病指标

胰岛素、C 肽。

6. 贫血指标

叶酸盐、维生素 B_{12}、铁蛋白。

二、发光免疫分析技术

发光免疫分析（luminescence immunoassay，LIA）离不开经典免疫分析法的基本手段，后者包括三大要素：①抗原（Ag）抗体（Ab）反应及其复合物（Ag-Ab）的形成；②结合物和游离物的分离；③示踪物的定量检测。

（一）发光免疫分析的种类

发光免疫分析是一种利用物质的发光特征，即辐射光波长、发光的光子数与产生辐射的物质分子的结构常数、构型、所处的环境、数量等密切相关，通过受激分子发射的光谱、发光衰减常数、发光方向等来判断该分子的属性以及通过发光强度来判断物质的量的免疫分析技术。

根据标记物的不同，发光免疫分析有下列五种分析方法：①化学发光免疫分析，其标记物为氨基酰肼类及其衍生物，如 5- 氢基邻苯二甲酰肼（鲁米诺）等。②化学发光酶免疫分析，先用辣根过氧化物酶标记抗原或抗体，在反应终点再用鲁米诺测定发光强度。③微粒子化学发光免疫分析，其标记物为二氧乙烷磷酸酯等。④生物发光免疫分析，荧光素标记抗原或抗体，使其直接或间接参加发光反应。⑤电化学发光免疫分析，所采用的发光试剂标记物为三氯联吡啶钌 [Ru（bpy）3]2++N 羟基琥珀酰胺酯。此种分类方法较常用。

根据发光反应检测方式的不同，发光免疫分析可分为下列三种主要的测定方法：①液相法。免疫反应在液相中进行，反应后经离心或分离措施后，再测定发光强度。所用分离方法包括葡聚糖包被的活性炭末、Sephadex G-25 层析柱、第二抗体等。②固相法。将抗原抗体复合物结定在固相载体（如聚苯乙烯管）或分离介质上（如磁性微粒球、纤维素、聚丙烯酰胺微球等），再测定发光强度，此法较常用。试验原理与固相 RIA 和 ELISA 方法基本相同。③均相法。与如均相酶免疫测定一样，在免疫反应后，不需要经过离心或分离步骤，即可直接进行发光强度检测。其原理是某些化学发光标记物（如甾体类激素的发光标记物）与抗体或蛋白结合后，就能增强发光反应的发光强度。在免疫反应系中，标记的抗原越多，光强度增加越大，因而免除了抗原抗体复合物与游离抗原、抗体分离的步骤。

（二）化学发光标记物

在发光免疫分析中所使用的标记物可分为三类，即发光反应中消耗掉的标记物、发光反应中起催化作用的标记物以及酶标记物。这种分类方法在发光免疫分析的应用中，对标记物的选择、检测方案和测定条件的确定以及分析数据的评价等都有实际意义。

1. 直接参与发光反应的标记物

这类标记物在发光免疫分析过程中直接参与发光反应，它们在化学结构上有产生发光的特有基团。一般这类物质没有本底发光，有可能精确地测定低水平的标记物，并且制备标记物的偶联方法对发光的影响不大，因此，这类标记物非常类似于放射性核素标记物。

（1）氨基苯二酰肼类。主要是鲁米诺和异鲁米诺衍生物。鲁米诺是最早合成的发光物质，也是一种发光标记物。但鲁米诺偶联与配体形成结合物后，其发光效率降低。而异鲁米诺及其衍生物（如氨丁基乙基异鲁米诺、氨己基乙基异鲁米诺等）克服了这一缺点，是比较成功的标记物。

（2）吖啶酯类。吖啶酯是一类发光效率很高的发光剂，可用于半抗原和蛋白质的标记。用于标记抗体时，可获得高的比活性，有利于双位点免疫化学发光分析的建立，可用于多抗或单抗的标记。

（3）三氯联吡啶钌 [Ru（bpy）3]2+。此标记物是用于电化学发光的新型标记物，经电化学激发而发射电子，但一定是在与抗体或抗原结合成复合物以后才有特异性反应，在标记抗体或抗原之前，需要化学修饰为活化的衍生物三氯联吡啶钌 [Ru（bPy）3]2++N- 羟基琥珀酰胺酯（NHS），其为水溶性，可与各种生物分子结合成稳定标记物，分子量很小，不影响免疫活性。

2. 不参与发光反应的标记物

这类标记物作为反应的催化剂或者作为一种能量传递过程中的受体，不直接参与化学发光反应。在这类发光体系中，标记物不影响总的光输出，而是加入后起反应的发光物质越多，体系产生的光越强。

（1）过氧化物酶。这类标记酶主要是辣根过氧化物酶（HRP）。它在碱性条件下，对鲁米诺和过氧化氢的反应起催化作用。以 HRP 标记的结合物的量可用过量的 H_2O_2 和鲁米诺来测量，如对皮质醇的测定可达 20pg。以过氧化物酶作为标记物而建立起来的免疫分析法属于酶免疫分析技术，但是发光酶免疫分析不同于其他酶免疫分析技术。此外，这种催化反应是在较高碱性条件下进行的，所以酶的活性较低，主要是酶结构中的铁卟啉部分起催化作用，蛋白质部分仅提供与其他分子结合的功能基团。

（2）荧光素酶。它是催化荧光素与腺苷三磷酸（ATP）的酶。它也是作为一种标记酶使用，如用于甲氨蝶呤和肌钙蛋白 T（TNT）的测定，其中对 TNT 的检测灵敏度可达 10 fmol/L。

（3）荧光素。在 TCPO 发光反应体系中，荧光素作为反应体系中一种能量传递的受体，它在反应中不消耗。在这类发光反应中，体系所发出的光与荧光物质的浓度成正比，所以它可作为标记物用于化学发光免疫测定。

（4）三丙胺。三丙胺（TPA）类似酶免疫测定（EIA）中的底物，是电化学发光（ECL）中的电子供体，氧化后生成的中间产物是形成激发态三氯联吡啶钌 [Ru（boy）3]2+ 的化学能来源。

3. 酶标记物

利用某些酶作为标记物，然后通过标记物催化生成的产物，再作用于发光物质，以产生化学发光或生物发光。这种方法对分析物的检测极限有赖于形成产物的量。

（1）葡萄糖氧化酶。葡萄糖氧化酶能催化葡萄糖氧化为葡萄糖酸并形成过氧化氢，所形成的过氧化氢可以通过加入鲁米诺和适当的催化剂而加以检测。应用葡萄糖氧化酶做标记物对被标记物进行检测，其检测极限量可达 10 ~ 17 mol/L，如对 17α - 羟基孕酮的测定，检测灵敏度可达 0.5 pg/ 管，对甲状腺素（T_4）的测定可达 6.4 fmol/L。

（2）葡萄糖 -6- 磷酸脱氢酶。葡萄糖 -6- 磷酸脱氢酶（G-6-PDH）能够催化 NAD 形成 NADH，然后利用生物发光反应体系检测 NADH。以 G-6-PDH 作为标记物，运用生物发光体系检测肌钙蛋白 T（TNT），其检测灵敏度可达 10 ~ 17mol/L。

（3）碱性磷酸酶。以碱性磷酸酶为标记物、ATP 为底物，运用荧光素酶 -ATP 发光体系进行检测，可以建立多种高灵敏度的发光免疫分析方法。

（4）丙酮酸激酶。用丙酮酸激酶做标记物，催化形成 ATP，用荧光素酶 -ATP 发光体系进行检测，也可建立多种发光免疫分析方法。

三、发光免疫分析原理

（一）化学发光免疫分析

化学发光的发光原理是在一个反应体系中 A、B 两种物质通过化学反应生成一种激发态的产物（C•），在回到基态的过程中，释放出的能量转变成光子（能量 hv）从而产生发光现象，其反应式为：

$$A + B \rightarrow C$$

（2-2）

$$C \cdot + D \rightarrow C + C \cdot$$

（2-3）

$$C \cdot \rightarrow D + hv$$

（2-4）

公式中：h——普朗克常数；

v——发射光子的频率。

化学发光反应可在气相、液相或固相反应体系中发生，其中液相发光对生物学和医学研究最为重要。溶液中的化学发光从机制上讲包括三个步骤：反应生成中间体；化学能转化为电子激发态；激发分子辐射跃迁回到基态。

在化学发光免疫测定中，主要存在两个部分即免疫反应系统和化学系统，其反应为：

竞争性结合分析法：$Ag + Ag - L + Ab \rightarrow Ag - Ab + Ag - Ab - L$（L：发光物质）

非竞争性结合分析法：$Sp - Ab + Ag \leftrightarrow Sp - Ab - Ag$（Sp：固定物质）

（二）化学发光酶免疫分析

从标记免疫测定来看，化学发光酶免疫测定应属酶免疫测定 B 测定，中两次抗原抗体反应步骤均与酶免疫测定相同，仅最后一步骤反应所用底物为发光剂，通过化学发光反应发出的光在特定的仪器上进行测定。常用的发光物为鲁米诺及其衍生物。

（三）生物发光免疫分析

生物发光是化学发光的一个特殊类型，它是由生命活性生物体所产生的发光现象，发光所须的激光来自生物体内的酶催化反应，催化此类反应的酶称为荧光素酶。生物发光包括萤火虫生物和细菌生物发光，前者发光反应须 ATP 的参与，故萤火虫生物发光又称 ATP 依赖性生物发光。ATP 依赖性生物发光反应中，萤火虫荧光素和荧光素酶在 ATP、$Mg2+$ 和 O_2 存在下可发光。

整个反应过程中，发出的总光量和荧光素、荧光素酶、O_2 和 ATP 的浓度有关，在所有其他反应产物过量时，发出的总光量和最大光强度与 ATP 的量成正比。最大光强度在测试条件下可立即获取，故实际工作中多以发光光度计所测得的最大光强度作为 ATP 浓度的换算依据。发光细菌具有两种酶：细菌荧光素酶和 NAD（P）H：FMN 氧化还原酶，前者在有 O_2 存在下催化 $FMNH_2$ 和长链脂肪醛氧化，生成黄素单核苷酸（FMN）和长链脂肪酸并发光；后者能使 FMN 还原成 $FMNH_2$，$FMNH_2$ 再参与上述反应。生物发光免疫分析比较典型的体系有萤火虫荧光素—荧光素酶发光体系和细菌荧光素—荧光素酶发光体系。

（四）微粒子化学发光免疫分析

微粒子化学发光免疫分析是采用顺磁性微粒子作为固相载体、以碱性磷酸酶标记抗原或抗体、以 AMPPD（dioxetanes）作为化学发光剂的一种发光免疫分析技术。

作为微粒子化学技术标记物的二氧乙烷磷酸酯是一种超灵敏的碱性磷酸酶底物（AMPPD），AMPPD 在碱性磷酸酶的作用下，迅速去磷酸化生成不稳定的中介体 AMPD。AMPD 产生单线激发态产物，发生化学荧光，在这种二级动力学反应的一段时间内，就产生持续稳定的发光，此时动力反应从高能量级的激发态回到低能量级的稳定态，每次稳定的发光可持续数日，发射光所释放的能量以光强度形式被检测。

微粒化学发光是以磁性微珠作为载体包被抗体，因其表面积增大，可迅速捕捉抗原，所须标本量极少，反应时间缩短。测定时间减少，同时因其选择性吸附抗原，可减少污染，降低交叉污染概率。

四、发光免疫分析仪器

（一）ACS：180SE 全自动化学发光免疫分析系统

ACS 全自动化学发光免疫分析系统是由拜耳公司生产、化学发光技术和磁性微粒子分离技术相结合的免疫分析系统。在 20 世纪 90 年代初首次推出全自动化学发光免疫分析系统 ACS：180，90 年代中期推出第二代产品为 ACS：180SE 分析系统，最近该公司又推出了 ACS：CENTAUR。第二代产品将微机与主机分开，软件程序加以改进，使操作更灵活，结果准确可靠，试剂贮存时间长，自动化程度高。

1.仪器测定原理

该免疫分析技术有两种方法：一是小分子抗原物质的测定采用竞争法，二是大分子的抗原物质测定采用夹心法。该仪器所用固相磁粉颗粒极微小，其直径仅 1.0，这样大大增加了包被表面积，也增加了抗原或抗体的吸附量，使反应速度加快，也使清洗和分离更简便。其反应基本过程如下。

（1）竞争法用过量包被磁颗粒的抗体，与待测的抗原和定量的标记吖啶酯抗原同时加入反应杯温育。其免疫反应的结合形式有两种：一是标记抗原与抗体结合成复合物；二是测定抗原与抗体的结合形式。

（2）夹心法。标记抗体与被测抗原同时与包被抗体结合成一种反应形式，即包被抗体—测定抗原—发光抗体的复合物。上述无论哪种反应，所结合的免疫复合物被磁铁吸附于反应杯底部，上清液吸出后，再加入碱性试剂；其免疫复合物被氧化激发，发射出 430 nm 波长的光子，再由光电倍增管将光能转变为电能，以数字形式反应光量度，计算测定物的浓度。竞争法是负相关反应，夹心法是正相关反应。

2.仪器组成及特点

该仪器由主机和微机两部分组成。主机部分主要是由仪器的运行反应测定部分组成，它包括原材料配备部分、液路部分、机械传动部分及光路检测部分。微机系统是该仪器的核心部分，是指挥控制中心。该机设置的功能有程控操作、自动监测、指示判断、数据处理、故障诊断等，并配有光盘。主机还配有预留接口，可通过外部贮存器自动处理其他数据并遥控操作，以备实验室自动化延伸发展。

ACS：180SE 分析仪为台式，其主要特点为：①测定速度：每小时完成 180 个测试，从样品放入第一个测试结果仅需要 15 min，以后每隔 20 S 报一个结果。②样品盘：可放置 60 个标本，标本管可直接放于标本盘中，急诊标本可随到随做，无须中断正在进行的测试。③试剂盘：可容纳 13 种不同的试剂，因此每个标本可同时测定 13 个项目。④全自动条码识别系统：仪器能自动识别试剂瓶和标本管，加快了实验速度。⑤灵敏度：达到放射免疫分析的水平。

3.测定项目

现有检测项目 47 项，更多的项目还在开发之中。①甲状腺系统：总、游离 T_3，总、游离 T_4，促甲状腺素，超敏促甲状腺素，T_3 摄取量。②性腺系统：绒毛膜促性腺激素，泌乳素，雌二醇，雌三醇，促卵胞成熟素，促黄体生成素，孕酮，睾酮。③血液系统：维生素 B_{12}，叶酸，铁蛋白。④肿瘤标记物：AFP，CEA，CA15-3，CA125，CA19-9，β_2-微球蛋白，PSA。⑤心血管系统，肌红蛋白，肌钙蛋白 T，肌酸激酶 -MB。⑥血药浓度：地高辛，苯巴比妥，茶碱，万古霉素，庆大霉素，洋地黄，马可西平。⑦其他：免疫球蛋白 E，血清皮质醇，尿皮质醇，尿游离脱氧吡啶。

（二）ACCESS 全自动微粒子化学发光免疫分析系统

ACCESS 全自动微粒子化学发光免疫分析系统是美国贝克曼 - 库尔特公司（Beckman Coulter）生产的，它采用微粒子化学发光技术对人体内的微量成分以及药物浓度进行定量测定。该系统具有高度的特异性、高度的敏感性和高度的稳定性等特点。全自动操作，一次可以对 60 份标本进行 24 种项目的测定，只须 10 ~ 30 min 就可完成第一个测定并打印出结果。

1.分析方法及过程

ACCESS 系统采用磁性微粒作为固相载体，以碱性磷酸酶作为发光剂，固相载体的应用扩大了测定的范围。以竞争法、夹心法和抗体检测等免疫测定方法为基础。试剂包装采用特殊的设计，每个试剂包有 5 个小室，分别把不同的试剂分开，减少了交叉污染，保证了检测质量。

（1）抗原抗体结合

将包被单克隆抗体的顺磁性微粒和待测标本加入反应管中，标本中的抗原与微粒子表面的抗体结合，再加入碱性磷酸酶标记的抗体，经温育后形成固相包被抗体—抗原—酶标记抗体复合物。

（2）洗涤、分离

在电磁场中进行 2 ~ 3 次洗涤，很快将未结合的多余抗原和酶标记抗体洗去。

（3）加入底物 AMPPD

发光剂 AMPPD 被结合在磁性粒子表面的碱性磷酸酶的催化下迅速去磷酸基因，生成不稳定的中介体 AMPD。AMPD 很快分解，从高能激发态回到低能量的稳定态，同时发射出光子，这种化学发光持续而稳定，可达数小时之久。通过光量子阅读系统记录发光强度，并从标准曲线上计算出待测抗原的浓度。

2. 仪器组成及特点

ACCESS 是由微电脑控制的，由样品处理系统、实验运行系统、中心供给系统和中心控制系统四部分组成，其仪器特点为：①测定速度：每小时完成 100 个测试，从样品放入到第一个测试结果需要 15 ~ 30 min。②样品盘：可放置 60 个标本，标本管可直接上机，急诊优先，标本可随到随做，无须中断运行。③试剂盘：可容纳 24 种试剂，因此每个标本可同时测定 24 个项目，试剂可随意添加。④全自动条码识别系统：仪器能自动识别试剂盒和标本管条码，加快了实验速度。⑤灵敏度：通过酶放大和化学发光放大，灵敏度达到甚至超过放射免疫分析的水平。

3. 分析范围

该系统主要对人体内的微量成分以及药物浓度进行定量：①甲状腺功能：游离、总 T_3，游离、总 T_4，TSH，甲状腺素摄取率。②血液系统：铁蛋白，叶酸盐，维生素 B_{12}。③变态反应：总 IgE。④内分泌激素：β-hCG，LH，FSH，E_2，PT，PRL，皮质醇（Cortisol）。⑤药物检测：茶碱，地高辛。⑥肿瘤因子：CEA，AFP，PSA。⑦心血管系统检查：肌钙蛋白 I，肌红蛋白。⑧糖尿病检查：胰岛素。

（三）Elecsys 全自动电化学发光免疫分析仪

电化学发光免疫分析技术在新一代实验室免疫检测技术中很有特点，它在 20 世纪 90 年代一问世就引起广泛的关注。德国 Roche 公司在链霉亲和素 - 生物素包被技术的基础上，引用电化学发光免疫分析技术并开发出相应的检测系统。Elecsys 型号的仪器功能上完全一致，操作也有相同（都是触摸屏操作）之处；细节有差异，有完善的使用说明。

1. 测定原理及过程

Elecsys 分析仪集多种技术于一身，应用了免疫学、链霉亲和素生物包被技术及电化学发光标记技术。

（1）将待测标本与包被抗体的顺磁性微粒和发光剂标记的抗体加在反应杯中共同温

育，形成磁性微珠包被抗体—抗原—发光剂标记抗体复合物。

（2）将上述复合物吸入流动室，同时用 TPA 缓冲液冲洗。当磁性微粒流经电极表面时，被安装在电极下的磁铁吸引住，而游离的发光剂标记抗体被冲洗走。同时在电极加电压，启动电化学发光反应，使发光试剂标记物三氯联吡啶钌 [Ru（bPy）3]2+ 和 TPA 在电极表面进行电子转移，产生电化学发光。光的强度与待测抗原的浓度成正比。

2. 仪器组成及特点

Elecsys 分析仪为台式一次进样（Elecsys 1010）或随机进样（Elecsys 2010）自动化分析仪，主要由样品盘、试剂盒、温育反应盘、电化学检测系统及计算机控制系统组成。仪器特点为：①测定速度：每小时完成 90 个测试，从样品放入到出第一个测试结果需要 9 min 或 18 min，根据测试的项目而定。②样品盘：可放置 75 个或 30 个标本，标本管可直接上机。由于采用急诊通道，急诊标本可随到随做，无须中断运行。③试剂盘：可容纳 6 或 18 种试剂，并带有内置恒温装置，以利于试剂保存。④全自动二维条码识别系统：仪器能自动识别试剂盒、标准品、质控品和标本管条码，并读入测定参数等，减少人工输入的误差。⑤灵敏度：由于采用链霉亲和素 - 生物素技术和电化学发光技术，灵敏度达到甚至超过放射免疫分析的水平。

3. 应用的免疫学方法原理

有三种抗原抗体反应方法被应用：抑制免疫法（competitive principle），用于小分子量蛋白抗原检测；夹心免疫法（sandwich principle），用于大分子量物质检测；桥联免疫法（bridging principle），用于抗体如 IgG、IgM 检测。还有钌标记用于 DNA/RNA 探针分析。

五、发光免疫分析技术前景展望

我国的临床免疫检测与国外比较，发展起步较晚。目前，在常规的实验室免疫学检测中，还是以凝集、沉淀试验及手工操作的酶标、放免试验为主。这些检测方法在实际应用中，操作烦琐，投入人力多，质量控制难以保证，环境污染，等等问题多。发光免疫技术的引进使我国临床免疫学检验工作达到了一个新的水平。

发光免疫技术基本原理与放免分析技术相同，标记物可稳定贮存，敏感性与放免技术相近或更高，检测速度较放免技术快 3 ~ 8 倍，可进行全自动化的检测，而且无辐射防护、环境污染及标记物衰变等问题。以发光免疫技术为代表的非放射分析技术最终将取代同位素分析技术已成为众多学者的共识，这是一种技术发展的趋势。

发光免疫技术能够做到像全自动生化分析仪一样，自动化程度高，标本处理能力强，随机性好，灵活性高，使临床检验工作者从烦琐的手工操作中解放出来，减少了人力，减少了人为误差；急诊及加急服务工作得以真正实现；质量控制易于做到，将分析误差进一步减小。这些是传统的非自动化免疫分析技术所无法达到的。应当说这项技术已适合于现代临床检验技术的发展需要，它将广泛地应用于我国的临床检验医学领域。

发光免疫技术的问世，将扩大医学工作者们对人体许多微量物质的认识，并加以应用到临床诊断、治疗及预后评估中。利用发光免疫技术开发更多的、更全面的检验项目已成为这类技术的重要任务之一。拥有这类技术的厂商均投入巨资研究和开发新的项目，并积极推广应用，而且每年都有一两项或多项新项目问世，这对推广和加速发光免疫技术的应用起到了积极的作用。

当然，目前我们要面对的一个现实问题是应用这类技术的费用比传统的技术要高，而与政府控制医疗费用的政策相矛盾。加速这类技术的国产化，将是降低成本的直接有效手段，但困难是很大的。在国产化技术问世前，引进并广泛推广国外这一先进技术是医疗市场的需要，目前，国外厂商面对我国潜在的市场，面对众多同行的竞争，已逐渐改变其市场策略，并有调低仪器及试剂价格的趋势。另外，应积极宣传这一技术的及时、快速、准确等优点，减少患者因等候而造成的浪费，这也许是间接节约成本的有效手段。

第六节　分子细胞遗传学检测技术

一、荧光原位杂交

（一）荧光原位杂交技术的基本原理

荧光原位杂交（简称 FISH）技术是一种应用非放射性荧光物质依靠核酸探针杂交原理在核中或染色体上显示 DNA 序列位置的方法。FISH 技术是利用一小段（通常 15 ~ 30 个 bp）用荧光物质标记过的 DNA 或 RNA 序列作为探针，穿透经过甲醛固定的微生物样品的细胞壁，与细胞内特定的靶序列进行杂交，探针与细胞内互补的 DNA 或 RNA 序列相结合，当用表面荧光显微镜激发时，含有与探针互补序列的微生物就会发光。

（二）FISH 技术的操作步骤

FISH 技术主要包括以下几个步骤：①样品的固定与预处理。待测样品在处理后的载玻片上进行固定，有时需要进行一些特殊的预处理。②杂交。加入探针进行杂交，一般用一种或多种探针同时进行杂交。③洗脱。去除未杂交或非特异性杂交的探针。④观察与分析。将样品置于荧光显微镜下观察，记录结果并对结果进行分析。

（三）FISH 技术的应用

荧光原位杂交技术广泛用于分析复杂环境的微生物群落构成，可以在自然环境中监测和鉴定微生物，并能对未被培养的微生物进行检测。根据不同种属 16SrRNA 序列差异设计的探针则可以对不同的微生物种类进行特异性鉴定。近几年，应用 FISH 技术研究自然环境微生物群落的报道较多，如海水沉积物的群落，海水、河水和高山湖雪水的浮游菌体、土壤和根系表面的寄居群落。FISH 技术不仅能提供某一时刻的微生物景象信息，还能监测生态环境中的微生物群落和种群动态。此外，应用 FISH 技术检测和鉴定未被培养的种属或新种属，如巨大硫酸盐细菌、全噬菌属和酸杆菌属等。FISH 技术对于探明自然菌群的生态学和组成，以及群落对自然和人为因素动态变化的应答研究均是最有力的技术手段。

二、原位 PCR

原位 PCR（IS-PCR）将 PCR 技术的高效扩增与原位杂交的细胞定位结合起来，从而在组织细胞原位检测单拷贝或低拷贝的特定 DNA 或 RNA 序列。

（一）原理和方法

1. 基本原理

（1）原位杂交技术是将分子杂交与组织化学技术结合起来，用标记的 DNA 或 RNA 为探针，在原位检测组织细胞内特定的 DNA 或 RNA 序列。因此，在显示阳性杂交信号时，不仅能判别含有靶序列的细胞类型，还能显示组织细胞的形态结构特征与病理变化。但是，原位杂交对拷贝数较少的序列检出有一定的困难。

（2）PCR 技术是在 DNA 聚合酶的作用下，经过模板的变性、退火和引物延伸三种循环，将引物引导下的特异靶序列迅速地进行扩增，经过扩增的靶序列在凝胶电泳中显示出来。因此，PCR技术具有灵敏度高、特异性强的优势。但是，PCR技术是在液相中进行的，在扩增前，持将细胞破坏，从中提取核酸作为模板。因此，很难将 PCR 的结果与组织细胞的形态结构联系起来，也很难判断含特异性靶序列的细胞类型。

原位 PCR 技术成功地将 PCR 技术和原位杂交技术结合起来，保持了两项技术的优势又弥补了各自的不足。

2. 原位 PCR 分类方法

（1）直接法原位 PCR

直接法原位 PCR 的特点是使扩增产物直接携带标记分子。在反应体系中使用标记的三磷核苷酸或引物。放射性核素、生物素和地高辛是三种最常见的标记物。当 PCR 扩增时，标记分子就掺入扩增产物中。根据标记物的性质，用放射自显影、免疫组织化学或亲和组织化学等技术对扩增产物进行检测。直接法原位 PCR 的优点是具有高度敏感性，可检测出单拷贝，操作简便、省时省力，缺点是特异性较差、容易出现假阳性，且扩增效率较低。

（2）间接法原位 PCR

间接法原位 PCR 是目前应用最广泛的靶核酸序列原位扩增技术。用经固定的细胞悬液做 PCR 扩增，然后将细胞离心沉淀在玻片上，再对扩增产物进行原位检测。

间接法原位 PCR 的反应体系与常规 PCR 相同，所用的引物和三磷核苷酸都不带任何标记物。当 PCR 原位扩增结束后，再用原位杂交技术检测特异性扩增产物。与直接法原位 PCR 相比，间接法虽然复杂些，多了原位杂交检测步骤，但其扩增效率较高，更重要的是特异性比直接法强。这是因为原位杂交所用的探针可特异性地检出扩增产物中的靶序列。这样，即使扩增产物中有非靶序列成分，它们也不会呈现阳性反应，因而提高了原位 PCR 的特异性。

（3）原位反转录 PCR（IS Rt-PCR）

是结合反转录反应和 PCR 扩增检测细胞内低拷贝 mRNA 的方法。整个反应分两步进行。第一步以 mRNA 为模板，在逆转录酶的催化下合成 cDNA；第二步则以 cDNA 为模板，用 PCR 对靶序列进行扩增。与液相反转录 PCR 不同的是，原位反转录 PCR 反应过程在固定的组织细胞标本上进行。进行原位反转录 PCR 的标本先要用 DNA 酶处理，以破坏组织细胞中的 DNA。这样可保证 PCR 扩增的模板是从 mRNA 反转录合成的 cDNA，而不是细胞中原有的 DNA。

（4）原位再生式序列复制反应

再生式序列复制反应（3SR）是随着 PCR 技术发展而出现的一项直接进行 RNA 扩增的新技术。再生式序列复制反应特点：①须 3 种工具酶，即 AMV 逆转录酶、Escherichia coliRNA 酶 H 和 T7RNA 聚合酶。②引物的 5′ 端含 T7RNA 启动子。③扩增反应在 42℃ 下进行 2 h，不需要热循环。

再生式序列复制反应为检测细胞内低拷贝数的 mRNA 开辟了一个新途径。因其扩增反应在较低的温度下进行，组织抗原性不会被破坏，特别有利于与免疫组织化学相结合。

（二）实验程序

1. 标本的制备

组织细胞固定，以 10% 的缓冲甲醛溶液或 4% 的多聚甲醛固定后，进行原位 PCR。

固定的时间一般不宜过长，视组织的大小而定，一般以 4 ~ 6 h 为宜。在进行 PCR 前，组织标本须经蛋白酶处理，增加其通透性，充分允许反应系统中的各成分进入细胞内，并能很好地暴露靶序列以利于扩增。

2. 原位扩增 PCR

在组织标本中进行 PCR 扩增，其基本原理与液相 PCR 完全相同。PCR 所用的引物长度一般以 5 ~ 30 bp 为宜，扩增片段的长度为 100 ~ 1 000 bp。原位 PCR 宜用较短的引物，从石蜡切片中提取的 DNA 很少超过 400 bp，RNA 很少超过 200 bp，较长序列的扩增易导致引物与模板的错配，产生非特异性扩增产物。

3. 洗涤

原位扩增结束后，标本应清洗，以除去弥散到细胞外的扩增产物，洗涤不充分，会导致非扩增产物在检测中显现，造成背景过深或假阳性结果；洗涤过度，造成细胞内扩增产物脱落，使阳性信号减弱或丢失。

4. 原位检测

原位 PCR 扩增产物的检测方法，取决于原位 PCR 的设计方案。直接法则根据标记分子的性质对扩增产物进行原位检测，间接法则须用原位杂交的方法检测。

三、在血细胞诊断和研究中的应用

（一）FISH 在生物医学领域中的主要应用

1. 在基因制图和基因诊断方面的应用

基因制图或基因定位是人类基因组计划的主要任务之一。FISH 能将克隆的 DNA 或 cDNA 顺序在染色体上进行精确定位，并能同时对多个 DNA 片段在染色体上的排列加以显示。基因定位可为遗传连锁分析提供更多 DNA 标记，反过来也为更多基因的克隆提供信息。某些遗传病，如威廉斯综合征多由染色体的微小缺失所致，当采用 FISH 时，可以对缺失加以检测。

2. 在产前诊断和肿瘤细胞遗传学方面的应用

先天性染色体数目异常常导致疾病和肿瘤的发生。利用染色体特异的探针（如着丝粒的 α 卫星）可以对染色体数目进行 FISH 显示。绝大多数肿瘤伴有染色体结构的改变，如染色体断裂、重排等，使用染色体描绘的方法，可以很直观地了解染色体结构改变的情况。

3. 在感染性疾病的诊断和研究中的应用

有些感染性疾病，主要是病毒，如 EB、HPV、SV40、HBV、HCV 等感染不仅可导致急性病症，而且其特异的基因组可以整合到人基因组中去，导致肿瘤发生。利用 FISH 可对机体的感染情况进行分析，并能对感染后的预后进行判断。

4. 在细胞和染色体分选方面的应用

FISH 不仅应用于染色体，还可以应用于间期细胞；不仅可以在玻片上进行，也可以在悬液中操作。如 FISH 与流式细胞技术联用，即可对特异的细胞和染色体加以分选。

5. 在生物进化方面的应用

利用 FISH 可以在染色体水平上对生物的进化情况进行研究，并能确定物种之间的亲缘关系。

（二）原位 PCR 在生物医学领域的主要应用

1. 感染性疾病基因检测

（1）病毒基因的检测

应用原位 PCR 技术，使感染病毒的细胞较容易地被检出。利用原位 PCR 对乙肝病毒、丙肝病毒、单纯疱疹病毒、麻疹病毒、脊髓前角灰质炎病毒及人类乳头瘤病毒等病毒的检测，既提高了敏感性，也达到了组织细胞定位的目的，能够及时发现感染人群。

（2）细菌基因的检测

最突出的应用是在结核分枝杆菌的检测上，当结核病变不够典型时，使用抗酸染色的方法很难在镜下找到结核分枝杆菌，而应用原位 PCR 技术可以帮助明确诊断。

（3）导入基因的检测

在转基因动物及接受基因治疗的个体中，是否导入了基因，均可用原位 PCR 技术证实。因此，原位 PCR 技术在研究导入基因的遗传稳定性、基因工程应用以及基因治疗等方面有着重大的意义。

2. 基因变异的研究

生物体具有遗传和变异的特性，当机体内外环境改变时，某些基因会发生变异。原位 PCR 能用于基因突变、基因重组和染色体易位等基因变异研究。Embleton 等用原位反转录 PCR 技术，在单个细胞内显示了扩增拼接重排的免疫球蛋白重链及轻链可变区基因。此外，应用此技术还可鉴定特定种类的单个细胞获得或遗传的特定 DNA 序列变异。

3. 基因表达及定位研究

原位 RT-PCR 技术能够反转录 mRNA 到 cDNA，然后原位扩增 cDNA 来检测 mRNA 的表达。可用于检测固有内源性基因表达和导入的外源基因表达，其定位从组织细胞逐渐发展到了亚细胞及染色体上。原位 PCR 的检测范围大大超过原位杂交技术，为特殊细胞 mRNA 的拷贝数和基因低水平的表达提供了一种最有效方法。

第三章 红细胞检验

第一节 红细胞计数

一、检测原理

（一）手工显微镜法

用等渗稀释液将血液稀释一定倍数，充入血细胞计数池，在显微镜下计数一定体积内的红细胞数，经换算求出每升血液中红细胞数量。

（二）血液分析仪法

利用电阻抗和（或）光散射原理。

二、方法学评价

（一）手工显微镜法

是传统方法，不需要特殊设备，但操作复杂、费时。可用于以下两种情况：①对照核实仪器法白细胞减少或血小板减少的情况。②受小红细胞干扰的血小板计数结果的校正。

（二）血液分析仪法

是常用方法，比手工法精确（如电阻抗计数法的变异系数为2%，手工法则大于11%），且操作简便、快速。当白细胞数量明显增高时，会干扰红细胞计数和体积测定而产生误差。成本高，环境条件要求高。

三、质量控制

（一）手工法

误差原因如下。

1. 标本

血液发生凝固，使细胞计数减少或分布不均。

2. 操作

稀释、充池、计数不规范。

3. 器材

微量吸管、计数板不标准。

4. 固有误差（计数域误差）

估计细胞计数的95%可信限和变异系数，采用下列公式：标准差 $s = \sqrt{n}$；95%可信限 = 计数值 $\pm 2s$；变异系数 $CV\% = \dfrac{s}{n} \times 100\% = \dfrac{\sqrt{n}}{n} \times 100\%$。

（二）仪器法

仪器应严格按规程操作，并定期进行室内质控和室间质评。

四、参考值

（一）参考值

成年男性 $4 \times 10^5 \sim 5.5 \times 10^5/L$；成年女性 $3.5 \times 10^{12} \sim 5.0 \times 10^{12} \times 10^{12}/L$；新生儿 $6.0 \times 10^{12} \sim 7.0 \times 10^{12}/L$。

（二）医学决定水平

高于 $6.8 \times 10^{12}/L$，应采取治疗措施；低于 $3.5 \times 10^{12}/L$，为诊断贫血界限，应寻找病因；低于 $1.5 \times 10^{12}/L$，应考虑输血。

五、临床意义

（一）生理性变化

1. 年龄与性别的差异

新生儿，由于出生前处于生理性缺氧状态，故红细胞明显增高，较成人约增加35%，出生两周后逐渐下降，两个月婴儿约减少30%。男性在 6 ~ 7 岁时最低，随年龄增大而逐渐上升，25 ~ 30 岁达到高峰，30 岁后随年龄增大而逐渐下降，直到 60 岁尚未停止。女性也随年龄增大而逐渐上升，13 ~ 15 岁达到高峰，随后受月经、内分泌等因素影响而逐渐下降，21 ~ 35 岁维持最低水平，以后随年龄增大而逐渐上升，与男性水平相当。红细胞计数男女在 15 ~ 40 岁期间差别明显，主要是男性雄性激素水平较高，其中睾丸酮有促进红细胞造血的作用。

2. 精神因素

感情冲动、兴奋、恐惧、冷水浴刺激等可使肾上腺素增多，导致红细胞暂时增多。

3. 剧烈体力运动和劳动

安静时全身每分钟耗氧 0.3 ~ 0.4 L，运动时可达 2 ~ 2.5 L，最高可达 4 ~ 4.5 L，因须氧量增加，使红细胞生成素生成增加、骨髓加速释放红细胞，导致红细胞增多。

4. 气压减低

高山地区居民和登山运动员因大气稀薄、氧分压低，在缺氧刺激下，红细胞代偿性增生，骨髓产生更多红细胞，导致红细胞增高、高海拔人群约增加 14%。

5. 妊娠和老年人

妊娠中、后期，为适应胎盘循环需要，通过神经、体液调节，孕妇血浆容量明显增加使血液稀释，导致红细胞减少，妊娠约减少 16%。老年人因造血功能明显减退，导致红细胞减少。

（二）红细胞和血红蛋白量减少

见于临床上各种原因的贫血。通过红细胞计数、血红蛋白测定或血细胞比容测定可诊断贫血，明确贫血程度。贫血原因分析应结合体检和进一步检查。按病因将贫血分成以下几项：

1. 急性、慢性红细胞丢失过多

各种原因出血，如消化性溃疡、痔疮、十二指肠钩虫病等。

2. 红细胞寿命缩短

各种原因溶血，如输血溶血反应、葡萄糖 -6- 磷酸脱氢酶缺乏症（蚕豆病）、遗传性球形细胞增多症等。

3. 造血原料不足

如慢性失血者，铁重新利用率减少、铁供应或吸收不足，铁是制造血红蛋白的原料，原料不足使血红蛋白合成量减少；先天性或后天性红细胞酶缺陷者，铁不能被利用、堆积在细胞内外，使发育中细胞的功能障碍，红细胞过早死亡所致，如铁粒幼细胞贫血（红细胞小、中心淡染区扩大、血清铁和贮存铁增加、幼稚细胞核周有铁颗粒）；某些药物，如异烟肼、硫唑嘌呤等；继发于某些疾病，如类风湿关节炎、白血病、甲状腺功能亢进、慢性肾功能不全、铅中毒等。

4. 骨髓造血功能减退

某些药物，如抗肿瘤药物、磺胺类药物、保泰松、有机砷、马利白消安等可抑制骨髓造血功能；物理因素，如 X 线、^{60}CO、激光照射等可抑制骨髓造血功能；继发于其他疾病，如慢性肾衰竭（因尿素、肌酐、酚、吲哚等物质潴留使骨髓造血功能受影响）；原发性再生障碍性贫血。

（三）红细胞增多

1. 原发性红细胞增多

如真性红细胞增多症、良性家族性红细胞增多症等，真性红细胞增多症是一种原因不明红细胞异常增殖性疾病，红细胞计数在（7～10）×10^{12}/L，发生于 40～70 岁年龄组，其外周血红细胞明显增多，白细胞和血小板增高，有时伴慢性粒细胞性白血病。

2. 继发性红细胞增多

（1）心血管病

各种先天性心血管疾病，如房室间隔缺损、法洛四联症。

（2）肺部疾病

肺气肿、肺源性心脏病、肺纤维化、硅肺和各种引起肺气体交换面积减少。

（3）异常血红蛋白病。

（4）肾上腺皮质功能亢进（库欣病）

可能与皮质激素刺激骨髓使红细胞生成偏高有关。

（5）某些药物，如肾上腺素、糖皮质激素、雄激素等。

3. 相对性红细胞增多

如呕吐、严重腹泻、多汗、多尿、大面积烧伤、晚期消化道肿瘤而长期不能进食等引起血液浓缩、血液中有形成分相对增多，多为暂时性增多。

六、操作方法

（一）血细胞计数板（改良牛鲍计数板）

用优质厚玻璃制成。每块计数板由"H"形凹槽分为两个同样的计数池。计数池两侧各有一条支持柱，将特制的专用盖玻片覆盖其上，形成高 0.10 mm 的计数池。计数池内画有长、宽各 3.0 mm 的方格，分为 9 个大格，每个大格面积为 1.0 mm^2，容积为 0.1 mm^3（μL）。其中，中央大方格用双线分成 25 个中方格，位于正中及四角的 5 个中方格是红细胞和血小板计数区域，每个中方格用单线分为 16 个小方格。四角的 4 个大方格是白细胞计数区域，用单线划分为 16 个中方格。根据 1941 年国际标准局（NBS）规定，大方格每边长度允许误差为 ±1%，即 1±0.01 mm，盖玻片与计数池间隙深度允许误差为 ±2%，即 0.1±0.002 mm。

（二）盖玻片

盖玻片是专用的玻璃盖片，要求表面平整光滑，两面平整度在 0.002 mm 以内，盖玻片规格是 24 mm × 20 mm × 0.6 mm。

（三）微量吸管

为一次性定量 10 或 20 毛细管采血，使用前须经水银称重法校正（误差应 < ±1%）。使用后，应经 2 g/L 过氧乙酸消毒 2 h，然后依次用蒸馏冲洗、95% 乙醇脱水、乙醚干燥。

（四）红细胞计数操作和注意事项

1. 计数和计算

在 2 mL 红细胞稀释液中加血 10 μL，混匀后，充入计数池，静置 3 ~ 5 min 后，在高倍镜下，计数中央大方格内 4 角和正中 5 个中方格内的红细胞数。计数时须遵循一定方向逐格进行，以免重复或遗漏，对压线细胞采用数左不数右、数上不数下的原则。

2. 清洁

应保证计数板和盖玻片清洁。操作时，勿接触计数板表面，以防污染。使用后，依次用 95% 乙醇、蒸馏水棉球、清洁绸布擦净。

3. 充池

须一次完成充池，如充池过少、过多或有气泡、继续充液，应重新操作，充池后不能移动盖玻片。红细胞在计数池中若分布不均，每个中方格间相差超过 20 个应重新充池，两次红细胞计数相差不得超过 5%。

4. 计数板

改良牛鲍计数板每年要鉴定 1 次，以免影响计数结果的准确性。

5. 白细胞影响

通常白细胞总数较少，仅相当于红细胞的 1/1 000 ~ 1/500，对结果影响很小，可以忽略不计。但白细胞过高者（WBC > 100 × 10^9/L），红细胞计数结果应进行校正。校正方法有两种：一，直接将患者红细胞数减去白细胞数；二，在高倍镜下勿将白细胞计入，白细胞体积常比红细胞略大，中央无凹陷，细胞核隐约可见，无黄绿色折光。

6. 红细胞稀释液

Hayem 液由 NaCl（调节渗透压）、Na2SO4（提高比密防止细胞粘连）、HgCl2（防腐）和蒸馏水组成。枸橼酸钠稀释液由枸橼酸钠（抗凝和维持渗透压）、甲醛（防腐和固定红细胞）、氯化钠（调节渗透压）和蒸馏水组成。普通生理盐水或加 1% 甲醛生理盐水。

第二节　血红蛋白测定

一、检测原理

（一）氰化高铁血红蛋白（HiCN）测定法

血液中除硫化血红蛋白（SHb）外的各种 Hb（如氧合血红蛋白、碳氧血红蛋白或其他衍生物）均可被高铁氰化钾氧化为高铁血红蛋白，再和 CN- 结合生成稳定的棕红色复合物——氰化高铁血红蛋白，其在 540 nm 处有一吸收峰，用分光光度计测定该处的吸光度，经换算即可得到每升血液中的血红蛋白浓度，或通过制备的标准曲线查得血红蛋白浓度。

（二）十二烷基硫酸钠血红蛋白（SDS）测定法

血液中除 SHb 外的各种 Hb 均可与低浓度 SDS 作用，生成 SDS-Hb 棕红色化合物，用分光光度计测定波峰 538 nm 处吸光度，经换算可得到每升血液中的血红蛋白浓度。

二、方法学评价

Hb 测定方法大致分为：①根据 Hb 分子组成测 Hb（全血铁法）。②根据血液物理特性测 Hb（比密法、折射仪法）。③根据 Hb 与 O_2 可逆性结合的特性测 Hb（血气分析法）。④根据 Hb 衍生物光谱特征定量测 Hb（比色法）。

（一）HiCN 法

1966 年被 ICSH 推荐为参考方法。该法具有操作简单、显色快、结果稳定可靠、读取吸光度后可直接定值等优点。其致命的弱点是氰化钾（KCN）试剂有剧毒，使用管理不当可造成公害。

（二）SDS 测定法

该法具有操作简单、呈色稳定、准确性和精确性符合要求、无公害等优点。但由于摩尔消光系数尚未最后确认，不能直接用吸光度计算 Hb 浓度，而且 SDS 试剂本身质量差异较大，会影响检测结果。

（三）叠氮高铁血红蛋白（HiN3）法

该法优点与 HiCN 测定法相似，最大吸收峰在 542 nm，显色快、结果稳定，试剂毒性仅为 HCN 测定法的 1/7，但仍存在公害问题。

（四）碱羟血红蛋白（AHD 575）测定法

该法试剂简单、呈色稳定、无公害、吸收峰在 575mm，可用氯化血红素作为标准品。但仪器多采用 540nm 左右滤光板，限制了此法使用。

（五）溴代十六烷基三甲铵（CTAB）血红蛋白测定法

该法试剂溶血性强又不破坏白细胞，适用于仪器上自动检测 Hb 和白细胞。缺点是测定结果的准确度和精密度不佳。

（六）血细胞分析仪

优点是操作简单、快速，同时可获得多项红细胞参数，血红蛋白测定原理与手工法相似，但由于各型仪器使用溶血剂不同，形成 Hb 的衍生物不同。仪器须经 HiCN 标准液校正后才能使用。仪器法测定精度（CV）约为 1%。

三、质量控制

（一）样本

异常血浆蛋白质、高脂血症、白细胞数超过 $30 \times 10^9/L$、脂滴等可产生浊度，干扰 Hb 测定。

（二）采血部位

部位不同，结果不同，静脉血比毛细血管血低 10% ～ 15%。

（三）结果分析

测定值假性增高的原因是稀释倍数不准、红细胞溶解不当、血浆中脂质或蛋白质量增加。

（四）质控物

1.ACD 抗凝全血

4℃可保存 3 ～ 5 周，用于 RBC、Hb 和 WBC 质控。

2.进口全血质控物

用于多参数血细胞分析仪 RBC、Hb 和 WBC 质控。

3.醛化半固定红细胞

4℃可保存 50 ～ 60 d，用于 RBC、Hb 质控。

4. 溶血液

用于 Hb 质控。

5. 冻干全血

可长期保存，用于 Hb 质控。

四、参考值

成年：男性 120 ～ 160 g/L；女性 110 ～ 150 g/L。

新生儿：170 ～ 200 g/L。

老年人（70 岁以上）：男性 94.2 ～ 122.2 g/L；女性 86.5 ～ 111.8 g/L。

五、临床意义

（一）生理性变化

1. 年龄

随年龄增长，Hb 可增高或减低，和红细胞变化相似。

2. 时间

红细胞和血红蛋白量有天内波动，上午 7 时达高峰，随后下降。

（二）病理性变化

血红蛋白测定临床意义和红细胞计数相似，但在贫血程度的判断上优于红细胞计数。须注意的是以下几点：

一是某些疾病，血红蛋白和红细胞浓度不一定能正确反映全身红细胞的总容量。如大量失血时，在补充液体前，虽循环血容量缩小，但血液浓度很少变化，从血红蛋白浓度来看，很难反映出存在贫血。如水潴留时，血浆容量增大，即使红细胞容量正常，但血液浓度减低，从血红蛋白浓度来看，已存在贫血；反之，失水时，血浆容量缩小，即使血液浓度增高，但红细胞容量减少，从血红蛋白浓度来看，贫血不明显。

二是发生大细胞性贫血或小细胞低色素贫血时，红细胞计数与血红蛋白浓度不成比例。大细胞性贫血的血红蛋白浓度相对偏高，小细胞低色素贫血的血红蛋白减低，但红细胞计数可正常。

第三节　血细胞比容测定

一、毛细管法

（一）原理

将定量的抗凝血液在一定的速度和时间离心沉淀后，血液中的各种不同成分互相分离，计算压实红细胞占全血的比值，即毛细管法（microhematocrit method）测定血细胞比容（hematocrit，HCT）。

（二）器材和试剂

1.毛细管

用钠玻璃制成专用玻管，长度为 75 mm ± 0.5 mm；内径为 1.155 mm ± 0.085 mm；管壁厚度为 0.20 mm，允许范围为 0.18 ~ 0.23 mm。

2.密封胶

应使用黏土样密封胶或符合要求的商品，用于密封毛细管。

3.高速离心机

专用离心机。离心半径应大于 8.0 cm，能在 30 秒内加速到最大转速，在转动圆周边的 RCF 为 10 000 ~ 15 000 g 时，转动 5 min，转盘的温度不超过 45℃。

4.读数尺

特制读数换算尺。

（三）操作

1.吸取标本

用虹吸法将血液充入专用毛细管中，至 2/3（50 mm）处，避免气泡产生。

2.密封毛细管

把毛细管未吸血的一端垂直插入密封胶，封口。密封胶柱应为 4 ~ 6 cm。

3. 离心

把毛细管（封口端向外）放入专用高速离心机，以 RCF 12 500 g 离心 5 min。

4. 读数

取出离心后的毛细管置于专用读数板的凹槽中，移动滑尺刻度至还原红细胞层表层，读出相对应的数值。或用刻度尺分别测量红细胞层和全血层长度，计算其比值。

（四）方法学评价

1. 干扰因素

（1）器材

所用器具清洁干燥，防止溶血。

（2）抗凝剂

量要准确，并与血液充分，特别是防止血液稀释、凝固。

（3）密封操作

为防止破坏红细胞，毛细管的密封不能采用烧熔的方法。

（4）离心

离心速度直接影响结果，相对离心力以 10 000 ~ 15 000 g 为宜，当读数为 > 0.50 时，应再离心 5 min，放置毛细管的沟槽平坦，胶垫富有弹性，防止离心时血液漏出；一旦发生漏血，应清洁离心盘后重新测定。

（5）红细胞因素

①结果假性增高：红细胞形态异常（如小红细胞、大红细胞、球形红细胞、椭圆形红细胞或镰形红细胞等）和红细胞增多时应注明，因红细胞的变形性减低和数量增多可使血浆残留量增加，高网织红细胞或高白细胞等也可使 HCT 假性增高。②结果假性降低：体外溶血和自身凝集等。

2. 质量保证

（1）读数方法

离心后血液分为六 层，自上而下分别为血浆层、血小板层、白细胞层和有核红细胞层、还原红细胞层（紫黑红色）、氧合红细胞层（鲜红色）。读数以还原红细胞层表面为准。

（2）红细胞因素

红细胞异常时因变形性减低使血浆残留量增加，结果假性增高，而体外溶血和自身凝集会使结果假性降低。

（3）离心效果

因本法用高速离心，红细胞间残存的血浆量较少，因而结果较温氏法低。

（4）重复性

同一标本的两次测量结果之差不可大于 0.015。

二、温氏法

（一）原理

温氏法（Wintrobe method）血细胞比容测定原理同毛细管法，但使用常规中速离心。

（二）器材和试剂

1. 温氏管

平底厚壁玻璃管，长 110 mm，内径 3 mm（内径不均匀性误差 < 0.05 mm），管上刻有 0 ~ 100 mm 刻度，分度值为 1 mm，其读数一侧由下而上，供测血细胞比容用，另一侧由上而下，供红细胞沉降率测定用。

2. 细长毛细滴管。

3. 水平式离心机

RCF 在 2 264 g 以上。

（三）操作

1. 吸取标本

用细长毛细滴管吸取混匀的抗凝血，插入温氏管底部，然后将血液缓慢注入至刻度"10"处，并用小橡皮塞塞紧管口。

2. 离心

将加好标本的温氏管置于离心机，以相对离心力 RCF 为 2 264 g 离心 30 min，读取压实红细胞层柱高的毫米数，再以同样速度离心 10 min，至红细胞层高度不再下降为止。

3. 读数

以还原红细胞层表面为准，读取红细胞层柱高的毫米数，乘以 0.01，即为血细胞比容值。

（四）方法学评价

1. 干扰因素

（1）抗凝剂因素

将 3.5 mg 的 EDTα-K2 或 0.2 mg 的肝素装于小试管内烘干，可抗凝 2 mL 血液，应严格控制加入量，抗凝剂用量过大可使红细胞皱缩。

（2）标本因素

以空腹采血为好，采血应顺利。因静脉压迫时间过长（超过 2 min）会引起血液淤积与浓缩，所以当针刺入血管后应立即除去止血带再抽血，以防 HCT 增加。上层血浆如有黄疸及溶血现象应予以注明，供临床医师参考。

（3）吸取标本因素

抗凝血在注入温氏管前应反复轻微振荡，使 Hb 与氧充分接触，注入温氏管时要避免产生气泡。

2.质量保证

要确保离心条件的规范。因红细胞的压缩程度受相对离心力大小和离心时间的影响较大，故要求 RCF 为 2 264 g，离心 30 min，相对离心力（g）=1.118×10-5× 有效离心半径（cm）× 每分钟转速 ^{2}。如有效离心半径不足或转速不足均可使相对离心力降低，必须适当延长离心时间或提高离心速度加以纠正。本法离心力不足以完全排除红细胞之间残留血浆（残留 2% ~ 3%），且用血量大，已逐步被毛细管微量法取代。

三、血细胞比容测定参考方法

（一）一般技术要求

1.血液标本

静脉血使用 EDTα-K2 抗凝，容器体积应足够大，使空气体积占试管体积 20% 以上，当颠倒混匀 8 ~ 10 次后血液能充分混合，并全部氧合。毛细血管血应使用特制的、内部涂抗凝剂（常为肝素铵）的微量血细胞比容管，采自手指、耳朵或足跟的穿刺部位，约须 50 μL 血液。

2.一次性玻璃毛细管性能

Ⅱ型碱石灰玻璃，长度（75 ± 0.5）mm，内径（1.155 ± 0.O85）mm，管壁厚度 0.18 ~ 0.23 mm，粗细变化不超过内径与毛细管长度之比的 2%。

3.封胶

特制的、柔软的，用于吸样后封闭毛细管一端。

4.微量血细胞比容离心机性能

半径 > 8 cm；相对离心力应为 10 000 ~ 15 000 g，启动 30 秒内达最高转速，至少应保持 5 min 无明显发热；转子温度不超过 45℃；离心机有多个试管位置（如 24 个），样品轨道位置应有编号；有自动计时器。在使用前和每年应定期核查，用转速计核查离心速度，准确度应为 ±1 r/min，用秒表核查计时器的准确度和精密度。

5.压积时间

选择 1 份正常和 1 份红细胞增多的血液标本，充分混匀，分别充满两根毛细管，离心 2 min，测量并记录结果。然后，再用充满新鲜血的毛细管，重复此过程，以 30 秒为增量，增加离心时间，直到 HCT 值稳定。如果 4 min 后 HCT 值稳定，4.5 min 时不再改变，那么 4.5 min 即为合适的离心时间。

6.血细胞比容读数板

应采用专用血细胞比容读数板，最好用防视差的游标，应定期用与血细胞比容管长度一致的、印有连续刻度的血细胞比容卡读数器对照核查。

（二）操作方法

1.混合

充分混合血液标本，通常用手颠倒混匀 8 ～ 10 次或用机械混匀器混合 2 ～ 3 min。若 4℃保存样品，使用前应先平衡至室温。

2.吸样

不超过毛细管总长度的 2/3 ～ 3/4，待末端干燥，在未吸样端塞入特制封胶。良好的封口应使管内底部平整。

3.离心

毛细管吸样后放入离心机，记录每根管子位置，按预设时间（通常 5 min）以 10 000 ～ 15 000 g 离心。

4.读数

红细胞柱长度与全血柱总长度直接由血细胞比容读数器得出，应尽可能排除血小板和白细胞层所形成的棕黄层。

5.判断结果

两次测定结果相差不超过 0.005 L/L。

四、参考值

男 0.380 ～ 0.508，女 0.335 ～ 0.450。

五、临床意义

临床意义与红细胞计数相似。增高可因红细胞数量绝对增加或血浆量减少所致，减低是诊断贫血的指标。

第四节　异常红细胞形态检验

一、方法学

（一）原理

对血涂片进行染色后，不同形态的细胞，因化学成分和化学性质不同，对酸性和碱性染料的亲和作用、吸附作用就不一样，因而使不同形态的细胞呈现出各自的染色特点。利用光学显微镜可直接观察到正常红细胞的形态，并识别异常红细胞形态。

（二）器材和试剂

显微镜，载玻片。

（三）操作

1.低倍镜观察

低倍镜下观察染色血涂片中红细胞的分布和染色情况。选择细胞分布均匀、染色良好、红细胞紧密排列但不重叠的区域（一般在血涂片的体尾交界处）。

2.油镜观察

滴加香柏油1滴，在油镜下仔细观察上述区域中红细胞的形态，同时浏览全片是否存在其他异常细胞。

3.记录描述

观察记录标本中红细胞形态特别是异常红细胞的形态变化和（或）数量。

（四）方法学评价

1.干扰因素

在制片和染色过程中的人为因素会造成红细胞形态异常，如：①涂片不当。②玻片不符合要求。③抗凝剂EDTA浓度太高，或血液长时间放置。④染色不当。⑤涂片干燥过慢或固定液中混有少许水分。⑥涂片末端附近，可见与长轴方向一致的假椭圆形红细胞等。

2.质量保证

（1）红细胞分布

在整张血涂片上通常不是均匀分布的，应先在低倍镜下估计细胞的分布和染色情况，理想的红细胞形态检查应在红细胞单个分散、毗邻而不重叠的区域。

（2）浏览全片细胞

是否存在其他异常细胞，因异常成分常集中在涂片的边缘，容易漏检。一般真的异形红细胞全片都可见到同样异常，而假异形红细胞常局限于个别区域。

（3）检验人员资质

经严格培训有理论与实践经验的血细胞检验人员是细胞形态检查质量保证的前提。

二、临床意义

红细胞形态定义见 2001 年 Beutler 等的最新权威性分类描述。

正常静态红细胞呈双面凹的圆盘形，其形态和大小的差异对贫血的鉴别有很大的价值。正常成人红细胞直径约 7.5 ~ 8.7um，随细胞衰老轻微变小，正常红细胞瑞氏染色下呈红棕色，吉姆萨染色下呈粉红色，中心 1/3 染色相对灰白，表现出双面凹形态，是红细胞不受外界变形性应力支配时呈现出的形态，称（圆）盘形红细胞（discocyte）。在多种外界因素影响下，盘形红细胞可快速地转变为口形和棘形、锯齿形红细胞两种形态。

（一）红细胞结构和形态

红细胞结构和形态国际上采用统一的希腊词根，根据红细胞的三维形态学特征，对不同红细胞行命名。

1.棘形红细胞Ⅰ~Ⅲ型（echinocyte Ⅰ~Ⅲ）

原称为锯齿状细胞（burr cell or crenated cell or berry cell）。整个细胞上布满分布均匀的短刺，即有 10 ~ 30 个小凸起。常见于尿毒症、肝病和消化性溃疡等。

2.棘形红细胞（acanthocyte）

原称为刺状细胞（spur/acanthoid cell or acanthrocyte）。红细胞上的刺形态不规则，长度不等，分布不均匀，有 2 ~ 10 个不同长度、不同直径的半球形尖刺，其表面凸起的基底部宽度不等。常见于无 β 脂蛋白血症、酒精性肝病和脾切除后等。

3.口形红细胞（stomatocyte）

原称为口形细胞（mouth cell）、杯形（cup form）、蘑菇柄形（mushroom cap）、单面凹形（uniconcave disc）、微球形细胞（microspherocyte）。呈单面凹的碗形细胞，形态由碗形（Ⅰ型）变为表面有小凹的球形（血涂片上呈口形）。常见于遗传性球形红细胞增多症、遗传性口形红细胞增多症和酒精性肝硬化等。

4. 球形口形红细胞（sphero stomatocyte）

原称为微球形细胞（microspherocyte）、球形细胞（spherocyte/prelyticsphere）。尽管球形红细胞命名已久，但实际上并非真正球形的细胞，为血红蛋白浓度致密的球形红细胞，其厚度明显增加，使细胞中心凹陷度明显减少，甚至消失。扫描电镜显示持续存在小凹陷或表面不规则，提示其来源于口形红细胞。常见于遗传性球形红细胞增多症、免疫性溶血性贫血和输血后等。

5. 裂红细胞（schizocyte）

原称为盔形细胞（helmet cell）、碎片细胞（fragmented cell）、裂细胞（schistocyte）。通常呈半圆盘形，有两个或三个尖端，细胞较小，为不规则碎片，是红细胞发生机械性损伤后，由两个相反的膜表面发生黏合所致，比正常盘形红细胞小，且出现一个或多个僵硬和扭曲的膜区域，此区域为红细胞受损或发生黏合的部位。常见于微血管病性溶血性贫血、癌肿和心瓣膜病等。

6. 椭圆形红细胞（elliptocyte）

延伸的椭圆形（有血红蛋白的极性），呈卵形双面凹圆盘状，可有不同的椭圆形态，从轻度椭圆形、圆柱形、双极形至延伸形。常见于遗传性椭圆形红细胞增多症、珠蛋白生成障碍性贫血和铁缺乏等。

7. 镰形红细胞（drepanocyte）

红细胞中含聚合的血红蛋白 S，有多种形态如双极形、冬青叶形和不规则的刺形，是因镰形血红蛋白多聚化而形成的多种形态的细胞。常见于镰形细胞病、血红蛋白 C 病和血红蛋白 M 等。

8. 靶形红细胞（codocyte）

呈钟形，在干燥的血涂片上呈靶形，因膜相对过多引起细胞中央膜的皱褶，血红蛋白在细胞分裂处聚集，导致细胞中心密度增高而呈牛眼样或靶形。常见于阻塞性肝病、血红蛋白病和珠蛋白生成障碍性贫血等。

9. 泪滴形红细胞（dacryocyte）

原称为泪滴形、球拍形或尾形细胞，只有一个延长的尖端。常见于骨髓纤维化伴骨髓样化生、骨髓病性贫血和珠蛋白生成障碍性贫血等。

10. 薄形红细胞（leptocyte）

原称为薄片细胞（thin cell/wafer cell），细胞较薄，血红蛋白位于外周，通常细胞直径很大，细胞中心颜色苍白，周围有一圈较窄的血红蛋白带，细胞表面积／体积比增高。常见于珠蛋白生成障碍性贫血、阻塞性肝病。

11. 角细胞（keratocyte）

红细胞上的空泡破裂形成红细胞的棘，细胞呈半月形或纺锤形，细胞体积相对正常，具有两个或多个凸起。常见于 DIC 和人工血管等。

（二）红细胞和网织红细胞包涵体

1. Howell-Jolly 小体（Howell-Jolly bodies，H-J）

Howell-Jolly 小体是较小的核残留物，是有丝分裂过程中从纺锤体分离出来的染色质，瑞氏染色下呈致密核的颜色，H-J 小体呈球形，直径多不超过 0.5μm，通常见到单个，有时可见多个。常见于脾切除后、溶血性贫血核巨幼细胞贫血等。

2. Cabot 环（Cabot rings）

呈环形或"8"字形的紫色，组成成分尚未查明，可能来源于异常有丝分裂中的纺锤体，或富含组蛋白和非血红蛋白铁的附着粒。常见于巨幼细胞贫血。

3. 嗜碱性点彩颗粒（basophilic stippling）

在瑞氏染色下呈深蓝色的颗粒，其大小、数量不等，电镜显示由核糖体聚集而成，包括退化的线粒体和铁蛋白体。常见于铅中毒和珠蛋白生成障碍性贫血。

4. Heinz 小体（Heinz bodies）

常规瑞氏或吉姆萨染色下，Heinz 小体不能显色，在灿烂甲酚蓝或亚甲蓝活体染色后显示蓝绿色，常附着于红细胞膜的内侧，向胞质内凸出，由变性的蛋白质、血红蛋白组成。常见于化学刺激、遗传性磷酸己糖通路缺陷和珠蛋白生成障碍性贫血等。

5. 血红蛋白 H 包涵体（hemoglobin Hinclusions）

能与灿烂甲酚蓝或亚甲蓝等氧化还原性染料发生反应，导致异常血红蛋白的变性和沉淀，在光镜下呈特殊的高尔夫球样，由 β 链四聚体组成，是 α 链生成障碍所致的 β 链相对过多所致。常见于 β - 珠蛋白生成障碍性贫血、不稳定血红蛋白病和红白血病。

6. 含铁小体（siderosomes）和 Pappenheimer 小体（Pappenheimer bodies）

网织红细胞内可见含铁小体，含铁的颗粒较大，数量较多，通常位于细胞周围，电镜显示为含铁微团的线粒体，也可包含退化的线粒体、核糖体和其他细胞残留物，但不是铁蛋白聚合体。Pappenheimer 小体是瑞氏染色下的含铁小体，电镜显示为贮存于溶酶体的铁。

7. 痘痕红细胞 (pocked/pitted red cells)

在干涉显微镜下，红细胞表面可见坑洞或凹陷，是与细胞膜相邻的自体吞噬泡，这些囊泡是红细胞通过脾微循环时清除细胞残留物的工具。常见于脾切除后。

第四章　白细胞检验

第一节　白细胞生理概要

白细胞（WBC、LEU）是外周血常见的有核细胞，根据形态特征，可分为粒细胞（GRA）、淋巴细胞（L）和单核细胞（M）三类。粒细胞胞质中含有特殊颗粒，根据颗粒特点分为中性粒细胞、嗜酸性粒细胞和嗜碱性粒细胞三个亚类。中性粒细胞又分为中性分叶核粒细胞、中性杆状核粒细胞两类。白细胞通过不同方式、不同机制消灭病原体、消除过敏、参加免疫反应，是机体抵抗病原微生物等异物的主要防线。

一、粒细胞

粒细胞起源于造血干细胞，在高浓度集落刺激因子作用下粒系祖细胞分化为原粒细胞，经数次有丝分裂，依次发育为早幼粒、中幼粒、晚幼粒（丧失分裂能力）、杆状核和分叶核粒细胞。一个原粒细胞经过增殖发育，最终生成 8 ~ 3 两个分叶核粒细胞。此过程在骨髓中约须 10 d，成熟粒细胞进入血液后仅存 6 ~ 10 h，然后逸出血管进入组织或体腔内。粒细胞在组织中可行使防御功能 1 ~ 2 d，衰老的粒细胞主要在单核—巨噬细胞系统破坏，其余从口腔、气管、消化道、泌尿生殖道排出；同时，骨髓释放新生的粒细胞补充周围血而保持白细胞数量相对恒定。正常情况下，每小时进行更新的粒细胞约有 10%。

目前，根据粒细胞群发育阶段，人为地分为分裂池、成熟池、贮备池、循环池和边缘池等。①分裂池：包括原粒细胞、早幼粒细胞和中幼粒细胞，能合成 DNA，具有分裂能力。②成熟池：包括晚幼粒细胞和杆状核粒细胞，失去分裂能力。③贮备池：包括杆状核粒细胞和分叶核粒细胞。成熟粒细胞贮存于骨髓，在贮备池中停留 3 ~ 5 d，数量为外周血 5 ~ 20 倍。贮备池中的细胞，在机体受到感染和其他应激反应时，可释放入循环血液。通常只有杆状核或分叶核中性粒细胞能从贮备池进入血液，当病情严重时，少量晚幼粒细胞也能进入外周血。④循环池：进入外周血的成熟粒细胞有一半随血液而循环，白细胞计数值就是循环池的粒细胞数。⑤边缘池：进入外周血的另一半成熟粒细胞黏附于微静脉血管壁，边缘池和循环池粒细胞保持动态平衡。由于多种因素的影响，边缘池和循环池中的粒细胞可一过性地从一方转向另一方，使白细胞计数显示大幅度甚至成倍波动。

中性粒细胞动力学分成阶段是人为的，有助于分析外周血中性粒细胞增高或减低的原因：①暂时性增高：如严寒或暴热引起的白细胞增多，是由于细胞从边缘池释放入循环池。②持续性增高：如化脓性感染、晚期肿瘤引起的白细胞增多，是由于趋化因子作用使贮备池细胞释放入循环池。而慢性粒细胞白血病引起的白细胞增多，是由于分裂池异常、细胞周期延长，使循环池细胞运转时间延长。③暂时性白细胞减低：如伤寒引起白细胞减少，是由于细菌内毒素抑制骨髓释放成熟粒细胞进入血液。④持续性白细胞减低：如原发性、继发性再生障碍性贫血引起白细胞减少，是由于骨髓粒细胞生成不足。系统性红斑狼疮、脾功能亢进引起白细胞减少，是由于粒细胞破坏过多。

中性粒细胞具有趋化、变形、黏附作用以及吞噬、杀菌等功能。在机体防御和抵抗病原菌侵袭过程中起着重要作用，这有助于解释病理性中性粒细胞增高的原因。

嗜酸性粒细胞（E）与红细胞、巨核细胞一样有独立的祖细胞。嗜酸性粒细胞集落形成因子主要由受抗原刺激的淋巴细胞产生。嗜酸性粒细胞增殖和成熟过程与中性粒细胞相似。嗜酸性粒细胞内的颗粒不含溶菌酶和吞噬细胞素，而含有较多的过氧化物酶和碱性蛋白，作用是对组胺、抗原抗体复合物、肥大细胞有趋化性，并分泌组胺酶灭活组胺，起到限制过敏反应的作用，并参与对蠕虫的免疫反应。嗜酸性粒细胞趋化因子有 6 个来源：①肥大细胞、嗜碱性粒细胞的组胺。②补体的 C3a、C5a、C567。③致敏淋巴细胞。④寄生虫。⑤某些细菌，如乙型溶血性链球菌。⑥肿瘤细胞。成熟的嗜酸性粒细胞在外周血中很少，约占总量的 1%，大部分存在于骨髓和组织中。因此，临床需要了解嗜酸性粒细胞变化时，应采用直接计数法。

嗜碱性粒细胞（B）也是由骨髓干细胞所产生。嗜碱性粒细胞内的颗粒含有组胺、肝素、过敏性慢反应物质、嗜酸性粒细胞趋化因子、血小板活化因子等，突出的作用是参与过敏反应，细胞表面有 IgE 和 Fc 受体，与 IgE 结合即被致敏。当再次受到相应抗原刺激时，引起颗粒释放反应，使平滑肌收缩、毛细血管扩张、腺体分泌增加，导致速发性变态反应。嗜碱性粒细胞对各种血清因子、细菌、补体和激肽释放酶等物质有趋化作用。嗜碱性粒细胞是一种少见粒细胞，在外周血中很少。

二、单核细胞

骨髓多功能造血干细胞分化为髓系干细胞和粒—单系祖细胞，而后发育为原单核细胞、幼单核细胞及单核细胞。释放至外周血中单核细胞，大部分黏附于血管壁，少数随血液循环，在血中停留 3 ~ 6 天后即进入组织或体腔内，转变为幼吞噬细胞，再成熟为吞噬细胞，寿命可达 2 ~ 3 个月。单核—巨噬细胞具有吞噬病原体（如病毒、原虫、真菌、结核杆菌等）功能、吞噬和清理功能（如组织碎片、衰老血细胞、抗原抗体复合物、凝血因子等）、吞噬抗原传递免疫信息功能，还有杀菌、免疫和抗肿瘤作用。

三、淋巴细胞

淋巴细胞起源于骨髓造血干细胞 / 祖细胞，是人体主要免疫活性细胞，约占白细胞总数的 1/4。分为：①在骨髓、脾、淋巴结、其他淋巴组织生发中心发育成熟者的 B 淋巴细胞。占 20% ~ 30%。B 淋巴细胞寿命较短，一般 3 ~ 5 天，经抗原激活后分化为浆细胞，产生特异性抗体，参与体液免疫。②在胸腺、脾、淋巴结和其他淋巴组织，依赖胸腺素发育成熟者称为 T 淋巴细胞。占 60% ~ 70%。T 淋巴细胞寿命较长，可达数月至数年，被抗原致敏后可产生多种免疫活性物质，参与细胞免疫。还有少数 NK 细胞（杀伤细胞）、N 细胞（裸细胞）、D 细胞（双标志细胞）。观察淋巴细胞数量变化，有助于了解机体免疫功能状态。

第二节　白细胞计数

一、检测原理

白细胞计数是测定单位体积血液中各种白细胞总数。包括显微镜计数法和血液分析仪计数法。

二、方法学评价

（一）显微镜计数法

简便易行、不须昂贵仪器，但重复性和准确性较差，受微量吸管、血细胞计数板、细胞分布、人为因素等多种情况影响。

（二）血液分析仪计数法

计数细胞数量多、速度快、易于标准化、计数精确性较高，适合大规模人群健康筛查，但须特殊仪器。某些人为因素（如抗凝不充分）、病理情况（如出现有核红细胞、巨大血小板、血小板凝集等）可干扰白细胞计数。使用前须按 NCCLS 规定方法对仪器进行校准，且须认真坚持日常质控工作。

三、质量控制

（一）经验控制

1. 与红细胞数比较

正常情况下，红细胞数 / 白细胞数为 500 ：1 ~ 1 000 ：1。根据红细胞计数值，可估计白细胞计数是否正确。

2. 与血涂片白细胞分布密度一致性（表 4-1）

表 4-1　血涂片上 WBC 分布密度与 WBC 数量关系

血涂片上 WBC 数 /HP	WBC（$10^9 \times$/L）
2 ~ 4	（4 ~ 7）
4 ~ 6	（7 ~ 9）
6 ~ 10	（10 ~ 12）
10 ~ 12	（13 ~ 18）

（二）计数误差

1. 技术误差

通过熟练操作、仪器校准而减小甚至避免技术误差。

2. 固有误差

固有误差是计数室内每次血细胞分布不可能完全相同所致的误差，与计数细胞数量成反比，计数量越大，误差越小。若白细胞数太低（$< 3 \times 10^9$/L），可增加计数量（数 8 个大方格白细胞数）或减低稀释倍数；若白细胞数太高（$> 15 \times 10^9$/L），可增加稀释倍数。此外固有误差还包括计数室和吸管的使用次数，即计数误差和吸管误差。同一稀释血液采用多支吸管稀释，在多个计数板内计数，较同一稀释液在同一计数板多次计数所得结果更接近真值。

3. 有核红细胞

正常情况下，外周血中不会出现有核红细胞。若出现大量有核红细胞，其不能被白细胞稀释液破坏，计数时与白细胞一同被计数，使白细胞计数值假性增高。此时，白细胞计数应进行校正。

（三）质量控制

1. 常规考核标准（RCS）

基于白细胞在计数池四大格的分布情况而定。计算公式：

$$\left(RCS = \frac{\text{四大格所见白细胞最大值－最小值}}{\text{四大格所见白细胞平均值}} \times 100\% \right) \tag{4-1}$$

若白细胞 $\leqslant 4 \times 10^9$/L，RCS 应 $< 30\%$；白细胞（4.1 ~ 14.9）$\times 10^9$/L，RCS 应 $< 20\%$；白细胞 $\geqslant 15 \times 10^9$/L，RCS 应 $\leqslant 15\%$。超过上述标准应重新充池计数。

2. 变异百分数（V）评价法

计算公式 $V = \dfrac{|X_i - X_m|}{X_m} \times 100$。其中 X 为测定值，X_{im} 为靶值，计算质量得分 $= 100 - (V \times 2)$。得分为 90 分以上为 A 级（优），80 ~ 89 分为 B 级（良），70 ~ 79 分为 C 级（中），60 ~ 69 分为 D 级（及格），< 60 分为 E 级（不及格）。

3. 两差比值（r）评价法

两差比值（r）评价法是同一标本在短时间内重复 2 次测定之差与 2 次细胞计数标准差的比值。计算公式：$r = \dfrac{|X_1 - X_2|}{\sqrt{X_1 + X_2}}$。其中 X、X 分别为第一、第二次细胞计数值，计算质量得分 $= 100 -$（两差比值 $\times 20.1$）。评价方法同变异百分数法。

四、参考值

成人：（4 ~ 10）$\times 10^9/L$。
新生儿：（15 ~ 20）$\times 10^9/L$。
6 个月至 2 岁婴幼儿：（11 ~ 12）$\times 10^9/L$。
儿童：（5 ~ 12）$\times 10^7/L$。

五、临床意义

由于中性粒细胞占白细胞总数的 50% ~ 70%，其增高和减低直接影响白细胞总数变化，所以白细胞计数与中性粒细胞计数的临床意义基本上一致。

六、操作方法

（一）显微镜计数法

白细胞稀释液 0.38 mL 加血 20 μL，充分混匀后充入计数池，然后静置 2 ~ 3 min，在低倍镜下计数四角 4 个大方格内白细胞的总数，最后计算每升血液中白细胞计数值。公式为：

$$\text{白细胞数} = \frac{4 \text{个大格内白细胞数(N)}}{4} \times 10 \times 20 \times 10^6 = \frac{N}{20} \times 10^9 / L \quad (4\text{-}2)$$

（二）注意事项

与红细胞计数相同，但各大方格间细胞计数结果相差不超过 10%，否则应重新充池。

第三节 白细胞分类计数

一、检测原理

白细胞分类计数（DC）是将血液制成涂片，经染色后在油镜下进行分类，求得各种类型白细胞的比值（百分率），并可计算出各类白细胞的绝对值（各类白细胞绝对值 = 白细胞计数值 × 白细胞分类计数百分率）。方法包括显微镜分类法和血液分析仪分类法。

二、方法学评价

（一）显微镜分类法

能准确地根据细胞形态特征进行分类，并可发现细胞形态及染色有无异常，是白细胞分类计数参考方法。缺点是耗时、精确性和重复性较差。

（二）血液分析仪分类法

有三分群和五分类两法。此法速度快、准确性高、易于标准化、能提示异常结果，并且结果能以数据、图形、文字等多种形式展示，是白细胞分类和筛检的首选方法。缺点是不能完全代替显微镜检查法对异常白细胞进行鉴别和分类。

三、质量控制

（一）影响分类计数准确性因素

1. 细胞分布不均

通常涂片尾部嗜中性粒细胞较多、淋巴细胞较少，单核细胞沿涂片长轴均匀分布，大细胞和幼稚细胞分布在涂片尾部和边缘，淋巴细胞、嗜碱性粒细胞分布在涂片头部和体部。采用"城垛式"移动进行涂片分类，有助于弥补涂片中细胞分布的差异。若离心后制片，准确性可提高10%。当白细胞有聚集现象时，细胞分布极不规则，以致无法准确地进行分类。

2. 形态识别差异

导致形态识别差异的主要因素是：①杆状核和分叶核诊断标准差异。②单核细胞和大淋巴细胞鉴别能力差异，③染色较差的涂片，嗜碱性粒细胞和中性粒细胞难以区分。凡不能识别的细胞应归为"未能识别白细胞"。

（二）影响分类计数精确性因素

精确度常用重复计数后计算的 s 或 CV 来表示。人工计数准确性虽高，但精确性差，与分类计数细胞数量较少有关。计数细胞量越大，误差越小。因此，临床上如须观察细胞数量变化作为诊治指标时，应提高细胞计数量。

（三）白细胞分类计数参考方法

美国国家临床实验室标准化委员会（NCCLS）提供的参考方法是：使用 EDTα-K3 抗凝静脉血；每份样本制作三张血涂片（玻片要求清洁、干燥、无尘，大小为 25 mm×75 mm，厚度为 0.8 ~ 1.2 mm。并有明确标记），用楔形技术制备血涂片（在玻片近一端 1/3 处，加一滴血液，握住另一张较狭窄的、边缘光滑的推片，以 30° ~ 45° 角使血滴沿推片迅速散开，然后快速、平稳地推动推片至玻片的另一端，使血液拖在后面）；以 Romanowsky 类染液进行染色；显微镜检查时，首先在低倍镜下进行浏览，观察有无异常细胞和细胞分布情况，然后，在油镜下观察细胞质内的颗粒和核分叶情况，采用"城垛式"方法观察血涂片，须分类的细胞有中性分叶核粒细胞、中性杆状核粒细胞、淋巴细胞、异型淋巴细胞、单核细胞、嗜酸性粒细胞和嗜碱性粒细胞；每张血涂片应计数 200 个白细胞；白细胞分类结果以百分率和绝对值表示；有核红细胞，结果以每 100 个白细胞计数中见到几个表示。

进行仪器性能评价时，应由两位具备资格的检验人员按照参考方法步骤进行，每份患者样本分析 400 个细胞，每张血涂片分析 200 个细胞。仪器应对每份样本进行双份测定。

（四）报告方式

白细胞分类计数结果以各种白细胞所占比值或百分率表示。发现幼稚或异常白细胞，应分类报告，并包括在白细胞分类比值或百分率中。见到有核红细胞，不应列入白细胞分类比值或百分率，而是报告分类计数 100 个白细胞所见到的有核红细胞数。发现疟原虫等应报告。发现红细胞、血小板异常形态等也应报告。

第四节　嗜酸性粒细胞计数

一、检测原理

用嗜酸性粒细胞稀释液将血液稀释一定倍数，同时破坏红细胞和大部分白细胞，并将嗜酸性粒细胞着色，然后滴入细胞计数盘中，计数一定范围内嗜酸性粒细胞数，即可求得每升血液中嗜酸性粒细胞数。

二、方法学评价

（一）显微镜计数法

重复性差、精确性较差。做白细胞分类时，嗜酸性粒细胞百分率准确性取决于血涂片质量，故而嗜酸性粒细胞绝对值比百分率更有临床价值。

（二）血液分析仪法

提供嗜酸性粒细胞百分率、绝对值、直方图和散点图，是目前最有效的嗜酸性粒细胞筛检方法。若仪器提示嗜酸性粒细胞增多、直方图或散点图异常，应进一步用显微镜做嗜酸性粒细胞直接计数。

三、参考值

成人：$(0.05 \sim 0.5) \times 10^9/L$。

四、临床意义

（一）生理变化

1. 年龄变化

5 岁以下儿童嗜酸性粒细胞为 $(0 \sim 0.8) \times 10^9/L$，5 ~ 15 岁为 $(0 \sim 0.5) \times 10^9/L$。

2. 日间变化

外周血嗜酸性粒细胞浓度在 1 d 内有波动，白天低、夜间高，上午波动大、下午较恒定，变异可达三十多倍，与糖皮质激素脉冲式分泌有关。糖皮质激素作用为：①抑制骨髓释放成熟嗜酸性粒细胞进入外周血。②使循环中嗜酸性粒细胞附着于小血管壁。

劳动、寒冷、饥饿、精神刺激等使肾上腺皮质产生肾上腺皮质激素增高，导致嗜酸性粒细胞减低。

（二）增多

成人外周血嗜酸性粒细胞 $> 0.5 \times 10^9/L$。

1. 寄生虫病

寄生虫感染时血中嗜酸性粒细胞增多可达 10% 以上。如血吸虫、华支睾吸虫、肺吸虫、丝虫、包虫、钩虫等感染时，嗜酸性粒细胞显著增高，嗜酸性粒细胞分类可达 90% 以上，使用驱虫药后可逐渐恢复正常。

2. 变态反应性疾病

嗜酸性粒细胞呈轻度或中等度增高，通常为 $（1 \sim 2）\times 10^9/L$。支气管高反应性与嗜酸性粒细胞计数呈负相关，如支气管哮喘药物过敏反应、荨麻疹、血管神经性水肿、血清病、异体蛋白过敏、花粉症等，坏死性血管炎嗜酸性粒细胞可明显增高（$> 8 \times 10^9/L$），且伴有贫血。

3. 皮肤病

如湿疹、剥脱性皮炎、天疱疮、银屑病等，嗜酸粒细胞呈轻度或中度增高。

4. 血液病

如慢性粒细胞白血病（嗜酸性粒细胞常达 10% 以上）、真性红细胞增多症、多发性骨髓瘤、脾切除后等。嗜酸性粒细胞白血病时，嗜酸性粒细胞极度增高（达 90% 以上），以幼稚型居多，嗜酸性颗粒大小不均、着色不一、分布紊乱、胞质易见空泡等。霍奇金病，嗜酸性粒细胞可达 10% 左右。

5. 某些恶性肿瘤

癌肿伴有嗜酸性粒细胞增高（如肺癌），是嗜酸性粒细胞对白细胞介素 5（IL-5）和肿瘤细胞因子的反应。在实体瘤诊断前，嗜酸性粒细胞可中度增高，治疗有效时，嗜酸性粒细胞减低。

6. 某些传染病

传染病感染期时，嗜酸性粒细胞常减低，在恢复期时，嗜酸性粒细胞暂时性增高。但猩红热急性期，嗜酸性粒细胞增高。如乙型溶血性链球菌产生的酶能活化补体成分引起嗜酸性粒细胞增多。

7. 其他

风湿性疾病、脑垂体前叶功能减低症、肾上腺皮质功能减低症、过敏性间质性肾炎及某些药物等。

8. 高嗜酸性粒细胞综合征

包括伴有肺浸润的嗜酸性粒细胞增多症、过敏性肉芽肿、嗜酸性粒细胞心内膜炎等。

（三）减低

见于长期应用肾上腺皮质激素、某些急性传染病，如伤寒极期。

（四）其他应用

1. 观察急性传染病的预后

肾上腺皮质有促进机体抗感染的能力，当急性感染（如伤寒）时，肾上腺皮质激素分泌增高，嗜酸性粒细胞减低，疾病恢复期时嗜酸性粒细胞又增多。如临床症状严重，嗜酸性粒细胞不减低，说明肾上腺皮质功能衰竭，预后不良。如嗜酸性粒细胞持续减低，甚至完全消失，说明病情严重。

2. 观察手术和烧伤患者的预后

手术后 4 h 嗜酸性粒细胞显著减低，甚至消失，24 ~ 48 h 后逐渐增多。大面积烧伤患者，数小时后嗜酸性粒细胞完全消失，且持续时间较长。

3. 测定肾上腺皮质功能

患者做嗜酸性粒细胞直接计数后，然后肌注或静脉滴注 ACTH 25 mg，直接刺激肾上腺皮质，或注射 0.1% 肾上腺素 0.5 mL，刺激垂体前叶分泌 ACTH，间接刺激肾上腺皮质。肌注后 4 h 或静脉滴注后 8 h，再做嗜酸性粒细胞直接计数。结果判断：①在正常情况下，注射 ACTH 或肾上腺素后，嗜酸性粒细胞比注射前应减低 50% 以上。②肾上腺皮质功能正常，而垂体前叶功能不良者，则直接刺激时减低 50% 以上，间接刺激时不减低或减低很少。③垂体功能亢进时，直接和间接刺激均可减低 80% ~ 100%。④垂体前叶功能正常，而肾上腺皮质功能不良者，直接和间接刺激减低均小于 50%，如艾迪生（Addison）病。

五、操作方法

（一）操作方法

取嗜酸性粒细胞稀释液 0.38 mL，加血 20 μL，混匀后充入计数板两个计数池中，静置 3 ~ 5 min，然后，在低倍镜下计数两个计数池共 10 个大方格内嗜酸性粒细胞数量，计算：

$$嗜酸性粒细胞(/L)=\frac{10个大方格内的嗜酸性粒细胞(N)}{10}\times10\times20\times10^6=\frac{N}{50}\times10^9 \quad （4-3）$$

（二）试剂

嗜酸性粒细胞稀释液种类繁多，虽配方不同，但作用大同小异。分为：嗜酸性粒细胞保护剂（如乙醇、丙酮、乙二醇）、嗜酸性粒细胞着色剂（如溴甲酚紫、伊红、固绿等）、破坏其他细胞和增强嗜酸性粒细胞着色物质（如碳酸钾、草酸铵）、抗凝剂（如枸橼酸钠、EDTA）、防止乙醇和液体挥发剂（如甘油）。

（三）注意事项

1. 时间

嗜酸性粒细胞直接计数最好固定时间，以排除日间生理变化。操作应在 30 ~ 60 min 内完成，否则嗜酸性粒细胞逐渐被破坏或不易辨认，使结果偏低。

2. 混匀

嗜酸性粒细胞在稀释液中易发生聚集，要及时混匀。嗜酸性粒细胞又易于破碎，振荡不宜太猛烈。

第五节　白细胞形态检验

一、检测原理

血涂片经染色后，在普通光学显微镜下做白细胞形态学观察和分析。常用的染色方法有：瑞氏染色法、吉姆萨染色法、May-Griinwald 法 Jenner 法、Leishman 染色法等。

二、方法学评价

（一）显微镜分析法

对血液细胞形态的识别，特别是异常形态，推荐采用人工方法。

（二）血液分析仪法

不能直接提供血细胞质量（形态）改变的确切信息，须进一步用显微镜分析法进行核实。

三、临床意义

（一）正常白细胞形态

瑞氏染色正常白细胞的细胞大小、核和质的特征见表 4-2。

表 4-2　外周血六种白细胞形态特征

细胞类型	大小（pm）	外形	细胞核		细胞质	
			核形	染色质	着色	颗粒
中性杆状核粒细胞	10～15	圆形	弯曲呈腊肠样，两端钝圆	深紫红色，粗糙	淡橘红色	量多，细小，均匀布满胞质，浅紫红色
中性分叶核粒细胞	10～15	圆形	分为 2～5 叶，以 3 叶为多	深紫红色，粗糙	淡橘红色	量多，细小，均匀布满胞质，浅紫红色
嗜酸性粒细胞	11～16	圆形	分为 2 叶，呈眼镜样	深紫红色，粗糙	淡橘红色	量多，粗大，圆而均匀，充满胞质，鲜橘红色
嗜碱性粒细胞	10～12	圆形	核结构不清，分叶不明显	粗而不均	淡橘红色	量少，大小和分布不均，常覆盖核上，蓝黑色
淋巴细胞	6～15	圆形或椭圆形	圆形或椭圆形，着边	深紫红色，粗块状	透明淡蓝色	小淋巴细胞一般无颗粒，大淋巴细胞可有少量粗大不均匀、深紫红色颗粒
单核细胞	10～20	圆形或不规则形	不规则形、肾形，马不规则马蹄形，或扭曲折叠形	淡紫红色，细致疏松呈网状	淡灰蓝色	量多，细小，灰尘样紫红色颗粒弥散分布于胞质中

（二）异常白细胞形态

1. 中性粒细胞

（1）毒性变化

在严重传染病、化脓性感染、中毒、恶性肿瘤、大面积烧伤等情况下，中性粒细胞有下列形态改变：大小不均（中性粒细胞大小相差悬殊）、中毒颗粒（比正常中性颗粒粗大、大小不等、分布不均匀、染色较深、呈黑色或紫黑色）、空泡（单个或多个，大小不等）、Dohle 体（是中性粒细胞胞质因毒性变而保留的嗜碱性区域，呈圆形、梨形或云雾状，界限不清，染成灰蓝色，直径 1 ~ 2 μm，亦可见于单核细胞）、退行性变（胞体肿大、结构模糊、边缘不清晰、核固缩、核肿胀、核溶解等）。上述变化反映细胞损伤的程度，可以单独出现，也可同时出现。

（2）毒性指数

计算中毒颗粒所占中性粒细胞（100 个或 200 个）的百分率。1 为极度，0.75 为重度，0.5 为中度，< 0.25 为轻度。

（3）巨多分叶核中性粒细胞

细胞体积较大，直径 16 ~ 25μm，核分叶常在 5 叶以上，甚至在 10 叶以上，核染色质疏松。见于巨幼细胞贫血、抗代谢药物治疗后。

（4）棒状小体（Auer 小体）

细胞质中出现呈紫红色细杆状物质，长约 1 ~ 6μm，1 条或数条，见于急性白血病，尤其是颗粒增多型早幼粒细胞白血病（M3 型），可见数条至数十条呈束棒状小体，急性单核细胞白血病可见 1 条细长的棒状小体，而急性淋巴细胞白血病则不出现棒状小体。

2. 淋巴细胞

（1）异型淋巴细胞

在淋巴细胞性白血病、病毒感染（如传染性单核细胞增多症、病毒性肺炎、病毒性肝炎、传染性淋巴细胞增多症、流行性腮腺炎、水痘、巨细胞病毒感染）、百日咳、布鲁菌病、梅毒、弓形虫感染、药物反应等情况下，淋巴细胞增生，出现某些形态学变化，称为异型淋巴细胞。

（2）放射线损伤后淋巴细胞形态变化

淋巴细胞受电离辐射后出现形态学改变，核固缩、核破碎、双核、卫星核淋巴细胞（胞质中主核旁出现小核）。

（3）淋巴细胞性白血病时形态学变化

在急、慢性淋巴细胞白血病，出现各阶段原幼细胞，并有形态学变化。

3. 浆细胞

正常浆细胞直径 8 ~ 9μm，胞核圆、偏位，染色质粗块状，呈车轮状或龟背状排列；胞质灰蓝色、紫浆色，有泡沫状空泡，无颗粒。如外周血出现浆细胞，见于传染性单核细胞增多症、流行性出血热、弓形体病、梅毒、结核病等。异常形态浆细胞有以下几种：

（1）Mott 细胞

浆细胞内充满大小不等、直径 2 ~ 3μm 蓝紫色球体，呈桑葚样。见于反应性浆细胞增多症、疟疾、黑热病、多发性骨髓瘤。

（2）火焰状浆细胞

浆细胞体积大，胞质红染，边缘呈火焰状。见于 IgA 型骨髓瘤。

（3）Russell 小体

浆细胞内有数目不等、大小不一、直径 $2\sim3\mu m$ 红色小圆球。见于多发性骨髓瘤、伤寒、疟疾、黑热病等。

第五章　骨髓细胞学检验

第一节　骨髓穿刺涂片检验

一、骨髓穿刺检查的适应证

各种贫血及白细胞减少症，急、慢性白血病，骨髓增殖异常综合征（MDS），血液系肿瘤：如淋巴瘤、恶性组织细胞增生症、多发性骨髓瘤等，原发性或继发性血小板减少症及血小板增多症，红细胞增多症，骨髓纤维化及骨髓坏死，骨髓转移癌，类脂质沉积症：如尼曼-匹克病、戈谢（高雪）病等，肝脾肿大及脾功能亢进症，类白血病反应，某些传染病或寄生虫病须行骨髓细胞培养或涂片寻找病原体，发热待查。

二、常用的骨髓穿刺点

髂前上棘穿刺、髂后上棘穿刺、胸骨体穿刺、脊椎棘突穿刺、胫骨前穿刺（适用于两岁以内小儿）。局部定向穿刺，有些病损呈局灶性浸润，如经 X 线平片或 B 超检查定位，可行局部定向穿刺。

三、常见血液病的骨髓象

（一）缺铁性贫血

有核细胞增生活跃或明显活跃，粒红比值变小。红细胞增生显著，中、晚幼红细胞较多，以晚幼红为主，幼红细胞体积较小，核浓缩，染色质致密深染。骨髓铁染色见到细胞外铁阴性。

（二）巨幼红细胞性贫血

有核细胞增生明显活跃，粒红比值低于正常，呈现各期巨幼红细胞，高者可达30% ~ 50%，成熟红细胞明显大小不均，但多数偏大，个别可大于正常细胞数倍。粒细胞系相对减少，各阶段可巨幼变，但以巨晚幼粒、杆状核为多见，部分成熟粒细胞分叶过多，巨核细胞可出现分叶过多或巨大型。本骨髓象对叶酸、维生素 B_{12} 治疗反应很敏感，一般在用药后 24 ~ 72h 巨幼红细胞消失。

（三）溶血性贫血

有核细胞增生明显活跃，红系增生显著，分裂相增多，粒红比值减少。成熟红细胞可见嗜多色性、点彩、豪 - 乔小体、卡波环，细胞大小不均。在某些溶血性贫血病，可见特异性形态改变，如球形细胞溶血性贫血。粒细胞相对减少，巨核细胞正常或增多，形态皆无特殊变化。

（四）再生障碍性贫血

有核细胞增生明显降低，常见很多脂肪滴。红、粒、巨核细胞三系均少见，较多见的是肥大细胞、浆细胞、淋巴细胞等。在慢性再障时，由于红骨髓有一渐进性"向心性萎缩"过程，故在胸骨、脊椎棘突处可能存在部分造血功能或散在造血灶，故应多次、多部位穿刺或进行其他检查协助诊断。

四、急性白血病

按 FAB 分类，将急性淋巴细胞白血病分为三型：L1、L2 和 L3；急性非淋巴细胞白血病分为若干亚型，即 M1、M2、M3、M4、M5、M6、M7。

（一）急性淋巴细胞性白血病

第 1 型：原始和幼淋细胞以小细胞（直径 ≤ 12 μm）为主，其形态特征为染色质细而分散，结构一致，核形规则，核仁小而不清楚，胞质量少，轻度或中度嗜碱性，胞质中偶见空泡。

第 2 型：原始和幼淋细胞以大细胞为主（直径 > 12 μm），染色质细而分散或粗而浓，结构较不一致，核形不规则，核仁清楚，1 个或多个，胞质量少，胞质中偶见空泡。

第 3 型：原始和幼淋细胞为大小一致的大细胞染色质细点状，均匀，核形规则，核仁明显，胞质较多，色深蓝，胞质空泡常明显，呈蜂窝状。

（二）急性非淋巴细胞性白血病

M1 型（急性粒细胞白血病未分化型）：骨髓中原粒细胞 ≥ 90%（非红系细胞），早幼粒很少，中幼粒以下阶段不见或罕见。

M2 型（急性粒细胞白血病部分分化型）：原粒细胞在非红系细胞中占 30% ~ 90%，早幼粒以下阶段至中性分叶核 > 10%，单核细胞 < 20%；如有的早期粒细胞既不像原粒，也不像早幼粒，核染色质很细，有 1 ~ 两个核仁，胞质丰富，嗜碱性，有不等量颗粒，有时颗粒集聚，此类细胞 > 10% 时亦属此型。

M3 型（急性早幼粒细胞白血病）：骨髓中以多颗粒的早幼粒细胞为主。

M4 型（急性粒单细胞混合型白血病）：有下列多种情况：①骨髓中非红系细胞中原始细胞 > 30%，原粒细胞加早幼粒、中性中幼粒、中性粒细胞在 30% ~ 79%，不同成熟阶段的单核细胞（常为幼稚及成熟单核细胞）> 20%。②骨髓象如上述，外周血中单核细胞系 ≥ 5×10^9/L。③外周血单核细胞系 < 5×10^9L，而血清溶菌酶以及细胞化学支持单核细胞系的细胞有显著数量者。骨髓象类似 M2 型，而单核细胞 > 20%。④骨髓象类似 m^2，而外周血单核细胞 ≥ 5×10^9/L 时。

M5 型（急性单核细胞白血病）可分两个亚型：M5a 骨髓非红系细胞中原单核细胞 > 80%；M5b 骨髓非红系细胞中原单核细胞 < 80%，其余为幼稚及成熟单核细胞。

M6 型（急性红白血病）：骨髓非红系细胞中原始细胞（原粒或原单核）≥ 30%，红细胞系 ≥ 50%。

M7 型（急性巨核细胞白血病）：骨髓中原巨核 ≥ 30%，如原始细胞呈未分化型，形态不能确定时，应做电镜血小板过氧化物酶活性检查，或用 GP Ⅱ b 或Ⅲ a 或Ⅷ R：Ag，以证明其为巨核细胞系。

五、慢性白血病

慢性粒细胞白血病：在慢性期中骨髓象除有核细胞增生极度活跃外，以粒系增生为主，中、晚幼粒和带状核明显增多，嗜酸性、嗜碱性粒细胞亦增多。在加速期骨髓中原始细胞 > 10%，有显著的胶原纤维增生。在急变期骨髓中原始细胞 > 20%，或原粒加早幼粒细胞 > 50%。慢性淋巴细胞白血病：骨髓有核细胞增生活跃或明显活跃，淋巴细胞 ≥ 40%，以成熟淋巴细胞为主。在急变期原淋加幼淋细胞 > 20%。

六、骨髓增殖异常综合征（MDS）

骨髓中有核细胞增生，有两系或三系血细胞的病态造血，伴有原始细胞增多，各型的原始细胞比例不同。

七、原发性血小板减少性紫癜（ITP）

骨髓有核细胞增生活跃或明显活跃，如无明显出血，粒、红两系大致正常。巨核细胞增生活跃，数量常增多，伴有成熟障碍，分类时原、幼及颗粒巨核细胞增多，产血小板巨核细胞减少，成丛血小板亦少见。多发性骨髓瘤：骨髓中有核细胞一般多为增生活跃或明显活跃，可见多于 10% 以上的骨髓瘤细胞，其形态与正常浆细胞的突出区别在于细胞大小悬殊，成群簇集，核旁浆区多消失，可见双核或多核，核仁易见，在部分患者的骨髓瘤细胞质中见到 Russell 小体，为球形玻璃状包涵体。

第二节　骨髓活体组织检验

骨髓穿刺涂片检查在临床上应用多年，具有许多重要的优点，随着临床工作的需要及研究工作的深入，对造血细胞相互间的关系，分布状态、血管和间质细胞等之间组织联系，尤其是在骨髓有核细胞增生极度活跃或骨髓纤维化时，不能完全从骨髓涂片上反映出来，只有骨髓活体组织检查和骨髓涂片两者结合，相辅相成，互为补充，才能对骨髓的结构和功能状态做出较全面的评价。目前国内通用方法是活体组织进行塑料包埋切片技术，逐渐代替了既往的石蜡包埋切片技术。对深入认识骨髓细胞组织是技术上的改进。

一、适应证

骨髓干抽、骨髓纤维化、骨髓坏死、骨髓转移癌、淀粉样变、骨髓增殖异常综合征、低增生性白血病、毛细胞白血病以及原因不明的髓样化生。

二、血液病的骨髓活体组织的鉴别诊断

低增生性白血病：本病为骨髓有核细胞增生减低的急性白血病，临床上与再生障碍性贫血及 MDS 鉴别困难。在骨髓病理组织学所见骨髓增生程度低，脂肪细胞增多，脂肪细胞间幼稚细胞呈散在或小片状均一性浸润。较成熟阶段的粒、红系细胞较少或缺乏，巨核细胞明显减少。根据细胞形态可区分白血病细胞类型。一般以 M4 或 M5 型较多见。

三、骨髓增殖异常综合征（MDS）

有核细胞增生大多活跃，少数增生低下，红系细胞形态异常及成熟停滞。"核幼浆老"的巨幼样变、巨大红细胞、双核及三核幼稚红细胞、核发芽、核不规则、凋亡现象及胞质空泡化。单圆核巨核细胞（检出率96%）及淋巴样小巨核细胞（检出率46.9%）增多对MDS 的诊断有重要意义。较幼稚的粒细胞增多及分布异常，尤其是中幼粒以上细胞明显增多，呈丛状（3 个）或呈簇状（5 个）分布。正常位于骨小梁表面的原始粒细胞和早幼粒细胞远离骨小梁，约 5 个细胞直径远的位置，称之为幼前体细胞异常定位（ALIP），且网状纤维及胶原纤维均明显增多。

四、骨髓转移癌

恶性肿瘤患者有 35% 见到骨髓内转移。最易转移至骨髓的肿瘤依次为：神经母细胞瘤、乳腺癌、小细胞肺癌、前列腺癌、甲状腺癌、肾癌、子宫癌、膀胱癌和肺癌。由于骨髓转移癌常伴发骨髓纤维增生，因此骨髓穿刺常发生干抽，而骨髓活体组织检查可以克服此缺陷，而且活检发现转移癌细胞的阳性率达 97% 以上。

五、骨髓纤维化

本病是指骨髓造血组织被纤维组织增生所替代。纤维组织增生包括成纤维细胞、纤维细胞及网状纤维增多。网状纤维的化学成分为网硬蛋白，须用 Gomori 染色显示。它是胶原纤维的前身，由成纤维细胞产生。电镜下胶原纤维为成束的网硬蛋白，但光镜下 HE 染色仅见淡红色的胶原纤维不见网硬蛋白。

第三节　常见贫血的血液学特征

贫血是指在单位容积循环血液中红细胞数、血红蛋白量和（或）血细胞比容（Hct）低于参考值低限。贫血不是一个独立的疾病，而是各系统许多不同性质疾病的一种共同症状。故诊断贫血时，首要的是确定贫血发生的原因。

一、缺铁性贫血

缺铁性贫血典型的血液学特征是呈小细胞低色素性贫血，为国内贫血中最常见的一种。

（一）血常规

红细胞，血红蛋白均减少，以血红蛋白减少更为明显。轻度贫血时成熟红细胞的形态无明显异常。中度以上贫血才显示小细胞低色素性特征，红细胞体积减小，淡染，中央苍白区扩大，严重贫血时红细胞中央苍白区明显扩大而呈环状，并可见嗜多色性红细胞及点彩细胞增多。网织红细胞轻度增多或正常。

（二）骨髓象

骨髓增生明显活跃，红细胞系统增生活跃，幼红细胞百分率常 > 30%，使粒红细胞比例降低。红细胞系统以中幼及晚幼红细胞为主，贫血严重时，中幼红细胞较晚幼红细胞更多。中度以上贫血时，细胞体积减小，胞质少边缘不整，呈花边核，核畸形，晚幼红细胞的核固缩呈小而致密的紫黑色"炭核"。

二、溶血性贫血

溶血性贫血是由于各种原因使红细胞寿命缩短，破坏增加，而骨髓造血功能不能相应代偿时所引起的一组贫血。

（一）血常规

红细胞，血红蛋白减少，红细胞大小不均匀，易见大红细胞，嗜多色性红细胞及幼红细胞，以及可见 Howell-Jolly 小体、Cabot 环、点彩红细胞等。不同原因所致的溶血性贫血，有时出现特殊的异形红细胞增多，如球形细胞、靶细胞、裂细胞等，对病因诊断具有一定意义。网织红细胞增多，尤其是急性溶血时常明显增多。

（二）骨髓象

骨髓增生明显活跃，红细胞系显著增生，幼红细胞常 > 30%，急性溶血时甚至 > 50%，粒红比例降低或倒置。各阶段幼红细胞增多，以中幼及晚幼红细胞增多为主。核分裂型幼红细胞多见。可见幼红细胞胞质边缘不规则凸起，核畸形，Howell-Jolly 小体，嗜碱点彩等。成熟红细胞形态与血常规相同。

三、巨幼细胞贫血

巨幼细胞贫血是由于叶酸和（或）维生素 B_{12} 缺乏使 DNA 合成障碍所引起的一组贫血。其血液学的典型特征是除出现巨幼红细胞外，粒细胞系也出现巨幼特征及分叶过多。严重时巨核细胞和其他系统血细胞以及黏膜细胞也可发生改变。

（一）血常规

红细胞、血红蛋白减少。因发病隐袭缓慢，红细胞大小不均，易见椭圆形巨红细胞，并可见嗜多色性红细胞、点彩红细胞、Howell-Joily 小体及 Cabot 环。有时可出现中晚巨幼红细胞。网织红细胞正常或轻度增多。中性分叶核粒细胞呈分叶过多现象，分叶在 4 ~ 5 叶以上，甚至有分叶达 10 叶以上者，偶见少数幼稚巨粒细胞。血小板计数减少，见巨大血小板。

（二）骨髓象

骨髓增生明显活跃，红细胞系统明显增生，幼红细胞常在 40% ~ 50% 以上并出现巨幼红细胞系列，与正常幼红细胞系列并存。贫血越严重，红系细胞的比例以及巨幼红细胞的比例越高，早期阶段的巨幼红细胞所占比例也越高。巨幼红细胞系列的形态特征为胞体及胞核均增大，核染质纤细疏松呈细网状，胞质量丰富，细胞核发育落后于胞质分裂型细胞多见。易见 Howell-Jolly 小体及点彩红细胞等。本病早期巨粒细胞先于巨幼红细胞出现，以巨晚幼粒细胞及巨杆状核粒细胞为多见，分叶核粒细胞有分叶过多现象，具有早期诊断意义。

巨幼细胞贫血病例叶酸治疗后 48 ~ 72h，骨髓中巨幼红细胞系列可迅速转化为正常幼红细胞系列，但巨粒细胞常持续数周后才逐渐消失。

四、再生障碍性贫血

再生障碍性贫血（AA）简称再障，是多种原因所致，骨髓造血干细胞减少和（或）功能异常，导致红细胞 / 粒细胞和血小板生成减少的一组综合征。主要临床表现为贫血 /

感染和出血，根据临床表现和血液学特点可分为急性和慢性两型。

（一）急性型

急性型再生障碍性贫血（AAA）又称重型、再障Ⅰ型（SAα-Ⅰ），起病急，发展迅速，常以严重出血和感染为主要表现。

1. 血常规

呈全血细胞减少。①红细胞，血红蛋白显著减少，两者平行性下降，呈正常细胞正常色素性贫血。②网织红细胞明显减少，绝对值 < 0.5×10^9/L，甚至为 0。③白细胞明显减少，多数病例为（1.0 ~ 2.0）× 10^9/L；淋巴细胞相对增高，多在 60% 以上，有时可高达 90% 以上，外周血中一般不出现幼稚细胞。④血小板明显减少，常 < 2.0×10^9/L，严重病例常 < 1.0×10^9/L。

2. 骨髓象

急性型再障的骨髓损害广泛，骨髓小粒细小，脂肪滴明显增多，多部位穿刺均显示下列变化：①骨髓增生明显减低，骨髓小粒呈粗网结构空架状，细胞稀少，造血细胞罕见，大多为非造血细胞。②粒、红两系细胞极度减少，淋巴细胞相对增高，可达 80% 以上。③巨核细胞显著减少，多数病例常无巨核细胞可见。④浆细胞比值增高，有时还可有肥大细胞（组织嗜碱细胞）、网状细胞增高。

（二）慢性型

慢性型再生障碍性贫血（CAA）起病和进展缓慢，以贫血和轻度皮肤黏膜出血多见，病程多在 4 年以上。慢性型再障在病程中如病情恶化，临床表现及血液学变化与急性型再障相似，则称为重型再障Ⅱ型（SAα-Ⅱ）。

1. 血常规

表现为二系或三系细胞不同程度减少，通常血小板减少常早期出现：①红细胞、血红蛋白平等性下降，血红蛋白多为中度或重度减低，呈正常细胞正常色素性贫血。②网织红细胞减少，绝对值低于正常，常小于 15×10^9/L，部分病例骨髓呈局灶性增生者，可有轻度增高。③白细胞减少，多在（2.0 ~ 3.0）× 10^9/L，中性粒细胞减少，但绝对值 > 0.5×10^9/L；淋巴细胞相对增高，一般不超过 50%。④血小板减少，多在（30 ~ 50）× 10^9/L。

2. 骨髓象

慢性型再障的骨髓中可出现一些局灶性代偿性造血灶，故不同部位骨髓穿刺的结果可有一定差异，有时须多部位穿刺检查及配合骨髓活检，才能获得较可靠的诊断依据。①骨髓多为增生减低。②巨核细胞、粒细胞、红细胞三系细胞均不同程度减少，巨核细胞减少常早期就出现，治疗有效时恢复也最慢，故在诊断上的意义较大。③淋巴细胞相对增多，浆细胞、肥大细胞和网状细胞也可增高，但均比急性型少。④有时可有中性粒细胞核左移及粒细胞退行性变等现象。严重病例幼红细胞也可出现类似表现。

如穿刺部位为代偿性造血灶，则骨髓象呈增生活跃，粒系百分率可正常或减低，红细胞百分率常增高，但巨核细胞仍显示减少或明显减少。

第六章 糖类及其代谢产物检验

第一节 血糖测定

一、概念

血糖是指血清（或血浆）中的葡萄糖含量，通常以 mmol/L（mg/dL）计。血糖检测是诊断糖尿病（diabetes mellitus，DM）的主要方法和依据，空腹血糖浓度反映胰岛 β 细胞分泌胰岛素的能力。部分患者尤其是疑有 T2DM 患者，如果空腹血糖不高，应测定餐后两小时血糖或行口服葡萄糖耐量试验（OGTT）。

二、方法

血糖测定分为空腹血糖与餐后血糖，空腹血糖测定要求隔夜空腹（至少 8 h 未进食任何糖类，饮水除外），餐后血糖指从第一口进餐开始计算时间到 2h 准时抽血测定血糖值。

三、正常参考值

（一）空腹血糖

葡萄糖氧化酶法 3.9 ～ 6.1 mmol/L，邻甲苯胺法 3.9 ～ 6.4 mmol/L。

（二）餐后血糖

餐后血糖 < 7.8 mmol/L。

四、注意事项

（一）取样时间及取样部位

测静脉血糖一般从肘静脉取血，止血带压迫时间不宜过长，应在几秒钟内抽出血液，以免血糖数值不准。若用血浆或全血，将血样品放入含有枸橼酸钠及氟化钠混合物的试管中，以防止血液凝固及红细胞内葡萄糖分解。血标本最好立即测定，若要过夜，须将血浆样品冰冻，毛细血管血糖测定一般从耳垂、手指或足趾由针刺取血。毛细血管血的成分与动脉血相近，其血糖含量在清晨空腹时与静脉血基本相符；而在进食碳水化合物后 2h 内比静脉血高，因此时组织正在利用餐后升高的血糖。正常人口服葡萄糖 100 g 后，毛细血管血和静脉血葡萄糖含量的差值为 8 ~ 61 mg/dL，平均 24 mg/dL。在服糖 3 h 后一般两者差别很小，但也有报道空腹时两者的差别也很大（范围 0 ~ 20 mg/dL）。

（二）全血与血浆血糖、血清糖

因葡萄糖只能溶于水，红细胞含水量比血浆少，因此红细胞内的葡萄糖含量比血浆要低。而且红细胞又占据一定的容积，故全血糖含量受血细胞比容的影响。血细胞比容下降 10%，血糖值增加 3 ~ 4 mg/dL；相反，如比积增高，测得的结果相反。若采用血浆则没有这种影响，用全血糖折算成血浆糖时，可将全血血糖数值增加 15%（注意不是 15 mg/dL）。血浆与血清糖数值相等，但血浆比血清稳定。如用枸橼酸钠及氟化钠抗凝，则离心后血浆含有除血细胞以外的全部物质。当血浆通过自动分析仪时。纤维蛋白容易沉淀使管道阻塞。若用血清不会出现此种现象。在收集血清时。全血的凝固和血凝块收缩须 2 ~ 3 h，在此期间有 30 ~ 40 mg/L 的血糖降解而损失。为避免这种损失，取血后应迅速冰冻，最好在 30 min 内（最多不超过 1 h）离心取出血清。若用肝素或 EDTA 抗凝，血浆也要迅速离心，以减少糖的自然降解所产生的误差。

（三）引起血糖变化的药物

引起血糖升高的药物主要有 TRH、ACTH、GH、甲状腺激素、糖皮质激素、儿茶酚胺、可乐定、可的松、咖啡因、氯噻酮、二氮甲嗪、呋塞米、依他尼酸、噻嗪类利尿药、吲哚美辛（消炎痛）、胰高血糖素、生长抑素、异烟肼、口服避孕药、酚妥拉明、三环内酯抗抑郁药、苯妥英钠等。引起血糖下降的药物主要有胰岛素、amylin、双胍类、促泌剂、格列酮类、α- 糖苷酶抑制剂、乙醇、单胺氧化酶抑制剂、甲巯咪唑（他巴唑）、保泰松、对氨水杨酸类、丙磺舒、普萘洛尔、磺胺类等。

五、临床评估

空腹血糖高于 6.1mmol/L，称为高血糖，餐后 2h 血糖高于 7.8 mmol/L，也可以称为高血糖。高血糖不是一种疾病的诊断，只是一种血糖监测结果的判定，血糖监测是一时性的结果，高血糖不完全等于糖尿病。

（一）血糖升高的原因

肝炎、肝硬化等各种肝脏疾病引起肝糖原储备减少时，可出现餐后血糖一过性升高。

如积极治疗肝脏疾病，血糖便可恢复正常。应激状态下的急性感染、创伤、脑血管意外、烧伤、心肌梗死、剧烈疼痛等，都会使血糖升高。当应激状态消除后血糖会降至正常。

饥饿时和慢性疾病患者体力下降时，可引起糖耐量减低，使血糖升高；积极治疗慢性疾病，改善体质可使血糖恢复正常。一些内分泌性疾病如肢端肥大症、皮质醇增多症、甲状腺功能亢进症等，可引起继发性血糖升高。原发病得到有效控制后，血糖可逐渐降至正常。

服用某些药物，如泼尼松、地塞米松等会引起高血糖的药物。当空腹血糖 > 7.0 mmol 和（或）餐后 2h 血糖 ≥ 11.1 mmol/1，并排除上述原因导致的血糖升高，即可考虑糖尿病的诊断。

（二）血糖降低

1. 生理性或暂时性低血糖

运动后和饥饿时、妊娠、哺乳期、注射胰岛素后和服降糖药后，血糖会降低。

2. 病理性低血糖

（1）胰岛素分泌过多

如胰岛 β 细胞瘤。

（2）升高血糖激素分泌减少

如垂体功能减退、肾上腺功能减退和甲状腺功能减退。

（3）血糖来源减少，肝糖原贮存不足

如长期营养不良、肝炎、肝坏死、肝癌、糖原累积病等。

第二节 口服葡萄糖耐量试验

口服葡萄糖耐量试验（oral glucose tolerance test，OGTT）是在口服一定量葡萄糖后 2 h 内做系列血糖测定，可用于评价个体的血糖调节能力，判断有无糖代谢异常，是诊断糖尿病的指标之一，有助于早期发现空腹血糖轻度增高但未达到糖尿病诊断标准的糖耐量异常患者。

一、原理

正常人在服用一定量葡萄糖后，血液葡萄糖浓度升高（一般不超过 8.9 mmol/L 或 160 mg/dL），刺激胰岛素分泌增多，使血液葡萄糖浓度短时间内恢复至空腹水平，此现象称为耐糖现象。若因内分泌失调等因素引起糖代谢异常时，口服一定量葡萄糖后，血液葡萄糖浓度可急剧升高或升高不明显，而且短时间内不能恢复至空腹血葡萄糖浓度水平，称为糖耐量异常。

二、操作

WHO 推荐的标准化 OGTT 如下。

试验前 3 天，受试者每日食物中含糖不低于 150 g，且维持正常活动，停用影响试验的药物（如胰岛素）。空腹 10 ～ 16 h 后，坐位抽取静脉血，测定血葡萄糖浓度（称空腹血浆葡萄糖，FPG）。

将 75 g 无水葡萄糖（或 82.5 g 含 1 分子水的葡萄糖）溶于 250 ～ 300 mL 水中，5 min 之内饮完。妊娠妇女用量为 100 g；儿童按 1.75 g/kg 体重计算口服葡萄糖用量，总量不超过 75 g。

服糖后，每隔 30 min 取血 1 次，测定血浆葡萄糖浓度共 4 次，历时 2 h（必要时可延长血标本的收集时间，可长达服糖后 6 h）。其中，2 h 血浆葡萄糖浓度（2 h PG）是临床诊断的关键。根据各次测得的血葡萄糖浓度与对应时间作图，绘制糖耐量曲线。

三、参考区间

成人（酶法）：FPG < 6.1 mmol/L；糖后 0.5 ～ 1 h 血糖升高达峰值，但 < 11.1 mmol/L：2 h PG < 7.8 mmol/L。

四、结果计算

（一）正常糖耐量

FPG < 6.1 mmol/L，且 2 h PG < 7.8 mmol/L。

（二）空腹血糖受损（IFG）

FPG ≥ 6.1 mmol/L，但 < 7.0 mmol/L，2 h PG < C7.8 mmol/L。

（三）糖耐量减低（IGT）

FPG < C7.0 mmol/L，同时 2 h PG ≥ 7.8 mmol/L，但 < 11.1 mmol/L。

（四）糖尿病（DM）

FPG ≥ 7.0 mmol/L，2 h PG ≥ 11.1 mmol/L。

五、注意事项

（一）试验前准备

整个试验过程中不可吸烟、喝咖啡、喝茶或进食。

（二）影响因素

对糖尿病的诊断，OGTT 比空腹血糖测定更灵敏，但易受样本采集时间、身高、体重、年龄、妊娠和精神紧张等因素影响，重复性较差，除第一次 OGTT 结果明显异常外，一般须多次测定。

（三）临床应用

临床上大多数糖尿病患者会出现空腹血糖增高，且血糖测定步骤简单、准确性较高，因此首先推荐空腹血糖测定用于糖尿病的诊断。但我国流行病学研究结果提示仅查空腹血糖，糖尿病的漏诊率较高（40%），所以建议只要是已达到糖调节受损（IGR）的人群，即空腹血糖受损（IFG）或糖耐量受损（IGT）的患者均应行 OGTT 检查，以降低糖尿病的漏诊率。但 OGTT 检查不能用于监测血糖控制的效果。

（四）静脉葡萄糖耐量试验

对于不能承受大剂量口服葡萄糖、胃切除后及其他可致口服葡萄糖吸收不良的患者，为排除葡萄糖吸收因素的影响，可按 WHO 的方法进行静脉葡萄糖耐量试验。

六、临床意义

OGTT 是诊断糖尿病的指标之一，其中 FPG 和 2 h PG 是诊断的主要依据。糖尿病患者 FPG 往往超过正常，服糖后血糖更高，恢复至空腹血糖水平的时间延长。有无法解释的肾病、神经病变或视网膜病变，其随机血糖 < 7.8 mmol/L，可用OGTT了解糖代谢状况。

其他内分泌疾病如垂体功能亢进症、甲状腺功能亢进、肾上腺皮质功能亢进等均会导致糖耐量异常，且各有不同的特征性 OGTT 试验曲线。急性肝炎患者服用葡萄糖后在 0.5 ～ 1.5 h 之间血糖会急剧增高，可超过正常。

第三节　糖化血红蛋白测定

一、概念

糖化血红蛋白（glycosylated hemoglobin，GHb）是血红蛋白 A 组分的某些特殊分子部位和葡萄糖经过缓慢而不可逆的非酶促反应结合而形成的，被糖化的血红蛋白部分称为 HbA1，HbA1 由 HbA1a、HbA1b 和 HbA1c 组成。前两部分代表其他己糖和 Hb 相互作用的产物，HbA1c 是结合葡萄糖的 HbA1。它与血糖浓度成正比，由于红细胞在血液循环中的寿命约为 120 天，如果血糖的水平波动不大，则约 3 个月内的平均血糖和 HbA1c 的水平有很好的相关性，其代表了测定前 2 ~ 3 个月内的血糖平均水平。

二、方法

EDTA 试管，静脉取血送检。

三、正常参考值

HbA1c：4% ~ 6%。

四、注意事项

如果糖尿病患者经常监测血糖都显示控制较好，而糖化血红蛋白偏高，则须考虑是否平时监测血糖不够全面（如只测空腹血糖而忽略了餐后血糖），或者可能血糖仪测出的数值不够准确（如机器老化，试纸受潮、过期等），由于糖化血红蛋白是反映血糖的平均值，如果糖尿病患者血糖波动较大，经常发生低血糖，继而又发生高血糖，其糖化血红蛋白完全有可能维持在正常范围。在这种情况下，它的数值就不能反映真正的血糖变化了。同时，糖化血红蛋白还受红细胞的影响，在合并影响红细胞质和量的疾病（如肾脏疾病、溶血性贫血等）时，所测得的糖化血红蛋白也不能反映真正的血糖水平。

当空腹血糖超过患者糖化血红蛋白对应的预测值时，则显示近期血糖控制不好，可能与采血时紧张、劳累、晚餐进食过多、治疗不当、急性并发症等有关，需要调整治疗方案。

同时还应该注意各种贫血、出血性疾病或用普萘洛尔、吗啡、双氢克脲塞等药物可使糖化血红蛋白下降，而用大量阿司匹林、维生素 D 以及肾功能不全、甲亢者可使其增高。

在我国糖化血红蛋白不推荐作为诊断糖尿病的依据，也不能取代糖耐量试验，可作为糖尿病的普查和健康检查的项目。血糖控制未达到目标或治疗方案调整后，应每 3 个月检查一次糖化血红蛋白，血糖控制达到目标后也应每年至少检查两次糖化血红蛋白。

进餐不影响糖化血红蛋白测定，故可以在任意时间抽血。血中浓度在取血后保持相对稳定，在室温下放置 3 ~ 14 天也不会明显影响测定结果（静脉血糖浓度随血样留置时间延长而逐渐下降）。

第四节　血浆乳酸测定

乳酸（lactate）是糖代谢的中间产物，主要来源于骨骼肌、脑、皮肤、肾髓质和红细胞，血液中乳酸浓度和这些组织产生乳酸的速率以及肝脏对乳酸的代谢速度有关，约 65%的乳酸由肝脏代谢。测定血浆中的乳酸浓度对乳酸性酸中毒有重要的诊断意义。

乳酸的测定有酶催化法、化学氧化法、电化学法和酶电极感应器法，后三种均为化学法。化学法操作复杂，影响因素多，而酶催化法灵敏度高，线性范围宽且适用于自动化分析仪，是乳酸测定较理想的常用方法。

一、原理

在 NAD+ 存在时，乳酸脱氢酶催化乳酸氧化成丙酮酸，同时生成 NADH。在 pH 9.8 时，平衡偏向乳酸氧化成丙酮酸。加入肼或氨基脲与丙酮酸生成复合物，使丙酮酸不断从反应体系中减少，促使反应向右进行。在紫外可见分光光度计波长 340 nm 处监测吸光度的升高速率，计算乳酸含量。

二、检测方法

（一）手工检测

1. 试剂

（1）Tris-EDTα - 肼缓冲液（浓度分别为 499 mmol/L、11.9 mmol/L 和 226 mmol/L）

溶解 Tris 60.5 g 和 EDTα-Na2 4 g 于约 800 mL 蒸馏水中，加水合肼 11 mL，用盐酸或氧氧化钠溶液调节 pH 至 9.8，再用蒸馏水稀释至 1 L。放 4℃冰箱中保存，可稳定 6 个月。

（2）NAD 溶液

预先称取数份 β-NAD（MW 663.4）66.3 mg 置于试管中，塞紧，放冰箱中保存，至少稳定 1 个月。临用前，取出 1 管加入蒸馏水 3 mL 溶解 NAD。

（3）乳酸脱氢酶溶液

纯化的兔肌 LDH 硫酸铵悬液，比活性约 550 U/mg。

（4）底物应用液

取Tris-EDTα-肼缓冲液27 mL，NAD溶液3 mL，乳酸脱氢酶溶液40 μL；混匀。置4℃可稳定24 h。

（5）20 mmol/L 乳酸标准液

称取 192 mg/L 乳酸锂标准品溶于 100 mL 蒸馏水中。置4℃可稳定6个月。

2. 操作

取 15 mm×100 mm 试管 3 支，分别编号为"测定管""标准管"及"空白管"，按表6-1进行操作。

单位：μL

表 6-1　乳酸测定操作步骤

加入物	测定管	对照管	标准管	空白管
血浆	10	10		
5 mmol/L 乳酸标准液			10	
蒸馏水		500		10
底物应用液	500		500	500

表6-1 中各管立即混匀后，置37℃水浴准确保温 5 min，各管立即加入 0.1 mol/L 盐酸 3 mL 终止反应。紫外可见分光光度计波长 340 nm，比色杯光径 1.0 cm，用蒸馏水调零，读取测定管、对照管、标准管和空白管的吸光度。

（二）自动化分析仪检测

1. 试剂

（1）Tris-EDTα-肼缓冲液（浓度分别为 499 mmol/L、11.9 mmol/L 和 226 mmol/L）

溶解 Tris 60.5 g 和 EDTα-Na2 4 g 于约 800 mL 蒸馏水中，加水合肼 11 mL，用盐酸或氧氧化钠溶液调节pH至9.8，再用蒸馏水稀释至1 L。放4℃冰箱中保存，可稳定6个月。

（2）NAD 溶液

预先称取数份 β-NAD（MW 663.4）66.3 mg 置于试管中，塞紧，放冰箱中保存，至少稳定1个月。临用前，取出 1 管加入蒸馏水 3 mL 溶解 NAD。

（3）乳酸脱氢酶溶液

纯化的兔肌 LDH 硫酸铵悬液，比活性约 550 U/mg。

（4）底物应用液

取Tris-EDTα-肼缓冲液27 mL，NAD溶液3 mL，乳酸脱氢酶溶液40 μL；混匀。置4℃

可稳定 24 h。

（5）20 mmol/L 乳酸标准液

称取 192 mg/L 乳酸锂标准品溶于 100 mL 蒸馏水中。置 4℃可稳定 6 个月。

2. 操作

不同实验室具体反应条件会因所使用的仪器和试剂而异，在保证方法可靠的前提下，应按仪器和试剂说明书设定测定条件，进行定标品、质控样品和血浆样品分析。

（三）注意事项

1. 标本类型

抗凝剂要选择肝素 - 氟化钠，尽快分离出血浆。因草酸钾对乳酸脱氢酶有一定的抑制作用，故不能选择草酸钾 / 氟化钠作为抗凝剂。

2. 采血前准备

为避免分析前其他因素对乳酸检测结果的影响，患者在采血前应保持空腹和完全静息至少 2 h，以使血中乳酸浓度达到稳态。

3. 可用氯化硝基四氮唑蓝（NBT）呈色法测定 NADH 的生成量

在酚嗪二甲酯硫酸盐（PMS）的存在下，使 NADH 的氢传递给 NBT，还原生成紫红色的物质，再进行比色测定。

本法测定时，样本中的乳酸含量与 NADH 的生成量呈等摩尔关系。因此，可以根据 NADH 的摩尔吸光度（e=6220）来直接计算乳酸的浓度。但是，仪器必须校准，反应条件必须标准化，必须与标准管法进行比对实验，证明结果准确。

三、参考区间

安静状态下，成年人空腹静脉血乳酸浓度：0.6 ~ 2.2 mmol/L。动脉血中乳酸水平为静脉血中乳酸水平的 1/2 ~ 2/3。餐后乳酸水平比基础空腹值高 20% ~ 50%。新生儿毛细血管血中的乳酸水平比成年人平均高 50%。

四、临床意义

血浆乳酸升高可见于以下几种：

（一）生理性升高

剧烈运动或脱水。

（二）病理性升高

休克、心力衰竭、血液病和肺功能不全时出现组织严重缺氧，导致丙酮酸还原成乳酸的酵解作用增加，促使乳酸水平升高。某些肝脏疾病时由于肝脏对乳酸的清除率减低，可出现血乳酸升高。

糖尿病患者胰岛素绝对或（和）相对不足，机体不能有效利用血糖，丙酮酸大量还原成乳酸，导致体内乳酸堆积，出现乳酸酸中毒。服用某些药物或毒物（如乙醇、甲醇、水杨酸等）亦可引起血乳酸增高。

第七章　酶类检验

第一节　酶活性测定的基本知识

酶测定包括酶量测定和酶活性测定。酶在体液中含量极微，仅为 ng/L 水平，测定酶量十分困难。酶具有极高的催化效率，测定酶活性比较方便，因此临床上大都采用酶活性测定，以酶活性间接表示酶量。

一、酶活性的概念

酶活性即酶促反应速度，指在规定条件下单位时间内底物的减少量或产物的生成量，设底物浓度为 [S]，产物浓度为 [P]，时间为 t，反应速度为 v，则：v=-d[S]/dt 或 V=d[P]/dt。在实际测定时，底物浓度的设计往往是过量的，反应掉的底物量占底物总量的百分比很小，难以准确测定，而产物则是从无到有，容易准确测定，因此测定酶促反应速度以测定单位时间内产物的生成量为好。

二、酶活性单位

酶活性单位指在一定条件下使酶促反应达到某一速度时所需要的酶量，酶活性单位是一个人为规定的标准，有惯用单位、国际单位和 Katal 单位。惯用单位是酶活性测定方法的建立者所规定的单位。20 世纪 60 年代以前，国际上没有对酶单位的标准做出规定，都用惯用单位，这就造成了同一种酶因为测定方法不同，单位定义不同、参考值也不同。例如转氨酶 比色测定法有金氏单位、穆氏单位和套用的卡门氏单位，淀粉酶比色测定法有苏氏单位和温氏单位。单位定义不同，彼此难以比较，给临床诊断带来困难。国际单位（IU）是 1961 年国际生化学会酶学委员会（IEC）建议使用的统一标准。1IU 指在规定条件下（25℃，最适 pH，最适底物浓度），每分钟催化 $1\mu mol$ 底物发生反应的酶量。按照 WHO 的规定，单位为 IU/L。这项建议之所以规定温度为 25℃，主要是考虑在此温度下酶不易变性失活，Km 值较小，节省底物。但是这一规定也给操作带来不便，热带地区或温带地区夏季室温往往超过 25℃，恒温水浴还须安装降温装置。有鉴于此，IEC 在 1972 年取消了反应条件中对温度的规定，于 1976 年对 IU 重新做出规定：1IU 指在规定条件下，每分钟转化 $1\mu mol$ 底物的酶量。目前临床酶学测定时，为了与人体实际情况接近及加快反应速度，反应温度大都选择 37℃。为了与法定计量单位（SI）接轨，IEC 于 1972 年又提出了酶的 Katal 单位。SI 单位制规定物质的量用摩尔（mol）表示，时间用秒（s）表示。lKatal 指在规定条件下，每秒钟转化 1mol 底物的酶量，$1Katal=60 \times 106IU$，$1IU=1 / (60 \times 10^6)Katal$。从数字上看，Katal 单位太大，换算起来非常麻烦，可用纳 Katal（nKatal）表示，$1Katal=10^9nKatal$，由此换算出 $1IU=16.67nKatal$。酶活性 Katal 单位的好处是便于统一标准，不足之处是当底物分子量不确定时，例如淀粉、蛋白质等，就不能用 mol 表示物质的量；惯用单位和 Katal 单位之间的换算也很麻烦。当前国际单位是常规使用的酶活性单位，惯用单位仍然使用，只是按照WHO规定，将体积单位由每100mL（dL）改为升（L）。

三、酶促反应进程

酶促反应不同于一般催化反应，反应不是瞬时完成的，而是经过一个进程。酶分子首先要和底物分子结合，然后才能催化底物反应。反应开始时，酶与底物分子结合很少，反应速度很慢，底物或产物的变化量与时间不成正比，这一时期称为延滞期，延滞期的时间一般为数秒钟到数分钟；随着时间的推移，酶与底物分子结合增多，反应速度加快，底物或产物的变化量与时间成正比，这一时期称为线性期；随着底物的减少和产物的增加，逆反应增强，反应速度减慢，这一时期称为偏离线性期。通过酶活性测定间接测得酶的含量，因此，要准确测定酶量，应使酶浓度（[E]）与酶促反应速度成正比，即 $[E] \propto -d[S]/dt$ 或 $[E] \propto d[P]/dt$。能够真正代表酶活性大小的是线性期的酶促反应速度，即酶促反应初速度。酶活性测定时首先要确定线性期，在此期测定反应速度才能准确代表酶活性。

四、酶活性的测定方法

按照对酶促反应时间的选择不同，酶活性的测定方法分为固定时间法和连续监测法。

（一）固定时间法

固定时间法是测定酶促反应开始后一段时间内底物的减少量或产物的增加量。该方法在反应进行到预定时间后要终止反应，因此又称为终点法；该方法反应时间的预定是 $t_1 \sim t_2$，因此也称两点法。固定时间法的优点是简单。将标本与底物保温到预定时间后加试剂终止反应，测定底物的减少量或产物的增加量即可；在酶促反应停止后加入显色剂，对酶活性无影响。固定时间法的缺点是难以确定反应时间段酶促反应是否处于线性期。酶促反应有三种情况：曲线 a 表示在预定时间内反应后期速度减慢，曲线 b 表示反应开始时延迟，只有曲线c才真正代表酶活性。为了准确测定酶活性，事先要测定时间—速度曲线，找出线性期。实际测定时，延滞期很难确定，而且延滞期很短，对酶活性测定产生的影响可以忽略不计，因此一般都是从保温一开始就计算反应时间。随着保温时间的延续，酶变性失活加速；随着底物的减少和产物的增多，逆反应加强。因此固定时间法时间段的预定不宜太长，一般以 30 ~ 60min 为宜。

（二）连续监测法

连续监测法是测定底物或产物随时间的变化量，又称为速率法。该方法每隔一定时间（10 ~ 60s）测定一次底物或产物的变化量，连续测定多点，然后根据结果测定的时间做出分析图，绘制反应速度曲线。连续监测法的优点是动态观测酶促反应进程，可以明显地找到反应的线性期，结果准确可靠，标本和试剂用量少，可在较短时间内完成测定。连续监测法要求能够精确地控制温度、pH 和底物浓度等反应条件，要求仪器具有恒温装置及自动监测功能，半自动及自动生化分析仪都能达到这些要求。不像固定时间法那样终止反应后再显色，连续监测法属于即时观测，因此要求底物或产物能够直接测定。在方法设计上，选择紫外吸收法或色原显色法，例如利用脱氢酶催化 NAD（P）H 脱氢生成 NAD（P）$^+$，然后测定 340nm 波长光吸收的改变；利用碱性磷酸酶催化对硝基酚磷酸酯（无色色原）水解生成对硝基酚（黄色色原），测定 405nm 波长光吸收的变化等。

五、酶样品的贮存与处理

如果在测定活性之前所贮的样品酶活性有了降低，无论所用的仪器如何先进，也不能获得准确的结果。在适当的条件下酶会失活，因而必须强调在收集样品之后应尽可能快速测试酶活性，最好当天进行测定。关于酶样品的贮存与处理应注意以下几点：酶活力测定最常用的样品是血清或血浆，制备血浆所用的抗凝剂可抑制某些酶的活性，如 EDTA 能抑制 ALP，草酸盐抑制 LDH，肝素对 CK 及某些其他酶有轻微的抑制作用，故一般样品以血清为佳。多数血清酶以较高浓度存在于红细胞、白细胞或血小板中。因此分离血清时应注意避免溶血。光照对 CK 活性有抑制作用，因此，主张 CK 测定的血清应贮存于 4℃的暗处，测定时应该注意避光。由于血清清蛋白对酶蛋白有稳定作用，在它的存在下，某些酶（如转氨酶）在室温下可保存 1 ~ 2d 而无明显失活。有些酶由于自身的特性，在贮存时须特别加以注意。例如 LDH 同工酶（LDH$_3$、LDH$_4$、LDH$_5$）在冰箱保存不稳定，在室温反而稳定时间较长，所以测定 LDH 活力的血清样品，应置于室温下，2 ~ 3d 内可保持稳定，不能存放冰箱过夜。由于酶很容易发生表面变性，因此在操作时应避免形成泡沫。巯基（-SH）对于大多数酶来说是十分重要的，可能起如下几方面的作用：参与催化；和底物结合；组成变构部位；维持酶的三级或四级结构。因此，使巯基保持天然状态是使许多酶稳定化的最重要的条件之一，基于这个理由，在酶的活性测定、抽提、制备以及保存过程中，常可添加 -SH 保护剂，如半胱氨酸、谷胱甘肽、2- 巯基乙醇、二硫苏糖醇、二硫赤藓糖醇等。

六、酶活性测定方法的标准化和质量控制

目前临床酶活性测定的项目日益增多，工作量大，所用仪器与方法日趋复杂和多样，所用试剂品种繁多，规格不一，而且在样品的贮存与检测过程中，酶常常失活。这样解释

具体患者或文献上报道的不同实验室的数据时，存在严重的困难。这一切都要求对酶活性测定实行标准化并进行质量控制。酶活性测定标准化的方法有两种：一是酶活性测定所用的校准品；二是将酶活性测定的条件标准化，即建立标准化的酶活性测定方法。所选用的标准化方法要求足够灵敏、特异性高、重复性好及准确度高，而且必须简便，适于常规应用。一般认为，应该用速率法作为标准化方法。适合于其他血清成分测定的质量控制方法，原则上也可用酶活性测定的质量控制，由于酶本身所固有的不稳定性，使得酶活性测定的质量控制存在较大难度。但是酶活性测定时，迫切需要建立有效的质量保证措施。

血清酶活性测定的选择和评价，在诊断某种疾病时，应该测定哪些血清酶是临床上一个十分重要的问题。除方法简便易行、试剂价廉稳定外，临床灵敏度和特异性以及 ROC 曲线是选择酶活性测定的几项准则。酶测定的临床灵敏度是指该项测定检出阳性患者的百分率；酶测定的临床特异性指该项检查确定未患本病者的阳性百分率，以灵敏度与特异性绘制 ROC 曲线，以曲线下的面积作为选择和评价血清酶在诊断某种疾病时的性能。

第二节　血清门冬氨酸基转换酶（AST）测定

一、连续监测法

原理：在 AST 速率法测定中酶偶联反应式为：

$$L\text{-丙氨酸}+\alpha\text{-酮戊二酸} \xrightarrow{AST} \text{丙酮酸}+L\text{-谷氨酸}$$

$$\text{丙酮酸}+NADH^+H^+ \xrightarrow{} L\text{-乳酸}+NAD^+$$

在340nm波长下，监测NADH的氧化速率，即吸光度的下降速率与AST活性成正比。

二、单试剂法

血清与（试剂成分完整的）底物溶液混匀，酶促反应立即开始，在波长 340nm，比色杯光径 1.0cm，37℃经 90s 延滞期后连续监测吸光度下降速率。根据线性反应期吸光度下降速率（-$\Delta A/min$），计算出 AST 活力单位。

试剂：试剂成分和在反应液中的参考浓度：Tris 缓冲液：80mmol/L；L-门冬氨酸 240 mmol/L；α-酮戊二酸 12mmol/L；NADH 0.18mmol/L；磷酸吡哆醛 0.1mmol/L；苹果酸脱氢酶 1600U/L，乳酸脱氢酶 2500U/L；pH 7.8。市售 AST 底物的复溶及保存：按试剂盒说明书规定。但起始吸光度必须大于 1.2A，试剂空白测定值必须小于 5U/L。达不到要求者，视为此试剂已不合格，不能使用。

操作：具体操作程序根据各医院的自动分析仪型号及操作说明书而定。血清稀释度：以血清100μL，加预温AST底物1000μL为例，血清稀释倍数为11，血清占反应液体积分数为0.0909。主要参数：系数1768；孵育时间90s；连续监测时间60s；比色杯光径1.00cm；波长340nm；吸样量500μL；温度37℃。

三、双试剂法

血清与（缺少α-酮戊二酸的）底物溶液混合，37℃保温5min，使样品中所含的α-酮酸引起的不良反应进行完毕。然后，加入α-酮戊二酸启动AST的催化反应，波长340nm处连续监测吸光度下降速率，根据线性反应期吸光度下降速率（-ΔA/min），计算出AST活力单位。

试剂：试剂成分。反应液中的参考浓度；试剂（Ⅰ）；Tris缓冲液80mmol/L；L-门冬氨酸240mmol/L，NADH0.18mmol/L；苹果酸脱氢酶420U/L；乳酸脱氢酶600U/L，pH7.8；试剂（Ⅱ）；α-酮戊二酸12mmol/L。

操作：血清100μL，加试剂（Ⅰ）1000μL，混匀，37℃温育5min。然后，加入试剂（Ⅱ）100μL，混匀，启动AST催化反应。在波长340nm，比色杯光径1.0cm，延滞期30s，连续监测吸光度下降速率约60s。根据线性反应期吸光度下降速率（-ΔA/min），计算出AST活力单位。

计算：血清稀释倍数为12，血清占反应液体积分数为0.0833。计算式：AST U/L=ΔA/min×106/6220×1.2/0.1=ΔA/min×1929。

正常参考值：酶测定温度37℃，底物中不加P-5′-P时成年人为8～40U/L。

第三节　血清丙氨酸转换酶（ALT）测定

肝脏内含有丰富的酶系统，以维持机体的正常生理代谢过程。不少酶是由肝脏合成并由肝胆系统排泄，当肝脏有病时，可由于酶生成亢进或释出异常，引起血清内酶的活性改变。这些改变在一定程度上反映了肝脏的功能状况。人体转氨酶的种类甚多，而以血清丙氨酸氨基转换酶（ALT）、血清门冬氨酸氨基转换酶（AST）活性最强。此两种酶广泛存在于机体组织细胞内，以肝脏、心脏、肾脏及骨骼肌中较多。在肝脏中ALT含量较高，主要存在于肝细胞质内；AST以心肌细胞内含量最高，但在肝细胞内含量也较多，在肝细胞内此酶主要存在于肝细胞的线粒体内。当肝细胞损害时，此两种转氨酶较多地释放在血液中，使血清中两种酶活性增高。

一、连续监测法

原理：在ALT速率法测定中酶偶联反应式为：

$$L\text{-丙氨酸} + \alpha\text{-酮戊二酸} \xrightarrow{ALT} \text{丙酮酸} + L\text{-谷氨酸}$$

$$\text{丙酮酸} + NADH^+H^+ \xrightarrow{LDH} L\text{-乳酸} + NAD^+$$

上述偶联反应中，NADH 的氧化速率与标本中酶活性成正比，在 340nm 波长处 NADH 呈现特征性吸收峰，而 NAD+ 则没有。因此，可在 340nm 监测吸光度的下降速率（-ΔA/min），计算出 ALT 的活性单位。

二、单一试剂法

血清与（试剂成分完整的）底物溶液混合，ALT 催化反应立即开始，在波长 340nm，比色杯光径 1.0cm，37℃。经 90s 延滞期后连续监测吸光度下降速率。根据线性反应期吸光度下降速率（-ΔA/min），计算出 ALT 活力单位。

试剂：试剂组成：pH 7.5；Tris 缓冲液 100mmol/L；L-丙氨酸 500mmol/L；α-酮戊二酸 15mmol/L；NADH 0.18mmol/L；磷酸吡哆醛（p-5'-p）0.1mmol/L；乳酸脱氢酶 1200U/L。目前，国内 ALT 试剂盒中没有这一成分。市售 ALT 底物的复溶及保存：按试剂盒说明书规定。但起始吸光度必须大于 1.2A，试剂空白测定值必须大于 5U/L。达不到要求者，示为此试剂已不合格，不能使用。

操作：具体操作程序根据各医院拥有的自动分析仪型号及操作说明书而定。血清稀释度：以 100μL 血清，加 1000μL ALT 底物溶液为例，稀释倍数为 11。血清占总反应液体积分数为 0.0909。主要参数：系数 1768；孵育时间 90 s；监测时间 60 s；比色杯光径 1.00 cm；波长 340 nm；吸样量 500μL；温度 37℃。

计算：ALT（U/L）=ΔA/min × 106/6220 × 1.1/0.1=ΔA/min × 1768。

公式中 6220 为 NADH 在 340nm 的摩尔吸光度。

三、双试剂法

血清与（缺少 α-酮戊二酸的）底物溶液混合，37℃保温 5min，使样品中所含的酮酸（如丙酮酸）引起的不良反应进行完毕，然后加入 α-酮戊二酸启动 ALT 的催化反应，在 340nm 波长处连续监测吸光度下降速率。根据线性期吸光度下降速率（-ΔA/min），计算出 ALT 活力单位。

试剂，试剂（Ⅰ）：Tris 缓冲液：100mmol/L；L-丙氨酸 500mmol/L；NADH 0.18mmol/L；LDH1 200U/L，pH 7.3。试剂（Ⅱ）：α-酮戊二酸 15 mmol/L。

操作：血清 100μL，加试剂（Ⅰ）1000ML，混匀,37℃温育 5min。然后加入试剂（Ⅱ）100fiL，混匀，启动 ALT 催化反应。在波长 340nm，光径 1.0cm，延滞期 30s，连续监测吸光度下降速率约 60s。根据线性期的 -ΔA/min，计算出 ALT 活力。

计算：血清稀释倍数为 12，血清占反应液体积分数为 0.0833。计算式：ALT（U/L）=ΔA/min×106/6220×1.2/1.1=ΔA/min×1929。

正常参考值：酶测定温度37℃，底物溶液中不含p-5'-p成分。成人 ALT 为 5～40U/L。

附注：ALT 测定中存在着两个不良反应：

血清中存在的 α - 酮酸（如丙酮酸）能消耗 NADH；

$$丙酮酸 + NADH^+H^+ \xrightarrow{LDH} 乳酸 + NAD^+.$$

血清中谷氨酸脱氢酶（GLDH）增高时，在有氨存在的条件下，亦能消耗 NADH。

上述不良反应都能消耗 NADH，使 340nm 处吸光度下降值（-ΔA/min）增加，使测定结果偏高。因此，在单试剂法中要有足量的 LDH（如 2000U/L，Scandinavia 法；200U/L，IFCC），才能保证 α - 酮酸（尤其当遇到丙酮酸含量升高的标本）引起的不良反应在规定的延滞期内进行完毕。这样 LDH 含量高，试剂成本提高。目前推荐双试剂法，因孵育期长能有效地消除干扰反应，提高测定准确性，是 ALT 测定的首选方法。双试剂法可适当地降低试剂中 LDH 的用量。至于 NH4+ 的干扰，除严重肝病时血清谷氨酸脱氢酶活性增高和血氨增高时外，一般说血清中 NH4+ 的含量甚微，此干扰反应不大，但 LDH 原试剂往往是用饱和硫酸铵配制的，厂方在使用前必须进行严格的脱氨处理，在 AACC 或 IFCC 推荐的试剂盒中含有 P-5′-P，这是转氨酶的辅基，能使血清中 ALT 发挥最大活性。文献报告，某些病理状态下，血清中存在脱辅基的 ALT 酶蛋白，当使用含 p-5′-P 的底物时可使血清 ALT 活性提高 7%～55%。变化幅度之大小与血清中原有 P-5′-P 含量有关，健康人血清中 p-5′-p 含量适中，底物中 P-5′-P 对增高 ALT 活性作用不大。但肾脏病患者血清 P-5′-P 水平偏低，底物中 p-5′-P 可显著升高血清 ALT 活性。ALT 测定中有的用磷酸盐缓冲液，有的用 Tris 缓冲液。有报告称，NADH 在 Tris 缓冲液中稳定性较高；p-5′-p 在 Tris 缓冲液中，显示出更有效的激活作用，而磷酸盐缓冲液有延缓 p-5′-p 与脱辅基酶蛋白的结合作用。试剂空白测定值：以蒸馏水代替血清，测定 ALT 活性单位，规定测定值小于 5U/L。试剂空白的读数是由于工具酶中的杂酶及 NADH 自发氧化所引起。在报告结果时应扣去每批试剂的试剂空白测定值。正常ALT水平新生儿比成年人约高2倍，出生后约 3 个月降至成年人水平。新生儿，尤其未成熟儿，肝细胞膜通透性较大，ALT 从肝细胞膜通透性较大，ALT 从肝细胞渗入血浆，使血清 ALT 水平升高。酶速率法测定中，要求使用的分光光度计，带宽≤6nm，比色杯光径 1.00cm，具有 30℃或 37℃恒温装置，能自动记录吸光度的动态变化。血清不宜反复冰冻保存，以免影响酶活性。血清置 4℃冰箱一星期，酶活性无显著变化。不推荐冰冻保存 ALT 测定标本。宜用血清标本。草酸盐、肝素、枸橼酸盐虽不抑制酶活性，但可引起反应液轻度浑浊。红细胞内 ALT 含量为血清中 3～5 倍，应避免标本溶血。尿液中含有少量（或没有）ALT，不推荐分析尿液中 ALT 活性。

四、赖氏法

原理：ALT 在适宜的温度及 pH 条件下作用于丙氨酸及 α- 酮戊二酸组成的基质，生成丙酮酸及谷氨酸，反应至所规定时间后加入 2，4- 二硝基苯肼 - 盐酸溶液终止反应，同时 2，4- 二硝基苯肼与酮酸中羰基加成，生成丙酮酸苯腙。苯腙在碱性条件下呈棕色，根据颜色深浅确定其酶的活力强弱。

试剂：0.1mol/L 的磷酸盐缓冲液（pH 7.4）：称取磷酸氢二钠（AR）11.928g，磷酸二氢钾（AR）2.176g，加少量蒸馏水溶解并稀释至 1000mL。ALT 底物液：称取 DL- 丙氨酸 1.79g、α- 酮戊二酸 29.2mg 于烧瓶中，加 0.1mol/L 磷酸盐缓冲液（pH7.4）约 80mL 煮沸溶解后，待冷，用 1mol/L NaOH 调 pH 7.4（约加 0.5mL），再加缓冲液到 100mL 混匀，加氯仿数滴防腐，贮于冰箱内。2，4- 二硝基苯肼溶液：称取 2，4- 二硝基苯肼 19.8mg，用 10mol/L 盐酸 10mL 溶解后，加蒸馏水至 100mL，保存于棕色瓶中备用，此液可保存 3 个月。0.4mol/L 的氢氧化钠溶液。丙酮酸标准液（2μmol/mL）：精确称取纯丙酮酸钠 22.0mg 于 100mL 容量瓶中，加 0.1mol/L 磷酸盐缓冲液至刻度，此液应新鲜配制。

混匀 10min 后，用 500nm 波长比色，以蒸馏水调零点，读取吸光度，用测定管吸光度减去对照管吸光度查标准曲线得 ALT 活力单位。

第四节　同工酶测定

同工酶是催化功能相同，但是分子组成及理化性质不同的一组酶，是在同一种属中由不同基因位点或等位基因编码的多肽链单体、纯聚体或杂多体。同工酶在体内往往呈现组织器官区域化分布或细胞内区域化分布，具有组织特异性，因而同工酶的测定具有很大的临床诊断价值。

一、同工酶产生的机制

（一）由不同基因位点编码

组成此类同工酶的亚基由不同基因位点编码。例如 LDH 同工酶，酶分子是由 H 亚基和 M 亚基两种亚基组成的四聚体，分别为 H_4（LDH_1），H3M（LDH_2）、H_2M_2（LDH_3）、HM_3（LDH_4）、M_4（LDH_5）。编码 H 亚基的是 a 基因，位于第 12 号染色体，编码 M 亚基的是 b 基因，位于第 11 号染色体。两种亚基分子量相同，均为 35000，但是氨基酸组成不同，其理化性质亦不同。

（二）由等位基因编码

同一基因位点应该编码相同的蛋白质，但是在等位基因变异时，即可编码新的同工酶。此时同工酶的活性部位构象不变，因此功能还是"同工"的，但是酶蛋白氨基酸组成改变，导致动力学因数和电泳迁移率的改变，电泳时出现同工酶区带。这些同工酶氨基酸组成上的差异一般不大，有时仅仅是一个氨基酸之差，因此分离起来比较困难。

（三）由多肽链化学修饰产生

酶蛋白合成以后，侧链基团的化学修饰、肽链的剪切、寡糖链的加减等都可产生同工酶。例如碱性磷酸酶（ALP）同工酶，电泳迁移率的不同与酶蛋白分子中唾液酸的多少有关。按照同工酶的定义来讲，由多肽链的化学修饰产生的同工酶不是真正意义上的同工酶，它们的产生与遗传因素无关。尽管如此，在电泳分离时毕竟会出现同工酶区带，并且与基因编码的同工酶用一般的方法难以区别，因此在诊断上应该加以注意。

二、同工酶的测定方法

（一）按照理化性质不同进行分离鉴定

电泳法：同工酶氨基酸组成不同，等电点不同，电泳迁移率也就不同，据此可用电泳法分离鉴定。常用于分离同工酶的电泳法有乙酸纤维素薄膜电泳（CAE）、琼脂糖凝胶电泳（AGE）和聚丙烯酰胺凝胶电泳（PAGE）。以 LDH 的五种同工酶为例，H 亚基含谷氨酸和天门冬氨酸等酸性氨基酸比 M 亚基多，在 pH8.6 的碱性缓冲溶液中羧基电离度较大，带负电荷较多，电泳速度比 M 亚基快，因此电泳结束时形成由正极向负极依次分布的 LDH_1、LDH_2、LDH_3、LDH_4、LDH_5 五条同工酶区带。电泳结束后，可用含乳酸、NAD^+、酚嗪二甲酯硫酸盐（PMS）和氯化硝基四氮唑蓝（NBT）的染色液将区带染色。染色原理为：LDH 催化乳酸脱氢，脱下的氢由 NAD^+ 传递给 PMS，再由 PMS 传递给 NBT，NBT 还原为紫红色的化合物而使区带染色。染色后洗脱支持介质背景染料，用光密度扫描仪扫描区带定量，或者将区带切下洗脱比色测定。

层析法：根据同工酶分子荷电量不同，可用离子交换层析法加以分离。常用的离子交换剂有二乙氨基乙基纤维素（DEAE-C）、二乙氨基乙基葡聚糖 A-50（DEAE-Sephadex A-50）、二乙二羟丙氨乙基葡聚糖 A-50（QAE-Sephadex A-50）等。根据同工酶免疫学特性不同，可以将其抗体结合于葡聚糖凝胶或琼脂糖凝胶上作为固定相，用亲和层析法加以分离。根据同工酶底物专一性不同，可以将底物结合于葡聚糖凝胶或琼脂糖凝胶上作为固定相，用亲和层析法加以分离。亲和层析法多用于同工酶的分离提纯，而较少用于同工酶的鉴定。

（二）按照底物专一性不同进行鉴定

同工酶底物专一性不同，Km 值也不同。如果同工酶之间的 Km 值差别足够大，可以通过测定其 Km 值加以鉴定。例如天门冬氨酸氨基转移酶（AST）同工酶的鉴定，在用 L-天门冬氨酸做底物时，胞质 AST（S-AST）的 Km 值为 5.07mmol/L，线粒体 AST（m-AST）的 Km 值为 0.7mmol/L，二者差别很大，据此可通过测定它们的 Km 值加以鉴定。

（三）按照最适 pH 不同进行鉴定

同工酶分子氨基酸组成不同，最适pH也不同。如果同工酶最适pH之间的差别足够大，可以通过调节缓冲溶液的pH加以鉴定。例如AST的最适pH为7.4，将pH调至6.5时，s-AST的活性明显降低，而 m-AST 仍旧保持足够活性。

（四）按照免疫学特性不同进行分离鉴定

同工酶分子氨基酸组成不同，抗原性亦不同。可将同工酶分离提纯，用以免疫动物，制备抗血清，用于同工酶分离鉴定。免疫法测定同工酶可用免疫沉淀法，向同工酶标本中加入特异抗体后，特异抗体与相应的同工酶形成抗原—抗体复合物而沉淀，其他同工酶仍旧保留在溶液中，离心沉淀即可加以分离。也可用免疫抑制法，向同工酶标本中加入特异抗体，与该抗体结合的同工酶活性就受到抑制，其他同工酶活性则不受影响，据此对同工酶加以鉴定。免疫化学法不适于等位基因编码的同工酶，仅适于不同基因位点编码的同工酶，因为只有后者酶蛋白氨基酸组成差异较大，抗原特异性较强。

（五）按照耐热程度不同进行鉴定

同工酶耐热性不同，例如在碱性磷酸酶同工酶中，ALP-4 耐热，其他同工酶都不耐热。将温度升高到56℃，保持 15min，ALP-4 仍有足够活性，其他同工酶都已灭活，此时测定的就是 ALP-4 的活性。又如乳酸脱氢酶同工酶，在两种亚基中，H 亚基耐热，M 亚基不耐热。将温度升高到60℃，保持 15min，LDH_4 和 LDH_5 灭活，而 LDH1 仍有足够活性。

选择性抑制法：由于同工酶分子组成和理化性质不同，对抑制剂的敏感程度也不同。例如酸性磷酸酶（ACP）同工酶，由前列腺释放的 ACP 受 L- 酒石酸的抑制，由破骨细胞、红细胞等组织释放的 ACP 则不受 L- 酒石酸的抑制，称为抗酒石酸 ACP。将待测标本在不含 L- 酒石酸的基质中测定，得到的是 ACP 的总活性，在含 L- 酒石酸的基质中测定，得到的是抗酒石酸 ACP 活性，二者活性之差即为前列腺 ACP 活性。

第五节　淀粉酶

淀粉酶(amylase, AMS)(EC3.2.1.1)属水解酶类，催化淀粉及糖原水解。淀粉(starch)由直链淀粉（amylose）和支链淀粉（amylopectin）组成。前者是许多葡萄糖分子以 α-1，4 糖苷键相连的不分支长链，后者是许多葡萄糖分子以 α-1，4 及在分支点上以 α-1，6 糖苷键相连的 β 两类。β 淀粉酶又称淀粉外切酶，仅作用于淀粉的末端，每次分解一个麦芽糖。人体中淀粉酶属淀粉酶，又称淀粉内切酶，不仅作用于末端，还可随机地作用于淀粉分子内部的 α-1，4 糖苷键，降解产物为葡萄糖、麦芽糖及含有 α-1，6 糖苷键支链的糊精。AMS 分子量约 40 ~ 50kD，很易由肾脏排泄。主要来源于胰腺和唾液腺分泌，对食物中多糖化合物的消化起重要作用。血清中 AMS 主要有两种同工酶，即同工酶 P（来源于胰腺）及同工酶 S（来源于唾液腺和其他组织）；另一些少量的同工酶为二者的表型或翻译后的修饰物。P 和 S 是受 1 号染色体上 AMS1 及 AMS2 两个基因位点控制。在每一个位点上尚有复等位基因。可用电泳法、等电聚焦法、层析法及选择性抑制法测定 P 和 S，主要是测 P，用以提高 AMS 诊断胰腺炎的特异性。测定总活性的方法分四类，具体方法不少于 200 种。第一类是测底物淀粉的消耗量：有黏度法，随着淀粉的降解黏度减低；浊度法，随着淀粉的降解，浊度或散射光减低；碘 - 淀粉法，随着淀粉的降解，碘 - 淀粉反应减少。第二类为生糖法，测定产物葡萄糖。第三类为色原底物分解法：染料与不溶性淀粉结合成色原底物（俗称染色淀粉），在 AMS 催化下，随着淀粉的降解，游离出染料；测定染料的含量。第四类是酶偶联法。碘 - 淀粉比色法比较实用；碘 - 淀粉简易稀释法（温斯罗法）不敏感，应取消。测糖法准确，但不适于急诊检验。酶偶联法可用于自动分析仪，但代价太高。

一、原理

淀粉基质经样品中 α- 淀粉酶催化水解生成葡萄糖、麦芽糖及糊精在基质过量的条件下，反应后加入碘液与未被水解的淀粉结合成蓝色复合物。将此蓝色的深浅与未经酶促水解反应的空白管比较，从而推算出水解的淀粉量，计算 AMS 活力单位。参考值：血清（浆）：800 ~ 1800U/L（碘淀粉比色法）；尿，1000 ~ 12000U/L（碘 - 淀粉比色法）。

二、临床意义

增高：急性胰腺炎、流行性腮腺炎，血和尿中 AMS 显著升高。一般认为，在急性胰腺炎发病的 8 ~ 12h 血清 AMS 开始升高，可为参考区间上限的 5 ~ 10 倍，12 ~ 24h 达高峰，可为参考值上限的 20 倍，2 ~ 5d 下降至正常。如超过 500U 即有诊断意义，达 350U 时应怀疑此病。尿 AMS 在发病后 12 ~ 24h 开始升高，达峰值时间较血清慢，当血清 AMS 恢复正常后，尿 AMS 可持续升高 5 ~ 7d，故在急性胰腺炎的后期测尿 AMS 更有价值。胰腺癌、胰腺外伤、胆石症、胆囊炎、胆总管阻塞、急性阑尾炎、肠梗阻和溃疡病穿孔等疾病。各种手术、休克、外伤、使用麻醉剂、注射吗啡后，合成淀粉酶的组织发生肿瘤（如卵巢癌、支气管肺癌）等也可使 AMS 升高，但常低于 500U。AMS 可与免疫球蛋白等形成复合物，或酶分子本身聚合成为巨淀粉酶分子，这种分子不能通过肾小球，血清中 AMS 升高，尿 AMS 正常，称为巨淀粉酶血症。可见于健康人及乙醇中毒、糖尿病、肝病、恶性肿瘤和各种自身免疫疾病。淀粉酶升高程度与病情轻重不呈正相关，病情轻者可能很高，病情重者如暴发性胰腺炎因腺泡组织受到严重破坏，AMS 生成大为减少，因而测定结果可能不高。减低：正常人血清中的 AMS 主要由肝脏产生，故血、尿 AMS 减低见于某些肝硬化、肝炎等肝病。当肾功能严重障碍时，血清 AMS 可增高，而尿 AMS 降低。近年发现急性胰腺炎患者淀粉酶的肾脏清除率明显增高，而肌酐的清除率不受影响，测定尿淀粉酶清除率（Cam）和肌酐清除率（Ccr）的比值，可大大提高对急性胰腺炎诊断的敏感性与特异性。

$$Cam/Ccr = 尿 AMS(U) / 血清 AMS(U) \times 血清 Ccr / 尿 Ccr \times 100\%$$

健康人此比值为 1% ~ 4%，急性胰腺炎患者为 7% ~ 15%，巨淀粉酶血症为 1% 以下。慢性胰腺炎、胰腺癌均在 4% 以下，慢性复发性胰腺炎患者 90% 此比值升高。胆结石患者如血清 AMS 活力升高的同时伴有 Cam/Ccr 比值增高，则多提示并发有急性胰腺炎。

第六节　脂肪酶

脂肪酶（123，EC3.1.1.3）分子量约 38kD，是一群低度专一性的酶。主要来源于胰腺，其次为胃及小肠，能水解多种含长链（8 ~ 18 碳链）脂肪酸的甘油酯。仅 1，3 碳原子的酯键（α、α）位被水解，反应产物为两分子脂肪酸及 1 分子 β-甘油单酯。（β-甘油单酯的立体构型具有抗 LPS 的水解作用，只有在自发地异构成型后才能以很慢的速度水解。LPS 的催化反应是：LPS 应和另一群特异性很低的酯酶（esterase）相区别。酯酶作用于能溶于水中的含短链脂肪酸的酯类，而脂肪酶仅作用于酯和水的界面，也就是说只有当底物是乳剂状态时 LPS 才发挥作用。脂肪酶完全的催化活性及最大的特异性，必须有胆盐及脂肪酶的辅因子——供脂肪酶（colipase）参加。供脂肪酶与胆盐胶束形成复合物，此复合物再与底物相依附并对 LPS 具高度亲和力，促进其酶促水解反应。通常胰腺以等摩尔分泌脂肪酶及供脂肪酶进入循环，但因供脂肪酶分子量小（约 11kD），可从肾小球滤出，急性胰腺炎发作时，供脂肪酶/脂肪酶比例下降，所以最新的一些方法中加入一定量的供脂肪酶，不仅可加速反应，而且不致使胰腺分泌的脂肪酶同工酶结果偏低。现知脂肪酶反应的最适条件为含供脂肪酶，NaCl140mmol/L 及去氧胆酸钠 18mmol/L。但滴定法中不含供脂肪酶及胆盐。LPS 最适 pH 因底物和激活剂不同而有变化，一般在 pH7 ～ 9 之间。LPS 分子含巯基，巯基化合物有激活作用，巯基抑制剂对其有抑制作用。血清中至少有三种相关的酶，即羧基酯酶（EC3.1.1.1）、芳香基酯酶（EC3.1.1.2）及脂蛋白酯酶（EC3.1.1.34）。它们分别水解短链脂肪酸酯、苯基乙酸或 β - 萘酚丁酸脂，与蛋白结合的甘油三酯（VLDL）。故 LPS 测定须选择条件避免它们的干扰。血清或十二指肠液可用于测定 LPS，在试验前应放于 4℃下，并避免反复冻融。除非肾小球受损，正常尿中无 LPS，因此尿液不适宜作为检查标本。LPS 检测方法有多种，即滴定释放之脂肪酸法是经典方法，此法灵敏度差，须用大量血清，酶反应时间长。比色法，主要测定脂肪酸，Giudler 用 spectru cationic 蓝染料直接和脂肪酸作用生成蓝色复合物，然后比色。也有加入铜离子形成脂肪酸铜，用有机溶剂提取后，可用铜呈色剂测定脂肪酸铜中的铜量，推算出脂肪酸浓度。比色法操作烦琐，故使用者不多。比浊法不仅简便，而且可以连续监测，使用者较多。免疫化学法（RIA、乳胶凝集），特别是乳胶凝集操作简单无需特别仪器，适合急诊标本，此法是将特异抗脂肪酶抗体包被在乳胶颗粒上，如脂肪酶增加到异常高浓度，将引起颗粒聚集变大。还有偶联酶法等，目前最为常用的是滴定法和比浊法。

一、原理

比浊法：甘油三酯和水制成的乳胶，因其胶束对入射光的吸收及散射而具有乳浊性状。胶束中的甘油三酯在脂肪酶作用下发生水解，使胶束分裂，散射光或浊度因而减低。减低的速率与脂肪酶活力有关。参考值：0 ～ 110U/L（比浊法）。

二、临床意义

人体脂肪酶主要来源于胰腺。血清脂肪酶增高常见于急性胰腺炎及胰腺癌，偶见于慢性胰腺炎。急性胰腺炎时血清淀粉酶增高的时间较短，而血清 LPS 升高可持续 10 ～ 15d，故有人主张在患者发病的后期，用血清脂肪酶测定来帮助诊断。当腮腺炎未累及胰腺时，LPS 通常在正常范围，因而 LPS 对急性胰腺炎的诊断更具有特异性。胰腺癌患者约有 40% ～ 50% 血清 LPS 增高，如波及乏特壶腹时，可达 60%。此外，胆总管结石、胆总管癌、胆管炎、肠梗阻、十二指肠溃疡穿孔、急性胆囊炎、脂肪组织破坏（如骨折、软组织损伤、手术或乳腺癌）、肝炎、肝硬化，有时亦可见增高。吗啡及某些引起 vater 壶腹收缩的药物可使 LPS 升高。测定十二指肠液中 LPS 对诊断儿童囊性纤维化（cystic fibrosis）有帮助，十二指肠液中 LPS 水平过低提示此病的存在。

第八章　血脂与脂蛋白类检验

第一节　胆固醇

一、概述

（一）生化特性及病理生理

胆固醇(CHO)是人体的主要固醇，是非饱和固醇，基本结构为环戊烷多氢体(留体)。正常人体含胆固醇量约为 2 g/kg 体重，外源性 CHO（约占 1/3）来自食物经小肠吸收，内源性 CHO（约占 2/3）由自体细胞合成。人体胆固醇除来自食物以外，90% 的内源性胆固醇在肝内由乙酰辅酶 A 合成，且受食物中胆固醇多少的制约。CHO 是身体组织细胞的基本成分，除特殊情况外(如先天性 β 脂蛋白缺乏症等)，人体不会缺乏 CHO。除脑组织外，所有组织都能合成 CHO。在正常情况下，机体的 CHO 几乎全部由肝脏和远端小肠合成，因此临床和预防医学较少重视研究低胆固醇血症。一般情况下，血清 CHO 降低临床表现常不明显，但长期低 CHO 也是不正常的，能影响生理功能，如记忆力和反应能力降低等。

胆固醇的生理功能：主要用于合成细胞质膜、类固醇激素和胆汁酸。

血浆胆固醇主要存在于低密度脂蛋白（LDL）中，其次存在于高密度脂蛋白（HDL）和极低密度脂蛋白（VLDL）中，而乳糜微粒（CM）中含量最少。胆固醇主要是以两种脂蛋白形式（LDL 和 HDL）进行转运的，它们在脂类疾病发病机制中作用相反。

个体内胆固醇平均变异系数（CV）为 8%。总胆固醇浓度提供一个基值，它提示是否应该进一步进行脂蛋白代谢的实验室检查。一般认为在胆固醇水平 < 4.1 mmol/L（160 mg/dL）时冠心病不太常见；同时将 5.2 mmol/L（200 mg/dL）作为阈值，超过该值时冠心病发生的危险性首先适度地增加，当胆固醇水平高于 5.4 mmol/L（250 mg/dL）时其危险性将大大增加。Framingham 的研究结果表明，与冠心病危险性相关的总胆固醇浓度其个体预期值则较低。总胆固醇浓度只有在极值范围内才有预测意义，即 < 4.1 mmol/L（160 mg/dL）和 > 8.3 mmol/L（320 mg/dL）。临床对高胆固醇血症极为重视，将其视为发生动脉粥样硬化最重要的原因和危险因素之一。

（二）总胆固醇检测

1. 测定方法

采用胆固醇氧化酶——过氧化物酶耦联的 CHOD-PAP 法。

（1）检测原理

胆固醇酯被胆固醇酯酶分解成游离胆固醇和脂肪酸。游离胆固醇在胆固醇氧化酶的辅助下消耗氧，然后被氧化，导致 H_2O_2 增加。应用 Trinder 反应，即由酚和 4-氨基安替比林形成的过氧化物酶的催化剂形式的红色染料，通过比色反应检验胆固醇浓度。

（2）稳定性

血浆或血清样本在 4℃时可保存 4 d。长期保存应置于 -20℃。

2. 参考范围

我国"血脂异常防治对策专题组"提出的《血脂异常防治建议》规定：

理想范围 < 5.2 mmol/L，边缘性增高 5.23 ~ 5.69 mmol/L，增高 > 5.72 mmol/L。

美国胆固醇教育计划（NCEP）成人治疗组（ATP）1994 年提出的医学决定水平：理想范围 < 5.1 mmol/L，边缘性增高 5.2 ~ 6.2 mmol/L，增高 > 6.21 mmol/L。

据欧洲动脉粥样硬化协会的建议，血浆 CHO > 5.2 mmol/L 时与冠心病发生的危险性增高具有相关性。CHO 越高，这种危险增加得越大，它还可因其他危险因素如：抽烟、高血压等而增强。

3. 检查指证

以下疾病应检测血清胆固醇：①动脉粥样硬化危险性的早期确诊；②使用降脂药治疗后的监测反应；③高脂蛋白血症的分型和诊断。

二、临床思路

（一）除外非疾病因素

血清 CHO 水平受年龄、家族、民族、性别、遗传、饮食、工作性质、劳动方式、精神因素、饮酒、吸烟和职业的影响。

1. 性别和年龄

血浆胆固醇水平，男性较女性高，两性的 CHO 水平都随年龄增加而上升，但 70 岁后下降，中青年女性低于男性。女性在绝经后 CHO 可升高，这与妇女绝经后雌激素减少有关。美国妇女绝经后，血浆 CHO 可增高大约 0.52 mmol/L（20 mg/dL）。

2. 妊娠

女性妊娠中、后期可见生理性升高，产后恢复原有水平。

3. 体重

有研究提示：血浆 CHO 增高可因体重增加所致，并且证明肥胖是血浆 CHO 升高的一个重要因素。一般认为体重增加，可使人体血浆 CHO 升高 0.65 mmol/L（25 mg/dL）。

4. 运动

体力劳动较脑力劳动为低。血浆 CHO 高的人可通过体力劳动使其下降。

5. 种族

白种人较黄种人高。正常水平较高的人群往往有家族倾向。

6. 饮食

临界 CHO 升高的一个主要原因是较高的饱和脂肪酸的饮食摄入，一般认为，饱和脂肪酸摄入量占总热卡的 14%，可使血浆 CHO 增高大约 0.52 mmol/L（20 mg/dL），其中多数为 LDL-C。但是 CHO 含量不像 TG 易受短期食物中脂肪含量的影响而上升，一般来讲，短期食用高胆固醇食物对血中 CHO 水平影响不大，但长期高 CHO、高饱和脂肪酸和高热量饮食习惯可使血浆 CHO 上升。素食者低于非素食者。

7. 药物

应用某些药物可使血清胆固醇水平升高，如环孢霉素、糖皮质激素、苯妥英钠、阿司匹林、某些口服避孕药、β - 肾上腺素能阻滞剂等。

8. 血液的采集

静脉压迫 3min 可以使胆固醇值升高 10%。在受试者站立体位测得的值相对于卧位也出现了相似的增加。在进行血浆检测时推荐使用肝素或 EDTA 作为抗凝剂。

9. 干扰因素

血红素 > 2 g/L 和胆红素 70%mol/L（42 mg/dL）时，会干扰全酶终点法测定。抗坏血酸和 α - 甲基多巴或 Meiamizol 等类还原剂会引起胆固醇值假性降低，因为它们能和过氧化氢反应，阻断显色反应（即阻断 Trinder 反应过程）。

（二）血清胆固醇病理性增高

临界高胆固醇血症的原因：除了其基础值偏高外，主要是饮食因素即高胆固醇和高饱和脂肪酸摄入以及热量过多引起的超重，其次包括年龄效应和女性的更年期影响。

轻度高胆固醇血症原因：轻度高胆固醇血症是指血浆胆固醇浓度为 6.21 ~ 7.49 mmol/L（240 ~ 289 mg/dL），大多数轻度高胆固醇血症，可能是上述临界高胆固醇血症的原因所致，同时合并有基因的异常。已知有几种异常原因能引起轻度高胆固醇血症：① LDL-C 清除低下和 LDL-C 输出增高；② LDL-C 颗粒富含胆固醇酯，这种情况会伴有 LDL-C 与 apoB 比值（LDL-C/apoB）增高。

重度高胆固醇血症原因：重度高胆固醇血症原因是指 CHO > 7.51 mmol/L（290 mg/dL）。许多重度高胆固醇血症是基因异常所致，绝大多数情况下，重度高胆固醇血症是下列多种因素共同所致：①LDL-C 分解代谢减低，LDL-C 产生增加；②LDL-apoB 代谢缺陷，LDL-C 颗粒富含胆固醇酯；③上述引起临界高胆固醇血症的原因。大多数重度高胆固醇血症很可能是多基因缺陷与环境因素相互作用所致。

1. 成人胆固醇增高与冠心病

血清胆固醇的水平和发生心血管疾病危险性间的关系，在年轻男性和老年女性有相关性，女性出现冠心病的临床表现和由冠心病导致死亡的年龄一般比男性晚 15 年。因此，区分未绝经和已绝经的妇女尤为重要。对成人高脂血症的筛选是针对心血管危险因素的常规检查程序的一部分。

2. 儿童期胆固醇增高与冠心病

成人血清胆固醇水平升高和冠心病死亡率增加间的密切关系已经明确，儿童时期还不确定，因为儿童期胆固醇增高不会维持到成人期；相反，儿童期的低水平到成人期以后可能变为较高的水平。

儿童期的研究有助于识别和治疗那些很有可能发展成为高脂血症和冠心病高危因素的人。欧洲动脉粥样硬化协会提出了以下建议来识别儿童的脂质紊乱。

以下情况须测定血清胆固醇水平：①父母或近亲中有人 60 岁以前就患有心血管疾病的儿童和青少年。②父母中的一方有高胆固醇血症，胆固醇水平 > 7.8 mmol/L（300 mg/dL）的家族史的儿童。胆固醇水平 > 5.2 mmol/L（200 mg/dL），年龄在 2 和 19 岁之间的儿童和青少年则考虑为高水平且将来需要复查。

3. 高胆固醇血症病理状态

高胆固醇血症有原发性与继发性两类。原发性见于家族性高胆固醇血症、多基因家族性高胆固醇血症、家族性 apoB 缺陷症、混合性高脂蛋白血症等基因遗传性疾病。继发性见于如动脉粥样硬化、冠心病、糖尿病、肾病综合征、甲状腺功能减退和阻塞性黄疸等疾病在病理改变过程中引发脂质代谢紊乱时所形成的异常脂蛋白血症。

（1）家族性高胆固醇血症

原发性高胆固醇血症主要见于家族性高胆固醇血症（FH）。家族性高胆固醇血症是单基因常染色体显性遗传性疾病，由于 LDL-C 受体先天缺陷造成体内 LDL-C 清除延缓而引起血浆胆固醇水平升高，患者常有肌腱黄色瘤。在心肌梗死存活的患者中占 5%。家族性高胆固醇血症患者发生动脉粥样硬化的危险性与其血浆胆固醇水平升高的程度和时间有着密切关系。

家族性高胆固醇血症的临床特征可分为四方面：高胆固醇血症、黄色瘤及角膜环、早发的动脉粥样硬化和阳性家族史。

①血浆胆固醇增高：高胆固醇血症是该病最突出的血液表现，即在婴幼儿时期已明显。杂合子患者血浆胆固醇水平为正常人的 2 ~ 3 倍，多超过 7.76 mmol/L（300 mg/dL）；

纯合子患者为正常人的 4 ~ 6 倍，多超过 15.5 mmol/L（600 mg/dL）。血浆 TG 多正常，少数可有轻度升高。因此患者多属Ⅱa型高脂蛋白血症，少数可为Ⅱb型高脂蛋白血症。②黄色瘤和角膜环：黄色瘤是家族性高胆固醇血症常见而又重要的体征。依其好发部位、形态特征可分为腱黄瘤、扁平黄瘤和结节性黄瘤。其中以腱黄瘤对本病的诊断意义最大。杂合子型患者黄色瘤多在 30 岁以后出现，纯合子型患者常在出生后前 4 年出现，有的出生时就有黄色瘤。角膜环合并黄色瘤常明显提示本病的存在。③早发的动脉粥样硬化：由于血浆胆固醇异常升高，患者易早发动脉粥样硬化。杂合子型患者冠心病平均发病年龄提前 10 岁以上，纯合子型患者多在 30 岁前死于冠心病，文献报告曾有年仅 18 个月幼儿患心肌梗死的报告。④阳性家族史：家族性高胆固醇血症是单基因常染色体显性遗传性疾病。因此杂合子患者的父母至少有一个是该病的患者，而家族性高胆固醇血症仅占高胆固醇血症的大约 1/20，并且不是所有的病例均有特征性的黄色瘤，故家系分析对该病的诊断是十分重要和必不可少的，对年轻杂合子患者的诊断尤其是如此。

（2）多基因家族性高胆固醇血症

在临床上这类高胆固醇血症相对来说较为常见，其患病率可能是家族性高胆固醇血症的三倍。

该病是由多种基因异常所致，研究提示可能相关的异常基因包括 apoE 和 apoB。更为重要的是这些异常基因与环境因素相互作用，引起血浆胆固醇（CHO）升高。环境因素中以饮食的影响最明显，经常进食高饱和脂肪酸、高 CHO 和高热量饮食是血浆 CHO 升高的主要原因。由于是多基因缺陷所致，其遗传方式也较为复杂，有关的基因缺陷尚不清楚。这类患者的 apoE 基因型多为 E4 杂合子或 E4 纯合子。其主要的代谢缺陷是 LDL-C 过度产生或 LDL-C 降解障碍。多基因家族性高胆固醇血症的临床表现类似于Ⅱ型高脂蛋白血症，主要表现为：血浆胆固醇水平轻度升高，偶可中度升高。患者常无黄色瘤。

诊断：在家族调查中，发现有两名或两名以上的成员血浆胆固醇水平升高，而家庭成员中均无黄色瘤。

（3）家族性混合型高脂蛋白血症（FCH）

为常染色体遗传，在 60 岁以下患有冠心病者中，这种类型的血脂异常最常见（占11.3%），在一般人群中 FCH 的发生率为 1% ~ 2%。另有研究表明：在 40 岁以上原因不明的缺血性脑卒中患者中，FCH 为最多见的血脂异常类型。

病因：有关 FCH 的发病机制尚不十分清楚，目前认为可能与以下几方面有关。①apoB 产生过多，因而 VLDL 的合成是增加的，这可能是 FCH 的主要发病机制之一。②小而密颗粒的 LDL-C 增加，LDL-C 颗粒中含 apoB 相对较多，因而产生小颗粒致密的 LDL-C。这种LDL-C颗粒的大小与空腹血浆TG浓度呈负相关，而与HDL-C水平呈正相关。③酯酶活性异常和脂质交换障碍，脂蛋白酯酶（LPL）是脂蛋白代谢过程中一个关键酶。LPL 活性下降引起血浆 VLDL 清除延迟，导致餐后高脂血症。④apoAⅠ和 apoCⅢ基因异常。⑤脂肪细胞脂解障碍。

临床表现与诊断：FCH 的血脂异常特点是血浆 CHO 和 TG 均有升高，其生化异常类似于Ⅱb型高脂蛋白血症，临床上 FCH 患者很少见到各种类型的黄色瘤，但合并有早发性冠心病者却相当常见。FCH 的临床和生化特征及提示诊断要点如下：①第一代亲属中有多种类型高脂蛋白血症的患者。②早发性冠心病的阳性家族史。③血浆 TG、CHO 和 apoB 水平升高。④第一代亲属中无黄色瘤检出。⑤家族成员中 20 岁以下者无高脂血症患者。⑥表现为Ⅱa、Ⅱb、Ⅳ或Ⅴ型高脂蛋白血症。⑦LDL-C/apoB 比例降低。一般认为，只要存在第①、②和③点就足以诊断 FCH。

4.继发性高胆固醇血症

（1）血浆胆固醇增高与动脉粥样硬化

CHO 高者发生动脉硬化、冠心病的频率高，但冠心病患者并非都有 CHO 增高。高血压与动脉粥样硬化是两种不同，又可互为因果、相互促进的疾病，原发性高血压时，血浆 CHO 不一定升高，升高可能伴有动脉粥样硬化。因此高胆固醇作为诊断指标来说，它不够特异，也不够敏感，只能作为一种危险因素。因此血浆 CHO 测定被最常用作动脉粥样硬化的预防、发病估计、疗效观察的参考指标。

（2）血浆胆固醇增高与糖尿病

胰岛素的生理功能是多方面的，它可以促进脂蛋白酯酶（LPL）的活性，抑制激素敏感脂肪酶的活性，此外它还能促进肝脏极低密度脂蛋白胆固醇（VLDL）的合成与分泌，促进 LDL-C 受体介导的 LDL-C 降解等。由于胰岛素可通过多种方式和途径影响和调节脂质和脂蛋白代谢，据统计大约 40% 的糖尿病患者并发有异常脂蛋白血症，其中 80% 左右表现为高甘油三酯血症即Ⅳ型高脂蛋白血症。患者血脂的主要改变是 TG、CHO 和 LDL-C 的升高及 HDL-C 的降低，WHO 分型多为Ⅳ型，也可为Ⅱb 型，少数还可表现为Ⅰ或Ⅴ型。流行病学调查研究发现，糖尿病伴有继发性异常脂蛋白血症的患者比不并发的患者冠心病的发病率高三倍，因此有效地防治糖尿病并发异常脂蛋白血症是降低糖尿病并发冠心病的关键之一。值得注意的是，并非发生于糖尿病患者的异常脂蛋白血症均是继发性的，其中一部分可能是糖尿病并发原发性异常脂蛋白血症。单纯的血脂化验很难完成对两者的鉴别，主要的鉴别还是观察对糖尿病治疗的反应。

（3）血浆胆固醇增高与甲状腺功能减退

甲状腺素对脂类代谢的影响是多方面的，它既能促进脂类的合成，又能促进脂质的降解，但综合效果是对分解的作用强于对合成的作用。该病患者的血脂改变主要表现为 TG、CHO 和 LDL-C 水平的提高。血脂变化的严重程度主要与甲状腺素的缺乏程度平行，而不依赖于这种缺乏的病理原因。甲状腺素能激活胆固醇合成的限速酶——HMG-CoA 还原酶，也可促进 LDL 受体介导的 LDL-C 的降解，还能促进肝脏胆固醇向胆汁酸的转化。这些作用的综合是降解和转化强于合成，故甲亢患者多表现为 CHO 和 LDL-C 降低，而甲状腺功能减退者表现为二者升高。

（4）血浆胆固醇增高与肾病综合征

肾病综合征血脂的主要改变为胆固醇和甘油三酯（TG）显著升高。血浆胆固醇与血浆清蛋白的浓度呈负相关。如果蛋白尿被纠正，肾病的高脂蛋白血症是可逆的。肾病综合征并发脂蛋白异常的机制尚不完全清楚，多数学者认为是由于肝脏在增加清蛋白合成的同时，也刺激了脂蛋白尤其是 VLDL 的合成。VLDL 是富含 TG 的脂蛋白，它又是 LDL-C 的前体，另一可能原因是 VLDL 和 LDL-C 降解减慢。由于 VLDL 和 LDL-C 合成增加、降解减慢，故表现为 CHO 和 TG 的明显升高。

（5）血浆胆固醇增高与肝脏疾病

肝脏是机体 LDL-C 受体最丰富的器官，也是机体合成胆固醇最主要的场所，它还能将胆固醇转化为胆汁酸。由于肝脏在脂质和脂蛋白的代谢中发挥多方面的重要作用，因此许多肝病并发有异常脂蛋白血症。

（三）血浆胆固醇病理性降低

低胆固醇血症较高胆固醇血症为少，低胆固醇血症也有原发与继发，前者如家族性 α 和 β 脂蛋白缺乏症，后者如消耗性疾病、恶性肿瘤的晚期、甲状腺功能亢进、消化和吸收不良、严重肝损伤、巨幼红细胞性贫血等。低胆固醇血症易发生脑出血，可能易患癌症（未证实）。雌激素、甲状腺激素、钙离子通道拮抗剂等药物使血浆胆固醇降低。此外，女性月经期可降低血浆胆固醇。

第二节　甘油三酯

一、概述

（一）生化特征及病理生理

和胆固醇一样，由于甘油三酯低溶解度，它们和载脂蛋白结合在血浆中运送。富含甘油三酯的脂蛋白是乳糜微粒（来源于饮食的外源性甘油三酯）和极低密度脂蛋白（内源性甘油三酯）。

血浆 TG 来源有二：一为外源性 TG，来自食物；二是内源性 TG，是在肝脏和脂肪等组织中合成。主要途径有：①摄入的高热量食物中的葡萄糖代谢提供多余的甘油和脂肪酸，身体将其以脂肪形式贮存。②外源性 TG 超过机体能量需要，过剩的甘油和脂肪酸在组织（主要是脂肪组织）中再酯化为甘油三酯。肝脏合成TG的能力最强，但不能贮存脂肪，合成的 TG 与 apoB-100，apoC 等以及磷脂、胆固醇结合为 VLDL，由细胞分泌人血而至其他组织。如有营养不良，中毒，缺乏必须脂肪酸、胆碱与蛋白时，肝脏合成的 TG 不能组成 VLDL，而聚集在胞质，形成脂肪肝。

甘油三酯是一种冠心病危险因素，当 TG 升高时，应该给予饮食控制或药物治疗。另一方面，TG 具有促血栓形成作用和抑制纤维蛋白溶解系统，TG 的促凝作用使体内血液凝固性增加与冠心病（CHD）的发生有一定的关系，TG 可能通过影响血液凝固性而成为 CHD 的危险因素。

血浆 TG 升高一般没有 CHO 升高那么重要，对于 TG 是否是 CHD 的危险因子还有不同意见，TG 浓度和 HDL-C 浓度关系呈负相关。其显著增加（11.3 mmol/L）时易发生间歇性腹痛，皮肤脂质沉积和胰腺炎。大多数 TG 增高是由饮食引起。许多器官的疾病如肝病、肾脏病变、甲状腺功能减退、胰腺炎可并发继发性高甘油三酯血症。

（二）甘油三酯的检测

1. 测定方法

TG 测定方法主要分化学法和酶法两大类，目前酶法测定为推荐方法。

TG 酶法的测定原理：TG 的测定首先用酯酶将 TG 水解为脂肪酸和甘油，再用甘油激酶催化甘油磷酸化为甘油 -3- 磷酸，后者可偶联甘油磷酸氧化酶 - 过氧化物酶的 GPOPAP 比色法或丙酮酸激酶 - 乳酸脱氢酶的动力学紫外测定法检测。

稳定性：血清置密闭瓶内 4 ~ 8℃可贮存一周，如加入抗生素和叠氮钠混合物，可存放 1 ~ 2 周，-20℃可稳定数月。脂血症血清混浊时可用生理盐水稀释后测定。

2. 参考范围

正常人 TG 水平受生活条件的影响，个体间 TG 水平差异比 CHO 大，呈明显正偏态分布。我国《血脂异常防治建议》中提出：理想范围≤ 1.7 mmol/L（150 mg/dL）；边缘增高 1.7 ~ 2.25 mmol/L（150 ~ 200 mg/dL）；增高 2.26 ~ 5.64 mmol/L（200 ~ 499 mg/dL）；很高≥ 5.65 mmol/L（500 mg/dL）。

3. 检查指证

（1）早期识别动脉粥样硬化的危险性和高脂蛋白血症的分类。
（2）对使用降脂药物治疗的监测。

二、引起 TG 病理性异常的常见疾病

（一）引起 TG 病理性增高的常见疾病

1. 饮食性

高脂肪高热量饮食、低脂肪高糖饮食、饮酒等。

2. 代谢异常

糖尿病、肥胖症、动脉粥样硬化、痛风等。

3. 家族性高甘油三酯血症

检测血清当中 TG 的含量 > 1.69mmol/L(150mg/dl)，血浆 TC 常常伴随着轻度增高，极低密度脂蛋白含量 > 1.24mmol/L，但 LDL-C < 3.89mmol/L。

4. 内分泌疾病

甲状腺功能减退症、Cushing 综合征、肢端肥大症等。

5. 肝胆管疾病

梗阻性黄疸，脂肪肝，Zieve 综合征。

6. 胰腺疾病

急性、慢性胰腺炎。

7. 肾疾病

肾病综合征。

8. 药物影响

ACTH、可的松、睾丸酮、利尿药等。

（二）引起 TG 病理性降低的常见疾病

1. 内分泌疾病

甲状腺功能亢进症、Addison 病、垂体功能减退症。

2. 肝胆管疾病

重症肝实质性损害（肝硬化等）。

3. 肠疾病

吸收不良综合征。

4. 恶病质

晚期肿瘤，晚期肝硬化，慢性心功能不全终末期。

5. 先天性 β－脂蛋白缺乏症。

三、临床思路

（一）除外非疾病因素

健康人群 TG 水平受生活习惯、饮食条件、年龄等影响，TG 水平在个体内和个体间的波动均较大。

1. 营养因素

许多营养因素均可引起血浆甘油三酯水平升高，大量摄入单糖亦可引起血浆甘油三酯水平升高，这可能与伴发的胰岛素抵抗有关；也可能是由于单糖可改变 VLDL 的结构，从而影响其清除速度。因我国人群的饮食脂肪量较西方国家低，所以血清TG水平较欧美低，与日本较接近。饭后血浆TG升高，并以CM的形式存在，可使血浆混浊，甚至呈乳糜样，称为饮食性脂血。因此，TG测定标本必须在空腹12～16 h后静脉采集。进食高脂肪后，外源性TG可明显上升，一般在餐后2～4 h达高峰，8 h后基本恢复至空腹水平，有的甚至在2～3 d后仍有影响；进高糖和高热量饮食，因其可转化为TG，也可使TG升高，故在检查时要排除饮食的干扰，一定要空腹采集标本。较久不进食者也可因体脂被动员而使内源性TG上升。

2. 年龄与性别

儿童TG水平低于成人。30岁以后，TG可随年龄增长稍有上升。成年男性稍高于女性，60岁以后可有下降，更年期后女性高于男性。

3. 血液的采集

静脉压迫时间过长和将带有血凝块的血清保存时间太长都会造成TG升高。

4. 干扰因素

血红蛋白 > 2 g/L 时会刺激甘油三酯增高。抗坏血酸 > 30 mg/L 和胆红素 > 342 μmol/L（20 mg/dL）时会引起甘油三酯假性降低，因为它们能和过氧化氢反应，阻断显色反应。

5. 药物

某些药物会导致某些个体的异常脂蛋白血症。如果怀疑有这些影响，应考虑暂时停止使用相关药物并且要监测它对脂类的作用。常见有 β 肾上腺素能受体阻断药、利尿药、糖皮质激素及口服避孕药等可对异常脂蛋白血症形成影响。

6. 酒精

过度饮酒是造成高甘油三酯血症的最常见的原因之一，常伴酒精性脂肪肝，均呈现Ⅳ型和Ⅴ型高脂蛋白血症，有时还并发胰腺炎和暴发性黄色瘤。在少数病例发生高脂血症的同时还伴发黄疸和溶血性贫血（Zieve综合征）。即使是适度持续饮酒也会导致甘油三酯有明显升高；高甘油三酯血症的影响在Ⅳ型出现前最明显，且由于同时摄入了饮食中脂肪而进一步加重。肝脏中的乙醇代谢抑制了脂肪酸的氧化，还导致了甘油三酯合成中游离脂肪酸的有效利用。特异的病征是脂质和GGT同时升高。戒酒会造成甘油三酯快速下降。

7. 生活方式

习惯于静坐的人血浆甘油三酯浓度比坚持体育锻炼者要高。无论是长期或短期体育锻炼均可降低血浆甘油三酯水平。锻炼尚可增高脂蛋白酯酶活性，升高 HDL 水平，并降低肝酯酶活性。长期坚持锻炼，还可使外源性甘油三酯从血浆中清除的量增加。

8. 吸烟

吸烟可升高血浆甘油三酯水平。流行病学研究证实，与正常平均值相比较，吸烟可使血浆甘油三酯水平升高 9.1%。然而戒烟后多数人有暂时性体重增加，这可能与脂肪组织中脂蛋白酯酶活性短暂上升有关，此时应注意控制体重，以防体重增加而造成甘油三酯浓度的升高。

（二）血清 TG 病理性增高

血浆中乳糜微粒（CM）的甘油三酯含量达 90% ~ 95%，极低密度脂蛋白（VLDL）中甘油三酯含量也达 60% ~ 65%，因而这两类脂蛋白统称为富含甘油三酯的脂蛋白。血浆甘油三酯浓度升高实际上是反映了 CM 和（或）VLDL 浓度升高。凡引起血浆中 CM 和（或）VLDL 升高的原因均可导致高甘油三酯血症。病理性因素所致的 TG 升高称为病理性高脂血症。通常将血脂高于 2.2 mmol/L（200 mg/dL）称为高脂血症，我国《血脂异常防治建议》中提出，TG 升高是指 TG 大于 1.65 mmol/L。研究证实：富含 TG 的脂蛋白系 CHD 独立的危险因素，TG 增高表明患者存在代谢综合征，须进行治疗。

高甘油三酯血症有原发性和继发性两类，前者多有遗传因素，包括家族性高甘油三酯血症与家族性混合型高脂蛋白血症等。继发性见于肾病综合征、甲状腺功能减退、失控的糖尿病。但往往不易分辨原发或继发。高血压、脑血管病、冠心病、糖尿病、肥胖与高脂蛋白血症等往往有家族性积聚现象。例如，糖尿病患者胰岛素抵抗和糖代谢异常，可继发 TG（或同时有胆固醇）升高，但也可能同时有糖尿病和高 TG 两种遗传因素。

1. 原发性高甘油三酯血症

通常将高脂蛋白血症分为 Ⅰ、Ⅱa、Ⅱb、Ⅲ、Ⅳ、Ⅴ六型，除Ⅱa外，都有高 TG 血症。原发性高脂蛋白血症 Ⅰ 和Ⅲ型，TG 明显升高；原发性高脂蛋白血症Ⅳ和Ⅴ型，TG 中度升高。这些患者多有遗传因素。

（1）Ⅰ型高脂蛋白血症

是极为罕见的高乳糜微粒（CM）血症，为常染色体隐性遗传。正常人禁食 12 h 后，血浆中已几乎检测不到 CM。但是，当有脂蛋白酯酶和（或）apoCⅡ缺陷时，将引起富含甘油三酯的脂蛋白分解代谢障碍，且以 CM 代谢为主，造成空腹血浆中出现 CM。

病因：①脂蛋白酯酶（LPL）缺乏，影响了外源性 TG 的分解代谢，血浆 TG 水平通常在 11.3 mmol/L（1000 mg/dL）以上。由于绝大多数的 TG 都存在于 CM 中，因而血浆 VLDL水平可正常或稍有增高，但是LDL-C和HDL-C水平是低下的。CM中所含CHO很少，所以血浆 CHO 并不升高或偏低。② apoCⅡ缺乏，apoCⅡ是 LPL 的激活剂，LPL 在 TG 的分解代谢中起重要作用，需要 apoCⅡ的同时存在。

临床特征：外源性脂蛋白代谢障碍，血浆中 CM 浓度显著升高。乳糜微粒（CM）血症患者常诉有腹痛发作，多在进食高脂或饱餐后发生。严重的高乳糜微粒（CM）血症时常伴有急性胰腺炎的反复发作。

（2）Ⅱb 型高脂蛋白血症

此型同时有 CHO 和 TG 增高，即混合型高脂蛋白血症。

（3）Ⅲ型高脂蛋白血症

亦称为家族性异常 B 脂蛋白血症，是由于 apoE 的基因变异，apoE 分型多为 E2/E2 纯合子，造成含 apoE 的脂蛋白如 CM、VLDL 和 LDL-C 与受体结合障碍，因而引起这些脂蛋白在血浆中聚积，使血浆 TG 和 CHO 水平明显升高，但无乳糜微粒血症。

（4）Ⅳ型高脂蛋白血症

此型只有 TG 增高，反映 VLDL 增高。但是 VLDL 很高时也会有 CHO 轻度升高，所以 Ⅳ 型与 Ⅱb 型有时难以区分，主要是根据 LDL-C，水平做出判断。家族性高 TG 血症属于Ⅳ型。

（5）Ⅴ型高脂蛋白血症

与Ⅰ型高脂蛋白血症相比较，TG 和 CHO 均升高，但以 TG 增高为主，Ⅰ型高脂蛋白血症患者的空腹血浆中乳糜微粒升高的同时伴有 VLDL 浓度升高。鉴别Ⅰ型和Ⅴ型高脂蛋白血症很困难，最大的区别是Ⅴ型高脂蛋白血症发生年龄较晚，且伴有糖耐量异常。此型可发生在原有的家族性高 TG 血症或混合型高脂血症的基础上，继发因素有糖尿病、妊娠、肾病综合征、巨球蛋白血症等，易于引发胰腺炎。

（6）家族性高甘油三酯血症（FHTG）

该病是常染色体显性遗传。原发性高甘油三酯血症是因过量产生 VLDL 引起。

原因：由于某种独特遗传缺陷，干扰体内 TG 的代谢。

临床表现：①FHTG 易发生出血性胰腺炎，这与血浆中乳糜微粒浓度有直接的关系，推测是由于乳糜微粒栓子急性阻塞了胰腺的微血管的血流所致。②FHTG 患者常同时合并有肥胖、高尿酸血症和糖耐量异常。③高 TG，若血浆甘油三酯浓度达到 11.3 mmol/（1000 mg/dL）或更高时，常可发现脾大，伴有巨噬细胞和肝细胞中脂肪堆积。④严重的高甘油三酯血症患者，空腹血浆中亦可存在乳糜微粒血症，而血浆 TG 浓度可高达 56 mmol/（5000 mg/dL）；中度高甘油三酯血症患者合并糖尿病时，常引起血浆中 VLDL 明显增加，并会出现空腹乳糜微粒血症；轻到中度高甘油三酯血症患者常无特别的症状和体征。⑤在躯干和四肢近端的皮肤可出现疹状黄色瘤。

（7）家族性混合型高脂血症

这是一种最常见的高脂血症类型，主要表现为血浆胆固醇和甘油三酯浓度同时升高，其家族成员中常有多种不同的高脂蛋白血症表型存在。该症的主要生化特征是血浆 apoB 水平异常升高。

（8）HDL 缺乏综合征

见于一组疾病如：鱼眼病、apo A Ⅰ 缺乏或 Tangier 病。大多数受累患者中，血浆甘油三酯仅轻度升高 [2.26 ～ 4.52 mmol/L（200 ～ 400 mg/dL）]，而血浆 HDL-C 浓度则显著降低。患者都有不同程度的角膜混浊，其他临床表现包括黄色瘤（apoA Ⅰ 缺乏症）、肾功能不全、贫血、肝脾大、神经病变。

（9）家族性脂质异常性高血压

这是近年来提出的一个新的综合病症，主要表现为过早发生家族性高血压、高血压伴富含甘油三酯的脂蛋白代谢异常。

（10）家族性脂蛋白酯酶缺乏病

家族性 LPL 缺乏病是一种较罕见的常染色体隐性遗传性疾病。儿童期间发病，显著的特征为空腹血存在明显的乳糜微粒，TG 极度升高，表现为 I 型高脂蛋白血症。临床特点为经常地腹痛和反复地胰腺炎发作，皮疹性黄色瘤及肝脾肿大等。特异性检查显示肝素后血 LPL 活性极度降低，不足正常人的 10%，而 apo C II 正常。

2. 基因异常所致血浆 TG 水平升高

（1）CM 和 VLDL 装配的基因异常

人类血浆 apoB 包括两种，即 apo B_{48} 和 apo B_{100}，这两种 apo B 异构蛋白是通过 apo B mRNA 的单一剪接机制合成。apo B_{100} 通过肝脏以 VLDL 形式分泌，而 apo B_{48} 则在肠道中合成，并以 CM 的形式分泌。由于 apo B 在剪接过程中有基因缺陷，造成 CM 和 VLDL 的装配异常，由此而引起这两种脂蛋白的代谢异常，引起高 TG 血症。

（2）脂蛋白酯酶和 apoC II 基因异常

血浆 CM 和 VLDL 中的甘油三酯有效地水解需要脂蛋白酯酶（LPL）和它的复合因子 apo C II 参与。脂蛋白酯酶和 apo C II 的基因缺陷将导致甘油三酯水解障碍，因而引起严重的高甘油三酯血症。部分 apoC II 缺陷的患者可通过分析肝素化后脂蛋白酯酶活性来证实。

（3）apo E 基因异常

apo E 基因异常，可使含有 apo E 的脂蛋白代谢障碍，这主要是指 CM 和 VLDL。CM 的残粒是通过 apo E 与 LDL 受体相关蛋白结合而进行分解代谢，而 VLDL 则是通过 apo E 与 LDL 受体结合而进行代谢。apoE 基因有三个常见的等位基因即 E_2、E_3 和 E_4。apo E_2 是一种少见的变异，由于 E_2 与上述两种受体的结合力都差，因而造成 CM 和 VLDL 残粒的分解代谢障碍。所以 apo E_2 等位基因携带者血浆中 CM 和 VLDL 残粒浓度增加，因而常有高甘油三酯血症。

3. 继发性高甘油三酯血症

许多代谢性疾病，某些疾病状态，激素和药物等都可引起高甘油三酯血症，这种情况一般称为继发性高甘油三酯血症。继发性高 TG 血症见于肾病综合征、甲状腺功能减退、失控的糖尿病、饥饿等。

（1）高甘油三酯血症与糖尿病

糖尿病患者胰岛素抵抗和糖代谢异常，可继发 TG（或同时有胆固醇）升高，这主要决定于血糖控制情况。由于病程及胰岛素缺乏程度不同，有较多的研究观察到高 TG 血症与胰岛素抵抗（IR）综合征之间存在非常密切的关系。青少年的①型糖尿病、重度胰岛素缺乏常伴有显著的高 TG 血症，这是由于胰岛素不足和来自脂肪组织的脂肪酸增加引起脂蛋白酯酶（LPL）缺乏，使 CM 在血浆中聚积的结果。这促进了 TG 的合成。HDL-C 通常降低，LDL-C 升高。胰岛素治疗后很快恢复到正常水平。在②型糖尿病患者（T2DM）的高胰岛素血症常引起内源性胰岛素过度分泌以补偿原有的胰岛素抵抗，大多数胰岛素抵抗综合征患者合并 TG 水平升高。同样，部分高 TG 血症患者同时有肥胖及血浆胰岛素水平升高，更重要的是，胰岛素抵抗综合征也可引起 LDL-C 结构异常，若与高 TG 血症同时存在，具有很强的致动脉粥样硬化作用。②型糖尿病时 TG 和 VLDL（50% ~ 100%）会出现中度增高，特别在肥胖患者尤为明显，可能是由于 VLDL 和 apoB100 合成得多，血浆 LDL-C 水平通常正常，但 LDL-C 富含甘油三酯。HDL-C 通常会减少且富含甘油三酯。

（2）高甘油三酯血症与冠心病

冠心病患者血浆 TG 偏高者比一般人群多见，但这种患者 LDL-C 偏高与 HDL-C 偏低也多见。一般认为单独的高甘油三酯血症不是冠心病的独立危险因素，只有伴以高胆固醇、高 LDL-C、低 HDL-C 等情况时，才有危险性。

（3）高甘油三酯血症与肥胖

在肥胖患者中，由于肝脏过量合成 apo B，因而使 VLDL 的产生明显增加。此外肥胖常与其他代谢性疾病共存，如肥胖常伴有高甘油三酯血症、葡萄糖耐量受损、胰岛素抵抗和血管疾病，这些和②型糖尿病类似。腹部肥胖者比臀部肥胖者 TG 升高更为明显。

（4）高甘油三酯血症与肾脏疾病

高脂血症是肾病综合征主要临床特征之一。肾脏疾病时的血脂异常发生机制，主要是因 VLDL 和 LDL-C 合成增加，但也有人认为：可能与这些脂蛋白分解代谢减慢有关。低清蛋白血症的其他原因也会产生相同的结果。中度病例通常会出现低水平的高胆固醇血症（Ⅱa 型），严重病例会出现高甘油三酯血症（Ⅱb 型）。如果蛋白尿被纠正，肾病的高脂蛋白血症是可逆的。

高脂蛋白血症在慢性肾衰包括血液透析中常见，但和肾病综合征不同的是，它以高甘油三酯血症为主。其原因是脂肪分解障碍，推测可能是由于尿毒症患者血浆中的脂蛋白酯酶被一种仍然未知的因子所抑制，血液透析后患者会表现出 CM 浓度升高和 HDL-C 水平下降。接受过慢性流动腹膜透析（CAPD）治疗的患者也常出现高脂蛋白血症。肾移植以后接受血液透析更容易出现 LDL-C 和 VLDL 的升高。此时免疫抑制药物起主要作用。

（5）高甘油三酯血症与甲状腺功能减退症

此症常合并有血浆 TG 浓度升高，这主要是因为肝脏甘油三酯酶减少而使 VLDL 清除延缓所致。

（6）高甘油三酯血症与高尿酸血症

大约有 80% 的痛风患者有高 TG 血症，反之，高 TG 血症患者也有高尿酸血症。这种关系也受环境因素影响，如过量摄入单糖、大量饮酒和使用噻嗪类药物。

（7）异型蛋白血症

这种情况可见于系统性红斑狼疮或多发性骨髓瘤的患者，由于异型蛋白抑制血浆中 CM 和 VLDL 的清除，因而引起高甘油三酯血症。

（三）TG 的病理性降低

低 TG 血症是指 TG 低于 0.55 mmol/L（50 mg/dL）。见于遗传性原发性无或低 p 脂蛋白血症；继发性 TG 降低常见于代谢异常、吸收不良综合征、慢性消耗、严重肝病、甲状腺功能亢进、恶性肿瘤晚期和肝素应用等。

第三节　高密度脂蛋白

一、高密度脂蛋白胆固醇的生物学特征

高密度脂蛋白（high density lipoprotein，HDL）是体积最小的脂蛋白，和其他脂蛋白相比，HDL 含蛋白量最大，其主要的载脂蛋白为 ApoA Ⅰ 及 A Ⅱ 及少量的 ApoC 及 ApoE；磷脂是其主要的脂质。由于 HDL 所含成分较多，临床上目前尚无方法全面地检测 HDL 的量和功能，因为 HDL 中胆固醇含量比较稳定，故目前多通过检测其所含胆固醇的量（HDL-C），间接了解血浆中HDL的多少，作为HDL的定量依据。在大多数测定方法中，CE 都被水解成 FC，所以酯化部分也被作为非酯化部分计入。准确地说，HDL-C 表示的是和 HDL 结合的 TC（包括 FC 和 CE 两者）。许多因素影响 HDL-C 的水平，包括家族史、年龄、性别、遗传、吸烟、运动、饮食习惯、肥胖和某些药物。

二、高密度脂蛋白胆固醇的实验室检测

通常须根据各种脂蛋白的密度、颗粒大小、电荷等应用超速离心法、色谱法、电泳法、化学或免疫沉淀法将 HDL 与其他脂蛋白分离，测定 HDL 组分中胆固醇含量（HDL-C）。美国疾病控制与预防中心测定 HDL-C 的参考方法为超速离心结合 ALBK 法，也为 NCEP 所推荐。此法主要用于靶值的确定及各种 HDL-C 检测方法学评价，但因须特殊仪器，对技术操作要求高，一般实验室难以开展。硫酸葡聚糖—镁沉淀法结合 ALBK 法被美国胆固醇参考方法实验室网络（CRMLN）作为指定的比较方法（DCM 法）。这种方法相对 CDC 参考方法而言已大为简化。色谱法和电泳法因仪器、操作要求高等种种原因在临床常规实验室较少应用，多用于脂蛋白的研究。

临床常规实验室直接分离测定 HDL-C 的方法大致可分为三代。第一代为化学沉淀法，常用的沉淀剂为多阴离子，如磷钨酸（PTA）、DS、肝素或非离子多聚体，如聚乙二醇（PEG）与某些 2 价阳离子（如 Mg^{2+}、Ca^{2+}、Mn^{2+}）合用。最早采用的为美国国立卫生研究院（NIH）的肝素—锰沉淀法（HM 法），后多采用 DS^-Mg^{2+} 法，欧洲则多采用磷钨酸镁沉淀法（PTA^-Mg^{2+} 法）和聚乙二醇沉淀法（PEG 法）。1995 年中华医学会检验分会曾在国内推荐 PTA^-Mg^{2+} 法作为 HDL-C 测定的常规方法。但此方法由于沉淀了含 ApoE 的 HDL 组分，存在约 10% 的负偏差。$HMDSMg^{2+}$ 法 HDL-C 测定结果偏低。第二代采用简便的磁珠 $DS-Mg^{2+}$ 分离法，省去了离心步骤，但须特殊装置，试剂不适于推广应用。第三代为匀相测定法，标本用量少，无需沉淀处理，可用于自动生化分析仪测定，在准确度和精密度方面都可达到 NCEP 的分析目标，因此，在短短的数年里迅速被临床实验室采用。

目前建议用双试剂的直接匀相测定法作为临床实验室测定血清 HDL-C 的常规方法。可供选择的方法主要有：清除法，包括反应促进剂—过氧化物酶清除法（SPD 法）和过氧化氢酶清除法（CAT 法）、PEG 修饰酶法（PEGME 法）、选择性抑制法（PPD 法）；免疫分离法（IS 法）包括 PEG/ 抗体包裹法（IRC 法）和抗体免疫分离法（AB 法）。前三类为目前国内临床实验室最常用的方法。

（一）SPD 法

其主要原理是利用脂蛋白与表面活性剂的亲和性差异进行 HDL-C 测定。加入试剂 I，在反应促进剂的作用下，血清中 CM、VLDL 及 LDL 形成可溶性复合物，它们表层的 FC 在胆固醇氧化酶（CHOD）的催化下发生反应，生成 H_2O_2，在过氧化物酶（POD）的作用下，H_2O_2 被清除。加入试剂 II，在一种特殊的选择性表面活性剂的作用下，只有 HDL 颗粒成为可溶，所释放的胆固醇与胆固醇酯酶（CHER）和 CHOD 反应，生成 H_2O_2，并作用于 4-AAP 色原体产生颜色反应。反应式如下：

CM、VLDL、LDL+ 反应促进剂 → CM、VLDL、LDL 的可溶性复合物

CM、VLDL、LDL 的可溶性复合物表层 FC+CHOD → H_2O_2

H_2O_2+POD → H_2O+O_2

HDL+ 选择性表面活性剂 +CHER+CHOD → Δ4- 胆甾烯酮 +H_2O_2

H_2O_2+4-AAP+DSBmT+POI → 显色

DSBmT：N，N- 双（4- 磺丁基）- 间甲苯胺二钠盐

（二）PEG 修饰酶法（PEGME 法）

主要反应原理如下：

CM、VLDL、LDL+α- 环糊精硫酸盐 +DS+MgCl2 → 可溶性复合物

HDL-C+PEG-CHER+PEG-CHOD → Δ4- 胆甾烯酮 +H_2O_2

H_2O_2+4-AAP+HSDa$^+$POD → 显色

HSDA：N-（2- 羟 -3- 磺丙基）-3，5- 二甲氧基苯胺

（三）过氧化氢酶清除法（CAT 法）

主要反应原理如下：

CM、VLDL、LDL+ 选择性试剂 +CHER+CHOD → Δ4- 胆甾烯酮 +H_2O_2

H_2O_2+ 过氧化氢酶 → H_2O+O_2

HDL+ 叠氢钠 + 选择性表面活性剂 +CHER+CHOD → Δ4 胆甾烯酮 +H_2O_2

H_2O_2+4-AAP+ 酚衍生物 +POD → 显色

（四）PEG/ 抗体包裹法（IRC 法）

主要反应原理如下：

CM、VLDL、LDL+ 抗 ApoB、ApoC Ⅲ抗体 +PEG4000 →不溶性复合物

HDL+CHER+CHOD → Δ4- 胆甾烯酮 +H2O$_2$

H$_2$O$_2$+4-AAP+POD →显色

（五）抗体免疫分离法（AB 法）

主要反应原理如下：

CM、VLDL、LDL+ 抗人 β 脂蛋白抗体→不溶性复合物

HDL+CHER+CHOD → Δ4- 胆甾烯酮 +H$_2$O$_2$

H$_2$O$_2$+4-AAP+ 酚衍生物 +POD →显色

（六）选择性抑制法（PPD 法）

亦称选择性遮蔽法，前些年在国内应用较多，主要反应原理如下：

CM、VLDL、LDL+ 多聚阴离子 + 反应抑制剂→ CM、VLDL、LDL 表面被遮蔽

HDL+CHER+CHOD+ 反应促进剂→ Δ4- 胆甾烯酮 +H$_2$O$_2$

H$_2$O$_2$+4-AAP+POD →显色

三、高密度脂蛋白胆固醇检测影响因素

（一）操作

按照仪器和试剂盒说明书采用双试剂、双波长测定，根据反应进程曲线确定读数时间。样品与反应总体积之比为 1 ∶ 100 ~ 1 ∶ 150。根据试剂盒要求采取 1 点或 2 点定标。

（二）试剂盒

1. 试剂盒配套用校准品应准确定值，采用 CDC 参考方法进行准确性溯源，可溯源到国际参考物质。

2. 未开封的试剂盒在 2 t ~ 8 t 至少稳定 6 个月，开封后至少可保存 1 个月。

3. 质控血清应至少包括参考范围内水平和病理异常水平两个值。

（三）技术指标

1. 准确度与精密度

NCEP 1998 年对 HDL-C 测定的分析目标的新规定是：准确度要求偏差≤ ± 5% 参考值；精密度要求当 HDL-CC1.09 mmol/L（42 mg/dL）时 SD ≤ 0.044 mmol/L（1.7 mg/dL）；HDL-C ≥ 1.09 mmol/L 时 CV ≤ 4%；总误差≤ 13%。

2. 特异性

高 LDL-C、高 VLDL-C 对测定结果基本无明显影响，回收率为 90% ~ 110%。

3. 线性

上限至少可达 3.12 mmol/L（120 mg/dL）。

4. 抗干扰能力

TG ＜ 5.65 mmol/L（500 mg/dL）、胆红素 ＜ 513 μmol/L（30 mg/dL）、Hb ＜ 5 g/L 时，对测定结果基本无干扰。

5. 方法学比较

采用 CRMLN DCM 法进行方法学比较，相关系数 r 在 0.95 以上。

（四）影响因素

严重营养不良者，伴随血浆 TC 明显降低，HDL-C 也降低，肥胖者 HDL-C 多偏低。吸烟可使 HDL-C 下降；而少至中量饮酒和体力活动会升高 HDL-C。糖尿病、肝炎和肝硬化等疾病状态可伴有低 HDL-C。高甘油三酯血症患者往往伴有低 HDL-C。HDL-C 降低还见于急性感染、糖尿病、慢性肾衰竭、肾病综合征等。HDL-C 含量过高（如超过 2.6 mmol/L）也属于病理状态，常被定义为高 HDL-C 血症，可分为原发性和继发性两类。原发性高 HDL-C 血症的病因可能有胆固醇酯转运蛋白（CETP）缺损、肝脂酶（HL）活性降低或其他不明原因。继发性高 HDL-C 血症病因可能有运动失调、饮酒过量、慢性中毒性疾病、长时间的须氧代谢、原发性胆汁性肝硬化、治疗高脂血症的药物及其他不明原因。总之，CETP 及 HL 活性降低是引起高 HDL-C 血症的主要原因。

四、高密度脂蛋白胆固醇的临床应用

研究表明，HDL 能将外周组织，如血管壁内胆固醇转运至肝脏进行分解代谢，提示 HDL 具有抗动脉粥样硬化作用。流行病学研究表明，HDL-C 与冠心病的发展呈负相关关系，血清 HDL-C 每增加 1 mg/dL，则冠心病危险性降低 2% ~ 3%。若 HDL-C ＞ 1.56 mmol/L（60 mg/dL）被认为是冠心病的保护性因素，即 HDL-C 值低的个体患冠心病的危险性增加，相反，HDL-C 水平高者，患冠心病的可能性小，所以 HDL-C 可用于评价患冠心病的危险性。近来，ATPE 将 HDL-C ＜ 1.03 mmol/L（40 mg/dL）定为低 HDL-C，这一改变反映了低 HDL 重要性的新研究结果和低 HDL 与心脏病之间的联系。

第四节　低密度脂蛋白

一、低密度脂蛋白胆固醇的生物学特征

低密度脂蛋白（low density lipoprotein，LDL）是富含胆固醇的脂蛋白，正常人空腹时血浆中胆固醇的2/3和LDL结合，其余的则由VLDL携带，也有极少部分在IDL和Lp（a）上。LDL所含的载脂蛋白主要为ApoB100。血浆中65%～70%的LDL是依赖LDL受体清除的。LDL-C是AS的主要危险因素之一，LDL属于致AS脂蛋白，血清LDL-C水平越高，AS的危险性越大。与HDL-C测定类似，LDL-C也是测定LDL中胆固醇量以表示LDL水平。

二、低密度脂蛋白胆固醇的实验室检测

通常须根据各种脂蛋白的密度、颗粒大小、电荷、ApoB含量等，应用超速离心法、色谱法、电泳法、化学或免疫沉淀法将LDL与其他脂蛋白分离，然后测定LDL组分中胆固醇含量（LDL-C）。目前尚没有真正意义的测定LDL-C的参考方法。CDC测定LDL-C暂定的参考方法为超速离心法，即超速离心结合ALBK法，也为NCEP所推荐。方法基本与HDL-C测定相同。此法测定的LDL-C，实际上包括脂蛋白（a）和中间密度脂蛋白（IDL）的胆固醇含量，也是评价其他检测方法准确性的基础。此法须昂贵的设备、操作复杂、费时且技术要求高，不易在普通实验室开展。Friedewald公式计算法是目前应用较广的估测LDL-C的方法，被NCEP推荐为常规测定的方法，即LDL-C=TC-HDL-C-TG/2.2（以mg/dL计）或LDL-C=TC-HDL-C-TG/5（以mg/dL计）。其以VLDL组成恒定（VLDL-C=0.2，均以mg/dL计）的假设为前提，具有简便、直接、快速等优点。应用此公式计算LDL-C常受TC、TG和HDL-C变异的影响，总变异可达9.5%。但在血清中存在CM及血清TG > 4.52 mmol/L（400 mg/dL）、血清中存在异常β脂蛋白时不宜采用Friedewald公式计算。色谱法和电泳法因仪器、操作要求高等在临床常规实验室也较少应用，多用于脂蛋白的研究。

目前临床常规实验室直接分离测定LDL-C的方法大致可分为三代。第一代为化学沉淀法，常用方法为肝素—枸橼酸钠法、聚乙烯硫酸沉淀法（PVS法）和多环表面活化阴离子法等。因PVS法为非离子反应，实验条件要求不高，在pH 3～8范围内均可完全沉淀且PVS不干扰酶法测定胆固醇，1995年中华医学会检验分会在国内推荐此方法作为LDL-C测定的常规方法。这类方法的主要缺点是TG水平较高，> 4.52 mmol/L时，有时因LDL沉淀不完全而使结果偏低。第二代方法有两类：一类为免疫分离法，Genzyme Diagnostics和Sigma Diagnostics公司已有可供临床应用的直接测定LDL-C的商品试剂盒。即用PEG和结合有羊抗人ApoE.ApoAⅠ多克隆抗体的胶乳珠分离试剂除去HDL（含

ApoA Ⅰ /E）、IDL（含 ApoE）、VLDL（含 ApoE）及 CM（ApoAI/E），直接进行 LDL-C 测定。此法精密度好、准确度高，特别是对低 LDL-C 浓度的测定，结果准确。与 β - 定量法有较好的相关性，不受高 TG 水平的影响，可用于禁食或非禁食标本的检测。缺点是须专用分离管，试剂成本较高，难以自动化，且不适于冰冻或冻干标本的测定。可用于 TG > 4.52 mmol/L 的少数患者 LDL-C 的检测，对极少的Ⅲ型 HLP 患者的 LDL-C 测定亦有一定的价值。另一类为简便的磁珠肝素分离法，此方法无需离心，操作简便，精密度高，与 Friedewald 公式法相关性好，与 β - 定量法结果一致。但此法须标本量大，须特殊装置，特异性差，实验室较少应用此试剂盒。第三代为匀相测定法，标本用量少，无需沉淀处理，可用于自动生化分析仪测定，在准确度和精密度方面都可达到 NCEP 的分析目标。

目前建议用匀相测定法作为临床实验室测定血清 LDL-C 的常规方法。可供选择的方法主要有：表面活性剂清除法（SUR 法）、过氧化氢酶清除法（CAT 法）、可溶性反应法（SOL 法）、保护性试剂法（PRO 法）和环芳烃法（CAL 法）。前三类为国内临床实验室最常用的方法。

（一）表面活性剂清除法（SUR 法）

其反应原理为试剂Ⅰ中的表面活性剂 1 能改变 LDL 以外的脂蛋白（HDL、CM 和 VLDL 等）结构并解离，所释放出来的微粒化胆固醇分子与胆固醇酶试剂反应，产生的 H_2O_2 在缺乏偶联剂时被消耗而不显色，此时 LDL 颗粒仍是完整的。加试剂Ⅱ（含表面活性剂 2 和偶联剂 DSBmT），它可使 LDL 颗粒解离，释放胆固醇，参与 Trinder 反应而显色，因其他脂蛋白的胆固醇分子已去除，色泽深浅与 LDL-C 量成比例。反应式如下：

HDL、CM、VLDL+ 表面活性剂 1 →微粒化胆固醇 +CHER+CHOD → H_2O_2

H_2O_2+4-AAP+POD →不显色

LDL+ 表面活性剂 2 →微粒化胆固醇 +CHER+CHOD → H_2O_2

H_2O_2+4-AAP+POD+DSBmT →显色

（二）过氧化氢酶清除法（CAT 法）

主要反应原理如下：

HDL、CM、VLDL+ 表面活性剂 1 →胆固醇 +CHER+CHOD → H_2O_2

H_2O_2+4-AAP/ 过氧化氢酶→不显色

LDL+ 表面活性剂 2 →胆固醇 +CHER+CHOD → H_2O_2

H_2O_2+4-AAP+POD+HDAOS →显色

（三）环芳烃法（CAL 法）

主要反应原理如下：

LDL+ 环芳烃→可溶性 LDL- 环芳烃复合物

Non-LDL+CHER（来源于金黄色葡萄球菌）+CHOD+ 肼→ Δ4- 胆甾烯酮

LDL-C+ β -NAD+CHER+ 胆固醇脱氢酶→ Δ4- 胆甾烯酮 + β -NADH

（四）可溶性反应法（SOL 法）

主要反应原理如下：

标本 + 试剂 R1

CM、VLDL+ 糖类复合物 +Mg2+ →选择性抑制

加入试剂 R2，启动反应

HDL、CM、VLDL+ 表面活性剂→选择性的胶粒形成

LDL+H_2O+表面活性剂 2+CHER→胆固醇+CHER+CHOD→H_2O_2（选择性的胶粒溶解）

$2H_2O_2$+4-AAP+POD+DSDA →显色

（五）保护性试剂法（PRO 法）

主要反应原理如下：

HDL-C、CM-C、VLDL-C+CHOD+CHER → Δ4- 胆甾烯酮 +H_2O_2 → H_2O

LDL+ 两性表面活性剂（保护剂）→ LDL- 保护剂试剂（不与胆固醇酶试剂反应）

LDL- 保护剂试剂 + 非离子表面活性剂（去保护剂）→ LDL

LDL-C+CHER+CHOD → Δ4- 胆甾烯酮 +H_2O_2

H_2O_2+4-AAP+POD+HDAOS → Δ4 显色

三、低密度脂蛋白胆固醇检测的影响因素

（一）操作

按照仪器和试剂盒说明书采用双试剂、双波长测定，根据反应进程曲线确定读数时间。样品与反应总体积之比为 1 ：50 ~ 1 ：100。根据试剂盒要求采取 1 点或 2 点定标。

（二）试剂盒

①试剂盒配套用标准品应准确定值，采用 CDC 参考方法进行准确性转移；可溯源到国际参考物质（2 级参考材料为 CDC 冰冻血清）。②未开封的试剂盒在 2 ~ 8℃至少稳定 6 个月，开封后至少可保存 1 个月。③质控血清应至少包括参考范围内水平和病理异常水平两个值。

（三）技术指标

1. 准确度与精密度

NCEP 对 LDL-C 测定的分析目标进行了规定，要求总误差≤ 12%；不精密度要求变异系数 CV ≤ 4%，不准确度要求偏差≤ 4%（与 β - 定量法测定参考值比较）。

2. 方法学比较

与超速离心法结果一致（相关系数 r 在 0.95 以上）。

3. 特异性

高 HDC-C、VLDL-C 对测定基本无明显影响，回收率为 90% ~ 110%。

4. 线性

上限至少为 12.93 mmol/L（500 mg/dL）。

5. 抗干扰能力

TG < 5.65 mmol/L（500 mg/dL）、胆红素 < 513 μmol/L（30 mg/dL）、血红蛋白 < 5 g/L 时，对测定结果基本无干扰。

（四）应用 Friedwald 公式

计算 LDL-C 由于方法非常简便，在一般情况下还是比较精确，较为实用。但是 Friedwald 公式计算法存在下列缺点：①Friedwald 公式假设 VLDL-C 与 TG 之比固定不变。事实上在高甘油三酯血症时，VLDL-C/TG 比例变化较大。②只有 TC、TG、HDC-C 三项测定都准确，而且符合标准化，才能计算出 LDL-C 的近似值。③当血浆 TG > 4.5 mmo（1 > 400 mg/dL）时，VLDL 中胆固醇与 TG 的比例已不是 1：2.2（当以 mmol/L 为测量单位时）或 1：5（当以 mg/dL 为测量单位时）。若继续采用 Friedwald 公式，计算所得的 LDL-C 会明显低于实际的 LDL-C。此时应该直接测定 LDL-C 浓度。此外，采用 Friedwald 公式计算法所得 LDL-C 值与直接测定的 LDL-C 结果有时可能存在差异，前者可能比后者高出 15%。

四、低密度脂蛋白胆固醇检测的临床应用

血清 LDL-C 水平随年龄增加而升高。高脂、高热量饮食、运动少和精神紧张等也可使 LDL-C 水平升高。一般情况下，LDL-C 与 TC 相平行，但 TC 水平也受 HDL-C 水平的影响，故最好采用 LDL-C 取代 TC 作为对冠心病及其他动脉粥样硬化性疾病的危险性评估。上述影响 TC 的因素均可同样影响 LDL-C。随着 LDL-C 水平的增加，缺血性心血管病发病的相对危险及绝对危险呈上升趋势，LDL-C 是缺血性心血管病的主要危险因素，也是血脂异常防治的首要靶标。LDL-C 升高还可见于家族性高胆固醇血症、家族性 ApoB 缺陷症、混合性高脂血症、糖尿病、甲状腺功能低下、肾病综合征、胆汁淤积性黄疸、慢性肾衰竭、库欣综合征、妊娠、多发性肌瘤、使用某些药物等。LDL-C 降低可见于家族性无 β 或低 β 脂蛋白血症、营养不良、甲状腺功能亢进、消化吸收不良、肝硬化、慢性消耗性疾病、恶性肿瘤、ApoB 合成减少等。

第九章　肾功能检验

第一节　肾功能检验基本知识

肾脏是人体的主要排泄器官，具有重要的生理功能。肾脏通过生成尿液排泄非挥发性代谢废物和异物，维持体内水、电解质和酸碱平衡，调节细胞外液量和渗透压，以保持机体内环境的相对稳定。各种肾脏疾病均可造成机体代谢紊乱，并导致血液和尿液生物化学的改变。因此，肾脏功能的检验是肾脏疾病诊断和治疗的重要指标。

一、肾脏的功能

（一）基本功能

1. 泌尿功能

肾脏最重要的功能是泌尿。肾脏通过生成尿液不仅可以排泄机体代谢的终产物，如蛋白质代谢产生的尿素、核酸代谢产生的尿酸、肌肉肌酸代谢产生的肌酐和血红素的降解产物等，还可将摄入量超过机体需要的物质，如水、电解质等和进入体内的外源性异物，如绝大部分药物、影像学检查的造影剂和毒物等排出体外。同时调节体内水、电解质、酸碱平衡，维持机体内环境质和量的相对稳定，保证生命活动正常进行。

2. 内分泌功能

肾脏分泌的激素包括血管活性物质和非血管活性物质。前者包括肾素、前列腺素、缓激肽等，参与全身血压和水、电解质代谢的调节。后者包括 1，25- 二羟维生素 D_3 和促红细胞生成素等。此外，肾脏是许多肽类激素和内源性活性物质的降解场所，如胰岛素、胰高血糖素、甲状旁腺素、泌乳素、生长激素、促胃蛋白酶和舒血管肠肽等。

3. 其他

（1）参与氨基酸和糖代谢。

（2）维持血压。

（二）滤过功能

肾小球滤过功能是指当血液流过肾小球毛细血管网时，血浆中的水和小分子溶质，包括分子量较小的血浆蛋白，通过滤过膜滤入肾小囊形成原尿。原尿除了不含血细胞和部分血浆蛋白质外，其余成分和血浆相同。

1. 肾小球滤液的生成机制及影响因素

决定肾小球滤过作用的主要因素有：①结构基础为滤过膜滤过面积和通透性；②动力基础为有效滤过压；③物质基础为肾血流量。

（1）肾小球滤过膜滤过面积和通透性

人体两侧肾单位总数达 200 万个，总滤过面积约 $1.5m^2$，十分有利于滤过。肾小球滤过膜的独特结构使之具有一定的孔径和电荷选择性，既对小分子物质有极高的通透性，又对大分子物质有高度的截留作用。在滤过膜的三层结构中，内层为毛细血管的内皮细胞层，细胞间连接疏松，形成大量的圆形窗孔，孔径 40 ~ 100 nm，血细胞不能通过，而对血浆蛋白几乎不起屏障作用；中间为非细胞性的基膜层，是由微纤维织成的网状结构，网孔直径约 4 ~ 8 nm，由于基底膜本身的伸展性较大，除水及部分小分子溶质可以通过，分子量较小的血浆蛋白有时也能通过，这是滤过膜的主要屏障；外层是肾小囊上皮细胞，由凸起的足细胞构成，网孔直径约 7 nm，是滤过膜的最后一道屏障。

滤过膜形成的滤过屏障包括两个部分：①孔径屏障：指由滤过膜三层结构上孔道所构成的屏障。屏障作用与滤过膜上的孔径大小以及物质分子构型、形状和伸展性等有关。②电荷屏障（charge barrier）：滤过膜三层结构的表面都覆盖有一层带负电荷的唾液酸，这使带负电荷的物质不易通过，而带正电荷的物质较易通过。在滤过屏障中起主要作用的是孔径屏障，分子半径 < 2 nm 的物质可自由通过肾小球滤过膜，分子半径 > 4 nm，分子量约 70kD 的物质几乎不能通过。电荷屏障只是对那些刚能通过滤过孔道带负电荷的大分子物质，如血浆清蛋白（半径为 3.6 nm）有选择性的阻挡作用。

（2）有效滤过压

有效滤过压由三种力组成，根据三种力作用方向的不同，可列出下式：肾小球有效滤过压 = 肾小球毛细血管血压 -（血浆胶体渗透压 + 囊内压）。

（3）肾血流量

肾脏的血液供应十分丰富，正常人安静时的肾血流量（RPF）约 1200 mL/min，相当于心排血量的 20% ~ 25%。

2. 滤过功能的调节

肾小球的滤过功能主要受肾血流量及肾小球有效滤过压的调节。肾血流量的调节既能适应肾脏泌尿功能的需要，又能与全身的血液循环相配合，前者主要靠自身调节，后者主要靠神经调节和体液调节，尤其在应激状态时，参与全身血流量重新分配的调节，以适应整体生理活动的需要。

（三）转运功能

在泌尿过程中，肾小球滤过生成的原尿须经肾小管和集合管进行物质转运，最后形成终尿。物质转运过程包括重吸收和排泄。

1. 肾小管的重吸收

肾小管重吸收的方式可分为主动重吸收和被动重吸收。主动重吸收是指肾小管上皮细胞将肾小管液中的溶质逆浓度差或电位差转运到管周组织液的过程。一般机体所需要的物质，如葡萄糖、氨基酸、Cl^-、Na^+、K^+、Ca^{2+}等，都是主动重吸收。被动重吸收是指肾小管液中的溶质顺浓度差或电位差进行扩散，以及水在渗透压差作用下进行渗透，从管腔转移至管周组织液的过程，例如，尿素和水。成人每天生成的原尿量约有180L，但终尿量每天只有1.5L左右，肾小管的重吸收量可达99%。

2. 肾小管、集合管的排泄

有主动和被动两个过程。如酚红、青霉素、碘锐特及对氨基马尿酸等进入机体的异物，均可借助同一组酶系主动排泄。被动排泄的物质有弱碱（氨、奎宁等），以及弱酸（水杨酸等），以及Na^+重吸收偶联的H^+、K^+排泄和非离子型扩散。肾小管和集合管转运功能的调节，主要是神经和体液因素（主要是血管升压素和醛固酮）对肾小管上皮细胞重吸收水分和无机离子的影响，这对保证体内水和电解质的动态平衡、血浆渗透压及细胞外血容量等的相对恒定均有重要意义。

二、肾功能的实验室检查

肾功能试验能反映患者的肾功能状况，并对肾脏受损部位提供有价值的证据。可是肾脏具有强大的贮备力。一方面可能会遇到肾功能试验结果正常，却存在相当程度的肾脏病理变化；另一方面也可能肾功能试验明显改变，却是由肾外病理因素所致。因此，实验室检查必须结合具体病例进行分析，才能获得可靠的结论。此外，定期复查肾功能，观察其动态变化，对估计预后有一定意义。

（一）影响因素

一般而言，肾功能试验可受到肾前性因素、肾脏本身或肾后因素的影响。

1. 肾前病因

可使肾功能试验明显减低的因素主要有以下几种：

（1）严重脱水，如严重烧伤、幽门梗阻、肠梗阻、长期腹泻等。

（2）休克，如严重失血，特别是胃肠道出血等。

（3）心力衰竭，心脏输出量不足，影响肾血液供应等。

2. 肾脏病因

既可影响到肾小球滤过率，如肾小球肾炎，也可影响到肾小管的重吸收和分泌功能，如慢性肾炎、慢性肾盂肾炎。此外，肾脏本身血管系统的病变也可减低血流而影响肾功能结果。

3. 肾后病因

有尿路阻塞，例如前列腺肥大、尿路结石、膀胱肿瘤等引起的肾功能减低。

（二）检查项目

肾功能检验一般分为两大类。

1. 一般肾功能试验

（1）尿常规：尿比重、折射率和渗透量测定，尿蛋白、管型和细胞计数。

（2）浓缩试验和稀释试验。

（3）染料排泄试验：如酚红排泄试验。

（4）血中非蛋白氮测定。

（5）其他生物化学检查。

$$选测性系数 = \frac{尿\ IgG/血清\ IgG}{尿\ Alb/血清\ ALb} \times 100$$

< 0.1 为高选择性，表示病变轻微；0.1 ~ 0.2 为中度选择性；> 0.2 为非选择性或低选择性，表示病变严重；β_2- 微球蛋白、尿酶等测定。

2. 肾脏清除功能试验

（1）反映肾小球滤过率的清除试验：①内生肌酐清除试验（Ccr）；②菊粉清除试验；③尿素清除试验（Cur）。

（2）反映肾小管分泌功能或肾血流量的清除试验（CPAH）。

（3）过滤比例（FF）即肾小球滤过率和肾血浆流量之比。

（4）肾小管功能试验，反映肾小管最大回收量和肾小管最大分泌量。

在肾脏功能检验中，部分内容在有关章节中介绍，本章重点介绍生物化学检查等内容。

第二节　血清尿素检验

尿素是人体蛋白质代谢的终末产物。体内氨基酸经脱氨基作用分解成 α- 酮酸和 NH_3，NH_3 在肝细胞内进入尿素循环与 CO_2 生成尿素。尿素的生成量取决于饮食蛋白质的摄入量、组织蛋白质的分解代谢和肝功能状况。生成的尿素经血液循环主要由肾脏排出，小部分经皮肤由汗液排出。经唾液、胃液、胆汁及肠液排至消化道内的尿素，绝大部分分解成 NH3 吸收后又经肝脏合成尿素仍从肾脏排泄。

尿素的分子量小（60）。血浆中的尿素可全部从肾小球滤过，正常情况下约30% ~ 40% 被肾小管重吸收，肾小管亦可少量排泄尿素。血浆尿素浓度在一定程度上可反映肾小球的滤过功能，但只有肾小球滤过功能下降到正常的 1/2 以上时，血浆尿素浓度才会升高，故血浆尿素测定不是反映肾小球功能损伤的灵敏指标。此外，肾外因素如组织分解代谢加快、消化道出血、摄食过多蛋白质等都可引起血浆尿素浓度升高，因而血浆尿素测定亦不是肾功能损伤的特异指标。尽管如此，因为尿素是由肾脏排泄的低分子含氮废物的主要成分，血浆尿素浓度对慢性肾脏疾病的病程、病情观察及预后判断均有意义，且血浆尿素测定方法比较成熟、简便，所以血浆尿素测定仍是目前肾脏疾病的主要检查项目之一。

尿素的测定方法主要分为两大类：一类是利用尿素酶（亦称脲酶）水解尿素生成氨和 CO_2 而测定，被认为是间接测定法；另一类是尿素与某些试剂如二乙酰—肟、二苯吡喃醇、邻苯二甲醛等直接反应，测定其产物。

一、二乙酰—肟法

（一）原理

在酸性反应环境中加热，尿素与二乙酰缩合成色素原二嗪化合物，称为 Fearon 反应。因为二乙酰不稳定，故通常由反应系统中二乙酰—肟与强酸作用，产生二乙酰。二乙酰和尿素反应，缩合成红色的二嗪。试剂主要有以下几种：

1. 酸性试剂

在三角烧瓶中加蒸馏水约 100 mL，然后加入浓硫酸 44 mL 及 85% 磷酸 66 mL。冷至室温，加入氨基硫脲 50mg 及硫酸镉（$CdSO_4 \cdot 8H_2O$）2 g，溶解后用蒸馏水稀释至 1L，置棕色瓶中冰箱保存，可稳定半年。

2. 二乙酰—肟溶液

称取二乙酰—肟 20 g，加蒸馏水约 900 mL，溶解后，再用蒸馏水稀释至 1L，置棕色瓶中，贮放冰箱内可保存半年不变。

3. 尿素标准贮存液（100mm/L）

称取干燥纯尿素（MW=60.06）0.6 g，溶解于蒸馏水中，并稀释至 100 mL，加 0.1 g 叠氮钠防腐，置冰箱内可稳定 6 个月。

4. 尿素标准应用液（5mmol/L）

取 5.0 mL 贮存液用无氨蒸馏水稀释至 100 mL。

（二）操作

按表 9-1 进行。

表 9-1 测定尿素操作步骤（mL）

加入物	测定管	标准管	空白管
血清	0.02	—	—
尿素标准应用液	—	0.02	—
蒸馏水	—	—	0.02
二乙酰—肟溶液	0.5	0.5	0.5
酸性试剂	5	5	5

混匀后，置沸水浴中加热 12min，置冷水中冷却 5min 后，用分光光度计波长 540 nm，以空白管调零，比色读取标准管及测定管的吸光度。

（三）计算

$$血清尿素(mmol/L) = \frac{测定管吸光度}{标准管吸光度} \times 5,$$

$$血清尿素氮(mg/L) = 尿素(mmol/L) \times 28$$

（四）附注

1. 本法线性范围达 14mmol/L 尿素，如遇高于此浓度的标本，必须用生理盐水做适当的稀释后重测，然后乘以稀释倍数报告之。

2. 试剂中加入硫脲和镉离子，增强显色强度和色泽稳定性，但仍有轻度褪色现象（每小时＜5%）。加热显色冷却后应及时比色。

3. 吸管必须校正，使用时务必注意清洁干净，加量务必准确。

4. 尿液尿素也可用此法进行测定，由于尿液中尿素含量高，标本需要用蒸馏水做 1∶50 稀释，如果显色后吸光度仍超过本法的线性范围，还需要将尿再稀释，重新测定，结果乘以稀释倍数。

二、酶偶联速率法

（一）原理

尿素在脲酶催化下，水解生成氨和二氧化碳，氨在 α-酮戊二酸和还原型辅酶Ⅰ存在下，经谷氨酸脱氢酶（GLDH）催化生成谷氨酸；同时，还原辅酶Ⅰ被氧化成氧化型辅酶Ⅰ。还原型辅酶Ⅰ在 340 nm 波长处有吸收峰其吸光度下降的速度与待测样品中尿素的含量成正比。

（二）试剂

pH：8.0。

尿素酶：8000U/L。

还原型辅酶Ⅰ（NADH）：0.3mmol/L。

ADP：1.5mmol/L。

Tris- 琥珀酸缓冲液：150mmol/L。

谷氨酸脱氢酶（GLDH）：700U/L。

α- 同戊二酸：15mmol/L。

以上酶试剂可以自配或购买试剂盒。液体酶试剂在冰箱存放可稳定 10d，室温（15 ~ 25℃）只能存放 3d。尿素标准应用液同二乙酰—肟法。

（三）操作

1. 自动生化分析仪

二点法，温度 37℃，波长 340nm，延迟时间 30s，读数时间 60s。详细操作程序参照仪器和试剂盒说明书。

2. 手工法

取四支试管标明测定、标准、空白、质控，按表 9-2 操作。

单位：μL

表 9-2　酶法测定尿素

加入物	测定管	质控管	标准管	空白管
血清	15	—	—	—
质控血清	—	15	—	—
尿素标准液	—	—	15	—
无氨蒸馏水	—	—	—	15
酶试剂	1.5	1.5	1.5	1.5

以上各管依次逐管加入酶试剂，混匀后立即在分光光度计上监测其吸光度的变化（ΔA/min）。

（四）计算

$$尿素(mmol/L) = \frac{测定\triangle A/min - 空白\triangle A/min}{标准\triangle A/min? 空白\triangle A/min} \times 5$$

本法适用于各种类型的自动生化分析仪，其测定程序及其参数可参照原仪器所附的说明。

（五）附注

1. 在测定过程中，各种器材和蒸馏水应无氨离子污染，否则结果偏高。

2. 标本最好用血清。

3. 血氨升高可使尿素测定结果偏高，标本溶血对测定有干扰。

（六）参考值

3.57 ~ 14.28mmol/L。

三、脲酶—波氏比色法

（一）原理

测定分两个步骤：首先用尿素酶水解尿素，产生 2 分子氨和 1 分子二氧化碳。然后，氨在碱性介质中与苯酚及次氯酸反应，生成蓝色的吲哚酚，此过程须用硝普钠催化反应。蓝色吲哚酚的生成量与尿素含量成正比，在 630 nm 波长比色测定。

（二）试剂

1. 显色剂

苯酚 10 g，硝普钠（含 2 分子水）0.05 g，溶于 1000 mL 去氨蒸馏水中，存放冰箱中，可保存 60d。

2. 碱性次氯酸钠溶液

NaOH 5 g 溶于去氨蒸馏水中，加"安替福民" 8 mL（相当于次氯酸钠 0.42 g），再加蒸馏水至 1000 mL，置棕色瓶内冰箱存放，稳定两个月。

3. 尿素酶贮存液

尿素酶（比活性 3000 ~ 4000U/g）0.2 g，悬浮于 20 mL 50%（V/V）甘油中，置冰箱

内可保存 6 个月。

4.尿素酶应用液

尿素酶贮存液 1 mL 加 10 g/L EDTA·2Na 溶液（pH6.5）至 100 mL，置冰箱保存可稳定 1 个月。

（三）操作

取 16mm×150mm 试管，标记测定管、标准管和空白管，按表 9-3 操作混匀，37℃水溶 15min，向各管迅速加入酚显色剂 5 mL，混匀，再加入碱性次氯酸钠溶液 5 mL，混匀。各管置 37℃水溶 20min，使呈色反应完全。

分光光度计波长 560 nm，比色杯光径 1.0cm，用空白管调零，读取各管吸光度。

表 9-3　尿素测定操作步骤

加入物	测定管	标准管	空白管
尿素酶应用液（mL）	1.0	1.0	1.0
血清（μl）	10	—	—
尿素标准应用液（μl）	—	10	—
蒸馏水（μl）	—	—	10

（四）计算

$$尿素(\mathbf{mmol/L}) = \frac{测定管吸光度}{标准管吸光度} \times 5$$

（五）参考值

2.9 ~ 8.2mmol/L（以尿素计）。

（六）附注

1.本法亦能测定尿液中的尿素，方法如下

1 mL 尿标本，加入人造沸石（须预处理）0.5 g，加去氨蒸馏水至 25 mL，反复振摇数次，吸附尿中的游离氨盐，静置后吸取稀释尿液 1.0 mL，按上述操作方法进行测定。所测结果乘以稀释倍数 25。

2.误差原因

空气中氨气对试剂或玻璃器皿的污染或使用铵盐抗凝剂可使结果偏高。高浓度氟化物可抑制尿素酶，引起结果假性偏低。

四、临床意义

（一）血浆尿素浓度的生理变化

男性血浆尿素浓度略高于女性；新生儿稍高于成人，出生 60d 以后与成人无明显差异，60 岁以后多略增高；在剧烈运动和高蛋白饮食后，血浆尿素浓度可增高；妊娠妇女由于血容量增加，尿素浓度可降低。

（二）血浆尿素浓度的病理变化

1. 肾脏疾病

如慢性肾炎、肾动脉硬化症、严重肾盂肾炎、肾结核和肾肿瘤的晚期等，肾功能轻度受损时，尿素可无变化。当其高于正常时，说明有效肾单位的 60% ~ 70% 已受到损害。因此血浆尿素测定不能作为肾脏疾病的早期功能测定的指标，但对肾衰竭尤其是尿毒症的诊断有特殊价值。其增高的程度与病情严重性成正比，故对病情判断和预后的估价有重要意义。如慢性肾衰竭可根据尿素等的测定来决定其程度，可分为：①肾衰竭代偿期，内生肌酐清除率下降。血肌酐不升高（在 179.8mmol/L 以下），血尿素氮正常或轻度升高（在 9mmol/L 以下）。②肾衰竭失代偿期，又称氮质血症期（或尿毒症前期）。此时内生肌酐清除率下降明显，为 50 mL/min 以下，血肌酐超过 176.8fzmol/L、血尿素氮超过 9mmol/L。③尿毒症期，此时内生肌酐清除率下降至 20 mL/min 以下，血肌酐超过 445mmol/L，血尿素超过 20mmol/L。

2. 肾前或肾后因素引起尿量显著减少或尿闭

如脱水、水肿、腹水、循环功能衰竭、尿路结石或前列腺肿大引起的尿路梗阻等。

3. 体内蛋白质分解过多

如急性传染病、上消化道出血、大面积烧伤、大手术后和甲状腺功能亢进等。虽然血尿素氮增高，此时其他肾功能试验结果一般均正常。

第三节　血清尿酸测定

尿酸（UA）是核酸（RNA 与 DNA）的分解代谢产物，嘌呤碱经水解、脱氨、氧化等作用生成的最终产物，经肾脏排出。当嘌呤代谢紊乱时，血中尿酸浓度增高，并以钠盐的形式沉着于关节、耳垂、皮肤，可引起结节和关节痛，临床上称为痛风病。正常成年人每日尿液排泄约 210mg/d 尿量，如含量增高可在泌尿道沉淀而形成结石。

尿酸的测定方法有磷钨酸还原法、尿酸氧化酶法和 HPLC 法。干化学方法也是应用尿酸氧化酶的方法。尿酸氧化酶法分为一步法和偶联法。目前最流行的方法是尿酸氧化酶—过氧化物酶反应体系。该法灵敏且不需要去蛋白,主要干扰物质是维生素 C 和胆红素。在反应体系中加入维生素 C 氧化酶和胆红素氧化酶,可以消除这两种物质的干扰。HPLC 方法利用离子交换树脂柱将尿酸纯化,在 293 nm 检测柱流出液的吸光度,计算尿酸浓度。

一、尿酸氧化酶—过氧化物酶偶联法

(一)原理

尿酸在尿酸氧化酶催化下,氧化生成尿囊素和过氧化氢。过氧化氢与 4- 氨基安替比林(4-AAP)和 3,5- 二氯 2- 羟苯磺酸(DHBS)在过氧化物酶的作用下,生成有色物质(醌亚胺化合物),其色泽与样品中尿酸浓度成正比。

(二)试剂

1. 酶混合试剂

表 9-4 酶混合试剂成分表

试剂成分	在反应液中的参考浓度
尿酸氧化酶	160U/L
过氧化物酶	1500U/L
4-AAP	0.4mmol/L
DHBS	2mmol/L
磷酸盐缓冲液(pH7.7)	100mmol/L

以上各试剂为混合干粉试剂,在应用前用蒸馏水复溶,加水量根据干粉的分量而决定,复溶后的试剂在室温可稳定 48h,在 2 ~ 6℃可稳定两周,若发现干粉受潮结块或有颜色出现以及复溶后与定值质控血清测定值不符,说明试剂已变质,应弃去不用。

2. 300 μmol/L 尿酸标准应用液

在 100ml 容量瓶中,加尿酸标准应用液 5ml,加乙二醇 33ml,然后以蒸馏水稀释至刻度。

(三)操作

1. 试剂准备:将干粉试剂按规定加入一定量蒸馏水复溶,在实验前半小时准备好。

2. 取 12mm × 100mm 试管 4 支,标明测定、质控、标准和空白管,然后操作。混合,室温放置 10min,分光光度计波长 520 run,比色杯光径 1.0cm,以空白管调零,读取各管的吸光度。

（四）计算

血清尿酸（mmol/L）= 测定管吸光度 / 标准管吸光度 × 300。

（五）参考值

1. 男性

208 ～ 428μmmol/L。

2. 女性

155 ～ 357μmol/L。

（六）附注

本试剂适用于各种类型生化自动分析仪，测定程序和参数应参阅仪器说明所附的说明书。

酶法测定尿酸特异性高，可分为紫外分光光度法和酶偶联法。二者共同特点是均应用尿酸氧化酶、氧化尿酸生成尿囊素和过氧化氢。然后可用三类方法进行测定。①紫外分光光度法测定：尿酸在波长 293 nm 有吸收峰，而尿囊素则没有，因此在 293 run 波长的吸光度下降值与样品中尿酸含量成正比。②尿酸氧化酶—过氧化物酶偶联反应法测定。③尿酸氧化酶、过氧化物酶和乙醛脱氢酶三联反应法测定：过氧化氢和乙醇在过氧化氢酶催化下，氧化生成乙醛；乙醛和 NAD+ 在醛脱氢酶催化下生成乙酸和 NADH；在 340 nm 波长监测样品管和标准管吸光度升高值，计算样品中尿酸的含量。

偶高浓度维生素 C 的标本，可使测定结果偏低，故不少试剂盒中加入维生素 C 氧化酶，防止维生素 C 的干扰。

（七）临床意义

血清尿酸测定对痛风诊断最有帮助，痛风患者血清中尿酸增高，但有时亦会出现正常尿酸值。在核酸代谢增加时，如白血病、多发性骨髓瘤、真性红细胞增多症等血清尿酸值亦常见增高。

在肾功能减退时，常伴有血清尿酸增高。氯仿中毒、四氯化碳中毒及铅中毒、子痫、妊娠反应及食用富含核酸的食物等，均可引起血中尿酸含量增高。

二、磷钨酸还原法

（一）原理

无蛋白血滤液中的尿酸在碱性溶液中被磷钨酸氧化成尿囊素及二氧化碳，磷钨酸在此反应中则被还原成钨蓝。钨蓝的生成量与反应液中尿酸含量成正比，可进行比色测定。

（二）试剂

1.磷钨酸贮存液

称取钨酸钠 50 g，溶于约 400 mL 蒸馏水中，加浓磷酸 40 mL 及玻璃珠数粒，煮沸回流 2h，冷却至室温，用蒸馏水稀释至 1L，贮存在棕色试剂瓶中。

2.磷钨酸应用液

取 10 mL 磷钨酸贮存液，以蒸馏水稀释至 100 mL。

3.0.3mol/L 钨酸钠溶液

称取钨酸钠（Na2WO4·2H$_2$O，MW329.86）100 g，用蒸馏水溶解后并稀释到 1L。

4.0.33mol/L 硫酸

取 18.5 mL 浓硫酸加入 500 mL 蒸馏水中，然后用蒸馏水稀释至 1L。

5.钨酸试剂

在 800 mL 蒸馏水中，加入 50 mL 0.3mol/L 钨酸钠溶液、0.05 mL 浓磷酸和 50 mL 0.33mol/L 硫酸，混匀，在室温中可稳定数月。

6.1mol/L 碳酸钠溶液

称取 106 g 无水碳酸钠，溶解在蒸馏水中，并稀释至 1L，置塑料试剂瓶内，如有浑浊，可过滤后使用。

7.6.0mmol/L 尿酸标准贮存液

取 60mg 碳酸锂（AR）溶解在 40 mL 蒸馏水中，加热至 60℃，使其完全溶解，精确称取尿酸（MW168.11）100.9mg，溶解于热碳酸锂溶液中，冷却至室温，移入 100 mL 容量瓶中，用蒸馏水稀释至刻度，贮存在棕色瓶中。

8.300μmol/L 尿酸标准应用液

在 100 mL 容量瓶中，加尿酸标准贮存液 5 mL，加乙二醇 33 mL，然后以蒸馏水稀释至刻度。

（三）操作

于 3 支 16mm×100mm 试管（测定、标准和空白）中各加 4.5 mL 钨酸试剂，分别加入 0.5 mL 血清、0.5 mL 标准应用液和 0.5 mL 蒸馏水，混匀后静止数分钟，测定管离心沉淀后按表 9-5 操作。

表 9-5　尿酸测定操作步骤

加入物（mL）	测定管	标准管	空白管
测定管上清液	2.5	—	—
标准管上清液	—	2.5	—
空白管上清液	—	—	2.5
碳酸钠溶液	0.5	0.5	0.5
混匀后放置 10min			
磷钨酸应用液	0.5	0.5	0.5

混匀，室温放置 20min 后，用分光光度计在波长 660 nm，比色杯光径 1.0cm，以空白管调零，读取各管吸光度。

（四）计算

血清尿酸（μmol/L）＝测定管吸光度 / 标准管吸光度 ×300。

（五）参考值

1. 男性

262 ~ 452μmol/L（4.4 ~ 7.6mg/dL）。

2. 女性

137 ~ 393μmol/L（2.3 ~ 6.6mg/dL）。

（六）附注

红细胞内存在多种非特异性还原物质，因此，用血清或血浆测定比用全血好。因草酸钾与磷钨酸容易形成不溶性磷钨酸钾，造成显色液浑浊，因此不能用草酸钾做抗凝剂。

血清与尿液标本中的尿酸在室温可稳定 3d；尿液标本冷藏后，可引起尿酸盐沉淀，此时可调节 pH 至 7.5 ~ 8.0，并将标本加热到 50℃，待沉淀溶解后再进行测定。

尿酸在水中溶解度极低，但易溶于碱性碳酸盐溶液中，配制标准液时，加碳酸锂并加热助溶。如无碳酸锂，可用碳酸钾或碳酸钠代替。

用钨酸沉淀蛋白时，会引起尿酸与蛋白共沉淀，而且随滤液 pH 不同而变化。如滤液 pH 在 3 以下，尿酸回收明显减低。用 1/2 浓度的沉淀剂，滤液 pH 在 3.0 ~ 4.3 之间，回收率为 93% ~ 103%；用全量沉淀剂时，滤液 pH 在 2.4 ~ 2.7，回收率为 74% ~ 97%。此外不能用氢氧化锌做蛋白沉淀剂，锌能与尿酸形成不溶性的尿酸锌。以甲醛为防腐剂的商品尿酸标准液，仅可用于磷钨酸还原法，不能用于尿酸氧化酶法。

（七）临床意义

在肾功能减退时，常伴有血清尿酸增高。另外，血清尿酸测定对痛风的诊断最有帮助。痛风患者血清中尿酸增高，但有时亦会呈现正常尿酸值。核酸代谢增高时，如白血病、多发性骨髓瘤、真性红细胞增多症等血清尿酸值亦常见增高。氯仿中毒、四氯化碳中毒及铅中毒、妊娠反应及食用富含核酸的食物等，均可引起血中尿酸含量增高。

第四节　血清肌酐检验

肌酐（Cr）是一种低分子量含氮化合物，分子量为116。它是肌酸脱水或磷酸肌酸脱磷酸的产物，肌酸是由精氨酸、甘氨酸和蛋氨酸在肝脏和肾脏中合成，经由血液循环，在肌肉组织中以肌酸及肌酸磷酸的形式存在。肌酐是小分子物质，可以顺利通过肾小球滤过。在原尿中背小管基本上不重吸收，近曲小管尚能分泌，尤其当血浆肌酐浓度升高时，肾小管对肌酐的分泌作用明显增强。因此，血浆肌酐浓度及尿液肌酐排泄量是肾小球滤过功能的有用指标。

肌酐的测定方法有两大类，即化学方法和酶学方法。大多数化学方法是根据1886年Jaffe建立的碱性苦味酸反应，肌酐与苦味酸反应生成橘红色的化合物。由于许多化合物如蛋白质、葡萄糖、维生素C、丙酮、乙酰乙酸等也可生成Jaffe样色原，故Jaffe反应并非仅对肌酐特异。但根据肌酐与非肌酐物质的Jaffe反应动力学特点，利用"窗口期"肌酐动力学反应，可有效地提高测定特异性，操作简便，适用于各种自动分析仪。肌酐的酶学测定方法，主要有三种类型：①肌酐氨基水解酶法（也叫肌酐酶法）。②肌氨酸氧化酶法。③肌酐亚氨基水解酶法（肌酐脱氨酶法）。酶学方法特异性高、结果准确，适用于各种自动分析仪。

一、肌氨酸氧化酶法

（一）原理

样品中的肌酐在肌酐酶的催化下水解生成肌酸。在肌酸酶的催化下肌酸水解产生肌氨酸和尿素。肌氨酸在肌氨酸氧化酶的催化下氧化成甘氨酸、甲醛和 H_2O_2，最后偶联Trinder反应，比色法测定。

（二）试剂

1. 试剂1

TAPS缓冲液（pH8.1）：30mmol/L。
肌酸酶（微生物）：$\geq 333 \mu Kat/L$。

肌氨酸氧化酶（微生物）：≥ 133μKat/L。

维生素 C 氧化酶（微生物）：≥ 33μKat/L。

HTIB：5.9mmol/L。

2. 试剂 2

TAPS 缓冲液（pH8.0）：50mmol/L。

肌酐酶（微生物）：≥ 500μKat/L。

过氧化物酶（辣根）：≥ 16.7μKat/L。

4—氨基安替比林：2.0mmol/L。

亚铁氰化钾：163μmol/L。

（三）操作

按照表 9-6 所示进行操作。

表 9-6　血清肌酐酶法测定操作步骤（μl）

加入物	测定管（U）	校准管（S）
样品	6	—
校准液	—	6
试剂	250	250
混匀，37℃恒温 5min，主波长 546 nm，次波长 700nm，测定各管吸光度 A1		
试剂 2	125	125

（四）计算

$$血清肌酐(\mu mol / L) = \frac{A_{U2} - A_{U1}}{A_{S2} - A_{S1}} \times 校准物浓度(\mu mol / L)$$

（五）参考值

1. 男性

59 ～ 104μmol/L。

2. 女性

45 ～ 84μmol/L。

（六）附注

肌酐酶法因特异性好，其参考值略低于苦味速率法。建议各实验室最好建立本地区的参考值。肌酐的酶法分析是解决肌酐测定中非特异性干扰的根本途径。肌酐酶法分析中以肌酐酶偶联肌氨酸氧化酶法较为常用。

肌酐酶偶联肌氨酸氧化酶法为了消除样品中肌酸的干扰，利用自动分析中双试剂法的特点，在第一试剂中加入肌酸酶，二步反应可以消除内源性肌酸的干扰。

肌酐酶偶联肌氨酸氧化酶法，以 Trinder 反应为指示系统。不同的色原物质其灵敏度差异很大，各试剂厂商都竞相研究并使用新型灵敏的色原物质。目前常用的色原物质有：3，5- 二氯 -2- 羟基苯磺酸（DHBA）；N- 乙基 -（2- 轻 -3- 磺丙基）；-3，5- 二甲氧基 -4- 氟苯胺（F-DAOS）；N-（2- 羟 -3- 磺丙基）；-3，5 二甲氧基苯胺（HDAOS）等。

Trinder 反应受胆红素和维生素 C 的干扰，可在试剂 1 中加入亚铁氰化钾（或者亚硝基铁氰化钾）和维生素 C 氧化酶消除之。肝素、枸橼酸、EDTA、氟化钠等在常规用量下对本测定无干扰。

（七）临床意义

急性、慢性肾小球肾炎等肾小球滤过功能减退时，由于肾的储备力和代偿力很强，故肾小球受损的早期或轻度损害时，血中浓度可正常，只有当肾小球滤过功能下降到正常人的 1/3 时，血中肌酐才明显上升。因此血中肌酐测定不能代表内生肌酐清除率测定，也不能反映肾早期受损的程度。

肾源性或非肾源性血肌酐增高程度有所不同，如肾衰竭患者是由于肾源性所致，血肌酐常超过 200μmol/L。心力衰竭时血流经肾减少属非肾源性的，血肌酐浓度上升不超过 200μmol/L。

血肌酐和尿素氮同时测定更有意义，如两者同时增高，表示肾功能已严重受损。如肌酐浓度超过 200μmol/L，病情继续恶化，则有发展成尿毒症的危险，超过 400μmol/L，预后较差，如仅有尿素升高，而血肌酐在正常范围内，则可能为肾外因素引起，如消化道出血或尿路梗阻等。

二、去蛋白终点法

（一）原理

血清（浆）中的肌酐与碱性苦味酸盐反应，生成黄色的苦味酸肌酐复合物，在 510 nm 波长比色测定。

（二）试剂

1.0.04mol/L 苦味酸溶液

苦味酸（AR）9.3 g，溶于 500 mL 80℃蒸馏水中，冷却至室温。加蒸馏水至 1L，用

0.1mol/L 氢氧化钠滴定，以酚酞做指示剂。根据滴定结果，用蒸馏水稀释至 0.04mol/L，贮存于棕色瓶中。

2.0.75mol/L 氢氧化钠

氢氧化钠（AR）30 g，加蒸馏水使其溶解，冷却后用蒸馏水稀释至 1L。

3.35mmol/L 钨酸溶液

①取聚乙烯醇 1 g 溶解于 100 mL 蒸馏水中，加热助溶（不要煮沸），冷却。②取钨酸钠 11.1 g 溶解于 300 mL 蒸馏水中，使完全溶解。③取 300 mL 蒸馏水慢慢加入 2.1 mL 浓缚酸，冷却。将①液加入②液中于 1L 容量瓶中，再与③液混匀，再加蒸馏水至刻度，置室温中保存，至少稳定一年。

4.10mmol/L 肌酐标准贮存液

肌酐(MW113.12)113 g 用 0.1mol/L 盐酸溶解，并移入 100 mL 容量瓶中，再以 0.1mol/L 盐酸稀释至刻度，保存于冰箱内，稳定一年。

5.10 μ mol/L 肌酐标准应用液

准确吸取 10mmol/L 肌酐标准贮存液 1.0 mL，加入 1000 mL 容量瓶内，以 0.1mol/L 盐酸稀释至刻度，贮存于冰箱内。

（三）操作

于 16mm×100mm 试管中，置血清（或血浆）0.5 mL 加入 35mmol/L 钨酸溶液 4.5 mL，充分混匀，3000r/min，离心 10min，取上清液，按表 9-7 测定（尿液标本用蒸馏水做 1∶200 稀释）。

表 9-7　肌酐终点法测定操作步骤

加入物（mL）	测定管	标准管	空白管
血清无蛋白滤液或稀释尿液	3.0	—	—
肌酐标准应用液	—	3.0	—
蒸馏水	—	—	3.0
0.04mol/L 苦味酸溶液	1.0	1.0	1.0
0.75mol/L NaOH	1.0	10.0	1.0

混匀后，室温放置 15min，分光光度计 510 nm 波长，比色杯光径 1.0cm，以空白管调零比色，读取各管吸光度。

（四）计算

$$血清肌酐(\mu mol/L) = \frac{A_{U2} - A_{U1}}{A_{S2} - A_{S1}} \times 校准物浓度(\mu mol/L)$$

（五）参考值

1. 男性

44 ~ 133 μ mol/L（0.5 ~ 1.5mg/dL）。

2. 女性

70 ~ 106 μ mol/L（0.8 ~ 1.2mg/dL）。

（六）附注

温度升高时，可使碱性苦味酸溶液显色增深，但标准管与测定管的加深程度不成比例。因此，测定时各管温度均须到室温。血清（血浆）标本如当天不测定，可于冰箱保存 3d。若要保持较长时间，宜 -20℃保存。轻微溶血标本对肌酐无影响，但可使肌酸结果偏高。

肌酐测定的回收率受无蛋白滤液的 pH 影响，滤液 pH 在 3 ~ 4.5 时，回收率为85% ~ 90%；pH 在 2 以下时，回收率为 100%。

三、速率法

（一）原理

肌酐的化学速率法测定是根据肌酐与苦味酸反应，生成橘红色的苦味酸肌酐复合物的反应速率。该反应拟一级反应动力学。在碱性反应环境中，样品中的肌酐或干扰物质和苦味酸的反应速度不同，选择适宜的速率监测时间，可以提高肌酐测定的特异性。

（二）试剂

1. 0.04mol/L 苦味酸溶液。

2. 0.32mol/L 氢氧化钠溶液。

3. 碱性苦味酸溶液。

根据工作用量，将 0.04mol/L 苦味酸和 0.32mol/L 氢氧化钠等体积混合，可加适量的表面活性剂（如 Triton-X-100），放置 20min 以后即可应用。

4.100μmol/L 肌酐标准应用液。

（三）操作

按表9-8所示进行操作。

表9-8 肌酐速率法测定操作步骤

加入物	标准管	测定管
肌酐标准应用液（μl）	100	—
样品（μl）		100
碱性苦味酸溶液（μl）	1.0	1.0

分析仪波长 510 nm，比色杯光径 1.0cm，反应温度（37℃），样品体积 100μl，试剂体积 1000μl。在试剂与样品(或标准液)混合后准确反应 20s，读取吸光度 A1 测和 A1 标，待反应进行至准确 60s，读取吸光度 A2 测和 A2 标。

（四）计算

$$血清(浆)肌酐(mmol/L) = \frac{标准管吸光度}{测定管吸光的} \times 100$$

$$尿液肌酐(mmol/L) = \frac{标准管吸光度}{测定管吸光的} \times 100 \times 200 \times 24h尿量(L)$$

（五）参考值

1.男性

62 ～ 115μmol/L（0.7 ～ 1.3mg/dL）。

2.女性

53 ～ 97μmol/L（0.6 ～ 1.1mg/dL）。

（六）附注

干扰速率法测定的非肌酐色原性物质有二类：一类为快速反应假肌酐物质，在样品与碱性苦味酸混合后 20s 内迅速出现反应，产生非肌酐的有色化合物。测定时设置 20s 延迟期，可以排除此类干扰。另一类为慢速反应假肌酐物质，一般在样品和碱性苦味酸混合后 80 ～ 100s 才开始反应。这样在 20 ～ 80s 之间，出现"窗口期"，此时肌酐与苦味酸的呈色反应占主导地位。有研究者发现，"窗口期"的上限为 60s。为了提高速率法测定的特异性，速率测定时间选择在 25 ～ 60s 间。有学者对速率法进行严格评价后指出，速率法仍受到 α -

酮酸的正干扰和胆红素的负干扰。

速率法线性范围可达 2000μmol/L。血清样本值过高可用盐水稀释；尿液标本用蒸馏水做 20～50 倍稀释。测定结果乘以稀释倍数。温度对呈色反应速度影响较大，标准管与测定管的温度必须保持一致。

第五节 血清胱抑素C测定

胱抑素 C（cyStatinC，Cys-C）又称半胱氨酸蛋白酶抑制蛋白 C，是一种分子量为 13 kD、等电点为 9.3、含有 120 个氨基酸残基的小分子非糖基化的碱性蛋白质。体内所有有核细胞均可稳定产生，脑脊液中的浓度最高，尿中的浓度最低。

肾脏是清除循环中胱抑素 C 的唯一器官。循环血液中 Cys-C 能自由透过肾小球，在近曲小管几乎全部被上皮细胞摄取并分解，尿中仅微量排出 Cys-C，对肾功能损伤预测的和特异性要高于肌酐清除率，并且在血液中的水平不受肝功能、感染、恶性肿瘤的影响，受饮食、身高、体重、性别与年龄等的影响也较少，因此 Cys-C 是评价肾小球滤过率功能的一个敏感、特异的指标。

CyS-C 的测定方法很多，早期单向免疫扩散法、酶联免疫测定法，随后相继出现较灵敏的放射、荧光及各种酶免疫测定方法。这些测定方法都为非均相检测，操作复杂、耗时，很难自动化。胶乳颗粒增强免疫比浊测定是一种均相测定方法，基本上不受血红蛋白、胆红素、类风湿因子等影响，可在全自动生化分析仪上测定，已成为临床首选方法。

一、原理

血清中 Cys-C 与超敏化的抗体胶乳颗粒反应，产生凝集，使反应溶液浊度增加。其浊度的增加值与血清中 Cys-C 的浓度成正比，可在波长 570 nm 处监测吸光度的增加速率，并与标准品对照，计算出 Cys-C 的浓度。

二、试剂

（一）试剂 1：Tris-HCl 缓冲液（PH7.5）：0.05 mol/L。

（二）试剂 2：抗人 Cys-C 多克隆抗体乳胶颗粒悬浊液。

（三）胱抑素 C 标准品。

三、操作

（一）血清

血清 3μl，加入 125μl 试剂 1，混匀，孵育 5 分钟，再加入 125μl 试剂 2 后混匀。延迟时间 60 秒，监测时间 90 秒，记录吸光度变化速率（ΔA/min）。

（二）自动化分析仪检测

操作不同实验室具体反应条件会因所使用的仪器和试剂而异，应按仪器和试剂说明书设定测定参数，进行定标品、空白样品和血清样品分析。

四、计算

测定标准液系列的吸光度，建立吸光度—浓度对应关系的工作曲线。依据试剂盒配套的高中低浓度的标准品，稀释成系列浓度，读取各浓度标准管的 $\Delta A/min$，与相应的 Cys-C 浓度绘制标准曲线。根据血清样品的 $\Delta A/min$，从标准曲线上计算出 Cys-C 的浓度（mg/L）。

五、附注

（一）标本稳定性

血清或血浆（EDTA 或肝素抗凝）标本在 4℃密封保存，可稳定 12 天；室温（25℃）条件下保存，可以稳定 6 天。

（二）抗干扰因素强

当抗坏血酸 < 50 mg/dL，血红蛋白 < 460 mg/dL、甘油三酯 < 10 mmol/L、胆红素 < 311μmo/L、类风湿因子（RF） < 240 U/mL 时，对本法测定结果不产生影响。

（三）参考区间的差异

采用不同来源 Cys-C 的标准品，参考区间会有一定的差异。

六、参考区间

成人血清 Cys-C 浓度：0.59 ~ 1.03 mg/L。

七、临床意义

血清 Cys-C 升高提示肾小球滤过功能受损，是一种理想的反映肾小球滤过率的内源性物质。其与肾小球滤过率的线性关系显著优于血肌酐。临床可以用于肾小球滤过功能微小损伤、糖尿病肾病、高血压肾病以及其他肾小球早期损伤的诊断及预后判断。尿 Cys-C 可作为肾小管功能不全的指标之一，尿 Cys-C 增高可反映近曲小管上皮分解代谢 Cys-C 的功能下降，是近曲小管上皮受损的表现。在肾移植成功时，血清 Cys-C 下降的速度和幅度均大于肌酐清除率；发生移植排斥反应时，血清 Cys-C 增高明显早于肌酐清除率。此外，血清 Cys-C 升高有助于儿童过敏性紫癜的早期肾功损害的诊断；血清 CyS-C 对急性心力衰竭患者预后的预测价值高于脑钠肽（BNP）和肌钙蛋白 T（TnT）等指标，是反映急性心力衰竭预后的一个敏感指标；血 Cys-C 越高，死亡率也越高；中枢神经系统感染患者的脑脊液中的胱抑素 C 水平在一定程度上能反映患者脑细胞的功能，可用于血—脑脊液屏障损伤的早期诊断，其动态变化可评价中枢神经系统感染的治疗效果。

第六节　肾小球滤过功能检验

肾小球的主要功能为滤过作用，反映其滤过功能的客观指标主要是肾小球滤过率（GFR）。正常成人每分钟流经肾的血液量为 1200 ~ 1400 mL，其中血浆量为 600 ~ 800 mL，有 20% 的血浆经肾小球滤过后，产生的滤过液约为 120 ~ 160 mL/min。在单位时间内（min）经肾小球滤出的血浆液体量，称肾小球滤过率，为测定肾小球滤过率，临床上设计了各种物质的血浆清除率试验。

一、内生肌酐清除率测定

（一）原理

肌酐是肌酸的代谢产物，在成人体内含肌酐约 100 g，其中 98% 存在于肌肉，每天约更新 2%，肌酸在磷酸肌酸激酶作用下，形成带有高能键的磷酸肌酸，为肌肉收缩时的能量来源和储备形式，磷酸肌酸放出能量经脱水而变为肌酐，由肾排出。人体血液中肌酐的生成可有内、外源性两种，如在严格控制饮食条件和肌肉活动相对稳定的情况下血浆肌酐的生成量和尿的排出量较恒定，其含量的变化主要受内源肌酐的影响，而且肌酐大部分是从肾小球滤过，不被肾小管重吸收，排泌量很少，故肾单位时间内，把若干毫升血浆中的内生肌酐全部清除出去，称为内生肌酐清除率（Ccr）。

（二）方法

患者连续进食低蛋白饮食 3d，每日蛋白质应少于 40 g，并禁食肉类（无肌酐饮食），试验当日不要饮茶或咖啡，停止用药，避免剧烈运动。

于第四天早晨 8：00 时将尿液排净，然后收集 24h 尿液，并加入甲苯 4 ~ 5 mL 以防腐。在 4d 内（任何时候均可），采取抗凝血 2 ~ 3 mL，与 24h 尿同时送检。测定尿及血浆中肌酐浓度，并测定 24h 尿量。

（三）计算

应用下列公式计算 24h 的内生肌酐清除率。

$$24h内生肌酐清除率(\%) = \frac{尿肌酐浓度(\mu mol/L) \times 24h尿量(L)}{血浆肌酐浓度(\mu mol/L)} \times 100\%$$

因在严格控制条件下，24h 内血浆和尿液肌酐含量较恒定。为了临床应用方便，用 4h 尿及空腹一次性取血进行肌酐测定，先计算每分钟尿量(mL)，再按下列公式计算清除率。

$$每分钟肌酐清除率(\%) = \frac{尿肌酐浓度(\mu mol/L) \times 每分钟尿量(mL)}{血浆肌酐浓度(\mu mol/L)} \times 100\%$$

由于每人肾的大小不尽相同，每分钟排尿能力也有所差异，为排除这种个体差异可进行体表面积的校正，因每人的肾大小与其体表面积成正比，可代入以下公式酌情参考应用。

$$矫正清除率(\%) = \frac{实际清除率 \times 标准体表面积\left(1.73m^2\right)}{受试者的体表面积} \times 100\%$$

（四）参考值

男性清除率 105 ± 20 mL/min；女性是 95 ± 20 mL/min。清除率随年龄而减低(表 9-9)。

表 9-9　肌酐清除率 mL/ （min· $1.73m^2$）

年龄（岁）	男	$\overline{x}$	女 x	$\overline{x}$
20 ~ 30	88 ~ 146	117	81 ~ 134	107
30 ~ 40	82 ~ 140	110	75 ~ 128	102
40 ~ 50	75 ~ 133	104	69 ~ 122	96
50 ~ 60	68 ~ 126	97	64 ~ 116	90
60 ~ 70	61 ~ 120	90	58 ~ 110	84
70 ~ 80	55 ~ 113	84	52 ~ 105	78

（五）误差分析

最常见误差来源是尿液收集时间记录不准，或部分尿液丢失；收集尿样期间做剧烈运动；尿液有膀胱内潴留造成负误差。

（六）临床意义

1. 判断肾小球滤过功能的敏感指标

多数急性肾小球肾炎内生肌酐清除率低到正常值的 80% 以下，但血清尿素氮、肌酐测定仍在正常范围，故是较早地反映肾小球滤过功能。

2. 初步估价肾功能的损害程度

轻度损害 Ccr 在 70 ～ 51 mL/min；中度损害在 50 ～ 31 mL/min；< 3 mL/min 为重度损害，慢性肾衰竭患者若清除率 20 ～ 11 mL/min 为早期肾衰竭；10 ～ 61 mL/min 为晚期肾衰竭；< 5 mL/min 为终末期肾衰竭。

3. 指导治疗

内生肌酐清除率 < 30 ～ 40 mL/min，应限制蛋白质摄入；< 30 mL/min 噻嗪类利尿剂治疗常无效；< 10 mL/min 应结合临床进行透析治疗，对利尿剂（如呋塞米、利尿酸钠）的反应已极差。此外，肾衰竭时凡由肾代谢或以肾排出的药物也可根据 Ccr 降低的程度来调节用药和决定用药的时间。

4. 慢性肾炎临床分型的参考

如慢性肾炎普通型 Ccr 常降低。而肾病型由于肾小管基底膜通透性增加，内生肌酐可从肾小管排泌，其 Ccr 结果相应地偏高。

二、菊粉清除率测定

（一）原理

菊粉是由果糖构成一种多糖体，静脉注射后，不被机体分解、结合、利用和破坏。因其分子量小为 5000，它可自由地通过肾小球，既不被肾小管排泌，也不被其重吸收，故能准确反映肾小球滤过率。

（二）方法

1. 试验时患者保持空腹和静卧状态。

2. 晨 7：00 时饮 500 mL 温开水，放入留置导尿管，使尿液不断流出。

3.7：30 取 10 mL 尿液和 4 mL 静脉血作为空白试验用，接着静脉输入溶于 150 mL 生理盐水的菊粉 5 g。溶液须加温到 37℃，在 15min 内输完，然后再以菊粉 5 g 溶于 400 mL 温生理盐水中进行维持输液，以每分钟 4 mL 的速度输注。

4.8：30 将导尿管夹住，8：50 取静脉血 4 mL，随后放空膀胱，测定尿量。用 20 mL 温生理盐水冲洗膀胱，并注入 20 mL 空气，使膀胱内的流体排尽，将排出的液体加入尿液标本内。充分混匀后取出 10 mL 进行菊粉含量测定。

5.9：10 第一次重复取血和尿标本，9：30 第二次重复取血和尿标本，其操作同 4。

6. 将 4 次血与尿标本测定其菊粉含量。

（三）参考值

2.0 ~ 2.3 mL/s。

（四）临床意义

急性肾小球肾炎、慢性肾衰竭、心力衰竭时其葡粉清除率显著降低；慢性肾炎、肾动脉硬化、高血压晚期等可有不同程度的降低。由于本法操作步骤较繁杂，既须持续静脉滴注（口服会水解为单糖而被吸收，肌内注射又很难吸收）和多次抽血，又须置导尿管，因而不够方便；菊粉有时可引起发热反应故目前临床上尚不能常规使用，多用于临床实验研究工作。

三、尿素清除试验

（一）原理

尿素是蛋白质代谢产生的氨在肝脏经鸟氨酸循环生成的最终产物，由肾脏排出体外。血液中的尿素通过肾小球滤过而进入肾小管。经过肾小管的尿素大部分被排出，还有一部分被肾小管重吸收而返回血流。所以尿素通过肾小球滤过并未完全被清除，尿素清除率较内生肌酐清除率要小，但仍是临床上简单而实用的肾功能试验之一。

尿素清除率随尿量多少而变。尿量越少，肾小管对尿素回收越多。尿量超过 2 mL/min 时，尿素排泄量和尿素清除率达最大值。

（二）操作

1. 标本收集

进行试验前受试患者可正常饮食，但不做剧烈运动，不饮茶或咖啡。采样前嘱患者饮水 300 mL，半小时后令其排空尿液，弃去，记录时间。1h 后收集第一次尿液，令患者务必排尽尿液，记录时间。随即采血数毫升，置抗凝管内。同时嘱患者再饮水 300 mL。自计时起的准 2h，再收集第二次尿液。

2. 测定

准确计量两次尿量，计算每分钟尿量（mL/min）V_1 和 V_2。对两次尿样及血浆做尿素测定（测定方法见尿素测定），分别为 U_1、U_2 和 P_1。

（三）计算

1. 若 V_1 和 $V_2 \geqslant 2$ mL/min，则尿素 U 和 P 之比较稳定。且与尿量成比例。

尿素最大清除率：$C_m = \dfrac{U}{P} \times V \times \dfrac{1.73}{A}\left(mL/1.73m^2\right)$（其中 A 为体表面积）。

健康人最大清除率均数为 75 mL/（min·1.73m²），折算为健康人清除百分率：

$$C_m = \frac{U}{P} \times V \times \frac{1.73}{A} \times \frac{100}{75}(\%)$$

2. 若尿量 < 2 mL/min，则尿素标准清除率（Cs）：

$$C_s = \frac{U}{P}\sqrt{V \times \frac{1.73}{A}}\left[mL/\left(min\cdot1.73m^2\right)\right]$$

健康人标准清除率均为 54 mL/（min·1.73m²），折算为健康人清除百分率：

$$C_s = \frac{U}{P}\sqrt{V \times \frac{1.73}{A}} \times \frac{100}{54}(\%)$$

（四）参考值

尿素最大清除率（Cm）为 0.58 ～ 0.91 mL/（S·m²）[60 ～ 95 mL/（min·1.73m²）]；尿素标准清除率（Cs）为 0.36 ～ 0.63m7（S·m²）[40 ～ 65 mL/（min·1.73m²）]。尿素清除率为 60% ～ 125%。

（五）附注

1. 若患者之体表面积接近 $1.73m^2$，可以不做校正，误差不大。

2. 收集尿液标本时，每次都必需要求患者尽力排空尿液，而且计时准确。

3. 将前后两次收集尿液计算的清除率取均数报告结果。若每小时排尿量 < 25 mL，两次清除率相差在 30% 以上，说明试验未做好，应重做。

第十章　尿液检验

第一节　尿液标本

一、尿液标本种类

根据临床检查要求，应正确留取尿液标本。临床上常见以下几种尿液标本：

（一）晨尿

即清晨起床后的第一次尿标本，为较浓缩和酸化的标本，尿液中血细胞、上皮细胞及管型等有形成分相对集中且保存较好。适用于可疑或已知泌尿系统疾病的动态观察及早期妊娠实验等。但由于晨尿在膀胱内停留时间过长易发生变化，现多建议留取第二次晨尿。

（二）随机尿

即留取任何时间的尿液，适用于门诊、急诊患者。本法留取尿液方便，但易受饮食、运动、用药等影响。

（三）餐后 2h 尿

通常于午餐后 2h 收集患者尿液，此标本对病理性糖尿和蛋白尿的检出更为敏感，因餐后增加了负载，使已降低阈值的肾不能承受。此外由于餐后肝分泌旺盛，促进尿胆原的肠肝循环，餐后机体出现的碱潮状态也有利于尿胆原的排出。因此，餐后尿适用于尿糖、尿蛋白、尿胆原等检查。

（四）定时尿

计时开始时，嘱患者排空膀胱，收集以后的一定时间的尿液。常用的有 3h、12h、24h 尿。分别用于尿细胞排泄率、尿沉渣定量和尿化学成分定量测定。气温高时，须加防腐剂。

（五）其他

包括中段尿、导尿、耻骨上膀胱穿刺尿等。后两种方法尽量不用，以免发生继发性感染。

二、尿液标本保存

尿液排出体外后会发生物理和化学变化，其中尿胆原、胆红素等物质见光后易氧化变质；细胞在高渗、低渗的环境中易变形破坏；尿中细菌的繁殖消耗葡萄糖易造成假阴性；非致病菌还原硝酸盐使亚硝酸盐定性假阳性，并分解尿素产生氨，导致 pH 值升高，还会破坏细胞、管型及其他有形成分。标本长期存放还会使酮体、挥发性酸在尿中含量降低，菌体蛋白还会干扰蛋白质检验。因此，标本留取后应立即检查，若不能检查应妥善保存。

（一）4℃冷藏或冰冻

1. 4℃冷藏

冷藏可防止一般细菌生长，维持较恒定的弱酸性及某些成分的生物活性。但有些标本冷藏后，由于磷酸盐与尿酸盐的析出与沉淀，妨碍对有形成分的观察。4℃冷藏不超过 6h。

2. 冰冻

冰冻可较好地保存尿中的酶类、激素等，须先将新鲜标本离心除去有形成分，保存上清液。

（二）化学防腐

大多数防腐剂的作用是抑制细菌生长、维持酸性并保持某些成分的生物活性。常用的化学防腐剂有以下几种：

1. 甲醛（福尔马林 400g/L）

每升尿中加入 5mL 甲醛，用于尿液管型、细胞防腐。注意甲醛过量时可与尿素产生沉淀物，干扰显微镜检查。

2. 甲苯

是一种有机溶剂，能在尿液标本表面形成一薄层，阻止标本与空气接触，起到防腐的作用。每升尿中加入 5mL 甲苯，用于尿糖、尿蛋白等定量检查。

3. 麝香草酚

每升尿中加入小于 1g 麝香草酚既能抑制细菌生长，又能较好地保存尿中有形成分，可用于化学成分检查及防腐，但过量可使尿蛋白定性实验（加热乙酸法）出现假阳性，还会干扰尿胆色素的检查。

4. 浓盐酸

一些物质在酸性环境中较稳定，加酸降低 pH 值是最好的保存办法。每升尿中加入 10mL 浓盐酸用于尿 17- 酮、17- 羟类固醇、儿茶酚胺等定量测定。

5. 碳酸钠

是卟啉类化合物的特殊保护剂，用量为 10g/L 尿。将标本储存于棕色瓶中。

三、尿液标本检测后处理

实验后应按照《临床实验室废物处理原则》（WS/T/249-2005）处理残余标本和所用器械，以免污染环境和造成室内感染。如残余标本用 10g/L 过氧乙酸或 30 ~ 50g/L 漂白粉液处理后排入下水道；所用实验器材须经 75% 乙醇浸泡或 30 ~ 5Og/L 漂白粉液处理，也可用 10g/L 次氯酸钠浸泡 2h，或 5g=L 过氧乙酸浸泡 30 ~ 60min，再用清水冲洗干净，干燥后留待下次使用；一次性尿杯或其他耗材可集中焚烧。

四、临床意义

尿液（urine）由肾脏生成，通过输尿管、膀胱及尿道排出体外。肾脏通过泌尿活动排泄废物，调节体液及酸碱平衡。此外肾脏还兼有内分泌功能，在新陈代谢中发挥着极其重要的作用。

尿液中的成分受饮食、机体代谢、人体内环境及肾处理各种物质的能力等因素的影响。尿中含水 96% ~ 97%，成人每日排出总固体约 60g，其中有机物（尿素、尿酸、葡萄糖、蛋白、激素和酶等）约 35g，无机物（钠、钾、钙、镁、硫酸盐和磷酸盐等）约 25g。

临床检验中的尿液分析又称为尿液检查，是根据临床需要，通过实验室手段对尿液中的某些成分进行的检查，是临床实验室最常用的检测项目之一。通过尿液检查，可指导临床医生解决以下问题：

（一）泌尿系统疾病的诊断与疗效观察

泌尿系统的炎症、结石、肿瘤、血管病变及肾移植术后发生排异反应时，各种病变产物直接出现在尿中，引起尿液成分变化。因此尿液分析是泌尿系统疾病诊断与疗效观察的首选项目。

（二）其他系统疾病的诊断

尿液来自血液，其成分又与机体代谢有密切关系，故任何系统疾病的病变影响血液成分改变时，均能引起尿液成分的变化。因此通过尿液分析可协助临床诊断，如糖尿病时进行尿糖检查、急性胰腺炎时做尿淀粉酶检查、急性黄疸型病毒性肝炎时做尿液胆色素检查等，均有助于上述疾病的诊断。

（三）安全用药的监护

某些药物如庆大霉素、卡那霉素、多黏菌素 B 与磺胺类药物等常可引起肾损害，故用药前及用药过程中须观察尿液变化，确保用药安全。

（四）职业病的辅助诊断

铅、镉、铋、汞等重金属均可引起肾损害，尿中此类重金属排出量增多，并出现有关的异常成分，故尿液检查对劳动保护与职业病的诊断及预防有一定价值。

（五）对人体健康状态的评估

预防普查中对人群进行尿液分析，可筛查有无肾、肝、胆疾病和糖尿病等，达到早期诊断及预防疾病的目的。

五、尿液检查的注意事项

为保证尿液检查结果的准确性，必须正确留取标本，在收集和处理标本时应注意以下几点：①收集容器要求清洁、干燥、一次性使用。容器有较大开口便于收集。②避免污染，如阴道分泌物、月经血、粪便等。③无干扰化学物质（如表面活性剂、消毒剂）混入。④有明显标记，如被检者姓名、病历号、收集日期等，必须粘贴在容器上。⑤能收集足够尿液量，最好超过 50mL，至少 12mL，如收集定时尿，容器应足够大，并加盖，必要时加防腐剂。⑥如须细菌培养应在无菌条件下，用无菌容器收集中段尿液。尿标本收集后应及时送检及检测，以免发生细菌繁殖、蛋白质变性、细胞溶解等。尿标本应避免强光照射，以免尿胆原等物质因光照分解或氧化而减少。⑦尿液中可能含细菌、病毒等感染物，因此必须加入过氧乙酸或漂白粉消毒处理后排入下水道。⑧所用容器及试管须经 75% 乙醇液浸泡或 30 ~ 50g/L 漂白粉液处理，也可以用 10g/L 次氯酸钠液浸泡 2h 或用 5g/L 过氧乙酸浸泡 30 ~ 60min，再用清水冲洗干净。

第二节　尿液理学检查

尿液理学检查包括气味、尿量、外观（颜色、清晰度）、尿比重、尿液渗透浓度等项目。

一、气味

正常尿液略带酸味，是由尿液中的酯类和挥发酸共同产生的。尿液气味也可受到食物和某些药物的影响，如进食葱、蒜、韭菜、咖喱，过多饮酒，以及服用某些药物后尿液可出现各自相应的特殊气味。除此之外，以下情况也会有异味：①尿液搁置过久，细菌污染繁殖，尿素分解，可出现氨臭味。若新鲜的尿液带有刺鼻的氨味，提示有慢性膀胱炎或尿潴留。②糖尿酮症酸中毒时，尿中可闻到类似烂苹果的气味。③苯丙酮尿患者的尿液中有特殊的"老鼠尿"样的臭味。

尿量（urine volume）主要取决于肾小球的滤过率、肾小管的重吸收和浓缩与稀释功能。此外，尿量变化还与外界因素如每日饮水量、食物种类、周围环境（气温、湿度）、排汗量、年龄、精神因素、活动量等相关。一般健康成人尿量为 1 ~ 2L/24h，昼夜尿量之比为（2 ~ 4）：1；儿童的尿量个体差异较大，按体质量计算较成人多 3 ~ 4 倍。

（一）多尿（polyuria）

24h 尿量大于 2.5L 称为多尿。在正常情况下多尿可见于饮水过多或多饮浓茶、咖啡、精神紧张、失眠等情况，也可见于使用利尿剂或静脉输液过多时。

病理性多尿常因肾小管重吸收障碍和浓缩功能减退，可见于：①内分泌病，如尿崩症、糖尿病等；②肾性疾病，如慢性肾炎、肾功能不全、慢性肾盂肾炎、多囊肾、肾髓质纤维化或萎缩；③精神因素，如癔症大量饮水后；④药物，如噻嗪类、甘露醇、山梨醇等药物治疗后。

（二）少尿（oliguria）

24h 尿量少于 0.4L 或每小时尿量持续少于 17mL 称为少尿。生理性少尿见于机体缺水或出汗过多时，在尚未出现脱水的临床症状和体征之时可首先出现尿量的减少。病理性少尿可见于：①肾前性少尿。各种原因引起的脱水如严重腹泻、呕吐、大面积烧伤引起的血液浓缩，大量失血、休克、心功能不全等导致的血压下降、肾血流量减少、重症肝病、低蛋白血症引起的全身水肿、有效血容量减低。②肾性少尿。如急性肾小球肾炎时，滤过膜受损，肾内小动脉收缩，毛细血管腔变窄、阻塞、滤过率降低引起少尿。③肾后性少尿。如单侧或双侧上尿路梗阻性疾病，尿液积聚在肾盂不能排出，可见于尿路结石、损伤、肿瘤及尿路先天畸形和机械性下尿路梗阻致膀胱功能障碍、前列腺肥大症等。

（三）无尿（anuria）

24h 尿量小于 0.1L，或在 12h 内完全无尿者称为无尿。进一步排不出尿液，称为尿闭，发生原因与少尿相同。

二、外观

尿液外观包括颜色和透明度。尿的颜色可随机体生理和病理的代谢情况而变化。正常新鲜的尿液呈淡黄至深黄色、透明。影响尿液颜色的主要物质为尿色素（urochrome）、尿胆原（urobilinogen）、尿胆素（urobilin）和卟啉（porphyrin）等。此外尿色还受酸碱度、摄入食物或药物的影响。

透明度也可以用浑浊度（turbidity）表示，分为清晰、雾状、云雾状混浊、明显混浊几个等级。混浊的程度根据尿中混悬物质的种类及量而定。正常尿混浊的主要原因是含有结晶（pH 值改变或温度改变后形成或析出）。病理性混浊可因尿中含有白细胞、红细胞及细菌等导致，尿中含有蛋白可随 pH 值变化析出产生混浊。淋巴管破裂产生的乳糜尿也可引起混浊。常见的尿外观改变的有以下几种：

（一）血尿（hematuria）

尿内含有一定量的红细胞时称为血尿。由于出血量的不同可呈淡红色云雾状、洗肉水样或鲜血样，甚至混有凝血块。每升尿内含血量超过 1mL 即可出现淡红色，称肉眼血尿。凡每高倍镜视野见三个以上红细胞时可确定为镜下血尿。血尿多见于：①泌尿生殖系统疾病，如肾结核、肾肿瘤、肾或泌尿系类结石及外伤、肿瘤。②血液病，如血友病、过敏性紫癜及血小板减少性紫癜。③其他，如系统性红斑狼疮、流行性出血热，某些健康人运动后可出现一过性血尿。

（二）血红蛋白尿（hemoglobinuria）

当发生血管内溶血时，血红蛋白超过珠蛋白的结合能力，游离的血红蛋白就从肾小球滤出，形成不同程度的血红蛋白尿。在酸性尿中血红蛋白可氧化成为正铁血红蛋白（methemoglobin）而呈棕色，如含量多则呈棕黑色酱油样。血红蛋白尿与血尿不同，离心沉淀后前者上清液仍为红色，隐血实验强阳性，镜检时不见红细胞或偶见溶解红细胞的碎屑；后者离心后上清液透明，隐血实验阴性，镜检时可见完整红细胞。血红蛋白尿还须与卟啉尿鉴别，后者见于卟啉症患者，尿液呈红葡萄酒色。此外碱性尿液中如存在酚红、番泻叶、芦荟等物质，酸性尿液中如存在氨基比林、磺胺等药物均可有不同程度的红色。

（三）胆红素尿（bilirubinuria）

尿中含有大量的结合胆红素可致尿液外观呈深黄色，振荡后泡沫亦呈黄色。若在空气中久置可因胆红素被氧化为胆绿素而使尿液外观呈棕绿色。胆红素尿见于阻塞性黄疸和肝细胞性黄疸。服用核黄素、呋喃唑酮后尿液亦可呈黄色，但胆红素定性实验阴性。服用较大剂量的熊胆粉、牛黄类药物时尿液颜色亦可呈黄色。

（四）乳糜尿（chyluria）

因淋巴循环受阻，从肠道吸收的乳糜液未能经淋巴管引流入血而逆流进入肾，使肾盂、输尿管处的淋巴管破裂，淋巴液进入尿液中致尿液外观呈不同程度的乳白色，有时含有多少不等的血液。乳糜尿多见于丝虫病，少数可由结核、肿瘤、腹部创伤或者手术引起。乳糜尿液离心沉淀后外观不变，沉渣中可见少量红细胞和淋巴细胞，丝虫病沉渣中可查出微丝蚴。乳糜尿须与脓尿或结晶尿等混浊尿相鉴别，后二者经离心后上清液转为澄清，镜检可见多数的白细胞或盐类结晶，结晶尿加热加酸后混浊消失。确定乳糜尿还可于尿中加少量乙醚震荡提取，因尿中脂性成分溶于乙醚使水层混浊，混浊程度比原尿减轻。

（五）脓尿（pyuria）

尿液中含大量白细胞可使外观呈不同程度的黄白色混浊或含脓丝状悬浮物，见于泌尿系统感染及前列腺炎、精囊炎。脓尿蛋白定性实验常为阳性，镜检可见大量脓细胞。

（六）盐类结晶尿（crystalluria）

排出的新鲜尿外观呈白色或淡粉红色颗粒状混浊，尤其在气温低时常很快析出沉淀物。这类混浊尿可通过加热加酸鉴别，尿酸盐加热后混浊消失，磷酸盐、碳酸盐则混浊增加，但加乙酸后二者均变清，碳酸盐尿同时产生气泡。

三、尿比重

尿比重（specific gravity，SG）是指在4℃时尿液与同体积纯水重量之比。因尿中含有3%~5%的固体物质，故尿比重常大于纯水。尿比重高低随尿中水分、盐类及有机物含量而异。在病理情况下还受蛋白质、糖及细胞成分等影响，如无水代谢失调，尿比重测定可粗略反映肾小管的浓缩稀释功能。

（一）方法学评价

1.尿比重法

即浮标法，此法最普及，但标本用量多，实验影响因素多，准确性差。因而NCCLS建议不再使用比重法。

2.折射仪法

用折射仪测定，目前已广泛应用，所用的尿量少，但受温度影响，在测定蛋白尿和糖尿病患者尿液时必须校正。折射仪法可用去离子水和已知浓度溶液，如0.513mol/L（30g/L）氯化钠溶液于0.85mol/L氯化钠溶液、0.263mol/L蔗糖溶液进行校准。

3.试带法

简单、快速，近年来已用于尿液全自动分析仪的测定，但测定范围较窄，实验影响因素多，精密度差。仅适用于测定健康人群的普查，不适用于测定过高或过低比重的尿液。

（二）参考值

晨尿或通常饮食条件下：1.015~1.025；随机尿：1.003~1.030；婴幼儿尿比重偏低。

（三）临床意义

1. 高比重尿

可见于高热、脱水、心功能不全、周围循环衰竭等尿少时，也可见于尿中含葡萄糖和碘造影剂时。

2. 低比重尿

尿比重降低对临床诊断更有价值。比重近于 1.010（与肾小球滤液比重接近）的尿称为等渗尿，主要见于慢性肾小球肾炎、肾盂肾炎等导致远端肾单位浓缩功能严重障碍的疾病。

四、尿渗量

尿渗量（osmolality，OSm），指尿中具有渗透活性的全部溶质微粒的总数量，与颗粒大小及所带电荷无关，反映溶质和水的相对排出速度，蛋白质和葡萄糖等大分子物质对其影响较小，是评价肾脏浓缩功能的指标。

（一）检测原理

溶液中有效粒子数量可以采用该溶液的冰点下降（液态到固态）或沸点上升的温度（AT）来表示。检测方法有冰点减低法（常用浓度计法，又名晶体渗透浓度计法）、蒸汽压减低法和沸点增高法。冰点指溶液呈固相和液相处于平衡状态时的温度。1 个 Osm 浓度可使 1kg 水的冰点下降 1.858℃，因此摩尔渗透量：

Osm/（kg·H_2O）= 观察取得冰点下降度数 /1.858

（二）方法学评价

尿比重和尿渗量都能反映尿中溶质的含量。尿比重测定比尿渗量测定操作简便且成本低，但测定结果易受溶质性质的影响，如葡萄糖、蛋白质等大分子物质及细胞等增多，尿比重也增高。尿渗量主要与溶质的颗粒数量有关，受葡萄糖、蛋白质等大分子物质的影响较小。在评价肾脏浓缩和稀释功能方面，尿渗量较尿比重优越。冰点渗透压计测定的准确性高，不受温度的影响。

（三）质量保证

包括仪器的标化、标本的正确处理和操作条件的控制。

（四）参考值

尿渗量：600 ~ 1 000mOsm/（kg·H_2O·24h 尿）相当于 SG 1.015 ~ 1.025，最大范围 40 ~ 1400mOsm/（kg·H_2O·24h 尿）。尿渗量与血浆渗量之比为（3.0 ~ 4.7）：1。

（五）临床意义

1. 评价肾脏浓缩稀释功能

健康人禁水 12h 后，尿渗量与血浆渗量之比应大于 3，尿渗量大于 800mOsm/（kg·H₂O）。若低于此值时，说明肾脏浓缩功能不全。等渗尿和低渗尿可见于慢性肾小球肾炎、慢性肾盂肾炎、多囊肾、阻塞性肾病等慢性间质性病变。

2. 鉴别肾性少尿和肾前性少尿

肾小管坏死致肾性少尿时，尿渗量降低，常小于 350mOsm/（kg·H₂O）。肾前性少尿时肾小管浓缩功能仍好，故尿渗量较高，常大于 450mOsm/（kg·H₂O）。

五、尿液浓缩稀释实验

正常情况下远端肾小管升支上皮细胞能选择性地吸收原尿中的 Na^+ 和 Cl^-，而不吸收水，使得尿中电解质浓度逐渐降低，这就是肾小管的稀释功能。集合管上皮细胞仅选择性地允许水和尿素通过，造成集合管内与近髓肾间质之间的渗透压力差，促进集合管对水的重吸收，此即肾小管的浓缩功能。浓缩实验是检查患者禁水时，肾小管是否能加大对水的重吸收而排出浓缩尿液；稀释实验是观察患者 30min 内饮水 1500mL 时，肾脏能否通过尿液稀释而排出多余的水分。通过测定尿比重的变化反映远端肾小管对水和溶质再吸收的能力，判断肾脏浓缩稀释功能。

（一）测定方法及评价

本检查无须特殊仪器，临床医生可进行病床边检查。

1. Fishberg（费氏）浓缩稀释实验

分为浓缩实验与稀释实验。浓缩实验又称禁水实验。可反映早期肾损害情况，但结果受吸烟及精神因素影响，心衰伴水肿患者的结果不可靠。实验时不但要求患者禁水，且须同时控制药物及饮食。稀释实验须患者在 30min 内饮水 1500mL，对肾功能评价不敏感。两者都不适合于尿毒症患者，故临床上基本不用。

2. 昼夜尿比重实验（又称莫氏浓缩稀释实验）

实验时患者正常饮食，每餐饮水量不超过 500～600mL。上午 8：00 排空膀胱，于 10：00、2：00、14：00、16：00、18：00 及 20：00 各收集一次尿液，此后至次晨 8：00 的夜尿收集在一个容器内，分别测定 7 份标本的尿量和尿比重。本法简便，安全可靠，易被患者接受，临床上应用较多。

3. 3h 尿比重实验（又称改良莫氏实验）

即在保持日常饮食和活动情况下，晨 8：00 排空膀胱后每 3h 收集一次尿液，至次晨 8：00 共 8 份尿标本，准确测定每次尿量和尿比重。

以上方法都受尿中蛋白质、葡萄糖的影响，只能粗略地估计肾功能受损的程度，且水肿患者因钠、水潴留，影响实验结果，不宜做该实验。因此在条件允许的实验室，最好测定尿渗量，或进行尿酶、β_2-微球蛋白等测定，以早期发现肾小管功能损害。

（二）参考区间

昼夜尿比重实验：24h尿量为 1 000 ~ 2 000mL，昼夜尿量之比为（3∶1）~（4∶1），12h夜尿量少于750mL；尿液最高比重应大于1.020；最高比重与最低比重之差大于0.009。

3h尿比重实验：白天的尿量占24h尿量的2/3 ~ 3/4，其中必有一次尿比重大于1.025，一次小于1.003。

（三）质量控制

1. 最好采用折射仪法测定尿比重。

2. 每次留尿必须排空，准确测量尿量及比重并记录。

3. 夏季夜间留尿须注意防腐，解释实验结果时还应考虑气温的影响。

4. 水肿患者因钠、水潴留，影响实验结果，不宜做该实验。

（四）临床意义

肾脏浓缩功能降低见于：

1. 肾小管功能受损早期

如慢性肾炎晚期、慢性肾盂肾炎、高血压、糖尿病、肾动脉硬化晚期，常表现为多尿、夜尿增多、低比重尿。当进入尿毒症期时，尿比重恒定在1.010左右，称为等渗尿。

2. 肾外疾病

如尿崩症、妊娠高血压、严重肝病及低蛋白水肿等。

第三节 尿液化学成分检查

一、酸碱度

尿液酸碱度简称为尿酸度，分为可滴定酸度（titrable acidity）和真酸度（genuine acidity）。前者可用酸碱滴定法进行滴定，相当于尿液酸度总量，后者指尿中所有能解离的氢离子浓度，通常用氢离子浓度的负对数表示。

（一）质量保证

1. 检测前应确保标本新鲜、容器未被污染。陈旧标本可因尿中 CO_2 挥发或细菌生长使 pH 值增高；细菌和酵母菌可使尿葡萄糖降解为乙酸和乙醇，pH 值降低。

2. 检测中

（1）试纸法或试带法

应充分考虑试带检测的范围能否满足临床对病理性尿液 pH 变化范围的需要；应定期用弱酸和弱碱检查试带灵敏度；应确保试纸或试带未被酸碱污染、未吸潮变质，并在有效期内使用。

（2）指示剂法

因一般指示剂不易溶于水，故在配制指示剂溶液时，应先用少许碱液（如 NaOH 稀溶液）助溶，再加蒸馏水稀释到适当浓度，以满足指示剂颜色变化范围，防止指示剂解离质点状态与未解离质点状态呈现的颜色不相同。

（3）pH 计法

应经常校准 pH 计，确保处于正常状态。本法对测定温度有严格要求，当温度升高时 pH 值下降，故首先应调整仪器测定所须的标本温度。新型 pH 计可自动对温度进行补偿。

3. 检测后

生理条件下，多见尿液为弱酸性或弱碱性。尿液 pH 值大于 8.0 可见于：①标本防腐或保存不当，细菌大量繁殖并分解尿素产生氨。②患者服用大量碱性制剂。

建立完善的尿液检测报告审核制度，通过申请单获取临床信息，通过电话、实验室信息系统（laboratory information system，LIS）、走访病房等形式与临床沟通，探讨异常结果可能的影响因素，对达到尿 pH 检测实用的临床价值很有必要。

（二）参考值

正常饮食条件下：①晨尿，多偏弱酸性，pH5.5 ~ 6.5，平均 pH6.0。②随机尿，pH4.6 ~ 8.0。尿可滴定酸度：20 ~ 40mmol/24 尿。

（三）临床意义

尿酸碱度检测主要用于了解机体酸碱平衡和电解质平衡情况，是临床上诊断呼吸性或代谢性酸/碱中毒的重要指标。同时，可经了解尿 pH 值的变化调节结石患者的饮食摄入，通过酸碱制剂的干预帮助机体解毒或排泄药物。

1. 生理性变化

尿液 pH 值受食物摄取、机体进餐后碱潮状态、生理活动和药物的影响。进餐后，因胃黏膜分泌盐酸以助消化、通过神经体液调节使肾小管的泌 H^+ 作用减低和 Cl⁻ 重吸收作用增高，尿 pH 值呈一过性增高，即为碱潮。

2. 药物干预

①用氯化铵酸化尿液，可促进碱性药物从尿排泄，对使用四环素类、呋喃妥因治疗泌尿系统感染非常有利。②用碳酸氢钠碱化尿液，可促进酸性药物从尿排泄，常用于氨基糖苷类、头孢菌素类、大环内酯类、氯霉素等抗生素治疗泌尿系统感染。③发生溶血反应时，口服 NaHCO3 碱化尿液，可促进溶解及排泄血红蛋白。

二、尿蛋白质定性检查

（一）加热乙酸法

1. 原理

加热可使蛋白质变性凝固，加酸可使蛋白质接近等电点，促使蛋白质沉淀。此外，加酸还可以溶解碱性盐类结晶。

2. 试剂

5%（V/V）冰乙酸溶液：取冰乙酸 5mL，加蒸馏水至 100mL。

3. 器材

酒精灯、13mm×100mm 试管、试管夹、滴管。

4. 操作

（1）取尿
取试管 1 支，加清澈尿液至试管的 2/3 处。
（2）加热
用试管夹夹持试管下端，斜置试管使尿液的上 1/3 于酒精灯火焰上加热，沸腾即止。
（3）加酸
滴加 5% 冰乙酸 2 ～ 3 滴。
（4）加热
再继续加热至沸腾。
（5）观察
立即观察结果。
（6）注意
①坚持加热—加酸—再加热。
②加入乙酸要适量。
③加热部位要控制。
④观察结果要仔细。

（二）磺基水杨酸法

1. 原理

在酸性条件下，磺基水杨酸的磺酸根阴离子与蛋白质氨基酸阳离子结合，形成不溶性蛋白质盐沉淀。

2. 试剂

200g/L 磺基水杨酸溶液：磺基水杨酸 200g 溶于 1L 蒸馏水中。

3. 器材

小试管、滴管。

4. 操作（试管法）

（1）取尿

试管 2 支，各加入清澈尿液 1mL（约 20 滴）。

（2）加液

于一支试管内加入磺基水杨酸 2 滴，轻轻混匀，另一支试管不加试剂做空白对照。

（3）混匀

（4）观察

1min 内在黑色背景下观察结果。

5. 注意

（1）本法敏感，能检出极微量蛋白质，无临床意义。

（2）判断结果应严格控制在 1 min 内，否则随时间延长可导致反应强度升级。

（3）混浊尿应离心后取上清液做实验，强碱性尿应使用稀乙酸酸化尿液至 pH5.0 后再做实验。

（4）假阳性：见于受检者使用有机碘造影剂、大剂量青霉素等。尿中含尿酸或尿酸盐过多时，也可导致假阳性，但加热后消失。

（三）干化学试纸法

1. 原理

根据指示剂蛋白误差原理（protein error），即在 pH3.2 时指示剂溴酚蓝产生阴离子，与带阳离子的蛋白质如清蛋白结合，发生颜色反应，蛋白质浓度越高变色程度越大。

2. 试剂

试带条。

3. 器材

尿分析仪或目测。

4. 操作

按说明书要求进行，一般要求将试带浸于尿液中，1～2s 后取出，15s 后与标准比色板比较，观察结果，也可在尿分析仪上比色，仪器自动打印出结果。

（四）方法学评价

1. 尿蛋白定性实验

尿蛋白定性为过筛性实验，目前常用加热乙酸法、磺基水杨酸法和干化学试带法。

（1）加热乙酸法

为古老传统的经典方法，加热煮沸尿液使蛋白变性、凝固，然后加酸使尿 pH 值接近蛋白质等电点（PH4.7），有利于已变性蛋白下沉，同时可消除尿中某些磷酸盐因加热析出所致的混浊。本法能使所有蛋白质发生沉淀反应，结果准确，灵敏度为 0.15g/L，影响因素少，但如加酸过少、过多，致尿 pH 值远离蛋白质等电点，也可使阳性程度减弱。如尿中盐浓度过低，也可致假阴性。因操作烦琐，不适于筛检。

（2）磺基水杨酸法

在略低于蛋白质等电点的 pH 值条件下，蛋白质带有正电荷的氨基与带负电荷的磺基水杨酸根相结合，形成不溶性蛋白质盐而沉淀。该法操作简便敏感，清蛋白、球蛋白、本周蛋白均可发生反应。但在用某些药物如青霉素钾盐及有机碘造影剂（胆影葡胺、泛影葡胺、碘酸），或在高浓度尿酸、草酸盐、黏蛋白等作用下均可呈假阳性反应，加热煮沸后沉淀可消失，有别于尿蛋白。现常被用作尿蛋白定性实验过筛方法，本法检测蛋白尿的敏感度为 0.05～0.1g/L。

（3）干化学试带法

本法是利用指示剂的蛋白质误差原理（指示剂离子因与清蛋白携带电荷相反而结合，使反应显示的 pH 颜色变为较高 pH 颜色，这种 pH 颜色改变的幅度与清蛋白含量成正比）而建立的。该法有简便、快速等优点，适用于人群普查，还可以同时用肉眼观察和尿液分析仪检测，以减少误差。不同厂家、不同批号的试带显色有差异。缺点是指示剂只与清蛋白反应，与球蛋白反应很弱。

（五）参考值定性实验

阴性。

（六）临床意义

1. 生理性蛋白尿

生理性蛋白尿或无症状性蛋白尿是指由于各种内外环境因素对机体的影响导致的尿蛋白含量增多，可分为功能性蛋白尿及体位性（直立性）蛋白尿。

（1）功能性蛋白尿

指剧烈运动、发热、低温刺激、精神紧张、交感神经兴奋等引起的暂时性、轻度性的蛋白尿。其形成机制可能是上述原因造成肾血管痉挛或充血使肾小球毛细血管壁的通透性增加。当诱发因素消失时，尿蛋白也迅速消失。功能性蛋白尿定性一般不超过（+），定量小于 0.5g/24h，多见于青少年期。

（2）体位性蛋白尿

指由于直立体位或腰部前凸时引起的蛋白尿，又称直立性蛋白尿（orthostatic proteinuria）。其特点为卧床时尿蛋白定性为阴性，起床活动若干时间后即可出现蛋白尿，尿蛋白定性可达（++），甚至（+++），平卧后又转成阴性，常见于青少年，可随年龄增长而消失。此种蛋白尿生成机制可能与直立时前凸的脊柱压迫肾静脉，或直立位时肾的位置向下移动，使肾静脉扭曲致肾脏处于瘀血状态，淋巴、血流受阻有关。

（3）摄食性蛋白尿

摄入蛋白质过多，也会出现暂时性蛋白尿。

2. 病理性蛋白尿

病理性蛋白尿，根据其发生机制可分为以下 6 类：

（1）肾小球性蛋白尿

超过了肾小管重吸收能力所形成的蛋白尿，称为肾小球性蛋白尿。形成蛋白尿的机制除肾小球滤过膜的物理性空间构型改变导致"孔径"增大外，还与肾小球滤过膜的各层，特别是唾液酸减少或消失致静电屏障作用减弱有关。蛋白电泳检查出的蛋白质中清蛋白约占 70% ～ 80%，β_2- 微球蛋白可轻度增多。此型蛋白尿中尿蛋白含量常大于 2g/24h，主要见于肾小球疾病如急性肾小球肾炎、某些继发性肾脏病变如糖尿病性肾病、免疫复合物病如红斑狼疮性肾病等。

（2）肾小管性蛋白尿

由于炎症或中毒引起的近曲小管对低分子量蛋白质的重吸收功能减退，出现以低分子量蛋白质为主的蛋白尿，称为肾小管性蛋白尿。通过尿蛋白电泳及免疫化学方法检查，发现尿中以 β_2- 微球蛋白、溶菌酶等增多为主，清蛋白正常或轻度增多。单纯性肾小管性蛋白尿，尿蛋白含量较低，一般低于 1g/24h。此型蛋白尿常见于肾盂肾炎、间质性肾炎、肾小管性酸中毒、重金属中毒及肾移植术后等。尿中 β_2- 微球蛋白与清蛋白的比值，有助于区别肾小球与肾小管性蛋白尿。

（3）混合性蛋白尿

肾脏病变如果同时累及肾小球和肾小管，产生的蛋白尿称混合性蛋白尿。在尿蛋白电泳的图谱中显示低分子量的微球蛋白及中分子量的清蛋白同时增多，而大分子量的蛋白质较少。

（4）溢出性蛋白尿

主要指血液循环中出现大量低分子量（分子量小于 4.5 万）的蛋白质，如本周蛋白、血浆肌红蛋白（分子量为 1.4 万），超过肾小管重吸收的极限，在尿中大量出现时称为溢出性蛋白尿。如当肌红蛋白增多超过肾小管重吸收的极限，在尿中大量出现时称为肌红蛋白尿，可见于骨骼肌严重创伤及大面积心肌梗死等。

（5）组织性蛋白尿

由肾小管代谢生成的和肾组织破坏分解的蛋白质，以及由于炎症或药物刺激泌尿系统分泌的蛋白质（黏蛋白、T-H 蛋白、分泌型 IgA）形成的蛋白尿，称为组织性蛋白尿。组织性蛋白尿常见于尿路感染。

（6）假性蛋白尿

假性蛋白尿也称为偶然性蛋白尿，当尿中混有多量血、脓、黏液等成分导致蛋白定性实验阳性时称为偶然性蛋白尿。主要见于泌尿道炎症、出血及在尿中混入阴道分泌物、男性精液等，一般并不伴有肾脏本身的损害。

三、尿糖定性检查

（一）班氏法

1. 原理

葡萄糖还原性醛基在热碱性条件下，将蓝色硫酸铜还原为氢氧化亚铜，进而生成棕红色的氧化亚铜沉淀。

2. 试剂

甲液：枸橼酸钠 85g，无水碳酸钠 76.4g，蒸馏水 700mL，加热助溶。

乙液：硫酸铜 13.4g，蒸馏水 100mL，加热助溶。

冷却后，将乙液缓慢加入甲液中，不断混匀，冷却至室温后补充蒸馏水至 1000mL 即为班氏试剂。如溶液不透明则需要过滤，煮沸后出现沉淀或变色则不能使用。

其中硫酸铜提供铜离子；枸橼酸钠可与铜离子形成可溶性络合物，防止生成氢氧化铜沉淀；碳酸钠提供碱性环境。

3. 器材

酒精灯、13mm × 100mm 试管、试管夹、滴管。

4.方法

（1）取液

试管中加 1mL 班氏试剂。

（2）煮沸

边加热边摇动试管，检查班氏试剂是否变质，如变色则试剂变质不能使用。

（3）加尿

0.1mL 尿（2滴）。

（4）再煮沸

1～2min。

（5）观察

冷却后观察沉淀颜色。

（6）注意

①标本必须新鲜，久置细菌能分解葡萄糖使结果偏低。

②试剂与尿液比例为 10∶1。

③尿中含有大量尿酸盐时，煮沸后可混浊并略带绿色，但冷却后沉淀物显灰蓝色不显黄色。

④煮沸时应不断摇动试管，试管口不能对人。

⑤非糖还原性物质也可呈阳性。

⑥使用青霉素、维生素 C 等药物时，可出现假阳性反应。

（二）葡萄糖氧化酶试带法

1.原理

尿液中的葡萄糖在试带中葡萄糖氧化酶的催化下，生成葡萄糖酸内酯和过氧化氢，在过氧化氢酶的作用下，使色原（邻甲苯胺等）脱氢，分子结构发生改变，色原显色。根据颜色深浅，可大致判断葡萄糖含量。

2.试剂

试带条。

3.器材

尿分析仪或目测。

4.操作

按说明书要求进行，一般要求将试带浸于尿液中，1～2s 后取出，15s 后与标准比色板比较，观察结果，也可在尿分析仪上比色，仪器自动打印出结果。

（三）方法学评价

1. 班氏尿糖定性实验

此法稳定，敏感度为 5.5mmol/L，是测定葡萄糖的非特异实验。凡尿中存在其他糖（如果糖、乳糖、戊糖等）及其他还原物质（如肌酐、尿酸、维生素 C 等）均可呈阳性反应，现多已不用。

2. 葡萄糖氧化酶试带法

此法特异性高、灵敏性高、简便、快速，并可用于尿化学分析仪，可进行半定量分析，假阳性极少，但有假阴性。酶制品保存要适当。

3. 薄层层析法

此法是鉴别、确保尿糖种类的特异敏感的实验方法，但操作复杂，不适合临床使用，仅在必要时应用。

（四）参考值定性实验

阴性。

（五）临床意义

1. 血糖增高性糖尿

（1）饮食性糖尿

可因短时间摄入大量糖类引起。因此为确诊有无糖尿，必须检查清晨空腹的尿液以排除饮食的影响。

（2）一过性糖尿

也称应激性糖尿。见于颅脑外伤、脑血管意外、情绪激动等情况下，血糖中枢受到刺激，导致肾上腺素、胰高血糖素大量释放，出现暂时性高血糖和糖尿。

（3）持续性糖尿

清晨空腹尿中尿糖呈持续阳性，最常见于因胰岛素绝对或相对不足所致糖尿病。此时空腹血糖水平已超过肾糖阈，24h 尿中排糖近于 100g 或更多，每日尿糖总量与病情轻重相平行，因而尿糖测定也是判断糖尿病治疗效果的重要指标之一。如并发肾小球动脉硬化症，则肾小球滤过率减少，肾糖阈升高，此时血糖虽已超过一般的肾糖阈值，但查尿糖仍可呈阴性。一些轻型糖尿病患者的空腹血糖含量正常，尿糖亦呈阴性，但进食后 2h 由于负载增加可见血糖升高，尿糖呈阳性。对于此型糖尿病患者，不仅需要同时进行空腹血糖及尿糖定量、进食后 2h 尿糖检查，还须进一步进行糖耐量实验，以明确糖尿病的诊断。

（4）其他血糖增高性糖尿

①甲状腺功能亢进：由于肠壁的血流加速和糖的吸收增快，因而在饭后血糖高出现糖尿。②肢端肥大症：可因生长激素分泌旺盛致血糖升高，出现糖尿。③嗜铬细胞瘤：可因肾上腺素及去甲肾上腺素大量分泌，致使磷酸化酶活性增加，促使肝糖原降解为葡萄糖，引起血糖升高出现糖尿。④库欣综合征：因皮质醇分泌增多，使糖原异生旺盛，抑制己糖磷酸激酶和对抗胰岛素作用，出现糖尿。

2. 血糖正常性糖尿

肾性糖尿属血糖正常性糖尿，因肾小管对葡萄糖的重吸收功能低下所致，见于范可尼综合征，患者出现糖尿但空腹血糖和糖耐量实验均正常。新生儿糖尿乃因肾小管功能还不完善。后天获得性肾性糖尿可见于慢性肾炎、肾病综合征。以上均须与真性糖尿鉴别，要点是肾性糖尿时空腹血糖及糖耐量实验结果均为正常。妊娠后期及哺乳期妇女，出现糖尿可能与肾小球滤过率增加有关。

3. 其他

尿中除葡萄糖外还可出现乳糖、半乳糖、果糖、戊糖等，除受进食影响外，也可能与遗传代谢紊乱有关。

（1）乳糖尿

妊娠或哺乳期妇女尿中可能同时出现乳糖与葡萄糖，是因为缺乏乳糖酶。如摄入过多乳糖或牛奶也可诱发本病。

（2）半乳糖尿

先天性半乳糖血症是一种常染色体隐性遗传性疾病，由于缺乏半乳糖 -1- 磷酸尿苷转化酶或半乳糖激酶，不能将食物内半乳糖转化为葡萄糖所致。患儿可出现肝大，肝功损害，生长发育停滞，智力减退、哺乳后不安、拒食、呕吐、腹泻、肾小管功能障碍蛋白尿等。

（3）果糖尿

遗传代谢缺陷性患者可伴蛋白尿与氨基酸尿，偶见于大量进食蜂蜜或果糖者。糖尿病患者尿中有时也可查出果糖。

第四节　尿液沉渣检查

一、尿液沉淀显微镜检查

（一）制片

1. 取尿。取刻度离心管，倒入混合后的新鲜尿液 10mL。

2. 离心。1500r/min 离心 5min。

3. 弃液。吸去上清液，留下 0.2mL 尿沉渣。

4. 混匀。

5. 涂片用。滴管吸取混匀尿沉渣 1 滴，滴在载玻片上，用盖玻片覆盖；或滴入专用的尿沉渣计数板中。

（二）镜检

先用低倍镜（10×）观察管型、上皮细胞及结晶，再转到高倍镜（40×）观察红细胞、白细胞，分别观察 20 个低倍镜视野和 10 个高倍镜视野，以观察到的最低值和最高值报告或平均值报告。

（三）注意

1. 鉴别管型

应注意管型与假管型（如结晶团、细胞团、类圆柱体、黏液丝）的鉴别。

2. 注意鉴别

RBC 与酵母菌等。

尿液显微镜检查是用显微镜对尿液中的有形成分进行鉴别观察，识别尿液中细胞、管型、结晶、细菌、寄生虫等各种病理成分，辅助诊断泌尿系统疾病定位、鉴别诊断及预后判断的重要常规实验项目。在一般性状检查或化学实验中不能发现的变化，常可通过尿液显微镜检查发现。如尿蛋白检查为阴性者，镜检却可见少量红细胞，这说明在判断尿沉渣结果时，必须与物理、化学检查结果相互参照，并结合临床资料等进行综合分析判断。

二、细胞

（一）红细胞

正常人尿中排出红细胞较少，如每个视野见到 1 ~ 两个红细胞时应考虑为异常，若每个高倍视野均可见到 3 个以上红细胞，则诊断为镜下血尿。新鲜尿中红细胞形态对鉴别肾小球源性和非肾小球源性血尿有重要价值，因此除注意尿中红细胞数量外还要注意其形态。

1. 形态用相差显微镜观察，可将血尿分成三种。

（1）均一性红细胞血尿

红细胞外形大小正常，在少数情况下也可见到因丢失血红蛋白使细胞外形轻微改变而形成棘细胞。总之，均一性红细胞血尿中红细胞形态较一致，整个尿标本中不超过两种以上的红细胞形态类型。

（2）变形红细胞血尿

红细胞大小不等，呈两种以上的多形性变化，常见以下形态：胞质从胞膜向外突出呈相对致密小泡，胞膜破裂，部分胞质丢失；胞质呈颗粒状，沿细胞膜内侧间断沉着；有皱缩的红细胞及大型红细胞，胞质沿边缘沉着；细胞的一侧向外展，类似葫芦状或发芽状；胞质内有散在的相对致密物，呈细颗粒状；胞质向四周集中形似炸面包圈样，以及破碎的红细胞等。

（3）混合性血尿

为上述两种血尿的混合，依据其中哪一类红细胞超过 50% 又可分为以变形红细胞为主和以均一性红细胞为主两种。肾小球源性血尿多为变形红细胞血尿，或以其为主的混合性血尿，可通过相差显微镜诊断，与肾活检的诊断符合率达 96.7%。非肾小球疾病的血尿，则多为均一性血尿，与肾活检诊断符合率达 92.6%。如果进一步用扫描电镜观察血尿标本，可观察到红细胞表面的细微变化，如红细胞有帽状、碗状、荷叶状、花环状等，即使红细胞有轻微的形态变化也可查出。

注意：不要把酵母菌误认为红细胞。

2. 临床意义

正常人特别是青少年在剧烈运动、急行军、冷水浴、久站或重体力劳动后可出现暂时性镜下血尿，这种一过性血尿属正常生理性变化范围。女性患者还应注意月经污染问题，应通过动态观察加以区别。引起血尿的疾病很多，可以归纳为三类原因。

（1）泌尿系统自身的疾病

泌尿系统各部位的炎症、肿瘤、结核、结石、创伤、肾移植排异、先天性畸形等均可引起不同程度的血尿，如急慢性肾小球肾炎、肾盂肾炎、泌尿系统感染、肾结石、肾结核等，都是引起血尿的常见原因。

（2）全身其他系统的疾病

主要见于各种原因引起的出血性疾病，如特发性血小板减少性紫癜、血友病、DIC、再生障碍性贫血和白血病合并有血小板减少时，某些免疫性疾病如系统性红斑狼疮等也可发生血尿。

（3）泌尿系统附近器官的疾病

如前列腺炎、精囊炎、盆腔炎等患者尿中也偶尔见到红细胞。

（二）白细胞

除在肾移植术后发生排异及淋巴细胞白血病时可在尿中见到淋巴细胞外，尿中白细胞一般主要是中性分叶核粒细胞。尿中的白细胞来自血液，健康成人尿中排出的白细胞和上皮细胞不超过 200 万 /24h。因此在正常尿中可偶然见到 1 ~ 两个白细胞 /HPF，如果每个高倍视野见到 5 个以上白细胞为增多。

1. 形态

白细胞体积比红细胞大，呈圆球形，在中性、弱酸性或碱性尿中均见不到细胞核，通过染色可清楚地看到核结构。炎症时白细胞发生变异或已被破坏外形变得不规则，结构不清，称为脓细胞。急性肾盂肾炎时，在低渗条件下有时可见到中性粒细胞内颗粒呈布朗分子运动，由于光折射，在油镜下可见灰蓝色发光现象，因其运动似星状闪光，故称为闪光细胞（glitter cell）。

2. 临床意义

（1）泌尿系统有炎症时均可见到尿中白细胞增多，尤其在细菌感染时，如急慢性肾盂肾炎、膀胱炎、尿道炎、前列腺炎、肾结核等。

（2）女性阴道炎或宫颈炎、附件炎时可因分泌物进入尿中，而见白细胞增多，常伴有大量扁平的上皮细胞。

（3）肾移植后如发生排异反应，尿中可出现大量淋巴及单核细胞，肾盂肾炎时也偶见到。

（4）尿液白细胞中单核细胞增多，可见于药物性急性间质性肾炎及新月形肾小球肾炎。急性肾小管坏死时单核细胞减少或消失。

（5）尿中出现大量嗜酸性粒细胞时称为嗜酸性粒细胞尿，可见于某些急性间质性肾炎患者。药物导致的变态反应，或在尿道炎等泌尿系统其他部位的非特异性炎症时，也可出现嗜酸性粒细胞尿。

（三）上皮细胞

尿中所见上皮细胞由肾小管、肾盂、输尿管、膀胱、尿道等处脱落掉入尿液。肾小管上皮细胞为立方上皮细胞，在肾实质损伤时可出现于尿液中。肾盂、输尿管、膀胱等处均覆盖移行上皮细胞。尿道为假复层柱状上皮细胞，近尿道外为复层扁平鳞状上皮细胞。在这些部位有病变时，尿中相应的上皮细胞会增多。男性尿中偶尔见到前列腺细胞。

1. 鳞状上皮细胞

正常尿中可见少量鳞状上皮细胞，这种细胞大而扁平，胞质宽阔呈多角形，含有小而明显的圆形或椭圆形的核。女性尿中可成片出现，无临床意义，如同时伴有大量白细胞应怀疑有泌尿生殖系统炎症，如膀胱炎、尿道炎等。在肾盂肾炎时也增多，肾盂、输尿管结石时也可见到。

2. 移行上皮细胞

正常时少见，有多种形态，如呈尾状称尾状上皮细胞，含有一个圆形或椭圆形的核，胞质多而核小。在肾盂、输尿管或膀胱颈部炎症时可成片脱落，但形态随脱落部位而稍有区别。

3. 肾小管上皮细胞

来自肾小管，是中性粒细胞的约 1.5 倍，含一个较大的圆形胞核，核膜很厚，因此细胞核凸出易见，在尿中易变形呈不规则的钝角状。胞质中有小空泡，颗粒或脂肪小滴，这种细胞在正常人尿中极为少见，在急性肾小管肾炎时可见到。急性肾小管坏死的多尿期可大量出现。肾移植后如出现排异反应亦可见成片脱落的肾小管上皮细胞。在慢性肾炎、肾梗死、充血性梗阻及血红蛋白沉着时，肾小管上皮细胞质中如出现脂肪颗粒或含铁血黄素颗粒，甚至将胞核覆盖者称为复粒细胞。

（四）吞噬细胞

吞噬细胞比白细胞大 2 ~ 3 倍，为含吞噬物的中性粒细胞，可见于泌尿道急性炎症，如急性肾盂肾炎、膀胱炎、尿道炎等，且常伴有白细胞增多。

（五）肿瘤细胞

泌尿系统的肿瘤细胞脱落可随尿排出，用瑞 - 吉或巴氏染色进行识别辨认。

三、管型

管型（casts）为尿沉渣中有重要意义的成分，它的出现往往提示有肾实质性损害。它是尿液中的蛋白质和细胞颗粒成分在肾小管、集合管内凝固形成的圆柱状结构物。管型的形成必须有蛋白尿，形成基质物为 Tamm-Horsfall 糖蛋白。在病理情况下，由于肾小球基底膜的通透性增加，大量蛋白质由肾小球进入肾小管，在肾远曲小管和集合管内浓缩（水分吸收）酸化（酸性物增加），在肾小管腔内凝集、沉淀，形成管型。

管型形成的必要条件是：①原尿中含有一定量的蛋白质（原尿中的清蛋白和肾小管分泌的 T-H 蛋白）；②肾小管有使尿液浓缩酸化的能力，同时尿流缓慢及局部性尿液积滞，肾单位中形成的管型在重新排尿时随尿排出；③具有可供交替使用的肾单位。尿液通过炎症损伤部位时，有白细胞、红细胞、上皮细胞等脱落，这些细胞黏附在处于凝结过程的蛋白质上形成细胞管型。如附着的细胞退化变性，崩解成细胞碎屑，则形成粗或细颗粒管型。在急性血管内溶血时大量游离血红蛋白从肾小球滤过，在肾小管内形成血红蛋白管型。如肾小管上皮细胞出现脂肪变性，可形成脂肪管型，进一步变性可形成蜡样管型。

根据管型内含物的不同可分为透明、颗粒、细胞（红细胞、白细胞、上皮细胞）、血红蛋白、脂肪、蜡样等管型。还应注意细菌、真菌、结晶体及血小板等特殊管型。

（一）透明管型

透明管型（hyaline casts）主要由 T-H 蛋白构成。这种管型呈规则的圆柱体状，无色、半透明、两端钝圆、质地薄，但也有少许的颗粒及少量的细胞黏附在管型外或包含于其中。透明管型一般较狭窄而短，但也有形态较大者，多呈直形或稍弯曲状。观察透明管型应将显微镜视野调暗，否则易漏检。在剧烈运动、发热、麻醉、心功能不全时，肾受到刺激后尿中可出现透明管型。大量出现见于急慢性肾小球肾炎、肾病、肾盂肾炎、肾瘀血、恶性高血压、肾动脉硬化等疾病。急性肾炎时透明管型常与其他管型并存于尿中，慢性间质性肾炎患者尿中可持续大量出现。

（二）细胞管型

细胞管型（cellular casts）为含有细胞成分的管型，其中细胞成分超过管型的 1/3 体积。按细胞类别可分为红细胞管型、白细胞管型和上皮细胞管型、复合管型。

1. 红细胞管型

指管型中以红细胞为主超过 1/3 体积，通常管型内的红细胞已被破坏。尿中见到红细胞管型，提示肾单位内有出血，可见于肾小球或肾小管出血。常见于溶血性输血反应、急性肾小管坏死、肾出血、肾移植术后产生排异反应。在系统性红斑狼疮、肾梗死、肾静脉血栓形成等情况时红细胞管型也可能是唯一的表现。

2. 白细胞管型

指管型内以白细胞为主超过 1/3 体积，管型中白细胞多为退化变性坏死的白细胞。此种管型出现表示有化脓性炎症，常见于急性肾盂肾炎、间质性肾炎等，亦可见于红斑狼疮肾炎、肾病综合征及肾小球肾炎等。

3. 上皮细胞管型

指管型内以肾小管上皮细胞为主超过 1/3 体积。所含细胞比白细胞略大，常见叠瓦状排列，根据细胞核的形状可与白细胞进行区别。此管型出现提示肾小管受累，肾小管上皮细胞剥离变性。常见于急性肾小管坏死、急性肾炎、肾淀粉样变性、间质性肾炎及重金属、药物中毒等。

4. 复合管型

指两种以上细胞同时存在的混合管型，如果识别困难，可统称为细胞管型。主要见于活动性肾小球肾炎、缺血性肾小球坏死及肾梗阻等。

有时管型中的细胞成分难以区别，可笼统称为细胞管型，必要时可借助化学染色来区别。在 DIC 时，尿液中可出现血小板管型，可用相差显微镜或经抗血小板膜糖蛋白的 McAb 加以区别。

（三）颗粒管型

颗粒管型(granular casts)内含大小不同的颗粒物，其量超过1/3体积时称为颗粒管型。颗粒来自崩解变性的细胞残渣，也可由血浆蛋白及其他物质直接聚集于 T-H 蛋白基质中形成。其外形常较透明管型短且宽，呈淡黄褐色或棕黑色，还可根据颗粒的大小分成粗、细颗粒管型。可见于肾实质性病变，提示肾单位内瘀滞，如急慢性肾小球肾炎、肾病、肾动脉硬化等。药物中毒损伤肾小管及肾移植术发生排异反应时亦可见到。

（四）宽幅管型

宽幅管型（broadcasts）又称肾功能不全管型（renal failure casts），宽度可为一般管型的 2 ~ 6 倍，也有较长者。宽幅管型形似蜡样管型但较薄，可由损坏的肾小管上皮细胞碎屑在内径宽大的集合管内凝聚而成，或因尿液长期淤积使肾小管扩张，形成粗大管型，可见于肾功能不全患者尿中。急性肾功能不全者在多尿早期可大量出现这种类型的管型，随着肾功能的改善逐渐减少消失。宽幅管型出现于慢性肾炎晚期尿毒症时，常表示预后不良。

（五）脂肪管型

脂肪管型（fatty casts）内可见大小不等、折光性很强的脂肪滴，亦可见含有脂肪滴的肾小管上皮细胞，可用脂肪染色鉴别。脂肪管型为肾小管损伤后上皮细胞脂肪变性所致，可见于慢性肾炎，尤其多见于肾病综合征。

（六）蜡样管型

蜡样管型（waxy casts）为浅灰色或淡黄色、折光性强、质地厚、有切迹的管型，一般略有弯曲或断裂呈平齐状。在肾单位慢性损害，长期少尿或无尿的情况下，由颗粒管型或细胞管型等长期滞留肾小管中演变而来，是细胞崩解的最后产物，也可由发生淀粉样变性的上皮细胞溶解后逐渐形成。它的出现提示肾小管的严重病变，预后差。可见于慢性肾小球肾炎晚期、肾功能不全及肾淀粉样变性时，亦可在肾小管炎症和变性、肾移植慢性排异反应时见到。

（七）其他管型

1.细菌管型

指管型中含有大量细菌。在普通光学显微镜下呈颗粒管型，可借助相差及干涉显微镜仔细识别，常见于肾脓毒性疾病。

2.真菌管型

指管型中含有大量真菌。可见于真菌感染时，但辨认困难，常须用细菌学及特殊染色等手段识别。发现此类管型，可早期诊断原发性及播散性真菌感染，对抗真菌药物的监测有一定作用。

3.结晶管型

指管型透明基质中含尿酸盐或草酸盐等结晶。临床意义类似相应的结晶尿。如管型中含小圆形草酸钙结晶时易被误认为是红细胞管型，应注意仔细观察，也可用细胞化学染色来区别。

4.血小板管型

在弥散性血管内凝血患者尿中可见血小板管型。

5.胆红素管型

管型中充满金黄色的非晶性的胆红素颗粒称为胆红素管型。

6.空泡变性管型

肾病综合征并发重症糖尿病的患者尿中，可见到泡沫状的空泡变性管型。

（八）类管型、黏液丝及与管型相似的物质

1.类管型

类圆柱体形态，与管型相似，但一端尖细扭曲或弯曲呈螺旋状。常与透明管型并存，可在急性肾炎患者尿液中见到，与肾血液循环障碍或肾受刺激时有关。

2.黏液丝

为长线条形，边缘不清，末端尖细卷曲，可见于正常尿中，如大量存在常表示尿道受刺激或有炎症反应。

3.其他

包括非晶形尿酸盐或磷酸盐团、细胞团，其他异物如棉、毛、麻的纤维，毛发及玻片上的纹痕等，均应与管型鉴别。

四、结晶

尿液中出现结晶（crystal）称晶体尿（crystalluria），除包括草酸钙、磷酸钙、磷酸镁铵、尿酸及尿酸盐等结晶外，还包括磺胺及其他药物析出的结晶。尿液中是否析出结晶，取决于这些物质在尿液中的溶解度、pH 值、温度及胶体状况等因素。当各种促进与抑制结晶析出的因子和使尿液状态维持稳定动态平衡的因素失衡时，可见结晶析出。尿结晶可分成代谢性、病理性两大类。代谢性结晶多来自饮食，一般无重要临床意义。

（一）尿内常见的结晶

1. 磷酸盐类结晶

包括无定形磷酸盐、磷酸镁铵、磷酸钙等。常在碱性或近中性尿液中见到，可在尿液表面形成薄膜。三联磷酸盐结晶无色透明闪亮，呈屋顶形或棱柱形，有时呈羊齿草叶形，加乙酸可溶解，一般在正常代谢中产生。如果长期在尿液中见到大量的磷酸钙结晶，应与临床资料结合考虑是否患有甲状旁腺功能亢进、肾小管性酸中毒，或因长期卧床骨质脱钙等。感染引起结石时，尿中常出现磷酸镁铵的结晶。

2. 草酸钙结晶

为八面体，无色方形闪烁发光，有两条对角线互相交叉，有时呈菱形。不常见的形态为哑铃形或饼形，应与红细胞区别。结晶溶于盐酸但不溶于乙酸，属正常代谢成分，但又是尿路结石主要成分之一。如草酸盐排出增多，患者临床表现尿路刺激症状（尿痛、尿频、尿急）或有肾绞痛合并血尿，应注意有患尿路结石症的可能，患者尿中偶尔可见到排出的结晶团。

3. 尿酸结晶

肉眼可见类似红细砂粒，常沉积在尿液容器底层。在显微镜下可见呈黄色或暗棕红色的菱形、三棱形、长方形、斜方形的结晶体，可溶于氢氧化钠溶液。尿酸为机体核蛋白中嘌呤代谢的终产物，常以尿酸或尿酸铵、尿酸钙、尿酸钠的盐类形式随尿排出体外，正常情况下如多食含高嘌呤的动物内脏可使尿中尿酸增加，但在急性痛风症、小儿急性发热、慢性间质性肾炎、白血病时，因细胞核大量分解，可排出大量尿酸盐。在肾小管对尿酸的重吸收发生障碍时也可见到高尿酸盐尿。

4. 尿酸铵结晶

黄褐色不透明，常呈刺球形或树根状，为尿酸与游离铵结合的产物。尿酸铵结晶可在酸性、中性、碱性尿中见到，正常人尤其是小儿（新生儿、乳儿）尿中易见。尿液放置时间过长后见到此结晶多无意义，如果出现在新鲜尿中应考虑可能存在膀胱的细菌感染。

（二）其他病理性结晶

1.胱氨酸结晶

为无色、六边形、边缘清晰、折光性强的薄片状结晶，由蛋白分解形成，在尿沉淀物中少见。其特点是不溶于乙酸而溶于盐酸，能迅速溶解于氨水中，再加乙酸后结晶可重新出现。胱氨酸结晶可于先天性胱氨酸代谢异常时大量出现。

2.亮氨酸与酪氨酸结晶

尿液中出现的亮氨酸与酪氨酸结晶，为蛋白质分解产生。亮氨酸结晶为淡黄色小球形油滴状，折光性强，并有辐射及同心纹，特性为不溶于盐酸而溶于乙酸。酪氨酸结晶为略带黑色的细针状结晶，常成束成团，可溶于氢氧化钠而不溶于乙酸。这两种结晶不见于正常尿中，可见于有大量的组织坏死的疾病如急性肝坏死、急性磷中毒患者尿中，在糖尿病性昏迷、白血病或伤寒等患者尿液中也可能出现。

3.胆固醇结晶

在尿沉淀物中很少见胆固醇结晶，如有则多在尿液表面呈薄片状。胆固醇结晶形态为缺角的长方形或方形，无色透明，可溶于氯仿、乙醚。胆固醇结晶常在乳糜尿中看到，偶见于脓尿中。

4.胆红素结晶

镜下观察外形为黄红色成束针状或小块状结晶，由于氧化有时可呈非结晶体色素颗粒，加硝酸后因被氧化成胆绿素而呈绿色，可溶解于氢氧化钠或氯仿中。可见于黄疸、急性肝坏死、肝癌及磷中毒等患者的尿中。

（三）药物结晶

随着化学治疗的发展，尿中可见药物结晶（drugs crystal）日益增多。

1.放射造影剂

使用放射造影剂（如碘造影剂、尿路造影剂等）时患者如合并静脉损伤，可在尿中发现束状、球状、多形性结晶。尿比重可明显升高。结晶溶于氢氧化钠溶液，但不溶于乙醚、氯仿等有机溶剂。

2.磺胺类药物结晶

某些磺胺类药物在体内乙酰化率较高，易在酸性尿中析出结晶引起血尿、肾损伤，甚至尿闭。磺胺嘧啶结晶为棕黄色不对称的麦秆束状或球状。磺胺甲基异噁唑结晶为无色透明、长方形（或正方形）的六面体，似厚玻璃块，厚度大，边缘有折光阴影，散在或集束呈"+""×"形等排列。

3.解热镇痛药

退热药如阿司匹林、磺基水杨酸也可在尿中出现双折射性斜方形或放射性结晶，应加以注意。

此外由于新药日益增多，也有一些可能在尿中出现结晶，但尚未被人识别。因此对尿中出现异常结晶应多加研究，以识别其性质及来源。

五、其他成分

（一）脂肪球

肾上皮细胞、白细胞发生脂肪变性，尿中可见发亮的大小不等的小滴（不足以形成乳糜尿），可被苏丹Ⅲ染色，多见于肾病综合征。

（二）细菌

正常人的尿液自形成到储存在膀胱中，这一阶段是没有细菌的，实验中检出的少量细菌，主要来自外生殖器。尿液是一种很好的培养基，放置后有利于细菌的生长繁殖，在夏季更为明显。因此尿液的细菌检查如不用无菌手段采取新鲜尿液，并立即进行检查是没有临床意义的。

（三）真菌

糖尿病患者、女性尿及碱性尿中有时可见酵母样真菌。一般无色，大小为 $2.5 \sim 5\mu m$ 的椭圆形或圆柱形，有时有芽生孢子而群集。念珠真菌还可见到假菌丝。

（四）寄生虫

阴道毛滴虫多见于女性尿中，也可偶见于男性尿中，一般为感染所致。无色、大小为 $10 \sim 30\mu m$，呈纺锤状，有鞭毛，在夏季新鲜尿中可见运动活泼，如失去活力且形体较小者，应与白细胞进行鉴别。

（五）精子

多见于男性遗精后及前列腺炎患者的尿中，也见于性交后的两性尿中。

第五节 尿沉渣其他检查方法

一、尿沉淀定量计数

（一）1 小时尿沉渣计数

健康人尿液中，含有极少量有形成分如红细胞、白细胞及透明管型。泌尿系统疾病患者尿液中有形成分的数量有不同程度的增加，增加的程度与病理性损害密切相关。1小时尿沉渣计数也称 1 小时有形成分排泄率，是指计数一定时间内尿液中细胞和管型排出的数量。

1. 测定方法及评价

准确留取上午 3h 全部尿液（如上午 6：30 嘱患者排空膀胱内尿液弃去，然后收集至上午 9：30 的全部尿液），取混匀尿液 10mL，以 1500r/min 离心 10min，弃上清液留管底沉淀物 1mL 备用。取混匀沉淀物 1 滴充入细胞计数池内，分别计数细胞、管型，再换算成 1 小时的排出数。

该法标本收集时间短，不加防腐剂，且不受饮食限制（但不能大量饮水），对有形成分影响小，造成技术误差的因素较少。该法优于 Addis 计数，适用于门诊及住院患者的连续检查。

2. 质量控制

要防止盐类结晶的影响，如酸性尿液中因尿酸盐结晶析出而混浊，可适当加温（37℃）使其溶解；尿液呈碱性可加适量乙酸溶解磷酸盐，保存细胞和管型。

3. 参考值

男性：红细胞 < 3 万 /h；白细胞 < 7 万 /h。
女性：红细胞 < 4 万 /h；白细胞 < 14 万 /h。
管型 < 3 400 个 /h。

4. 临床意义

肾盂肾炎患者白细胞排出增多，可多达 40 万 /h。急性肾炎患者红细胞排出增多，可见管型。

（二）Addis 计数

本法由 Addis 于 1948 年建立，用于测定 12 小时尿液中管型、红细胞和白细胞的排出量，以了解泌尿系统疾病的发展和转归的情况。

1. 测定方法及评价

准确收集 12 小时尿量（晚上 8 时排尿弃去，收集至次晨 8 时的全部尿液），显微镜计数沉淀物中的有形成分，计数方法同 1 小时尿沉渣计数。

该法操作烦琐，受饮食限制，收集尿液时间长，随着尿液排出体外的时间延长，细胞和管型会逐渐破坏、溶解，因此重复性较差，现用 1 小时细胞排泄率替代。

2. 质量控制

同 1 小时尿沉渣计数。

3. 参考值

红细胞 < 50 万 /12h 夜尿。
白细胞 < 100 万 /12h 夜尿。
管型 < 0.5 万 /12h 夜尿。

（三）定量尿沉渣分析板法

尿沉渣专用定量分析板为特制的一次性使用的硬质塑料计数板，每块板上有 10 个计数池，每个计数池刻有 10 个大方格，每个大方格分为 9 个小方格，计数池的高度为 0.1mm。每个方格的面积为 1mm^2，故每个大方格容积为 0.1μL，10 个大方格的总容积为 1μL。每个标本用 1 个计数池。

1. 测定方法及评价

将离心沉淀的混匀尿沉渣充入专用分析板中，置显微镜下鉴定、计数，计算出每微升尿内的细胞及管型数。尿沉渣定量分析板的应用改变了尿沉渣不能定量测定的历史，是目前推荐的尿沉渣定量检查方法。

2. 参考值

表 10-1 尿沉渣参考值

检查法	RBC	WBC	管型	上皮细胞	结晶
未离心尿	0 ~ 1 / HPF	0 ~ 5 / HPF	0 ~ 偶见 / LPF	少	少
平均高倍镜视野	（0.4 ~ 1.0 个）	（0.4 ~ 1.0 个）			
定量尿沉淀分析板	男 0 ~ 12 / μL	男 0 ~ 12 / μL	0 ~ 1 / μL		
	女 0 ~ 24 / μL	女 0 ~ 26 / μL			

（四）倒置显微镜检查法

尿液标本经离心后取沉渣检测，虽然阳性检出率较高，但操作费时。倒置显微镜检查法是将未经离心的混匀尿液定量放入酶标板小孔中，静置一定时间后，有形成分自然下沉至孔底，在倒置显微镜下用高倍镜计数 10 个视野或规定区域中的细胞和管型数。

1. 测定方法及评价

该法操作简单，且能定量，按每微升尿液中的细胞和管型报告。尿液未离心不但节省时间，还可减少因离心造成有形物的损伤，沉渣浓集又不会变形，阳性检出率和精确度与定量尿沉渣分析板法相关性较好，但有形物的沉淀易受尿比重的影响，适合基层单位使用。

2. 质量控制

倒置显微镜与酶标板必须配套。酶标板的光洁度、深度、底面积等均有严格规定。操作过程中应严格执行操作规程。

二、尿沉渣染色检查法

为了防止在镜检时遗漏和误认某些病理成分，可用染色法进行镜检，确定某些特殊异常成分（如肿瘤细胞）、判断异形细胞及制备永久性标本等。尿沉渣中的各种有形成分，由于所含化学成分不同，经染色后，形态、结构清晰易于识别，特别是管型、肿瘤细胞更易识别。

（一）测定方法及评价

1. Sternheimer-Malbin（S-M 染色法）

尿沉渣中管型，经结晶紫和沙黄对比染色后，形态清晰易于识别，不同管型类型沉渣中的白细胞经染色后可以区分为浓染细胞、淡染细胞和闪光细胞。此法是尿液常规沉渣染色检查的常用方法。但染液有时会破坏细胞。

2. 改良 Sternheimer 法

细胞核及管型基质可被阿尔新蓝染成蓝色，胞质及 RNA 可被派洛宁染成红色，红与蓝有明显反差，易于镜下观察。但红细胞染色欠佳，有的不着色。

3. 固定染色法

将沉渣制成薄膜后，先固定再染色检查效果较佳。常用的瑞氏、吉氏及瑞 - 吉染色对细胞染色效果极佳，肿瘤细胞用 HE、巴氏染色。本法缺点是易引起管型的变形和破碎。

4. 尿沉渣的特殊染色法

此法是根据尿中所含成分的不同选择染色剂，脂肪球染色用苏丹Ⅲ，植物性淀粉及动物性糖原染色用碘，各种细胞鉴别用过氧化酶染色等。此法可提高尿沉渣检查的阳性检出率，对泌尿系统疾病的诊断有重要意义。

（二）质量控制

1. 尿液必须新鲜。

2. 要注意不同染色液的pH值变化；各种尿液的pH值不同，实验时要进行调节。

3. 固定染色及特殊染色的质量控制，与血液和骨髓染色相同。

三、尿沉渣检查标准化的建议

尿沉渣检查是尿液分析的重要组成部分，对临床诊断、治疗监测及群体普查具有重要意义。

（一）材料与器械

1. 收集标本的容器

（1）收集和运送尿液的容器应由不与尿液成分发生反应的惰性材料制成；洁净、防漏、防渗，一次性使用；容积应大于50mL，圆形开口的直径大于4cm，具有较宽的底部，尽可能使用安全、易于开启的密封装置，以保证标本运送安全。

（2）用于离心尿液的离心管，应具备以下条件：清洁、透明、带刻度，刻度应至少标明10mL、1mL、0.2mL，容积应大于12mL，试管底部呈锥形或缩窄形。试管口应尽可能具有密封装置，最好使用不易破碎的一次性塑料或玻璃离心管。

（3）用于尿沉渣分析的容器、离心管、玻片必须能进行标记，便于识别标本，且应保持洁净。

2. 尿沉渣计数板

尿沉渣的量和压（涂）片厚度是标准化的重要环节。在普通玻片上随意滴加沉渣液或加盖玻片（甚至不加盖玻片），均不能提供标准化的结果。建议使用标准化的尿沉渣（专用）计数板。

3. 离心机

采用水平式离心机，离心时应盖上盖，以保证安全。离心时，机内温度应尽可能保持低于25℃，离心机相对离心力应在400×g左右。

4. 显微镜

尿沉渣检查尽可能使用具有内置光源的显微镜，光线强度可调，应具备40倍、10倍的物镜和10倍的目镜。同一实验室如有多台显微镜，各显微镜的物镜及目镜的放大倍数应一致。

5. 自动化设备

有条件的实验室可使用各类自动、半自动的尿沉渣分析仪进行尿沉渣分析，或用作过筛，但此类仪器必须经权威机构认证。

6. 计算机数据处理系统

在有条件的单位，可使用带计算机成像系统的显微镜、标准化的沉渣检测系统和相关辅助软件来自动处理结果，但检查方法和尿沉渣结果报告方式必须标准化。

（二）标本的收集与运送

1. 标本的收集

实验室工作人员、医生、护士必须对患者留尿进行指导，务必使尿道口保持清洁。随机尿液标本的留取无特殊时间规定，但患者必须有足够的尿量（30 ~ 50mL）。晨尿指患者起床后第一次尿。收集"时段尿"时，应告知患者时间段的起点和终点，起始时先排空膀胱。三杯实验留尿时间要分段明确，做好标记。送检单上应注明留尿时间、送检时间。

2. 标本的运送

按上述要求留取尿液应在 2h 内完成检验，如果标本收集后 2h 内无法完成分析，可置 2 ~ 8℃冰箱冷藏，并于6h内完成检验；如仅做尿沉渣检查，可在尿标本中加适量防腐剂。

3. 标本的标记

标本容器必须有标记，包括：患者姓名、特定编号（或住院患者的病区、床号）、标本收集时间。标签应贴在容器上，不可贴在盖上。

4. 标本的接收

实验室应建立严格的标本接收制度。工作人员在接收标本时，必须检查标本容器是否符合要求；标记内容与医生所填化验单是否一致；从留尿到接收标本的时间是否过长；标本是否被污染。尿标本量不少于 30mL，在特殊病例不可能达到此要求时(如小儿、烧伤、肾衰无尿期等)，应在检验报告单上注明收到尿量及检查方法（离心或未离心）。

（三）尿沉渣检验的操作步骤

1. 离心

离心管中倒入充分混匀的尿液至 10mL 刻度处，RCF400×g，离心 5min。离心后倾倒或吸去上清液，离心管底部残留尿液的量应在 0.2mL 处，使之浓缩 50 倍。

2.镜检

沉渣液混匀后，取 1 滴（约 15 ～ 20μL）充液到专用标准尿沉渣计数板里（按说明书操作），先用低倍镜观察，后用高倍镜观察。计数细胞数或管型，按"××/μL"报告。尿结晶、细菌、真菌、寄生虫等以 +、++、+++、++++ 或 1+、2+、3+、4+ 形式报告。

3.尿沉渣的检查内容

（1）细胞

红细胞、白细胞、吞噬细胞、上皮细胞（包括肾小管上皮细胞、移行上皮细胞、鳞状上皮细胞）、异型细胞等。

（2）管型

透明、细胞、颗粒、蜡样、脂肪、混合及宽幅管型等。

（3）结晶

磷酸盐、草酸钙、尿酸结晶和药物结晶等。

（4）细菌、寄生虫（或虫卵）、真菌、精子、黏液等。

（5）临床医生特殊要求的其他成分。

4.有条件的实验室应开展各种尿液有形成分的染色检查，配置多种类型显微镜（如相差显微镜、偏振光显微镜等），以便对有形成分进一步鉴别。

尿液沉渣检查仅为尿液分析的一部分，应结合尿液理学、化学检查及临床资料综合分析，再发出报告。尿沉渣检查应建立质量保证体系，同时应进行尿沉渣检查的专业培训，技术未达到要求者，不得上岗。

四、尿沉渣分析仪的使用

尿沉渣分析仪是用显微镜或专用设备对尿液有形成分检查的仪器。尿沉渣分析仪可做到尿沉渣分析的标准化、自动化。目前报道的尿沉渣分析仪，主要有流式细胞术法分析仪和图像识别法分析仪，以及近来出现的一种简便的尿沉渣分析工作站。

（一）测定方法及评价

1.流式细胞术法尿沉渣分析仪

该仪器运用流式细胞术及特殊荧光染色的原理对尿沉渣进行分析。尿液标本经染色后，进入鞘液流动池时，尿液中的每个有形成分单个纵列通过流动池中心轴线，每个粒子均被氩激光光束照射，并各自发出不同的荧光强度（信号）。尿沉渣细胞信号可表达为三类，即前向散射光、荧光和电阻抗。前向散射光信号又可分为前向散射光强度（Fsc），反映细胞大小；前向散射光脉冲宽度（Fscw），反映细胞长度。荧光信号也分为荧光强度（Fl），反映细胞染色质的强度，以及荧光脉冲宽度（Flw），反映细胞染色质的长度。电阻抗反映细胞体积。仪器将这些信号转变为电信号，综合分析后得出细胞大小、长度、染色的强度和染色部分长度及细胞的体积资料，并给出每类细胞的散射图和直方图，计算出每微升尿中各种细胞的数量。该仪器自动化程度较高、精密度好，以散射图或直方图的方法报告结果，可对尿沉渣中的红细胞、白细胞、管型、细菌进行计数，做出定量报告，但对病理性管型、异常细胞、结晶等不能做分类检出。该仪器不能完全取代显微镜下形态学检查，仍属过筛实验。近年来，大型医院引进该仪器日益增多。

2. 图像识别尿沉渣分析仪

该仪器采用流式细胞术、高速频闪光源和电视摄像的光学系统，利用计算机对图像进行分析。原理是利用液压将混匀的尿液注入仪器的标本口，仪器自动加染色液，尿液经染色后导入鞘流液内，在平板式流动池中做层流动，使管道中间的定量液体通过显微镜下的专用尿分析定量板。当尿液中的有形成分通过显微镜视野时，以每秒 60 次的高频闪光做光源，经摄像得到连续的静止图像。仪器可显示尿液中常见的 12 种颗粒，计算机将图像中的形态与已存的管型、上皮细胞、红细胞和白细胞的形态资料进行对比、识别和分类，计算出各自的浓度。由于尿中有形成分形态复杂，不能识别的有形成分占比例较大，仍须人工逐一识别分类，该仪器造价昂贵，因此未能正式投入临床应用。

3. 尿沉渣定量分析工作站

尿标本经离心、沉淀、浓缩、染色后，由微电脑控制，利用动力管道产生吸引力的原理，蠕动泵自动把已染色的尿沉渣吸入，并悬浮在一个透明、清晰、带有标准刻度的光学流动计数池内。通过显微镜摄像装置，操作者可在显示器屏幕上获得清晰的彩色尿沉渣图像，在规定范围内识别、计数，通过电脑计算出每微升尿沉渣中有形成分的数量。尿沉渣定量分析工作站是在密闭的管道内进行分析，因此标本不污染工作环境，安全性好，且使用光学流动计数池，体积准确恒定，视野清晰，人工识别容易。该法仍须人工离心沉淀，但全程自动、快捷高效、安全洁净，有利于尿沉渣定量分析标准化和规范化，目前国内已推广应用。

另一种尿沉渣定量分析系统附有专利样品管，集离心和观察区于一体，还备有计算机控制专用离心机。载有尿标本的专利样品管置于专用离心机中自动离心 47s，最后 2s 自动震荡混匀，取出专利样品管置于显微镜下观察、鉴别和计数，符合国际化标准要求。

（二）质量控制

1. 标本一定要新鲜，留尿后标本应在 2h 内检查完毕。

2. 由于不同厂家和不同类型仪器有不同的要求，操作人员必须熟悉仪器性能，严格按说明书操作，做好质控和仪器保养。

尿沉渣分析自动化的研究由来已久，难度较大，近年已取得重大进展。这类仪器对少数特殊细胞，如管型、结晶和细胞分类、肿瘤细胞的鉴别等仍有困难，因此目前它仍是一种筛查仪器，还不能完全取代人工镜检。实验室必须建立和执行复检标准。

第六节　尿液沉渣中的脱落细胞

一、标本的采集与制片

（一）标本采集的要求

1.尿液标本要新鲜

泌尿系统脱落的上皮细胞在尿液中易退化变性或自溶。因此，尿液排出后应在 1h 内完成制片、固定。若不能及时制片，可按标本的 1/10 量加入甲醛或等量的 95% 乙醇。

2.避免污染

除要求盛尿容器清洁以外，女性患者在自然排尿时，尿液中常混有大量阴道上皮细胞和白细胞而影响诊断。故可采取导尿的方法，或清洁外阴后留取中段尿。

3.标本的量要充足，一般不少于 50mL。

（二）采集标本的方法

1.自然排尿

一般留取晨尿，也可留取日间新鲜尿，通常连续留取 3 天。

2.导尿管导尿

此法细胞成分较多，可见输尿管和肾盂的脱落细胞。

3.膀胱冲洗

用 50 ~ 100mL 生理盐水由尿道做膀胱冲洗，注入和抽取数次，获得膀胱冲洗液。

4.细胞刷片

在内镜的直视镜下，对膀胱、输尿管及肾盂等可疑部位，刷取细胞成分，直接涂片。

（三）制片方法

1.离心沉淀法

尿液中的细胞成分较少时，采用二次离心浓集法处理效果较好。

（1）先将全部尿液标本摇匀后，倒入 4 ~ 6 支离心管内，以 2 000 r/min 离心 10min。

（2）取出上述试管，倾出上清液，将各个试管底部沉淀物摇匀后集中在一支试管内，以同样的条件再离心 5 ~ 10min。

（3）倾去上清液后将沉淀物混匀。如细胞成分多，可制成薄片，如细胞成分少则取沉淀 2 ~ 3 滴，制成厚片，厚度以略能流动为度。每份标本一般制 4 张涂片。待干后，立即浸入固定液固定。

由于正常尿液中不含蛋白质成分，所以细胞不易黏附在玻片上。为了防止脱落，可在沉淀物内滴加 1 滴血清，或在玻片上涂抹少量的甘油蛋清，然后再涂片。

若尿中含有大量盐类结晶或冻冻样物质，会引起背景污浊，影响诊断。可用 0.5moL/L NaOH 或。.5mol/L HCl 调节尿液 pH 值为 6.0，使盐类结晶溶解。离心沉淀后，在沉淀物内加入 5 ~ 10mL95% 乙醇，静置 5min 固定细胞，然后逐渐加入蒸馏水轻轻振动试管使胶冻样物溶解，再做第二次离心，留沉淀物涂片。

2. 自然沉淀法

用毛细吸管吸取尿液底部的沉淀物放入沉降筒中，尿中的细胞成分自然下沉，尿中水分被滤纸不断吸干，沉降时间一般为 30min，待干后固定染色。此法获得的细胞形态较好，但由于取用的尿标本少，肿瘤的阳性检出率不高。

二、固定

固定的主要目的是防止细胞自溶和细菌所致的腐败，保持细胞的自然形态。固定能沉淀和凝固细胞内的蛋白质，并能破坏细胞内的溶酶体，使细胞结构清晰并易于着色，所以制片后应尽快固定。固定越快，细胞越新鲜，染色效果越好。

（一）常用固定液

1. 乙醚乙醇固定液

由 95% 乙醇和乙醚等量混合而成。此液渗透性强、固定效果好，适用于 H-E 染色和巴氏染色。

2. 95% 乙醇固定液

制备简单，但渗透能力较差。适用于大规模防癌普查。

（二）固定方法

1. 带湿固定

即涂片尚未干燥即行固定。可用浸入法，也可用滴加法。此法固定细胞结构清晰、染色鲜艳。适用于痰液、宫颈刮片及食管刷片等较黏稠的标本。

2. 干燥固定

即涂片自然干燥后，再行固定。适用于较稀薄的标本，如尿液、浆膜腔积液等。

（三）固定时间

一般为 15 ~ 30min。含黏液较多的标本如痰液、宫颈刷片等，固定的时间要适当延长；不含黏液的标本，如尿液、胸腹水等，固定时间可酌情缩短。

三、染色

染色是利用细胞中各种结构的生化组成不同，对染料的亲和力不同，而显示不同的颜色，使细胞的形态和结构易于辨认。常用的染色方法有 H-E、巴氏及瑞 - 吉染色，其特点如下：

（一）H-E 染色

此法染色效果较好，只是胞质染料仅有伊红，染后色彩不丰富，不能用于观察阴道涂片中对雌激素水平测定。优点是操作简易，试剂易配制。

（二）巴氏染色

此法染色特点是细胞具有多色性。染细胞质的染料有四种，故色彩丰富鲜艳，胞内结构清晰，染色效果好，是细胞病理学检查常用的方法，尤其适于观察女性雌激素水平对阴道上皮细胞的影响。此法的缺点是操作程序复杂、试剂成本较大。

（三）瑞 - 吉染色

此法适用于血片、淋巴穿刺液和胸腹水涂片。尤其是淋巴瘤细胞，瑞 - 吉染色优于其他染色方法。

四、涂片观察及报告方式

（一）涂片观察方法

1. 涂片观察前要认真核对涂片编号，了解送检申请单上填写的全部资料。

2. 由于涂片范围较大，癌细胞又分散，故显微镜检查主要在低倍镜下观察，当发现有异常细胞时，再换用高倍镜辨认，必要时用油镜观察。

3. 将玻片按自左到右、自上到下的顺序移动，全面、仔细地观察整个涂片的每一部分，不能有遗漏。如发现异常细胞，应做标记，以利复查。

（二）报告方式

细胞病理学检查癌细胞的报告方式分为直接法和分级法。

1. 直接法

根据细胞形态，对有特异性细胞学特征的、较容易确诊的疾病可直接做出诊断，如脂肪瘤等。

2. 分级法

分级法是常用的报告方式，能客观地反映细胞学的变化。目前有三级、四级和五级三种分类方法。

（1）三级分类法

Ⅰ级阴性。涂片中均为正常细胞或一般炎症变性细胞。

Ⅱ级可疑。涂片发现核异质细胞。

Ⅲ级阳性。涂片中找到典型的癌细胞。可根据癌细胞形态进一步分类。

（2）四级分类法

Ⅰ级阴性。

Ⅱ级核异质。涂片中发现少量轻度核异质细胞，多由炎症变性所致。

Ⅲ级可疑。涂片中有重度核异质细胞，形态基本符合癌细胞标准。但由于数量过少，或形态不典型，不能排除癌前病变的可能性。

Ⅳ级阳性。涂片中可见典型的癌细胞。

（3）五级分类法

Ⅰ级涂片中均为正常细胞和一般炎症变性细胞。

Ⅱ级有少量轻度核异质细胞，但无恶性迹象。

Ⅲ级有较多重度核异质细胞，但不能肯定为恶性。

Ⅳ级有大量重度核异质细胞，强烈提示为恶性肿瘤，但仍缺乏特异性癌细胞。

Ⅴ级可见典型癌细胞，并能根据细胞学特点，做出初步分类。

第七节　尿液沉渣中的细胞形态

一、正常上皮细胞形态

脱落细胞涂片中的细胞分为两类：一是上皮细胞，二是非上皮细胞。上皮细胞的种类很多，常见的有复层鳞状上皮细胞和柱状上皮细胞。

（一）复层鳞状上皮细胞

鳞状上皮（squamous epithelium）是一种复层的上皮组织，由于表面的细胞为扁平鳞形，所以又称复层扁平上皮。主要分布于体表及与外界直接相通的腔道等部位，如皮肤、口腔、咽、食管、阴道及子宫颈外口。复层鳞状上皮从底部至表面可分为基底层、中层和表层。

1.基底层细胞分为内底层和外底层

（1）内底层细胞

为一层低柱状或立方形细胞，位于上皮的最底层，紧贴基底膜，具有很强的繁殖能力，是唯一具有有丝分裂能力的细胞，亦称生发层。脱落后细胞呈圆形，直径 12～15μm。核相对较大，呈圆形或椭圆形，多居中，染色质均匀细颗粒状，染紫蓝色。胞质较少，由于含丰富的游离核糖体，染暗红色。核与胞质比（即核的直径与细胞质幅缘之比，简称核胞质比）为 1：（0.5～1）。正常情况下罕见。

（2）外底层细胞

在内底层细胞之上，由 2～3 层细胞构成，体积较内底层细胞大，直径 15～30μm。核胞质比为 1：（1～2）。细胞核与内底层细胞相似，胞质略多，仍呈暗红色。底层细胞在正常涂片中不易见到，在黏膜炎症、溃疡或糜烂时可见。

2.中层细胞

位于鳞状上皮的中部，细胞层次较多。脱落后细胞呈圆形、椭圆形、菱形、多角形，形态多样，直径 30～40μm。核胞质比为 1：（2～3），核相对较小，胞质量增多，染浅红色。

3.表层细胞

位于鳞状上皮的最表面，细胞扁平，呈不规则多边形，细胞体积增大，直径 40～60μm。根据细胞成熟程度，又分为角化前、不完全角化和完全角化细胞，胞质呈浅红色。

（1）角化前细胞

核胞质比为1∶（3～5）。细胞核直径6～8μm，染色较深，但染色质仍均匀细致呈颗粒状，胞质量显著增多。

（2）不完全角化细胞

核胞质比为1∶5或以上，细胞核明显缩小，直径为4μm，固缩、深染，核周可见白晕，有时近核处可见几个棕色小点。胞质透明，细胞可卷角。

（3）完全角化细胞

细胞核消失，胞质极薄，有皱褶、卷角，胞质内可见细菌。此种细胞为衰老死亡的细胞。

当上皮高度角化时，表层细胞成团环绕呈洋葱状，形成上皮细胞角化珠，是上皮增生的标志。角化珠内细胞核小，固缩深染，大小均匀，形态及核胞质比正常，应与癌珠（纤维状癌细胞团环绕而成）相鉴别。

复层鳞状上皮从底层到表层细胞形态的变化规律为：①细胞体积由小到大。②胞核由大到小，最后消失。③核染色质由细致、疏松、均匀到粗糙、紧密、固缩。④核胞质比由大到小。⑤胞质量由少到多，胞质染色由暗红色到浅红色（H-E染色），由深蓝到红色（巴氏染色）。

（二）柱状上皮细胞

柱状上皮（columnar epithelium）主要分布于鼻腔、鼻咽、气管、肺、胃、肠、子宫颈、子宫内膜及输卵管等部位。其脱落后在涂片中根据形态和功能不同分为纤毛柱状上皮细胞、黏液柱状上皮细胞和储备细胞。

1. 纤毛柱状上皮细胞

似胡萝卜状，细胞呈锥形，顶端宽平，表面有密集的纤毛，染淡红色，细胞底部尖细。核位于细胞中下部，呈卵圆形，顺细胞长轴排列，染色质细致、均匀，染色较淡，有时可见1～两个核仁，核边清晰，常与细胞边界重合。

2. 黏液柱状上皮细胞

呈圆柱形或卵圆形，有时呈锥形，细胞较肥大。胞质丰富，含大量黏液，呈空泡状，故着色淡而透明，有时含巨大空泡，将核挤到一侧，呈月牙形或戒指形。核呈卵圆形，位于基底部，其大小、染色与纤毛柱状上皮细胞相似。

3. 储备细胞

位于基底部，是具有增殖能力的幼稚细胞。胞体较小，呈多角形、圆形或卵圆形。染色质细致均匀，常见核仁。胞质量少，染暗红色。正常涂片中少见。

（三）成团脱落的上皮细胞

成团脱落的上皮细胞，因排列紧密，甚至细胞核有重叠，须与癌细胞团相鉴别。

1. 成团脱落的基底层细胞

细胞呈多边形，细胞大小一致，核居中，核间距相等，排列似蜂窝状。

2. 成团脱落的柱状上皮细胞

细胞呈蜂窝状结构，胞质丰富，含较多黏液，胞质透明。染色淡，核间距不等，有时在细胞团边缘可见栅栏状结构。

3. 成团脱落的纤毛柱状上皮细胞

常聚集成堆，细胞间界限不清，胞核互相堆叠，形成核团，核团周围是胞质融合而成的胞质带。细胞团边缘有时可见部分纤毛。

二、上皮细胞的退化变性

细胞自然衰老时，就会出现退化变性的现象。当局部组织病理性损伤、炎症及恶性病变时，会加快上皮细胞的退化变性。细胞退化变性分为肿胀性退变和固缩性退变。

（一）肿胀性退变

细胞核和细胞质内水分增多，胞体比正常细胞大 2 ~ 3 倍。胞质内出现空泡，着色淡，核亦肿大，染色质结构不清，呈云雾状。有时细胞膜破裂，形成裸核。急性炎症时多见肿胀性退变。

（二）固缩性退变

细胞核和细胞质内水分减少，细胞脱水，胞体变小，胞质染红色。胞核固缩变小，着色深，呈深蓝色，最后可崩解消失。核与胞质之间可出现空隙，称核周晕。多见于慢性炎症。

表层鳞状上皮细胞常表现为固缩性退变；中、底层细胞常表现为肿胀性退变。柱状上皮细胞较鳞状上皮细胞更易发生退变，多见于肿胀性退变。

三、良主病变的上皮细胞形态

（一）上皮细胞的增生、再生和化生

1. 增生

指细胞分裂增殖能力加强，数目增多，常伴有细胞体积增大。多由慢性炎症或其他理

化因素刺激所致。增生的细胞形态特点有：胞核增大，可见核仁；胞质量相对较少，嗜碱性，核胞质比略大；少数染色质形成小结，但仍呈细颗粒状；核分裂活跃，可出现双核或多核。

2.再生

当组织损伤后，由邻近组织的同类细胞增殖补充的过程叫再生。细胞形态与增生的细胞相似，常伴有数量不等的白细胞。

3.化生

一种成熟的组织在某些因素的作用下，被另一类型的成熟组织所替代的过程称为化生。胃黏膜上皮在一些因素刺激下形成肠上皮，称肠上皮化生。如子宫颈柱状上皮细胞在慢性炎症时转变为鳞状上皮细胞，这种过程叫鳞状上皮化生，简称鳞化。若鳞化的细胞核增大，形态、大小异常，染色质增粗、深染，表明在化生的同时发生了核异质，称为异型化生或不典型化生。

（二）上皮细胞的炎症变性

按病程可将炎症分为急性、亚急性和慢性三种类型，具体表现如下：

1.急性炎症

以变性、坏死为主，上皮细胞常有明显的退变，以肿胀性退变为主。涂片中有较多坏死细胞碎屑及红染无结构的呈网状或团块状纤维素，伴有大量的中性粒细胞和巨噬细胞。

2.亚急性炎症

除有退变的上皮细胞和坏死的细胞碎片外，还有增生的上皮细胞，涂片中的各种白细胞常并存。

3.慢性炎症

以增生、再生和化生病理性改变为主，涂片中可见较多成团的增生上皮细胞。炎症细胞以淋巴细胞和浆细胞为主。

炎症时上皮细胞的改变主要是核的改变，如核增（肥）大、核固缩、核深染、核畸形（轻度）等表现。

（三）核异质

核异质（dyskaryosis）细胞是介于良性和恶性之间的过渡型细胞，相当于组织病理学的不典型增生或间变，是指上皮细胞的核异常，主要表现为核增大、形态异常、染色质增多、分布不均、核膜增厚、核染色较深，胞质尚正常，特征是在核增大的基础上有一定程度的畸形和深染。

根据核异质细胞形态改变程度，可分为轻度核异质和重度核异质。

1. 轻度核异质

多由慢性炎症细胞刺激引起，又称炎症核异质。多见于鳞状上皮中、表层细胞。细胞核轻度增大，较正常细胞大 0.5 倍左右，并有轻度至中度畸形，染色质轻度增多，染色稍加深，核胞质比尚在正常范围内。

2. 重度核异质

因部分可发展为癌，故又称癌前核异质。细胞核体积比正常大 1～2 倍，染色质增多，呈粗网状，分布不均，偶见染色质结节，核边增厚，核有中度以上畸形，核胞质比轻度增大。应结合临床进行动态观察。部分重度核异质来源于癌旁细胞。

（四）异常角化

异常角化（dyskeratosis）又称不成熟角化或角化不良，是指鳞状上皮细胞胞质的成熟程度超过胞核的成熟程度。巴氏染色表现为上皮细胞核尚幼稚，而胞质已出现角蛋白，并染成红色或橘黄色。若出现在中、底层细胞称为早熟角化；若出现在表层角化前细胞，称为假角化。有人认为这可能是一种癌前表现应给予重视，定期复查。

四、肿瘤细胞形态

恶性肿瘤具有超常的增生能力，并具有浸润性和转移性。从正常组织演变到恶性肿瘤是一个连续的过程，观察细胞的异型性应综合判断。来源于上皮组织的恶性肿瘤称为癌，占所有恶性肿瘤的 90% 以上。来源于中胚层组织的恶性肿瘤称为肉瘤。癌细胞的种类繁多，形态也各不相同，但仍具有一些共同的形态特征。一般来说，确定癌细胞主要是根据细胞核的改变，而区分肿瘤类型则考虑细胞质的改变和细胞的群象变化。根据细胞学类型可将癌分为三种类型：鳞状细胞癌、腺癌和未分化癌。

（一）恶性肿瘤细胞的一般形态特征

1. 细胞核的改变

（1）核增大

通常与已知细胞的细胞核比较，癌细胞核染色质增生旺盛，形成多倍体及非整倍体，所以胞核显著增大，为同类正常细胞的 1～4 倍，有时可达 10 倍以上。小细胞未分化癌（如肺燕麦细胞癌）胞核较小，核胞质比明显增大。

（2）核畸形

癌细胞核除圆形、卵圆形以外，还出现各种畸形，如梭形、结节状、分叶状、长形、三角形、不规则形，可有凹陷、折叠。某些腺癌细胞畸形不明显。

（3）核深染

由于癌细胞 DNA 大量增加，染色质明显增多、增粗，与染核染料结合多染色加深，呈蓝紫色似墨滴状。腺癌深染程度不及鳞癌明显。

（4）核胞质比失调

由于胞核显著增大，胞质的量多正常，故引起核胞质比增大。癌细胞分化越差，核胞质比失调越明显。

（5）染色质分布不均、核膜增厚

增多的染色质分布不均，甚至呈块状，多见围绕核膜排列，核膜明显呈不规则增厚。

（6）核仁异常

核仁增大、增多，癌细胞核仁直径可达 $5\mu m$ 以上，且外形不规则、数量增多，有的可达 3 个以上。癌细胞分化程度越低，核仁异常越明显。核仁异常是主要形态学特征之一。若见到巨大核仁（直径 $5\sim7\mu m$）就可诊断为恶性。有时可见多个核仁（75 个），尤其见于分化差的肿瘤。

（7）异常核分裂

癌细胞的主要特征是具有无限增殖性，使有丝分裂细胞增多，且常见异常分裂象，如不对称分裂、多极分裂、环状分裂。

（8）多核

癌细胞常出现双核或多核，各个核的大小、形态很不一致。

（9）裸核

由于癌细胞增生过快，营养供给不足，细胞容易退化，胞质溶解消失而呈裸核。腺癌和未分化癌多见。早期的裸核尚具有核的恶性特征，可供诊断参考，退化后期的裸核，呈云雾状结构，失去诊断价值。

以上是恶性肿瘤细胞核的改变，其中以核增大、核畸形、核深染、核胞质比失调及染色质分布不均为主要特征。

2. 细胞质的改变

（1）胞质量异常

胞质与核相比相对减少，分化程度越低，胞质量越少。

（2）染色加深

癌细胞胞质内含蛋白质较多，H-E 染色呈红色，且着色不均。

（3）细胞形态畸形

癌细胞呈不同程度的畸形变化，如纤维形、蝌蚪形、蜘蛛形及其他异形。细胞分化程度越高，畸形越明显。

（4）空泡变异

胞质内常有变性的空泡及包涵体等。腺癌细胞较为凸出，常可融为一个大空泡，将核挤向一侧，形成戒指样细胞。

（5）吞噬异物

癌细胞胞质内常见吞噬的异物，如血细胞、细胞碎片等。偶见胞质内封入另一个癌细胞，称为封入细胞或鸟眼细胞。

3.细胞群的改变

癌细胞有成团脱落的倾向。成团脱落的癌细胞形态不一、大小不等、排列紊乱、失去极性。鳞癌细胞常分层排列；腺癌细胞常呈巢状，有腺样倾向。

（二）常见癌细胞的形态特征

1.鳞癌

由鳞状上皮细胞癌变形成的癌称为鳞状上皮细胞癌（squamous carcinoma），简称鳞癌。鳞癌细胞的核增大、核畸形、核深染、核胞质比失调、核大小不一等恶性肿瘤细胞的特点显著，细胞散在或成堆。根据细胞分化程度不同，可分为高分化鳞癌和低分化鳞癌。

（1）高分化鳞癌

以表层细胞癌变为主，癌细胞分化程度较高。胞体较大，常单个散在，或数个成团。细胞形态呈多形性，如蜘蛛形、蝌蚪状、纤维状，多数胞质有角化，染红色，有时可见癌珠。核畸形显著，核染色质增粗、染色深，核仁增多不明显。癌细胞的多形性和癌珠是高分化鳞癌的标志。

（2）低分化鳞癌

以中、底层细胞癌变为主。癌细胞分化程度较低，胞体多为小圆细胞，可见不规则形。无角化，胞质较少，细胞大小不等，常成团脱落呈堆叠状，分化越差，细胞越小。核增大，畸形，可见巨大核仁。

2.腺癌

由柱状上皮细胞恶变而来的癌称为腺癌（adenocarcinoma）。腺癌细胞的核增大、核畸形、核深染、核胞质比增大等现象都不及鳞癌细胞显著，而核仁增大、增多、核分裂象增多比鳞癌明显。胞质内会有多少不等的由黏液形成的大小不等的空泡。根据分化程度分为高分化腺癌和低分化腺癌。

（1）高分化腺癌

细胞大小悬殊，胞质丰富，含有黏液空泡，有时大空泡将核挤于一侧，形成戒指样癌细胞。胞体较大，呈圆形或卵圆形，形态异形不明显，可单个脱落也可成排成团脱落，成团脱落时呈腺腔样结构。核大、畸形和深染都不及鳞癌明显。核仁增大、增多显著。

（2）低分化腺癌

胞体较小，多成团互相重叠，极性紊乱，易融合成团，呈花边样或桑葚样。胞质少，嗜碱性，可见少数小黏液空泡或无空泡。细胞核畸形和深染较高分化腺癌明显。

3.未分化癌

从形态上难以确定组织来源、分化程度最低、恶性程度最高的癌，称为未分化癌（undif-ferentiated carcinoma）。细胞较小，胞质量也很少。根据癌细胞形态分为大细胞未分化癌和小细胞未分化癌。

（1）大细胞未分化癌

癌细胞常单个散在，大小较一致。胞体约为外底层细胞大小，呈不规则圆形、卵圆形，胞质量中等，嗜碱性。核大且大小不一，畸形明显，染色深。

（2）小细胞未分化癌

胞体小，核呈不规则圆形、梭形、瓜子形或燕麦形，又称燕麦细胞癌。染色质增粗，不均匀。胞质更少，核胞质比显著增大，似裸核样，常成束出现，排列紧密。因淋巴细胞退化变性时，核可增大并伴有畸形，故小细胞未分化癌要与淋巴细胞相鉴别。

五、非上皮细胞成分

涂片中非上皮细胞成分又称背景成分。非上皮细胞成分的形态，有助于细胞病理学的诊断。

（一）红细胞

在细胞学涂片上，常见红细胞。保存良好的红细胞常提示样本为新鲜出血。在恶性肿瘤涂片中，常见大量红细胞。取材时如有局部损伤也可见新鲜的红细胞。陈旧性出血可见棕色的含铁血黄素或染黄色的丝状纤维蛋白。

（二）白细胞

在大多数标本中都有白细胞。在不同部位，不同的生理、病理情况下，白细胞的种类和数量有所不同。急性炎症时常有大量的中性粒细胞，此种细胞易退化变性。寄生虫感染和变态反应时多见嗜酸性粒细胞。慢性炎症时较多出现淋巴细胞，多为小淋巴细胞，胞质少，呈裸核样，要与未分化癌细胞相鉴别。因淋巴细胞大小较恒定，可作为涂片中的"标尺"。浆细胞常见于慢性炎症。

（三）单核—吞噬细胞系统的细胞

1. 组织细胞

又称小吞噬细胞，涂片中吞噬现象不明显。胞体略大于中性粒细胞，呈卵圆形或不规则形。核大而偏位，染色质细致，胞质呈泡沫感。正常涂片中较少，炎症时与大量白细胞同时出现。

2. 巨噬细胞

胞体较大，胞质丰富，常含有空泡和各种异物，核明显偏位，偶见双核。在痰涂片中吞噬有黑色灰尘颗粒时称尘细胞或炭末细胞；有棕黄色含铁血黄素时称心衰细胞。

3. 多核巨噬细胞

源自单核巨噬细胞的融合，体积巨大，相当于表层鳞状上皮细胞大小或更大。可含十多个核，核大小、形态较一致，排列无规则，染色质细致均匀。在结核病患者的痰涂片中可见。

4. 其他物质

涂片中还可见到黏液、苏木素沉淀渣、细菌等物质。

因恶性肿瘤易出血坏死，故涂片中常见较多的红细胞及坏死组织碎屑，整个涂片较为脏乱。在这种背景下易找到癌细胞，故把这种背景称为"阳性背景"。若继发感染，白细胞、黏液也可增多。

六、细胞病理学检查的基本技术

（一）标本采集

取材的好坏，直接关系到诊断的阳性检出率，因此标本的采集是细胞病理学诊断的关键步骤之一。标本多在病变部位直接采集，操作应尽量简单，手法轻柔，减少患者痛苦，避免引起严重并发症，防止癌细胞进一步扩散；尽量避免血液、黏液等成分混入标本；标本采集后，应尽快制片、固定，以免细胞自溶或退化变性。常用的标本采集方法如下：

1. 直视采集法

即在肉眼观察下直接采集，采用刮取、吸取或刷取等方式采集标本，如阴道、宫颈、口腔、鼻咽等部位。对食管、胃、肠道、气管、支气管可借助内镜在病灶处直接刷取标本。

2. 液体标本的采集

如尿液、痰液、乳头溢液等可直接留取。

3. 穿刺吸取法

浆膜腔积液可用穿刺吸取标本；浅表及深部组织器官，如淋巴结、乳腺、甲状腺、肝等则用细针穿刺吸取。

4. 摩擦法

用特制的器具与病变部位接触摩擦来采集标本，如食管、胃部、鼻咽部等。

5. 灌洗法

向空腔器官或腹腔、盆腔（剖腹探查时）灌注一定量生理盐水冲洗，使其细胞成分脱落于液体中，收集灌洗液离心制片，做细胞学检查。

（二）涂片制作

1. 推片法

适用于较稀薄的液体标本，如尿液、浆膜腔积液。通常将标本低速离心或自然沉淀后，取沉淀物推片。方法同血液制片。

2. 涂抹法

适用于较黏稠的标本，如食管和宫颈黏液及痰液。用竹签将标本顺向涂抹，不宜反复涂抹。或将一滴标本加在载玻片上，另一张载玻片盖在上面并施加压力，将两张载玻片水平分开。

3. 喷射法

用配有细针头的注射器将标本均匀地喷射在玻片上。此法适用于各种细针吸取的液体标本，如淋巴结穿刺液、乳腺穿刺液。

4. 印片法

将小块病变组织轻轻在玻片上印按一下后拿开。此法为活体组织检查的辅助方法。

在标本制作时，对黏性小的标本如尿液，可在载玻片上先涂黏附剂（如蛋清甘油或多聚赖氨酸）后再涂片。涂片操作要轻柔，尽量减少对细胞的机械性损伤。涂片要均匀，厚薄要适宜。

第十一章 粪便检查

第一节 粪便标本

粪便标本的采集直接影响结果的准确性，通常采用自然排出的粪便。标本采集时注意事项如下：

一、标本要新鲜，避免污染

粪便检验应取新鲜的标本，盛于洁净、干燥、无吸水性的有盖容器内。其量至少为指头大小（约 5g）。粪便标本中不得混有尿液，不可有消毒剂及污水，以免破坏有形成分，使病原菌死亡和污染腐生性原虫。标本采集后一般应于 1h 内检查完毕，以防止 pH 及消化酶等导致的有形成分的分解破坏及病原菌的死亡。

二、取材要合理选择

采集标本时应用干净的竹签选取含有黏液、脓血等病变成分的粪便；外观无异常的粪便须从表面、深处及粪便多处取材。

三、查溶组织内阿米巴原虫滋养体

从脓血和稀软部分取材，寒冷季节标本传送及检查时均须保温。检查日本血吸虫卵时应取黏液、脓血部分，孵化毛蚴时至少留取 30g 粪便，且须尽快处理。检查蛲虫卵须用透明薄膜拭子或棉拭子于晚 12 时或清晨排便前自肛门周围皱裂处拭取，并立即镜检。找寄生虫虫体及做虫卵计数时应采集 24h 粪便，前者应从全部粪便中仔细搜查或过筛，然后鉴别种属，后者应混匀后检查。

四、做化学法隐血实验

做化学法隐血实验时，应于取样前 3 天禁食肉类及含动物血食物，并禁服铁剂及维生素 C。无粪便排出而又必须检查时，可经肛门指诊或用采便管拭取标本，灌肠或服油类泻剂的粪便常因过稀且混有油滴等不适合做检查标本。

粪便检验后应将纸类或塑料标本盒投入焚化炉中烧毁。搪瓷容器应泡于消毒液中（如过氧乙酸、煤酚皂液或新洁尔灭等）24 小时，弃消毒液后，流水冲洗干净，干燥备用。所用载玻片须用 5% 煤酚皂液浸泡消毒。

五、粪便检验目的

正常粪便主要由消化后未被吸收的食物残渣、消化道分泌物、大量细菌、无机盐及水等组成。粪便检查的主要目的是：①了解消化道有无炎症、出血、寄生虫感染、恶性肿瘤等情况；②根据粪便的性状、组成，间接地判断胃肠、胰腺、肝胆系统的功能状况；③分析有无致病菌及肠道正常菌群有无失调等。

第二节　粪便理学检查

粪便的理学检查项目包括粪便量、外观、气味、酸碱度、寄生虫、结石等。粪便的理学检查有助于腹泻、吸收不良综合征、痢疾、胆道梗阻、胃肠道出血及寄生虫感染等疾病的诊断，具有一定的临床意义。

一、量

正常成人大多每日排便一次，量为 100～300g，随食物种类、食量及消化器官的功能状态而异。摄取细粮及肉食为主者，粪便细腻而量少；进食粗粮特别是多量蔬菜后，纤维质多致粪便量增加。当胃、肠、胰腺有炎症或功能紊乱时，因炎性渗出，肠蠕动亢进或消化吸收不良，可使粪便量增加。

二、外观

粪便的外观包括颜色与性状。正常成人的粪便为黄褐色呈形柱状软便，婴儿粪便可呈黄色或金黄色糊状。久置后，粪便的胆色素被氧化可致颜色加深。病理情况下，粪便的颜色和性状可发生不同的变化，提示相应的病变。

（一）黏液便

正常粪便含有少量黏液，因与粪便均匀混合不易看见，若有肉眼可见的黏液，说明其量增多。小肠炎症时增多的黏液均匀地混于粪便中；大肠病变时，由于粪便已逐渐成形，黏液不易与粪便混匀，多附着在粪便表面，见于各类肠炎、细菌性痢疾、阿米巴痢疾、急性血吸虫病。

（二）脓性及脓血便

说明肠道下段有病变，常见于痢疾、溃疡性结肠炎、局限性肠炎、结肠或直肠癌。脓或血多少取决于炎症的类型和病变的程度。细菌性痢疾时，以黏液及脓为主，脓中带血。阿米巴痢疾时，以血为主，血中带脓，呈暗红色稀果酱样，此时要注意与食入大量咖啡、巧克力后的酱色粪便相鉴别。

（三）鲜血便

直肠息肉、结肠癌、肛裂及痔疮等均可见鲜红色血便。痔疮时常在排便之后有鲜血滴落，其他疾病多见鲜血附着于粪便的表面。过多地食用西瓜、番茄、红辣椒等红色食品，亦可出现鲜红色便。

（四）胨状便

肠易激综合征（IBS）患者常于腹部绞痛后排出黏胨状、膜状或纽带状物，某些慢性痢疾患者也可排出类似的粪便。

（五）柏油样黑便

粪便呈褐色或黑色、质软、富有光泽、隐血实验阳性，多见于上消化道出血。上消化道出血时，红细胞被胃肠液消化破坏，释放血红蛋白并进一步降解为血红素、卟啉和铁等产物，在肠道细菌的作用下铁与肠内产生的硫化物结合成硫化铁而呈黑色，并刺激小肠分泌过多的黏液。上消化道出血 50～75mL 时，粪便呈褐色或黑色，质软，富有光泽，宛如柏油。如见柏油样便，且持续 2～3 天，说明出血量至少为 500mL。当上消化道持续大出血时，排便次数可增多，而且稀薄。因血量多，血红素不能完全与硫化物结合，加之血液在肠腔内推进快，粪便可由柏油样转为暗红色。服用活性炭、铋、铁剂等之后也可排黑色便，但无光泽且隐血实验阴性。

（六）稀糊状或稀汁样便

常因肠蠕动亢进或分泌物增多所致，见于各种感染或非感染性腹泻，尤其是急性胃肠炎。小儿肠炎时肠蠕动加速，粪便很快通过肠道，以致胆绿素来不及转变为粪胆素而呈绿色稀糊样便。遇大量黄绿色的稀汁样便并含有膜状物时应考虑到伪膜性肠炎；艾滋病并发肠道隐孢子虫感染时也可排大量稀汁样便。副溶血性弧菌食物中毒可见洗肉水样便，出血性小肠炎可见红豆汤样便。

（七）米泔样便

呈乳白色淘米水样，内含黏液片块。多见于霍乱、副霍乱患者。

（八）白陶土样便

粪便呈灰白色。各种原因引起的胆管梗阻，进入肠内的胆汁减少或缺失，以致粪胆素生成相应地减少甚至无粪胆素产生，使粪便呈灰白色。主要见于阻塞性黄疸、钡餐造影术后，食入过量的脂肪亦可使粪便呈乳白色或白色。

（九）干结便

常由于习惯性便秘，粪便在结肠内停留过久，水分过度吸收而排出羊粪便样的硬球或粪便球积成的硬条状粪便。多见于老年排便无力时。

（十）细条状便

排便形状改变，排出细条或扁片状粪便，说明直肠狭窄，常提示有直肠肿物存在。

三、气味

正常粪便有一定臭味，主要因细菌分解的产物如吲哚、粪臭素、硫醇、硫化氢、氨、靛基质、挥发性脂肪酸等引起的。肉食者臭味较重，素食者臭味较轻。粪便恶臭且呈碱性反应时，多因未消化的蛋白质发生腐败所致，可见于慢性肠炎、胰腺疾病、消化道大出血、结肠或直肠癌溃烂。阿米巴性痢疾粪便呈鱼腥臭味。脂肪及糖类消化或吸收不良时，由于脂肪酸分解及糖的发酵而使粪便呈酸臭味。

四、酸碱度

正常人的粪便为中性、弱酸性或弱碱性（pH 值 6.9 ~ 7.2）。食肉多者呈碱性，高度腐败时为强碱性，食糖类及脂肪多时呈酸性，异常发酵时为强酸性。细菌性痢疾、血吸虫病粪便常呈碱性；阿米巴痢疾粪便常呈酸性（pH 值 6.1 ~ 6.6）。

五、寄生虫

肉眼即可分辨粪便中蛔虫、蛲虫、带绦虫等较大虫体或其节片。过筛冲洗后可发现钩虫、鞭虫等细小虫体。服驱虫剂后应查找有无虫体，驱带绦虫后应仔细寻找其头节。

六、结石

粪便中可见到胆石、胰石、粪石等，最重要且最多见的是胆石。常见于应用排石药物或碎石术之后，较大者肉眼可见到，较小者须用铜筛淘洗粪便后仔细查找才能见到。

第三节　粪便化学成分检查

一、粪便隐血实验

阳性（或阴性）

当上消化道有少量出血时，因消化液导致红细胞溶解破坏，肉眼或显微镜检查不能发现，采用化学或免疫的方法方能证实出血的实验，称为隐血实验（occult bloodtest, OBT）。

（一）化学法——滤纸法（邻甲苯胺法）

1. 原理

血红蛋白中的亚铁血红素有类似过氧化物酶的作用，分解过氧化氢生成新生态氧，氧化无色底物生成有色产物。

2. 试剂

邻甲苯胺冰乙酸溶液，3% 过氧化氢溶液。

3. 器材

竹签、滤纸或棉签。

4. 操作

（1）涂片

竹签挑取少许粪便于滤纸上。

（2）加液

滴加邻甲苯胺冰乙酸溶液 2 ~ 3 滴。

（3）加液

滴加 3% 过氧化氢 1 ~ 2 滴。

（4）观察

2min 内。

（5）注意 3% 过氧化氢不稳定，长时间放置可使反应减弱，最好新鲜配制。试验前 3 天禁食动物食品及维生素 C。

（二）试管法——氨基比林法

1. 原理

血红蛋白中的亚铁血红素有类似过氧化物酶的作用，分解过氧化氢生成新生态氧，氧化无色底物生成有色产物。

2. 试剂

显色剂 A（氨基比林）、显色剂 B（H_2O_2、乙醇）。

3. 器材

小试管。

4.操作

（1）加液

取小试管1支，加入显色剂A、B各0.7mL。

（2）加标本

竹签挑取少许粪便置入试管内，充分混匀。

（3）观察

2min 内。

二、测定方法及评价

（一）化学法

隐血实验目前部分采用化学法，如邻联甲苯胺法、还原酚酞法、联苯胺法、氨基比林法、无色孔雀绿法、愈创木酯法等。实验原理为血红蛋白中的含铁血红素有催化过氧化物分解的作用，能催化试剂中的过氧化氢，分解释放新生态氧，氧化上述色原物质而显色。显色的深浅反映了血红蛋白的多少，即出血量的大小。以上实验方法虽然原理相同，但各实验室具体操作细节如粪便取材多少、试剂配方、观察时间等不同，使结果存在差异。多数文献对这些方法灵敏度的研究表明，邻联甲苯胺法、邻甲苯胺法、还原酚酞法最灵敏，可检测出0.2～1mg/L的血红蛋白，只要消化道有1～5mL的出血就可检出，但容易出现假阳性结果。中度灵敏的实验包括联苯胺法、无色孔雀绿法及氨基比林法，可检出1～5mg/L的血红蛋白，消化道有5～10mL出血即为阳性。联苯胺法由于有致癌作用，而无色孔雀绿法在未加入异喹啉时灵敏度差，须20mg/L血红蛋白才能检出，试剂配制和来源均不如氨基比林法方便。愈创木酯法灵敏度差，须6～10mg/L血红蛋白才能检出，但假阳性很少。若此时消化道出血达20mL，此法为阳性，基本可确诊消化道出血。

（二）干化学试纸法

多以邻联甲苯胺或四甲基联苯胺为显色基质，基本原理同上。此法使用方便，患者可自行留取标本进行检查。目前多用于大规模胃肠肿瘤的普查。

以上方法虽然简单易行，但受多种因素影响，特异性及准确性不高。①外源性动物食品中含有血红蛋白、肌红蛋白，可使隐血实验呈假阳性。②某些生食蔬菜类（如萝卜、甘蓝等），因含有高浓度过氧化酶，可引起假阳性。③某些药物（如铁剂、铋剂）亦能产生假阳性。④血液在肠道停留过久，血红蛋白被细菌降解，血红素消失，会出现假阴性。⑤大剂量服用维生素C及其他还原物质，可抑制化学显色反应。⑥过氧化氢及其他试剂放置过久分解可导致假阴性，在实验时亦须注意。

（三）免疫学方法

免疫学方法所用抗体分为两大类：一种为抗人血红蛋白抗体，另一种为抗人红细胞基质抗体。免疫学方法具有很好的灵敏度，一般血红蛋白为 0.2mg/L 或 0.03mg/g 粪便就可得到阳性结果，且有很高的特异性。但免疫学法隐血实验主要检测下消化道出血，有 40% ~ 50% 的上消化道出血不能检出。假阴性原因是：①血红蛋白或红细胞经过消化酶降解或消化殆尽已不具有原来免疫原性；②过量大出血而致反应体系中抗原过剩出现后带现象；③患者血红蛋白的抗原与单克隆抗体不配。因此，当外观为柏油样便，免疫法检查却呈阴性或弱阳性时，须将原已稀释的粪便再稀释 50 ~ 100 倍重做实验或用化学法复检。服用刺激胃肠道的药物、饮酒后也可呈阳性。

（四）卟啉荧光法血红蛋白定量实验

近年来，某些实验室还采用卟啉荧光法进行血红蛋白定量实验，用热草酸试剂使血红素变为原卟啉进行荧光检测。此法除可测粪便未降解的血红蛋白外，还可测血红蛋白衍生物卟啉，克服了化学法和免疫法受血红蛋白降解影响的缺点。此法对上、下消化道出血同样敏感，但外源性血红素、卟啉类物质具有干扰性，且方法较复杂，故不易推广使用。

三、临床意义

（一）诊断消化道出血及鉴别消化道溃疡和恶性肿瘤

粪便隐血实验对消化道出血的诊断有重要价值。消化性溃疡、药物致胃黏膜损伤（如服用吲哚美辛、糖皮质激素等）、肠结核、克罗恩病、溃疡性结肠炎、结肠息肉、钩虫病及胃癌、结肠癌等消化道肿瘤时，粪便隐血实验常为阳性，故须结合临床其他资料进行鉴别。诊断消化性溃疡时，阳性检出率为 40% ~ 70%，呈间断性阳性；消化道恶性肿瘤时，阳性检出率可达 95%，呈持续阳性。

（二）作为消化道恶性肿瘤普查的初筛

尤其对中老年人早期发现消化道恶性肿瘤具有重要意义。

第四节 粪便有形成分检查

一、显微镜检验

（一）备片

取洁净载玻片 1 张。

（二）加液

加生理盐水 1 ~ 2 滴。

（三）取材

用竹签挑取外观异常的粪便。

（四）涂片

涂成薄片，厚度以能透视字迹为度。

（五）镜检

先用低倍镜观察有无虫卵、原虫等，再换高倍镜观察细胞，并对数量进行估计，镜检时每张涂片至少应分别观察 10 个低倍镜视野和 10 个高倍镜视野。

（六）报告

1. 以低倍镜报告寄生虫虫卵、原虫和食物残渣等，如"见到某种虫卵""粪便中存在较多的植物细胞和纤维素"等。

2. 以高倍镜视野所见最低值和最高值报告。

（七）注意

1. 观察顺序由上至下，由左至右，避免重复。提倡多做几张涂片显微镜检查，以提高阳性检出率。

2. 必要时可做涂片瑞氏染色后再进行显微镜检查。

粪便直接涂片显微镜检查是临床常规检验项目。可以从中发现病理成分，如各种细胞、寄生虫卵、真菌、细菌、原虫等，并可通过观察各种食物残渣了解消化吸收功能。为此，必须熟悉这些成分的形态。

二、细胞

（一）白细胞

正常粪便中不见或偶见，多在带黏液的标本中见到，主要是中性分叶核粒细胞。肠炎时一般分散存在，具体数量多少与炎症轻重及部位有关。小肠炎症时白细胞数量不多（少于 15/HP），均匀混于粪便内，且因细胞部分被消化而不易辨认。结肠炎症如细菌性痢疾时，可见一定量白细胞或成堆出现的脓细胞，亦可见到吞有异物的大小吞噬细胞，若加冰乙酸，胞质和核清晰可见。在肠易激综合征、肠道寄生虫病（尤其是钩虫病、阿米巴痢疾）时，粪便涂片还可见较多的嗜酸性粒细胞，可伴有夏科 - 雷登结晶（Charcot-Leydencrystal）。

（二）红细胞

正常粪便中无红细胞。肠道下段出现如痢疾、溃疡性结肠炎、结肠癌、直肠息肉、急性吸虫病、炎症、肿瘤时，粪便中可见数量不等的红细胞。上消化道出血时，红细胞因被胃液及肠液破坏而不易辨识，但可通过隐血实验予以证实。细菌性痢疾时红细胞少于白细胞，多分散存在且形态正常。阿米巴痢疾时红细胞多于白细胞，多成堆存在并有残碎现象。

（三）巨噬细胞

在细菌性痢疾和直肠炎症时均可见到。胞体较中性粒细胞大，为其三倍或更大，呈圆形、卵圆形或不规则形，胞核 1～两个，常偏于一侧。常含有吞噬的颗粒及细胞碎屑，有时可见含有红细胞、白细胞、细菌等，此类细胞多有不同程度的退化变性现象。若胞质有缓慢伸缩时，应特别注意与溶组织内阿米巴滋养体区别。粪便中见到巨噬细胞是诊断急性细菌性痢疾的依据，也可见于急性出血性肠炎或偶见于溃疡性结肠炎。

（四）肠黏膜上皮细胞

整个小肠和大肠黏膜的上皮细胞均为柱状上皮细胞。正常生理情况下，少量脱落的柱状上皮多被破坏，正常粪便中不易见到。当肠道发生炎症，如霍乱、副霍乱、坏死性肠炎等疾病时，上皮细胞增多，呈卵圆形或短柱状，两端钝圆，细胞较厚，结构模糊，夹杂于白细胞之间。伪膜性肠炎的肠黏膜小块中可见到成片存在的上皮细胞，多与白细胞共同存在。

（五）肿瘤细胞

结肠癌、直肠癌患者的血性粪便涂片中，可见到成堆的具异形性的癌细胞。

三、结晶

在正常粪便中可见到少量磷酸盐、草酸钙、碳酸钙、胆固醇等结晶，一般无临床意义。具有病理意义的结晶有：

（一）夏科－雷登结晶

无色透明的菱形结晶，两端尖长，大小不等，折光性强，常在阿米巴痢疾、钩虫病及过敏性肠炎粪便中出现，同时可见到嗜酸性粒细胞。

（二）血晶

棕黄色斜方形结晶，见于胃肠道出血后的粪便内，不溶于氢氧化钾溶液，遇硝酸呈蓝色。

（三）脂肪酸结晶

由胆汁排放减少引起的脂肪酸吸收不良所致，多见于阻塞性黄疸。

四、细菌

正常粪便中细菌极多，占干重的1/3，多属正常菌群。在健康婴儿粪便中主要有双歧杆菌、拟杆菌、肠杆菌、肠球菌，还有少量芽孢菌（如梭状菌属）、葡萄球菌等。成人粪便中以大肠埃希菌、厌氧菌和肠球菌为主要菌群，约占80%；产气杆菌、变形杆菌、铜绿假单胞菌等多为过路菌，不超过10%。此外，尚可有少量芽孢菌和酵母菌。正常人粪便中菌量和菌谱处于相对稳定状态，保持着细菌与宿主间的生态平衡。若正常菌群突然消失或比例失调，临床上称为肠道菌群失调症，须通过细菌培养及有关细菌学鉴定进行确诊，也可做粪便涂片，进行革兰氏染色后油镜观察以初步判断。正常粪便中球菌和杆菌的比例大致为1∶10。长期使用广谱抗生素、免疫抑制剂及患有慢性消耗性疾病的患者，粪便中球/杆菌比值变大。若比值显著增大，革兰氏阴性杆菌严重减少，甚至消失，葡萄球菌或真菌等明显增多，常提示有肠道菌群紊乱或发生二重感染，应予以重视。

霍乱弧菌肠毒素具有极强的致病力，它作用于小肠黏膜，引起肠液大量分泌，导致严重水电解质平衡紊乱而死亡。用粪便悬滴检查和涂片染色有助于初筛此菌。取米泔样粪便生理盐水悬滴检查可见呈鱼群穿梭样运动活泼的弧菌，改用霍乱弧菌抗血清悬滴检查，即做制动实验时呈阳性反应，弧菌不再运动。对粪便黏液涂片进行革兰氏染色及稀释苯酚复红染色后，油镜观察。若见到革兰氏阴性细菌红色鱼群样排列，呈现逗点状或香蕉样形态的弧菌，须及时报告和进行培养与鉴定。

五、寄生虫卵及肠寄生原虫

从粪便中检查寄生虫卵及原虫虫体，是诊断肠道寄生虫感染最常用的化验指标。粪便中常见的寄生虫卵有蛔虫卵、钩虫卵、鞭虫卵、蛲虫卵、华支睾吸虫卵、血吸虫卵、姜片虫卵、带绦虫卵等。肠寄生原虫包括阿米巴原虫、隐孢子虫、酚毛虫、纤维毛虫和人芽囊原虫。关于寄生虫虫卵及原虫的形态学检查和鉴别要点详见寄生虫检验。

六、食物残渣

正常粪便中的食物残渣是已充分消化后的无定形细小颗粒，偶见淀粉颗粒和脂肪小滴等未经充分消化的食物残渣。

（一）淀粉颗粒

一般为具有同心性纹或不规则放射线纹，大小不等的圆形、椭圆形或棱角状颗粒，无色，具有一定折光性。滴加碘液后呈黑蓝色，若部分水解则呈棕红色。腹泻患者的粪便中常易见到，在慢性胰腺炎、胰腺功能不全、碳水化合物消化不良时可在粪便中大量出现，并常伴有较多的脂肪小滴和肌肉纤维。

（二）脂肪小滴

粪便中的脂肪有中性脂肪、游离脂肪酸和结合脂肪酸三种形式。中性脂肪即脂肪小滴，呈大小不一、圆形、折光性强的小球状，用苏丹Ⅲ染色后呈红色。中性脂肪大量存在时，提示胰腺功能不全，因缺乏脂肪酶使脂肪水解不全，见于急慢性胰腺炎、胰头癌、吸收不良综合征、小儿腹泻等。正常人食物中的脂肪经胰脂肪酶消化分解后大多被吸收，粪便中很少见到。如镜检脂肪小滴多于 6 个 / 高倍视野，视为脂肪排泄增多，如大量出现称为脂肪泻，常见于腹泻患者。此外，食入过多脂肪，胆汁分泌失调，胰腺功能障碍也可见脂肪小滴。

（三）肌纤维

日常食用的肉类主要是动物的横纹肌，经蛋白酶消化分解后多消失。大量食肉后可在粪便中见到少量肌纤维，但在一张盖片范围内（18mm×18mm）不应超过 10 个。肌纤维为淡黄色条状、片状、带纤维的横纹，加入伊红可染成红色。在肠蠕动亢进、腹泻或蛋白质消化不良时可增多，当胰腺外分泌功能减退时，不但肌肉纤维增多，而且纵横纹均易见，甚至可见到细胞核，这是胰腺功能严重不全的佐证。

（四）结缔组织

为无色或微黄色束状边缘不清晰的线条状物，正常粪便中很少见到。有胃部疾患而缺乏胃蛋白酶时较多出现。加入 5mol/L 乙酸 1 滴后，胶原纤维膨胀呈胶状、弹性纤维的丝状形态更为清晰。

（五）植物细胞及植物纤维

正常粪便中仅可见少量植物细胞，形态呈多样化。植物细胞可呈圆形、椭圆形、多角形、花边形等，无色或淡黄色，双层细胞壁，细胞内多数有叶绿体，须注意与虫卵相鉴别。

七、粪便分析工作站

粪便分析工作站（feces analysis workstation）包括标本浓缩收集管、自动加样装置、流动计数室、显微镜和电脑控制部分，可自动吸样、染色、混匀、重悬浮、传动，通过观察判断粪便沉渣各种成分并做出定量计数，系统具有图像清晰、可实现粪便显微镜检查部分自动化等优点。

（一）检测原理

粪便分析工作站采用专用的粪便离心管，有标本采集匙、过滤环、残渣收集、生物安全防护、沉渣收集锥形部分等特殊的结构。检验时从专用管内取出标本采集匙，用标本采集匙采集粪便标本后，再放回该管"混合室"内并拧紧。在标本室中加入甲醛盐水和乙酸乙酯处理后与离心管连接，离心管自动封闭。经过振摇，粪便呈混悬液，经管内过滤环过滤。粪便中大颗粒分子粪渣隔于残渣收集器内，寄生虫卵、幼虫、包囊、细胞则通过滤孔进入离心管内，经离心沉淀后收集于底部呈浓集液。系统根据动力管道产生吸力的原理，在电脑控制台的控制下自动吸样，在蠕动泵作用下，自动吸入沉淀物、染色、混匀、重悬浮，在光学流动管标准流动计数池内计数。系统每次吸入量和吸入时间恒定，并可对高浓度样本自动稀释，观察分析后自动冲洗。

系统有内置数码相差显微镜和成像系统，根据光学原理提供相差和平场光两种视场，来观察粪便有形成分立体结构和平面结构。计算机数据处理系统通过成像系统进行文字、图像传输，再经激光打印出包括患者资料、检查结果（包含图像）的粪便检验报告单。

（二）检测参数与结果

粪便分析工作站能检出肠道寄生卵、幼虫、原虫、血细胞、食物残渣、结晶、真菌等20多个参数结果，并能在屏幕上显示出数据和图像，图像清晰，可定量报告。检测结果在报告单发送前可编辑。标志清楚，已完成的检测结果、已打印的记录或已存储的图片，均可在相应的位置出现不同的标记。如患者曾做过粪便检验，在系统中可检索出历史结果进行对照。

八、粪便检验质量保证

（一）标本采集与转运质量保证

1.容器特点

采集一般常规检查的粪标本，应使用一次性无吸水性、无渗漏、有盖、无污染物的干净容器，容器大小应适宜。采集细菌培养标本的容器应无菌，标志要明显。

2. 标本要求

应根据检验目的选择最有价值的标本，如含脓血、黏液或色泽异常的标本送检。要进行寄生虫和虫卵检查的标本，送检量尽量多，避免因标本量不足而漏检。寄生虫卵检查应尽量用浓集检查法。

3. 送检时间

肠内原虫滋养体，应立即检查，冬天应保温送检。一般常规检查不应超过 1h 送检，寄生虫和虫卵检查不宜超过 24h。

4. 患者准备

检验前应告知患者停用影响检验结果的药物和食物。

（二）显微镜检查质量保证

1. 工作人员

要做好技能培训，提高专业水平和镜检识别能力，正确掌握粪便病理成分的形态学特点和鉴别方法，加强质量意识，重视粪便检验工作。

2. 标本涂片

厚薄保证均匀，应以能透视纸上字迹为宜，加盖玻片。视野应清晰，必要时涂片应染色。涂片时使用生理盐水，避免试剂杂菌生长。

3. 显微镜观察

应按"城垛式"顺序观察，先用低倍镜观察全片，然后用高倍镜观察 10 个以上视野，以防漏检。

（三）化学检查质量保证

1. 检测前

如用化学法隐血实验，患者必须在实验前三天停止服用易引起消化道出血的药物，如阿司匹林等。维生素 C、动物血、肉、鱼、肝脏和大量含过氧化物酶等影响实验结果的食物要避免食用。因出血在粪便中分布不均匀，故应在粪便各部位取标本混匀后，1h 内检查完毕。不宜采集直肠指检标本和便池中标本做粪便隐血实验。

2. 检测中

强调规范（即按试剂盒说明书）操作，做好质量控制。如加热器材会破坏过氧化物酶；要做阴性和阳性质控对照实验；避免因试剂失效造成假阴性；判断过氧化氢试剂有效性，可将过氧化氢滴血片上，产生泡沫或滴加重铬酸钾硫酸液显褐色为有效，否则必须重新配置；保证实验反应温度。用免疫单克隆抗体法应避免后带现象引起的假阴性，对明显柏油样而检测结果阴性的标本，应适当稀释标本后再检查。

3. 检测后

应及时与临床沟通，尤其是有些重要的检验报告，如粪便中检出霍乱弧菌、念珠菌等，要核实检验结果与疾病的符合率，如有不符。应分析检验前和检验中可能存在的影响检验结果准确性的因素。

第十二章　浆膜腔积液检验

正常情况下，人体浆膜腔内含少量起润滑作用的液体。病理情况下，浆膜腔内因大量液体潴留而形成浆膜腔积液，按积液部位不同分为胸腔积液、腹腔积液、心包腔积液和关节腔积液；按积液性质不同分为漏出液和渗出液。浆膜腔积液检验主要包括理学检查、化学检验和有形成分分析，在漏出液和渗出液、癌性和非癌性积液、结核性和非结核性积液的鉴别诊断及寻找致病原因等方面具有重要意义。

第一节　浆膜腔积液标本的采集与处理

浆膜腔积液的采集由临床相关科室医生穿刺获得，放置引流的患者直接从引流管内接取，留取中段液体置于无菌容器内。

常规检测及细胞学检查留取 2mL，化学分析留取 2mL，厌氧培养留取 1mL，检查抗酸杆菌则留取 10mL。

为防止积液凝固，进行细胞涂片检查应加入 100g/LEDTA 钠盐或钾盐进行抗凝处理，每 0.1mL 抗凝剂可抗凝 6mL 浆膜腔积液；生化检查及 pH 值测定采用肝素抗凝处理；除留取上述样本，还须另留一管不添加抗凝剂，观察有无凝块。

由穿刺取得的标本为防止细胞变性、出现凝块或细菌破坏自溶等，标本须及时送检。若无法及时送检，可加入 10% 乙醇置 2 ~ 4℃保存，不宜超过 2h。检验后标本和容器均须消毒处理。

第二节　浆膜腔积液理学检验

一、原理

因漏出液与渗出液产生机制不同，其理学性质如颜色、透明度、凝固性等也有所不同，可通过肉眼和感官方法区别。

二、器材

比重计、折射仪、pH 值试纸或 pH 值计。

三、操作

肉眼观察浆膜腔积液颜色并直接记录。观察透明度时可轻摇标本，肉眼观察浆膜腔积液透明度的变化。

倾斜浆膜腔积液试管，肉眼观察有无凝块形成。测比密前，标本应充分混匀，其方法与尿比密相同。采用 pH 值试纸或 pH 计测量浆膜腔积液的酸碱度。

四、临床意义

（一）颜色

通常漏出液呈清亮、淡黄色液体。红色见于恶性肿瘤、结核病急性期等；黄色见于各种原因引起的黄疸；绿色见于铜绿假单胞菌感染；乳白色见于化脓性感染、胸导管或淋巴管阻塞性疾病；黑色见于曲霉感染；棕色或咖啡色见于恶性肿瘤、内脏损伤、出血性疾病、穿刺损伤和阿米巴脓肿破溃入浆膜腔等；草绿色见于尿毒症引起的心包积液。

（二）透明度

通常漏出液是清晰透明的。透明度与积液所含细胞、细菌及蛋白质的含量有关。渗出液因含细菌、细胞、蛋白质呈不同程度的混浊；漏出液因含细胞、蛋白质少，无细菌而清晰透明。

（三）凝固性

渗出液含有纤维蛋白原等凝血因子易自行凝固或有凝块产生，漏出液不凝固。

（四）比重

渗出液因含蛋白质、细胞较多而比重常大于 1.018；漏出液因含溶质少，比重常小于1.015。

（五）酸碱度

通常漏出液pH值为 7.40 ~ 7.50。降低见于感染性浆膜炎及风湿性疾病等继发性浆膜炎。

第三节　浆膜腔积液化学检验

一、浆膜腔积液黏蛋白定性试验

（一）原理

渗出液中含大量浆膜黏蛋白，在酸性条件下可产生白色雾状沉淀，即 Rivalta 试验阳性。

（二）操作

取 100mL 量筒，加蒸馏水 100mL，滴入冰乙酸 0.1mL，充分混匀（pH 值 3 ~ 5），静止数分钟，将积液靠近量筒液面逐滴轻轻滴下，在黑色背景下，观察白色雾状沉淀发生及其下降速度等。

（三）试剂与器材

量筒、冰乙酸和蒸馏水。

（四）结果判定

在滴下穿刺液后，如见浓厚白色云雾状沉淀很快地下降，而且形成较长的沉淀物，即 Rivalta 试验阳性；如产生白色浑浊不明显，下沉缓慢，并较快消失者为阴性反应。

（五）临床意义

主要用于漏出液和渗出液鉴别，漏出液为阴性，渗出液为阳性。

二、浆膜腔积液蛋白质定量试验

（一）原理

采用双缩脲法，同血清总蛋白测定。

（二）临床意义

1. 主要用于漏出液和渗出液鉴别：漏出液 < 25g/L，渗出液 > 30g/L。

2. 炎症性疾病（化脓性、结核性等）：浆膜腔积液蛋白质含量多 > 40g/L；恶性肿瘤为 20 ~ 40g/L；肝静脉血栓形成综合征为 40 ~ 60g/L；瘀血性心功能不全、肾病综合征蛋白浓度最低，多为 1 ~ 10g/L；肝硬化患者腹腔积液蛋白质多为 5 ~ 20g/L。

三、浆膜腔积液葡萄糖测定

（一）原理

采用己糖激酶法，同血清葡萄糖测定。

（二）临床意义

通常，漏出液葡萄糖为 3.6 ~ 5.5mmol/L。降低见于风湿性积液、积脓、结核性积液、恶性积液或食管破裂等。胸腔积液葡萄糖含量 < 3.33mmol/L，或胸腔积液与血清葡萄糖比值 < 0.5，多见于类风湿性积液、恶性积液、非化脓性感染性积液和食管破裂性积液等。

四、浆膜腔积液酶类测定

（一）乳酸脱氢酶测定

1. 原理

采用酶速率法，同血清乳酸脱氢酶（lactate dehydrogenase，LDH）测定。

2. 临床意义

主要用于漏出液与渗出液鉴别诊断。漏出液 < 200U/L，渗出液 > 200U/L。积液与血清 LDH 之比 < 0.6 时，为漏出液；积液与血清 LDH 之比 > 0.6 时，为渗出液。渗出液中化脓性感染增高最为显著，均值可达正常血清 30 倍，其次为恶性积液；结核性积液略高于正常血清。恶性胸腔积液 LDH 约为自身血清 3.5 倍，而良性积液约为 2.5 倍。

（二）腺苷脱氨酶测定

1. 原理

采用酶速率法，同血清腺苷脱氨酶（adenosine deaminase，ADA）测定。

2. 临床意义

主要用于鉴别结核性和恶性积液。结核性积液 ADA 活性明显增高，常大于 40U/L，甚至超过 100U/L，抗结核治疗有效时，ADA 活性随之减低。

（三）淀粉酶测定

1. 原理

采用酶速率法，同血清淀粉酶、测定。

2.临床意义

主要用于判断胰源性腹腔积液和食管破裂性胸腔积液。胸腔积液淀粉酶升高（ > 300U/L），多见于食管穿孔及胰腺外伤合并胸腔积液，原发性或继发性肺腺癌胸腔积液 AMY 显著升高。

胰腺的各类炎症、肿瘤或损伤时，腹腔积液 AMY 水平可高出血清数倍至几十倍。也可见于胃穿孔、十二指肠穿孔、急性肠系膜血栓形成和小肠狭窄等。

第四节　浆膜腔积液有形成分分析

一、原理

根据浆膜腔积液中的各种细胞形态特点，通过计算一定体积的浆膜腔液体内细胞数或将标本染色分类计数，计算出浆膜腔积液中各种细胞的数量或百分比。

二、试剂与器材

试管、吸管、玻棒、改良 Neubauer 计数板、盖玻片和显微镜。

冰乙酸、白细胞稀释液、瑞氏染液或瑞 - 吉染液。

三、操作

（一）细胞总数及有核细胞计数

计数方法与脑脊液相同，如细胞数较多的应用稀释法进行检查。

（二）细胞形态学检查及分类

1.直接分类法

高倍镜下根据有核细胞的核有无分叶分别计数单个核细胞和多核细胞，计数 100 个有核细胞，以比例或百分比表示。

2.染色分类法

穿刺液应在抽出后立即离心，用沉淀物涂片 3 ~ 5 张，也可用细胞玻片离心沉淀收集细胞，以瑞氏或瑞 - 吉染色法进行分类。必要时，制备稍厚涂片，带湿固定 30 分钟，做苏木素 - 伊红（HE）或巴氏染色查找癌细胞。恶性肿瘤性积液主要为腺癌，其次为鳞癌、间皮瘤等。漏出液中细胞较少，以淋巴细胞和间皮细胞为主；渗出液中细胞种类较多。

（三）其他有形成分

1. 结晶

胆固醇结晶见于脂肪变性的陈旧性胸腔积液、胆固醇性胸膜炎所致积液；积液中伴嗜酸性粒细胞增多时，可见有夏科 - 雷登结晶。

2. 染色体

染色体检查是诊断恶性肿瘤的有效检查方法之一，癌性积液细胞染色体变化主要有染色体数量异常、染色体形态异常的标志染色体。

3. 病原微生物检查

①细菌：对怀疑为渗出液的样本，应进行无菌操作离心沉淀后细菌培养和涂片染色检查。临床上可见的细菌有结核杆菌、大肠埃希菌、铜绿假单胞菌等。②寄生虫及虫卵：积液离心沉淀后，涂片观察有无寄生虫及虫卵。乳糜性积液注意观察有无微丝蚴；包虫病所致的积液中可见到棘球蚴头节；阿米巴病的积液中可见阿米巴滋养体。

四、临床意义

通常漏出液 < 100 × 106L，渗出液 > 500 × 106/L。少量红细胞多见于穿刺损伤，对渗出液和漏出液的鉴别意义不大；大量红细胞提示为出血性渗出液，主要见于恶性肿瘤（最常见）、穿刺损伤及肺栓塞等。

中性粒细胞增多（> 50%）：常见于急性炎症（如类肺炎性胸腔积液）。

淋巴细胞增多（> 50%）：常见于漏出液、结核、肿瘤、冠状动脉分流术、淋巴增生性疾病和乳糜性积液。

嗜酸性粒细胞增多（> 10%）：常见于气胸、肺栓塞、外伤性血胸、胸管反应、寄生虫病和 Churg-Strauss 综合征。

源自实体肿瘤的肿瘤细胞常见于转移性肿瘤。原始细胞常见于造血系统恶性肿瘤。胆固醇结晶见于陈旧性胸腔积液和胆固醇胸膜炎积液；含铁血黄素颗粒见于浆膜腔出血。乳糜性积液离心后沉淀物中可查有无微丝蚴；包虫性胸腔积液可查有无棘球蚴头节和小钩；阿米巴性积液可查有无阿米巴滋养体。

五、注意事项

标本采集后及时送检，收到标本后应立即检查，以免积液凝固或细胞破坏使结果不准确。计数前，标本必须混匀。因穿刺损伤血管，引起血性浆膜腔积液，白细胞计数结果必须校正，以剔除因出血而带来白细胞。涂片染色分类计数时，离心速度不能太快，否则细胞形态受影响，涂片固定时间不能太长，更不能高温固定，以免细胞皱缩。

第十三章　脑脊液检验

脑脊液是存在于脑室及蛛网膜下腔中的无色透明液体。脑脊液的量因年龄不同有一定差异，正常成人总量为 120 ~ 180mL，平均 150mL，其中 3/4 存在于蛛网膜下腔，1/4 存在于脑室系统。

脑脊液的主要功能：①保存作用：保护脑及脊髓免受外力震荡损伤。②调节作用：调节颅内压力，调节碱贮量维持中枢神经系统 pH 值范围稳定；通过转运生物胺类物质，参与神经内分泌调节。③运输作用：为中枢神经系统提供营养物质、转运代谢产物。

由于脉络丛上皮细胞对血浆中各种物质的选择性分泌和过滤作用，血浆中各种成分对血—脑屏障的通透性不尽相同。其中，最易通过血—脑屏障的是氯、钠、镁离子及乙醇；其次为清蛋白、葡萄糖、钙离子、乳酸、氨基酸、尿素和肌酐；极难或不能通过的为纤维蛋白原、补体、抗体、某些药物、胆红素、胆固醇等。病理情况下，因脉络丛上皮细胞通透性发生改变，一些正常情况下不易透过血—脑屏障的物质可以进入到脑脊液，使得脑脊液的容量和成分发生改变。

脑脊液检查项目分为常规和特殊检查项目两大类，常规项目包括：脑脊液压力测定（采集标本时由临床医师测定）、一般理学检查、细胞总数（红细胞和白细胞）、涂片染色细胞分类、脑脊液/血浆葡萄糖比值、氯化物、总蛋白等。

第一节　脑脊液理学检查

一、颜色

（一）无色

水样清晰透明，为正常脑脊液，也可见于病毒性脑炎、轻型结核性脑膜炎、脊髓灰质炎、神经梅毒。

（二）红色

主要见于脑及蛛网膜下腔出血或由穿刺损伤引起。脑及蛛网膜下腔出血多为陈旧性出血，而穿刺损伤引起的出血，多为新鲜出血。由于红细胞在某些脑脊液中 5min 后即可出现皱缩现象，因此不能只根据红细胞是否皱缩来鉴别陈旧性或新鲜性出血，实验室可通过标本抽取时依次分装三支试管，观察颜色、外观清晰程度、易凝性、离心后上清液颜色、红细胞形态、隐血试验等综合考虑。

（三）黄色

①脑及蛛网膜下腔陈旧性出血：是由于血液在脑脊液中停留时间过久，一般在出血4～8h开始溶血，红细胞破坏后释放出血红蛋白进一步代谢，在出血后5～6h即可出现黄色，持续时间长达3周左右。②蛛网膜下腔梗阻：如脊柱外伤、结核性脑膜炎、椎间盘突出、硬膜外脓肿或血肿、蛛网膜粘连、椎管梗阻（髓外肿瘤、吉兰-巴雷综合征）、神经纤维瘤及脊髓胶质瘤等，此时由于脑脊液长期滞留，蛋白质含量高于1.5g/L。通常情况下，蛋白质含量高于此值，颜色变黄，且黄色深度与脑脊液中蛋白质含量成正比。当蛋白质达3O～5Og/L时，脑脊液即可自凝而呈黄色胶冻状。③重症黄疸：黄疸型传染性肝炎、脑硬化、胆道阻塞、新生儿溶血等疾病，因血清游离胆红素明显升高致脑脊液中胆红素增高而呈黄色。

（四）乳白色或灰白色

因脑脊液中白细胞增加所致，常见于化脓性脑膜炎。

（五）棕褐色或灰黑色

由色素增多引起，见于脑膜黑色素瘤。

（六）绿色

由脓性分泌物增多所致，见于铜绿假单胞菌性脑膜炎、急性肺炎双球菌脑膜炎及甲型链球菌性脑膜炎等。

二、透明度

正常脑脊液无色水样，清晰透明。出现混浊，主要是由于感染或出血导致细胞成分增多所致，其混浊的程度与细胞数量相关（当细胞数大于300×10^6／L即可出现混浊）。蛋白质含量增加、含有大量微生物也是出现混浊的原因。病毒性脑炎、神经梅毒的脑脊液外观透明，结核性脑膜炎常呈毛玻璃样轻度混浊，化脓性脑膜炎为明显混浊。

透明度的实验室检查方法为：腰椎穿刺1h后取脑脊液3～5mL，置无色透明玻璃试管内，在自然光线下进行观察，并用"清晰透明""微浊""混浊"进行文字性描述报告。

三、凝固性

正常脑脊液静置12～24h不形成薄膜、不出现凝集、不产生沉淀。实验室检查方法为：腰椎穿刺1h后取脑脊液3～5mL，置无色透明玻璃试管内，垂直静置12～24h，观察脑脊液有无凝固和薄膜形成，用"无凝块""有凝块""有薄膜"进行文字性描述报告。

炎症情况下，脑脊液中蛋白质（包括纤维蛋白原）含量增高。当蛋白质含量高于10g/L

时，即可形成凝块。化脓性脑膜炎的脑脊液静置 1 ~ 2h 可形成凝块或出现沉淀物。结核性脑膜炎的脑脊液静置 12 ~ 24h 后，标本表面有纤细的网膜形成，取此网膜做结核杆菌检查，可获得较高的阳性率。蛛网膜下腔梗阻时，由于脑脊液循环受阻，梗阻远端脑脊液蛋白质含量可高达 15g/L，此时脑脊液可呈黄色胶冻状。神经梅毒患者的脑脊液可出现小絮状凝块而不形成薄膜。

第二节　脑脊液化学检查

一、蛋白质检查

生理状态下，由于血—脑屏障的作用，只允许少量清蛋白进入脑脊液，所以脑脊液中蛋白质仅微量存在，含量不到血浆蛋白的 1%。在中枢神经系统发生病变时，脑脊液中蛋白质含量可有不同程度的增高。

（一）检测方法和原理

1. 蛋白质定性试验

①潘迪（Pandy）试验：脑脊液中蛋白质与苯酚结合成不溶性蛋白盐而产生白色混浊。②罗 - 琼（Ross-Jcme）试验：饱和硫酸铵能沉淀球蛋白产生白色混浊或沉淀。③李文生（Lee-Vinson）试验：磺基水杨酸和氯化高汞能沉淀脑脊液蛋白，根据沉淀比例不同，鉴别化脓性与结核性脑膜炎。④ Nonne-Apelt 试验：用饱和硫酸铵和乙酸两种试剂，分步骤检测球蛋白和清蛋白。

2. 蛋白质定量试验

（1）比浊法

如磺基水杨酸法，磺基水杨酸为生物试剂，能沉淀蛋白质（对清蛋白的沉淀能力比球蛋白强），所产生的浊度在一定范围内与蛋白质含量成正比，经与标准蛋白浊度对比进行定量测定。

（2）染料结合法

如丽春红 S 法，蛋白质与染料丽春红 S 染料结合后，再被三氯乙酸沉淀，沉淀特溶解于碱性溶液中显紫色，呈色深浅与蛋白质含量成正比。此类方法还有考马斯亮蓝法、邻苯三酚钼红法等。

（3）免疫学方法

根据抗原抗体结合反应原理进行检测。

（4）双缩脲法

蛋白质被钨酸沉淀，复溶于双缩脲试剂中，其碱性的 Cu^{2+} 与蛋白质的肽键形成紫色复合物，呈色深浅与蛋白质含量成正比。

（二）质量管理

目前这几项定性试验没有进行质量控制，实验室可以通过其他方式定期判断检验程序和结果的可接受性，如与定量试验进行比对，或与不少于 5 个实验室进行样本交换进行比对，或与权威实验室进行比对，以此来评估检验结果与临床诊断的一致性，比对时限为至少每 6 个月 1 次。

1. 定性试验

①脑脊液穿刺过程中，如有过多血液混入，须离心吸取上清液进行试验；②试验中所用试管、滴管须保持洁净、避免污染，防止出现假阳性；③苯酚或硫酸铵试剂不纯，可引起假阳性；④室温低于 10℃，苯酚试剂饱和度减低，会引起假阴性。

2. 定量试验

①脑脊液如有大量细胞或浑浊，应先进行离心处理；②如蛋白质浓度过高，应先用生理盐水进行稀释；③经酸沉淀处理后检测沉淀中蛋白质的方法，在操作上应谨防蛋白质沉淀物的丢失。

（三）临床应用

1. 参考范围

正常脑脊液球蛋白含量很低，各种定性试验方法均为阴性。定量：0.2 ~ 0.4g/L（腰椎穿刺），或 0.1 ~ 0.25g/L（小脑延髓池穿刺），或 0.05 ~ 0.15g/L（侧脑室穿刺）。

2. 临床意义

脑脊液蛋白质含量随着年龄的增长而升高。在新生儿，由于血—脑屏障发育尚不完善，脑脊液蛋白质相对较高，6 个月后逐步降至成人水平。脑脊液蛋白质含量增高见于以下几种情况：

（1）神经系统感染性疾病

脑部感染性疾病时，脑膜和脉丛毛细血管通透性增加，血—脑屏障受损，使蛋白质容易进入脑脊液，清蛋白先增高，随后球蛋白和纤维蛋白增高，如化脓性脑膜炎、结核性脑膜炎明显增高（当蛋白质浓度临界值为 0.45g/L 时，诊断细菌性脑膜炎的灵敏度为 90.8%，特异度为 65.0%），病毒性脑膜炎、流行性乙型脑炎、肠道病毒性炎、疱疹病毒性脑炎轻度增高。

（2）颅内和蛛网膜下腔出血

血性脑脊液可使蛋白质含量增高，常见于高血压合并动脉硬化、脑血管畸形、动脉瘤、血液病（白血病、再生障碍性贫血等）、脑动脉炎有脑肿瘤等。

（3）椎管内梗阻

脑与蛛网膜下腔互不相通，血浆蛋白由脊髓静脉渗出，使蛋白质含量显著增高，如脊髓肿瘤、转移癌、粘连性蛛网膜炎等。当蛋白质含量增高到 10g/L 以上时，脑脊液外观呈黄色胶冻状，且有蛋白—细胞分离现象（Fromn 综合征），是蛛网膜下腔梗阻的脑脊液特征。

（4）颅内占位性病变

引起脑脊液循环受阻所致，见于脑肿瘤、脑脓肿及颅内血肿等。

二、葡萄糖测定

正常情况下，受血浆葡萄糖浓度、血—脑屏障通透性及脑脊液中葡萄糖酵解程度等因素影响，脑脊液葡萄糖含量仅约为血糖浓度的 60%。

（一）检测方法和原理

1. 葡萄糖氧化酶法

葡萄糖氧化酶催化葡萄糖与氧作用，形成葡萄糖酸内酯和过氧化氢，后者与色原性氧受体在过氧化物酶的作用下，产生有色化合物，颜色的深浅与葡萄糖浓度成正比，比色测定。

2. 己糖激酶法

在有己糖激酶和 Mg^{2+} 存在下，葡萄糖被 ATP 磷酸化为 6- 磷酸葡萄糖。在 $NADP^+$ 参与下，葡萄糖 -6- 磷酸脱氢酶将 6- 磷酸葡萄糖氧化为 6- 磷酸葡萄糖酸，同时 $NADP^+$ 转变为 $NADpH^+H^+$。NADpH 生成量与标本中葡萄糖含量成正比，在 340nm 分光光度测定。

（二）质量管理

1. 质控方法

葡萄糖氧化酶法和己糖激酶法均为生化定量试验方法。

2. 干扰因素

地塞米松可引起脑脊液葡萄糖生理性增高。

（三）临床应用

1. 参考范围

2.5 ～ 4.4mmol/L（腰椎穿刺）；2.8 ～ 4.2mmol/L（小脑延髓池穿刺）；3.0 ～ 4.4mmol/

L（脑室穿刺）。

2. 临床意义

脑脊液葡萄糖减低常见于以下几种情况：

（1）中枢神经系统感染性疾病

包括化脓性脑膜炎、结核性脑膜炎、真菌性脑膜炎等。在细菌、真菌或破坏的细胞释放出的葡萄糖酵解酶的作用下，脑脊液中葡萄糖含量降低，以化脓性脑膜炎早期降低最为明显，疾病高峰期可为零；结核性、真菌性脑膜炎葡萄糖含量降低多发生在疾病中晚期，葡萄糖含量降低越明显，预后越差。

（2）中枢神经系统肿瘤

因脑膜肿瘤可阻止葡萄糖通过血—脑屏障，且癌细胞可分解葡萄糖，故脑脊液葡萄糖减低，常见于髓母细胞瘤、多形性胶质母细胞瘤、星形细胞瘤、脑膜瘤及脑膜肉瘤等，严重时可为零。

（3）脑寄生虫病

脑囊虫病、脑血吸虫病、脑弓形体病，葡萄糖含量均可降低。

三、氯化物测定

正常脑脊液中氯化物含量较血液中高，其含量受血中氯含量、血—脑屏障通透性及脑脊液中蛋白质含量的影响。

（一）检测方法和原理

1. 硝酸汞滴定法

脑脊液被钨酸去除蛋白后用硝酸汞溶液滴定，指示剂采用二苯卡巴腙，游离的 Hg^{2+} 与 Cl^- 结合形成可溶性但不解离的氯化汞，过量的硝酸汞与指示剂形成蓝紫色复合物示滴定终点。

2. 硫氰酸汞比色法

氯离子与非游离的硫氰酸汞反应形成非游离的氯化汞和游离的硫氰酸离子，后者与铁离子反应形成浅红色硫氰酸铁复合物，颜色深浅与氯离子含量成正比。

3. 库仑电量分析法

在库仑电量分析仪上测定从银电极上游离出来的 Ag^+ 与脑脊液中 Cl^- 反应形成不溶解的氯化银。化学计量终点到达后，通过记录的反应时间计算出氯含量。

4. 离子选择电极法

是目前测定 Cl⁻ 最好的方法。

（二）质量管理

1. 质量控制

①库仑分析法：如试剂含有杂质，可影响电流效率。可用纯试剂进行空白校正，通过预电解除去杂质。②电极法：氯电极使用一段时间后，电极膜头上会出现黑色的 $AgCl$，应及时擦去或更换。

2. 干扰因素

黄变症可使脑脊液氯化物测定分析性假性增高。

（三）临床应用

1. 参考范围

成人：120 ～ 130mmol/L；儿童：111 ～ 123mmol/L。

2. 临床意义

当脑脊液蛋白质增高时氯化物多减低，①细菌性或真菌性脑膜炎：化脓性脑膜炎、结核性脑膜炎时，蛋白质含量增高，为维持脑脊液渗透压平衡，脑脊液中氯化物含量减低，结核性脑膜炎氯化物含量减低更明显。②低氯血症：脑脊液氯化物含量减低。当脑脊液氯化物含量低于 85mmol/L 时，有可能导致呼吸中枢抑制。③呕吐、肾上腺皮质功能减退和肾病变。

第三节　脑脊液显微镜检查

一、细胞计数

根据结构和生物学特性，脑脊液中的细胞分免疫活性细胞、单核吞噬细胞、多形核白细胞、腔壁细胞和肿瘤细胞等多种。

（一）检测方法和原理

1. 细胞总数计数

①直接计数：用滴管吸取已混匀的脑脊液少许，直接滴入细胞计数板进行充池，静置

2～3min，低倍镜下计数两个池内四角及中央共10个大方格内细胞数，此即为$1\mu l$脑脊液中细胞总数。②稀释计数：如果细胞数过多，可用红细胞稀释液先行稀释，再重复直接计数法操作，通过计算可以得每升脑脊液中细胞的总数。③仪器计数：对于血性标本、混浊标本，在确定没有凝固前提下，置血细胞计数仪上测定，红细胞数与白细胞数总和即为细胞总数。

2. 白细胞计数

①直接计数：对非血性标本，用吸管吸取冰乙酸后全部吹出，使管壁附着少许冰乙酸，然后用同一吸管吸取少量混匀的脑脊液标本，滴入计数板充池，余下同细胞总数直接计数法。②稀释计数：如白细胞过多，可用白细胞稀释液稀释后再计数。

脑脊液的外观颜色、透明度，能间接提示细胞数量的多或少，据此初步选择直接计数或稀释计数方法，但一般情况下多先采取直接计数法，细胞过多再对标本稀释。

（二）质量管理

质控方法目前用于血细胞计数板计数的室内质控物还不成熟，可以通过与不少于5个实验室进行样本交换进行比对，或与权威实验室进行比对，或参加有此项目的室间质评等，比对时限为至少每6个月1次。

应定期检查用于计数的脑脊液是否含有非标本的背景颗粒。如果采用仪器计数法，实验室应建立显微镜计数低限，即计数仪计数结果如低于此限值，则仪器结果将不准确。

二、白细胞分类计数

（一）检测方法和原理

1. 直接分类

白细胞计数后将显微镜转换为高倍镜进行白细胞直接分类。根据白细胞体积和细胞核形态分为单个核白细胞和多个核白细胞。单个核白细胞一般为单核细胞、淋巴细胞，多个核细胞则多为嗜中性粒细胞。此法不易观察细胞细微结构。共计数白细胞和内皮细胞100个，以百分率表示；不足100个，则直接写出单个核白细胞和多个核白细胞的具体数字，如白细胞总数低于30，可不予分类。

2. 染色分类

将脑脊液经细胞离心机离心，沉淀物涂片干燥后行瑞氏染色，油镜下分类，结果以百分率表示，如有内皮细胞则进行文字描述。

（二）质量管理

方法学比较：直接分类简便、直观，但细胞识别能力低，只能粗略归类为单个核和多个核两种细胞类别。染色分类法相对操作复杂、费时，但细胞形态观察较为清楚，提高了识别率。

三、细胞学检查

（一）检测方法和原理

1. 细胞收集和制片

用细胞离心机离心，将细胞收集于固定的玻片上，此法收集细胞数多，对细胞形态影响小。另外还有沉淀室法、微孔薄膜筛滤法、纤维蛋白网细胞捕获法等。

2. 染色方法

不同的检测目的，选用的染色方法不尽相同。检查肿瘤细胞可选用吖啶橙荧光染色法；鉴别腺癌细胞和原始淋巴细胞可使用高碘酸 - 雪夫染色法；辨认脑脊液中 T 淋巴细胞可应用非特异性酯酶（如：α - 乙酸萘酚酯酶）染色法；鉴别脂类吞噬细胞可采用脂类染色法。另外根据需要，还可选用瑞氏 - 姬姆萨染色法、过氧化物酶染色法、硝基四氮唑蓝染色法等。

3. 重点关注细胞

脑脊液腔壁细胞、肿瘤细胞、白血病细胞和污染细胞。

（二）质量管理

质控方法。提高脑脊液细胞学形态识别能力、保证所有检验者对形态学观察一致性的方法包括：经常性参照图谱对照学习；经常性回顾特殊病例保存标本；在专家指导下使用多人共览显微镜共同读片；参加有形态评价项目的室间质评或能力对比；参与权威机构多种形式的病例讨论、分析和继续教育培训。

（三）临床应用

1. 参考范围

细胞计数：①无红细胞。②白细胞：成人（$0 \sim 10$）$\times 10^6$/L；儿童（$0 \sim 15$）$\times 10^6$/L；新生儿（$0 \sim 30$）$\times 10^6$/L。

白细胞分类：主要为淋巴细胞及单核细胞，两者约为 7：3，可含极少数嗜中性粒细胞。偶见内皮细胞、室管膜细胞、脉络膜细胞、软脑膜和蛛网膜细胞。

2. 临床意义

　　脑脊液细胞增多见于中枢神经系统病变，其数量增多程度、出现细胞种类与疾病相关，也与病变性质、病程进展、病情恢复等有关。如化脓性脑膜炎经有效的抗生素治疗后，细胞总数迅速下降；结核性脑膜炎早期以中性粒细胞为主，后期则以淋巴细胞为主。脑脊液白细胞数达（10 ～ 50）×106/L 为轻度增高，（50 ～ 100）×106/L 为中度增高，200×106/L 以上为显著增高。

　　（1）中枢神经系统感染性疾病

　　急性炎症渗出期呈粒细胞反应；亚急性增殖期呈激活淋巴细胞或单核巨噬细胞反应；修复期呈淋巴细胞反应。

　　（2）蛛网膜下腔出血

　　早期表现为均匀血性脑脊液，可见大量红细胞和明显的中性粒细胞增高。出血 2 ～ 3d 后，可发现含铁血黄素吞噬细胞。

　　（3）中枢神经系统肿瘤

　　细胞数正常或稍高，以淋巴细胞为主。采用细胞玻片离心沉淀仪收集细胞，可提高脑脊液肿瘤细胞检出率。找到白血病细胞是白血病脑膜转移的重要证据。

　　（4）脑寄生虫病

　　细胞数可增高，分类嗜酸性粒细胞可高达 60% 以上，浆细胞可增高，取脑脊液离心沉淀物镜检可发现病原体。

　　脑脊液的实验室检查主要在中枢神经系统感染性疾病和中枢神经系统肿瘤的诊疗方面应用于临床。脑脊液中查见肿瘤细胞，有助于中枢神经系统肿瘤的诊断，因解剖和病理上的原因，原发肿瘤除髓母细胞瘤外，阳性率均低，而脑转移癌和脑膜癌阳性率较高。

第十四章　体液检查

第一节　精液检查

一、标本收集

在 3 个月内检查 2 次至数次，两次之间间隔应 > 7 天，但不超过 3 周；采样前至少禁欲 3 天，但不超过 7 天采样后 1h 内送到检验科；用清洁干燥广口塑料或玻璃小瓶收集精液，不宜采用避孕套内的精液，某些塑料容器具有杀精作用，但是否合适应事先做试验；应将射精精液全部送验；传送时温度应在 20 ~ 40℃ ；容器必须注明患者姓名和（或）识别号（标本号或条码）、标本采集日期和时间；和所有体液一样，精液也必须按照潜在生物危害物质处理，因为精液内可能含有肝炎病毒、人类免疫缺陷（病毒）和疱疹病毒等。

二、一般性状检查

一般性状检查包括记录精液量、颜色、透明度、黏稠度和是否液化。

（一）外观

正常精液呈灰白色或乳白色，不透明。棕色或红色提示出血。黄色可能服用某种药物。精子浓度低时精液略显透明。

正常精液是一种均匀黏稠的液体，射精后立即凝固，30min 后开始液化。若液化时间超过 60min 考虑为异常，应记录这种情况。正常精液可含有不液化的胶冻状颗粒。

（二）量

用刻度量筒或移液管测定。正常一次全部射精精液量为 2 ~ 5mL。精液量过多或过少是不育的原因之一。

（三）黏稠度

在精液全部液化后，用 Pasteur 滴管吸入精液，然后让精液依靠重力滴落，并观察拉丝长度。正常精液呈水样，形成不连续小滴。黏稠度异常时，形成丝状或线状液滴（长度大于 2cm）。也可使用玻璃棒或注射器测定黏稠度。

（四）酸碱度

用精密试带检查。正常人 pH 值为 7.2 ~ 8.0，平均 7.8。

三、精子活力

WHO 推荐一种无需复杂设备而能进行简单精子活力（activity）分级的方法。

（一）操作

取 10μl 标本涂片，连续观察至少 5 个视野，对 200 个精子进行分级，首先计数 a 级和 b 级精子，随后在同一视野内计数 c 级和 d 级精子。

（二）结果判断

根据下述标准把精子活力分为 a、b、c、d 四级。

a 级：快速前向运动，37℃时速度 > 25μm/S，或 20℃时速度 ≥ 20μm/S（25μm，大约相当于精子 5 个头部的长度，或半个尾部的长度）。

b 级：慢速或呆滞地前向运动。

c 级：非前向运动（< 5μm/s）。

d 级：不动。

（三）参考区间

正常精液采集后 60min 内，a 级 +b 级精子达 50% 以上。

四、精子计数

（一）试剂

精子稀释液：碳酸氢钠 5g，40% 甲醛溶液 1mL，蒸馏水 100mL，待完全溶解过滤后使用。

（二）操作

1. 于小试管内加精子稀释液 0.38mL，吸液化精液 20μl，加入稀释液内摇匀。

2. 充分摇匀后，滴入改良 Neubauer 血细胞计数池内，静置 1 ~ 2min，待精子下沉后，以精子头部作为基准进行计数。

3. 如每个中央中方格内精子少于 10 个，应计数所有 25 个中方格内的精子数。

4. 如每个中央中方格内精子在 10 ~ 40 个，应计数 10 个中方格内的精子数。

5. 如每个中央中方格内精子多于 40 个，应计数 5 个中方格内的精子数。

（三）结果判断

$$精子数 = \frac{计数结果}{计数中方格数} \times 25 \times \frac{1}{计数池高度} \times 20 \times 10^3 / mL$$

$$= \frac{计数结果}{计数中方格数} \times \frac{1}{计数池高度} \times 5 \times 10^5 / mL$$

（四）附注

1.收集精液前避免性生活3～7天。收集精液标本后应在1h内检验，冬季应注意保温。

2.出现一次异常结果，应隔1周后复查，反复查2～3次方能得出比较正确的结果。

3. 如低倍镜、高倍镜检查均无精子，应将精液离心沉淀后再涂片检查，如两次均无精子，报告"无精子"。

五、精子形态观察

（一）试剂

改良巴氏染色液、Shorr 染色液、Diff-Quik 快速染色液：商品化染色液一般质量均佳，但实验室也可自行配制。

（二）操作

1. 在载玻片上滴1滴精液，约5～20μl，采用压拉涂片法或推片法制片。

2. 待干后，巴氏染色法用等量95% 乙醇和乙醚混合液固定5～15min；Shorr 染色法用75% 乙醇固定1min；Diff-Quik 快速染色法用甲醇固定15s。

3. 做改良巴氏、Shorr，或 Diff-Quik 染色，然后在油镜下观察。

4. 精子头部顶体染成淡蓝色，顶体后区域染成深蓝色，中段染成淡红色，尾部染成蓝色或淡红色，细胞质小滴位于头部后面或中段周围，巴氏染色染成绿色。

（三）结果判断

评估精子正常形态时应采用严格标准，只有头、颈、中段和尾部都正常的精子才正常。精子头的形状必须是椭圆形，巴氏染色精子头部长4.0～5.0μm，宽2.5～3.5μm，长宽之比应在1.50～1.75，顶体的界线清晰，占头部的40%～70%。中段细，宽度＜1μm，约为头部长度的1.5倍，且在轴线上紧贴头部，细胞质小滴应小于正常头部大小的一半。尾部应是直的、均一的，比中段细，非卷曲，其长约为45μm。

所有形态学处于临界状态的精子均列为异常。异常精子可有：①头部缺陷：大头、小头、锥形头、梨形头、圆头、无定形头、有空泡头、顶体过小头、双头等；②颈段和中段缺陷：颈部弯曲、中段非对称地接在头部、粗的或不规则中段、异常细的中段等；③尾部缺陷：短尾、多尾、发卡形尾、尾部断裂、尾部弯曲、尾部宽度不规则、尾部卷曲等。

（四）参考区间

正常人精液中正常形态者≥30%（异常精子应少于20%，如超过20%为不正常）。

六、精子凝集

精子凝集是活动精子以各种方式，如头对头、尾对尾或头对尾等彼此粘在一起。以分级方式报告，从"-"（没有凝集）至"3+"（所有可动的精子凝集到一起）。凝集的存在，提示可能为免疫因素引起不育。

七、非精子细胞

精液含有的非精子细胞成分，称为"圆细胞"，这些细胞包括泌尿生殖道上皮细胞、前列腺细胞、生精细胞和白细胞。正常人精液中：圆细胞$< 5\times10^6$/mL。

正常精液中白细胞，主要是中性粒细胞，数量不应超过1×10^6/mL。过多提示感染，为白细胞精子症。

八、临床意义

正常精液呈灰白色，久未排精者可呈淡黄色；离体30min后，完全液化。根据精液检查结果，临床上常用于诊断男子不育症及观察输精管结扎术后的效果。

正常精子活力一般在a级≥25%。如活力a级<25%、a级+b级<50%可成为男性不育的原因。精索静脉曲张症患者精液中常出现形态不正常的精子。血液中有毒性代谢产物、接触铅等污染物、应用大剂量放射线及细胞毒药物等可使精子形态异常。

第二节　前列腺液检查

一、标本收集

临床医师做前列腺按摩术后，采集标本于清洁玻片上，立即送检。

二、检查内容

记录液体颜色、是否混有血液、有无脓块等。湿片镜检，高倍镜下观察白细胞、红细胞、卵磷脂小体，其次为上皮细胞、精子、淀粉样体等。革兰氏染色后检查细菌。

三、报告方式

（一）卵磷脂小体

报告在高倍视野中分布数量。

（二）白细胞、红细胞

报告方式与尿液相同。

（三）精子、上皮细胞

如找到应报告。

四、参考区间

正常人卵磷脂小体为多量或满视野；白细胞 < 10 个 /HP；红细胞 < 5 个 /HP。

五、临床意义

前列腺炎时，白细胞增多，可找到细菌，卵磷脂小体常减少。前列腺癌时，可有血性液体，镜检见多量红细胞，细胞学检查可见癌细胞。前列腺患滴虫感染者亦可找到滴虫。

第三节　阴道分泌物检查

阴道分泌物是女性生殖系统分泌的液体，其中主要是由阴道分泌的液体。

一、清洁度

取阴道分泌物，用生理盐水涂片，高倍镜检查，根据所含白细胞（或脓细胞）、上皮细胞、杆菌、球菌的多少，分成 I ~ IV 度。

清洁度在 I ~ II 度内视为正常，III、IV 度为异常，多数为阴道炎，可发现阴道霉菌、阴道滴虫等病原体。单纯不清洁度增高而不见滴虫、霉菌者，可见于细菌性阴道炎。

二、滴虫检查

阴道滴虫呈梨形，比白细胞大 2 倍，顶端有鞭毛 4 根，在 25 ~ 42℃温度下可活动。因此，在寒冷天，标本要采取保温措施。滴虫活动的最适 pH 值为 5.5 ~ 6.0。

三、霉菌检查

在湿片高倍镜下见卵圆形孢子，革兰氏染色油镜下可见革兰氏阳性孢子或假菌丝与出芽细胞相连接，呈链状及分枝状。找到阴道霉菌是霉菌性阴道炎的诊断项目。

四、线索细胞及胺试验

是加德纳菌、动弯杆菌属（mobiluncus）等阴道病的实验室诊断依据。

（一）线索细胞（clue cell）

为阴道鳞状上皮细胞黏附大量加德纳菌及其他短小杆菌后形成。生理盐水涂片高倍镜下可见该细胞边缘呈锯齿状，细胞已有溶解，核模糊不清，其上覆盖有大量加德纳菌及厌氧菌，使其表面毛糙，出现斑点和大量的细小颗粒。涂片革兰氏染色后，显示黏附于脱落上皮细胞内的细菌为革兰氏阴性或染色不定的球杆菌。其中，柯氏动弯杆菌（M.curtisii）是一短小的（平均约 1.5 μm）革兰氏染色不定菌，羞怯动弯杆菌（M.mulieris）是一长的（平均约 3.0 μm）革兰氏染色阴性菌，阴道加德纳菌（Gardnerella vag-inalis）是一种微须氧的、多形性的革兰氏染色不定杆菌。线索细胞是诊断细菌性阴道病的重要指标。

（二）pH 值

pH 值试纸法检查。细菌性阴道病 pH 值 > 4.5。

（三）胺试验

阴道分泌物加 2.5mol/L KOH 溶液时出现鱼腥样气味。细菌性阴道病呈阳性。

第四节　痰液检查

痰液是肺泡、支气管和气管的分泌物。痰液检查对某些呼吸系统疾病如肺结核、肺吸虫、肺肿瘤、支气管哮喘、支气管扩张及慢性支气管炎等的诊断、疗效观察和预后判断有一定价值。

一、标本收集

痰液标本收集法因检验目的不同而异，但所用容器须加盖，痰液勿污染容器外（用不吸水容器盛留）。痰液的一般检查应收集新鲜痰，患者起床后刷牙，漱口（用 3%H_2O_2 及清水漱 3 次），用力咳出气管深处真正呼吸道分泌物，而勿混入唾液及鼻咽分泌物。

细胞学检查用上午 9：00—10：00 点深咳的痰液及时送检（清晨第一口痰在呼吸道停留时久，细胞变性结构不清），应尽量送含血的病理性痰液。浓缩法找抗酸杆菌应留 24h

痰（量不少于 5mL），细菌检验应避免口腔、鼻咽分泌物污染。

幼儿痰液收集困难时，可用消毒棉拭子刺激喉部引起咳嗽反射，用棉拭子采取标本。观察每日痰排出量和分层时，须将痰放入广口瓶内。检验完毕后的标本及容器应煮沸 30 ~ 40min 消毒，痰纸盒可烧毁，不能煮沸的容器可用 5% 苯酚或 2% 来苏儿溶液消毒后用水冲洗。

二、检查方法

（一）一般性状检查

1. 痰量

正常人无痰或仅有少量泡沫痰。在呼吸系统疾病时，痰量可增多，超过 50 ~ 100mL。大量增加见于支气管扩张、肺结核、肺内有慢性炎症、肺空洞性病变。肺脓肿或脓胸的支气管溃破时，痰液呈脓性改变。

2. 颜色

有白色、黄色、铁锈色、绿色、黑色等。

3. 性状

黏液性、黏液脓性、脓性、浆液性、血性痰、泡沫痰等。

4. 血液

记录血丝、血块、血痰混合（注意颜色鲜红或暗红）。

5. 有无异常物质

将痰置于培养皿内，衬以黑色背景，用两支竹签挑动，使其展开成薄层后，观察有无支气管管型、库什曼（Curachmarm）螺旋体、栓子、肺结石、肺组织坏死的碎片或干酪块等。

6. 临床意义

通常呈无色或灰白色。化脓感染时，可呈黄绿色；明显绿色见于绿脓杆菌感染；大叶性肺炎时可呈铁锈色；阿米巴肺脓肿时呈咖啡色；呼吸系统有病变时痰可呈黏液性、浆液性、脓性、黏液脓性、浆液脓性、血性等。

（二）显微镜检查

选择脓样、干酪样或带脓样血液部分，取一小块置玻片上，直接与生理盐水混合，涂成薄片，加盖片后轻压之，用低倍镜及高倍镜检查。注意有无红细胞、白细胞、上皮细胞、弹力纤维、库什曼螺旋体、夏科 - 雷登结晶、胆红素结晶、硫黄样颗粒（放线菌块）、真菌孢子、心力衰竭细胞、载炭细胞、癌细胞等。

（三）寄生虫检查

痰中可能查见肺吸虫卵、溶组织内阿米巴滋养体、棘球蚴的原头蚴、粪类圆线虫幼虫、蛔蚴、钩蚴、尘螨等；卡氏肺孢子虫的包囊也可出现于痰中，但检出率很低。

1. 肺吸虫卵检查

可先用直接涂片法检查，如为阴性，改为浓集法集卵，以提高检出率。

（1）直接涂片法

在洁净载玻片上先加 1 ~ 2 滴生理盐水，挑取痰液少许。最好选带铁锈色的痰，涂成痰膜，加盖片镜检。如未发现肺吸虫卵，但见有夏科-雷登结晶，提示可能是肺吸虫患者，多次涂片检查为阴性者，可改用浓集法。

（2）浓集法

收集 24h 痰液，置于玻璃杯中，加入等量 10%NaOH 溶液，用玻棒搅匀后，放入 37℃温箱内，数小时后痰液消化呈稀液状。分装于数个离心管内，以 1500r/min 离心 5 ~ 10min，弃去上清液，取沉渣数滴涂片检查。

2. 溶组织内阿米巴滋养体检查

取新鲜痰液做涂片。天冷时应注意镜台上载玻片保温。高倍镜观察，如为阿米巴滋养体，可见其伸出伪足并做定向运动。

3. 其他

蠕虫幼虫及螨类等宜用浓集法检查。

（四）嗜酸性粒细胞检查

取痰液做直接涂片，干燥后用瑞氏或伊红-亚甲蓝染色液染色，油镜下计数 100 个白细胞，报告嗜酸性粒细胞百分数。

（五）细菌检查

取痰液涂成薄片，干燥后行革兰氏染色，查找肺炎链球菌、螺旋体、梭形杆菌、霉菌等；用抗酸染色找抗酸杆菌。

（六）其他检查

分泌型 IgA、乳酸脱氢酶、唾液酸等。正常人痰中分泌型 IgA 为（2.03 ± 0.21）g/L，在慢性支气管炎急性发作时可降低，治疗后可回升。慢性支气管炎患者痰中乳酸脱氢酶、唾液酸比正常人高 1.5 倍或更多，治疗后明显减少，因此可反映临床疗效。

第十五章　体液免疫检验

第一节　免疫球蛋白检测

一、IgG、IgA、IgM 测定

（一）概况

免疫球蛋白（Ig）是一组具有抗体活性的球蛋白，由浆细胞合成和分泌，一般认为抗体就是免疫球蛋白，但并非所有的免疫球蛋白都是抗体。免疫球蛋白由 4 条肽链组成，2 条轻链和 2 条重链中间经二硫键连接而成，电泳时主要处于 γ 区，少数在 β 区，因此，免疫球蛋白又称为 γ 球蛋白。免疫球蛋白又可分为不同的类、亚类、型和亚型，类指同种系所有个体内的免疫球蛋白，根据其重链恒定区抗原特异性的差异，可分为 γ、α、μ、δ、ε 五类，相应的 Ig 分别称为 IgG、IgA、IgM、IgD 及 IgE。同一类免疫球蛋白，因其重链分子结构稍有差异及二硫键的位置和数目不同，又可分为亚类。IgG 有 IgG1、IgG2、IgG3 和 IgG4 四个亚类；IgA 有 IgA1、IgA2，可能还有第三个亚类；IgM 有 IgM1 和 IgM2；IgD 和 IgE 未发现有亚类。各类免疫球蛋白的轻链根据其恒定区的抗原性不同分为 κ 和 λ 两个型。免疫球蛋白轻链 N 端恒定区氨基酸排列有差异，按此可分为亚型。

IgG 是血清免疫球蛋白的主要成分，含量最高，占血清 Ig 总量的 75%～80%，多以单体形式存在，相对分子量约为 150kDa。IgG 主要由脾脏和淋巴结中的浆细胞合成，是机体重要的抗菌、抗病毒和抗毒素抗体，半衰期约为 23d，故临床上使用丙种球蛋白（主要含 IgG）做治疗时，以 2～3 周注射一次为宜。IgG 是唯一能通过胎盘的抗体，对防止新生儿感染起重要作用。通常婴儿出生后 3 个月已能合成 IgG，3～5 岁时达成人水平，40 岁后逐渐下降。IgG 分四个亚类，其中 IgG1～3。与相应抗原结合后可经经典途径激活补体，但各亚类与补体结合的能力不同，一般认为 IgG3 > IgG1 > IgG2。IgG4 不能结合固定补体（C1q），但其凝集物可经旁路途径激活补体。IgG 可通过其 Fc 与吞噬细胞、NK 细胞等表面的 Fc 受体结合，从而对细菌等颗粒抗原发挥调理作用，促进吞噬，或产生 ADCC，有效杀伤破坏肿瘤和病毒感染的靶细胞。此外，还可通过与葡萄球菌蛋白 A

（SPA）结合，此种生物学特性已在免疫学诊断中得到应用。一些自身抗体如抗核抗体、抗甲状腺球蛋白抗体以及引起 II、III 型变态反应的抗体也属于 IgG。

IgA 有血清型和分泌型两种类型。血清型 IgA 主要为单体，相对分子量约为 159kDa，有两种亚类，即 IgA 和 IgA2，它们占 Ig 总量的 85% 左右，占血清 Ig 总量的 5% ~ 15%，具有一定的抗感染免疫作用。分泌型 IgA（SIgA）为双体，广泛分布于黏膜表面（呼吸道、胃肠道，生殖道）及分泌液（唾液、初乳等）中，由两个单体 IgA、一条连接链（J 链）和一个分泌片借二硫键连接组成，相对分子量约 389kDa。IgA 单体和 J 链均是由呼吸道、胃肠道、泌尿生殖道黏膜固有层的浆细胞合成的，在分泌出浆细胞之前两个单体 IgA 和一个 J 链连接在一起，形成双体 IgA。而分泌片则由黏膜上皮细胞合成，当 IgA 双体经过黏膜上皮细胞时，与分泌片通过二硫键相连组成完整的分泌型 IgA，随分泌液排出至黏膜表面。分泌片则由黏膜上皮细胞合成，当 IgA 双体经过黏膜上皮细胞时，与分泌片通过二硫键相连组成完整的分泌型 IgA，随分泌液排出至黏膜表面。分泌片本身无免疫活性，但能保护分泌型 IgA，使之不被分泌液中各种蛋白酶裂解灭活。分泌型 IgA 是机体防御感染的重要因素，它能阻止病原微生物对黏膜上皮细胞的黏附，具有抗菌、抗病毒和中和毒素等多种作用。血清型 IgA 和分泌型 IgA 不能通过胎盘。婴儿在出生后 4 ~ 6 个月才能产生 IgA，但可从母亲乳汁中获得分泌型 IgA，这对婴儿抵抗呼吸道和消化道感染具有重要意义，因此应大力提倡母乳喂养。

IgM 是相对分子量最大的 Ig（900kDa），故又称巨球蛋白。它是由五个 IgM 单体经 J 链连接组成的五聚体大分子 Ig。这种多聚体结构赋予 IgM 较高的抗原结合价，在补体和吞噬细胞参与下，其杀菌、溶菌、激活补体和促进吞噬等作用均显著强于 IgG。IgM 促进吞噬的作用比 IgG 大 500 ~ 1000 倍，杀菌作用亦大 100 倍，凝集作用大 20 倍，但中和毒素、中和病毒的作用低于 IgG。脾脏是 IgM 的主要合成部位。IgM 主要分布于血液中，占血清 Ig 总量的 5% ~ 10%。因此，它在防止发生菌血症方面起重要作用，若 IgM 缺乏往往容易发生败血症。此外，单体 IgM 也是 B 细胞膜表面的主要标志，作为抗原受体（SmIgM），能与相应抗原作用，引发体液免疫应答。IgM 是种系进化过程中最早出现的 Ig，也是个体发育过程中最早出现的 Ig。IgM 不能通过胎盘，如果脐带血或新生儿血清中 IgM 水平升高，表明胎儿曾发生过宫内感染。风疹、巨细胞病毒等感染都能使胎儿产生 IgM 机体感染后，最早产生的仍是 IgM，其在血清中的半衰期（5d 左右）比 IgG 短，所以血清中特异性 IgM 含量增高，提示近期有感染，临床上测定血清特异性 IgM 含量有助于早期诊断。目前已知天然血型抗体、冷凝集素和类风湿因子等自身抗体均为 IgM 类抗体。引起 II、III 型变态反应的抗体有的也属子 IgM 类抗体。

（二）检测方法

免疫球蛋白是机体的正常生理成分，机体保持一定水平。当这种正常水平被打破时，则属于疾病，增多或减少则意味着免疫增殖病或免疫缺陷病。检测免疫球蛋白的方法包括醋纤膜电泳法、免疫电泳法、免疫固定电泳法、免疫单向扩散法、免疫双扩散法、免疫比浊法、高分辨双向电泳、对流免疫电泳、放射免疫分析法、酶免疫分析法和双缩脲法（测总蛋白）等。目前定量测定免疫球蛋白最常用的主要为免疫比浊法、免疫电泳法、免疫单向扩散法、放射免疫法和酶免疫法。其中血清中含量较高的 IgG、IgA、IgM 多采用前面三种方法，而标本中含量极微的 IgD 和 IgE 则采用敏感度较高的放射免疫法和酶免疫法等进行定量测量。免疫比浊法参考值：IgG 8 ~ 15g/L；IgA 0.9 ~ 3g/L；IgM 0.5 ~ 2.5g/L。

（三）临床意义

1. 高免疫球蛋白血症

多细胞株蛋白血症，可见于慢性感染、肝病、自身免疫病、恶性肿瘤等多种疾病。如化脓性脑膜炎可见 IgG 与 IgA 均增加；疟疾可见 IgG 与 IgM 均增加；慢性活动性肝炎和胆汁性肝硬化可见 IgG、IgA 及 IgM 均增加。单细胞株蛋白血症，主要见于浆细胞恶性变，包括各类 Ig 多发性骨髓瘤、巨球蛋白血症和浆细胞瘤。

（1）IgG 增高

见于各种感染性疾病和自身免疫性疾病，如慢性活动性肝炎、传染性单核细胞增多症、麻疹、结核病、麻风、全身念珠菌感染、血吸虫病、黑热病、系统性红斑狼疮、类风湿关节炎、亚急性甲状腺炎、多发性肌炎及原发性肾上腺皮质功能减退症等。某些恶性肿瘤亦可见 IgG 增高。

（2）IgA 增高

主要为黏膜炎症和皮肤病变，如溃疡性结肠炎、酒精性肝炎、类风湿性脊椎炎、曲霉病、组织脑浆菌病、过敏性紫癜、前列腺癌、皮肌炎及其他皮肤疾患，且皮肤病变范围愈大，IgA 愈高。

（3）IgM 增高

多见于毒血症和感染性疾病早期，如原发性胆汁性肝硬化和急性肝炎的发病初期、传染性单核细胞增多症、婴儿肺囊虫肺炎、锥虫病、曲霉病、旋毛虫病、类风湿关节炎、湿疹、肾小球肾炎、肾病综合征等。

2. 低免疫球蛋白血症

①先天性低 Ig 血症，主要见于体液免疫缺陷和联合免疫缺陷病。一种是 Ig 全缺，如 Bruton 型无 Ig 血症。另一种是三种 Ig 中缺一或缺二（减少或无功能），其中以 IgA 缺乏为多见，患者呼吸道易反复感染；缺乏 IgG 者易患化脓性感染；缺乏 IgM 者易患革兰氏阴性菌败血症。②获得性低 Ig 血症，可能与下列疾病有关：严重胃肠道疾患、肾病综合征、恶性肿瘤骨转移、重症传染病（如先天性梅毒感染等）以及一些原发性肿瘤（如白血

病、淋巴肉瘤等）。

3. 尿 IgG 升高

IgG 是一种大分子蛋白，正常情况下，由于肾小球基底膜的选择性功能，不易透过。当尿中大量出现 IgG 等大分子蛋白时，说明肾小球基底膜已丧失选择功能。尿 IgG 主要用于肾功能恶化和预后的指标。

4. 脑脊液（CSF）免疫球蛋白

①正常人 CSF 内 IgG 含量 < 100mg/L；② CSF IgG 升高常见于急性化脓性脑膜炎［可达（43 ± 58）mg/L］、结核性脑膜炎、亚急性硬化性全脑炎、多发性硬化症、种痘后脑炎、麻疹脑炎、神经性梅毒、急性病毒性脑炎、骨髓腔梗阻、SLE、巨人症、Arnold-Chiari 畸形等；③ CSF IgG 减少见于癫痫、X 线照射、服用类固醇药物等；④ CSF IgA 增加见于脑血管病、JacobCrentzfeldt 病、各种类型脑膜炎等；⑤ CSF IgA 减少见于支原体脑脊髓膜炎、癫痫、小脑共济失调等；⑥ CSF IgM 轻度增高是急性病毒性脑膜炎的特征，如超过 30mg/L 则可排除病毒感染的可能。化脓性脑膜炎时 CSF IgM 明显升高。

5. 脑脊液 IgG 指数测定

定脑脊液 IgG 指数是反映鞘内 IgG 产生速度的指标，其计算方法为：脑脊液 IgG（mg/L）/ 血清 IgG（g/L）。正常情况下中枢系统每天可产生 3mg 左右的 IgG。脑脊液 IgG 指数对多发性硬化症具有较好的敏感性。此外，在神经系统感染、HIV-1 中枢感染、隐球菌性脑炎等疾病时均有明显变化。

（四）注意事项

免疫球蛋白的测定目前在大多数实验室均采用免疫浊度法，单向免疫扩散法由于影响因素多、实验时间长、结果重复性差，目前已基本被自动化分析仪取代。在实际工作中，应用免疫浊度法测定免疫球蛋白要注意抗原过量引起的钩状效应，这也是引起测量误差的最大因素。若测量过程中检测到抗原过量，必须对样品进一步稀释后再进行测定。

二、血清 IgD 测定

（一）概况

IgD 系 1965 年从骨髓瘤患者血清中发现的一种 Ig，目前对其结构和功能仍了解不多。血清中 IgD 的功能尚不清楚，可能与变态反应及自身免疫性疾病有关。B 细胞膜上带有的 IgD，为 B 细胞表面的抗原识别受体，可接受相应抗原的刺激，有调节 B 细胞的活化、增生和分化的作用。出现在 B 细胞表面的 IgD（SmIgD）是成熟 B 细胞的重要表面标志，这些 B 细胞都难以产生免疫耐受性。B 细胞膜上只有 IgM 而无 IgD 时，容易因相应抗原作用而形成免疫耐受性。有证据表明，有些抗核抗体、抗基底膜抗体、抗甲状腺球蛋白抗体、抗青霉素抗体及抗白喉类毒素抗体均可为 IgD 类免疫球蛋白。

（二）检测方法

IgD 在血清中以单体形式存在，含量很低，占血清中 Ig 总量的 1%，相对分子量约为 184kDa，不能通过胎盘，也不能激活补体。目前定量测定免疫球蛋白最常用的主要为免疫比浊法、免疫电泳法、免疫单向扩散法、放射免疫法和酶免疫法。ELISA 法参考值范围 0.001 ~ 0.004g/L。

（三）临床意义

1.IgD 升高

主要见于IgD型骨髓瘤、慢性骨髓炎、皮肤感染、流行性出血热、甲状腺炎及吸烟者。

2.IgD 降低

见于原发性无丙种球蛋白血症、矽肺、细胞毒药物治疗后。

（四）注意事项

标本中含量极微的 IgD 和 IgE 常采用敏感度较高的放射免疫法和酶免疫法等进行定量测量。用酶联免疫法（ELISA）测 IgD 含量时必须使用两种不同动物的特异性第一抗体，目的是避免酶标记抗体直接与固相抗体起反应形成假阳性。

三、轻链测定

（一）概况

正常 Ig 由两条 H 链、两条 L 链组成，根据重链分子的不同可将 Ig 分为五类，即 IgG（γ）、IgA（α）、IgM（μ）、IgD（δ）、IgE（ε）。所有的轻链只有两种即 κ 和 λ 两型，κ 型免疫球蛋白和 λ 型免疫球蛋白两者的总量之比是恒定的。κ/λ 比值对于判断免疫球蛋白的增生是属于多克隆增殖还是单克隆增殖至关重要，无论免疫球蛋白升高多少，只要 κ/λ 比值正常，大部分情况是属于多克隆增殖，反之为单克隆增殖。

（二）检测方法

目前免疫球蛋白轻链的测定多采用免疫比浊法，免疫比浊法的正常参考值范围 κ 为

1.72 ~ 3.83g/L；λ 为 0.81 ~ 1.92g/L；κ / λ 为 1.47 ~ 2.95。

（三）临床意义

1.κ 和 λ 轻链水平均升高，κ / λ 比值正常，见于多克隆增殖性疾病，如慢性感染、肝病、自身免疫病等。

2.κ 或 λ 轻链水平均升高，κ / λ 比值异常，见于单克隆增殖性疾病，如各类 Ig 多发性骨髓瘤、轻链病、巨球蛋白血症、淀粉样变和浆细胞瘤等。

3.κ 和 λ 轻链水平均减低，κ / λ 比值正常，常见于低免疫球蛋白血症。

（四）注意事项

轻链的测定目前在大多数实验室均采用免疫浊度法，在实际工作当中，应用免疫浊度法测定轻链与测定免疫球蛋白一样，要注意抗原过量引起的钩状效应，这也是引起测量误差的最大因素。若测量过程中检测到抗原过量，必须对样品进一步稀释后再进行测定。

第二节　补体检测

一、总补体溶血活性（CH50）测定

（一）概况

补体是由存在于人和动物新鲜血清中具有潜在酶活力且不耐热的一组球蛋白以及多种具有精确调节作用的蛋白成分所组成的一个复杂系统。目前已发现该系统有 30 多种成分，其中大部分成分由肝、脾中的巨噬细胞合成，少数成分在机体其他部位合成，如 C1 由肠上皮细胞合成。补体的合成速率为 0.5 ~ 1.5mg/（kg•h），代谢速度很快，每天约有 1/2 的补体成分更新。补体具有溶解靶细胞、促进吞噬、参与炎症反应等功能，同时补体还在免疫调节、清除免疫复合物、稳定机体内环境、参与变态反应及自身免疫性疾病等方面起重要作用。

补体系统激活是由某种启动因素的作用，使补体各固有成分按一定顺序，以连锁反应的方式依次活化而产生生物效应的过程。补体系统的激活途径主要有两条：一条是经典(传统)途径(CP)，另一条是旁路(替代)途径(AP)。另外通过甘露聚糖结合凝集素(MBL)糖基识别的凝集素激活途径，上述三条途径具有共同的末端通路，即膜攻击复合物的形成及其溶解细胞效应。

补体激活的经典途径指主要由 C1q 与激活物（IC）结合后，顺序活化 C1r、C1S、

C2、C4、C3,形成 C3 转化酶（C4b2b）与 C5 转化酶（C4b2b3b）的级联酶促反应过程。它是抗体介导的体液免疫应答的主要效应方式。

1. 激活剂

主要是免疫复合物,特别是与抗原结合的 IgG、IgM 分子。另外,C 反应蛋白、细菌脂多糖（LPS）、髓鞘脂和某些病毒蛋白（如 HIV 的 gp120 等）等也可作为激活物。

2. 激活条件

每个C1q分子必须与两个以上Ig分子的Fc段结合;游离的或可溶性抗体不能激活补体。

3. 参与成分

激活过程从 C1q 开始,补体 C1 ~ C9 共 11 种成分全部参与活化途径。

4. 激活过程

经典途径的激活过程大致可分为识别、活化、膜攻击三个阶段。

（二）检测方法

利用补体的免疫溶细胞反应,当补体与靶细胞膜结合时,可引起靶细胞损伤、溶解。将绵羊红细胞（SRBC）用特异性抗体包被（致敏）,此致敏 SR-BC 与被测血清在体外混合时,通过使 C1 活化而激活补体经典途径,促使 SRBC 溶解。被测血清中的补体含量与溶血程度呈正相关,但并非直线关系,而是成一条 S 形曲线。在溶血率小于 20% 或大于 80% 时,补体量变化即使很大,溶血程度变化也不显著,故测定补体溶血活性时,均以 50% 溶血为终点,以 CH50 单位 /mL 表示。1 个 CH50 单位是指在标准条件下裂解 5×10^7 个致敏 SRBC 的补体量。C1 ~ C9 任何一个成分缺陷均可使 CH50 水平降低。但单个补体成分的蛋白含量下降到正常水平的 50% ~ 80%,CH50 不一定表现变化。参考值范围:50 ~ 100KU/L（平皿法）。

（三）临床意义

1. CH50 活性增高

常见于各种急性期反应,如急性炎症（风湿热急性期、结节性动脉炎、皮肌炎、伤寒、天花、麻疹、黄热病、肺炎、急性心肌梗死、甲状腺炎、阻塞性黄疸等）、组织损伤、肿瘤特别是肝癌等。

2. CH50 活性减低

可由先天性和后天性因素引起,先天性补体缺乏症比较少见,可由补体基因缺损或基因突变引起,主要导致补体成分或调节成分缺陷。后天性因素主要为消耗增多、合成减少等，见于急性肾小球肾炎、系统性红斑狼疮、大面积烧伤、冷球蛋白血症、严重感染、肝炎、肝硬化、组织损伤缺血等。

（四）注意事项

在致敏绵羊红细胞时，应将细胞悬液放在烧杯或烧瓶中，以等体积适当浓度的溶血素加于细胞悬液内，随加随摇；反之，如将细胞悬液加于溶血素，则细胞不能均等地受到抗体的敏化。为了防止补体效价的降低，各种试剂应在冰水中预先冷却。全部操作也应在冰水浴内进行。被检血清必须新鲜，如室温放置 2h 以上则补体活性明显下降。

二、旁路途径的溶血活性测定（AP-CH50）

（一）概况

补体激活的旁路（替代）途径与经典途径不同之处在于不经 C1、C4、C2 活化，而是在 B 因子、D 因子和 P 因子（备解素）参与下，直接由 C3b 与激活物结合而启动补体酶促连锁反应，产生一系列生物学效应，最终导致细胞溶解破坏的补体活化途径，称为补体激活的旁路途径，又称为替代或第二途径。引起旁路途径激活的物质与经典途径不同，不是抗原抗体复合物，而是主要包括革兰氏阴性菌的内毒素即脂多糖（LPS）、革兰氏阳性菌的肽聚糖和磷壁酸、酵母多糖、葡聚糖及 IgG4、IgA 或 IgE 凝集物等。C3b 结合于此类物质上不易被灭活，从而使后续反应得以进行。旁路途径的激活，在机体受到感染的早期起着重要的抗感染作用。在尚未产生相应的抗体难以激活经典途径的情况下，旁路途径的激活有利于及早消灭入侵的病原菌。

（二）检测方法

用含 Mg^{2+} 的 EDTA 稀释被测血清，螯合 Ca^{2+}，阻断经典活化途径；再用未致敏家兔红细胞（RE）激活旁路途径。RE 使旁路途径活化的机制不明，可能与其细胞膜上唾酸含量低有关。将眼镜蛇毒因子包被子唾酸处理的红细胞上，可激活旁路途径。C5 ~ C9 附着于细胞膜上，促使溶血。溶血程度也与血清中旁路途径的活性呈正相关，但不是直线关系，也是S形曲线关系。故也用50%溶血判定终点，以Ap-Hs。单位/mL表示。参考值范围：（21.7±2.7）KU/L（试管法）。

（三）临床意义

1. 增高

多见于某些自身免疫性疾病、甲状腺功能亢进、感染、肾病综合征、慢性肾炎、肿瘤等。

2. 降低

急性肾炎、肝硬化、慢性活动性肝炎等。

（四）注意事项

对于应用丙种球蛋白和肾上腺皮质素等药物治疗的患者，采血应在用药前进行，以免影响结果的准确性。用于补体检测的血清必须新鲜，最好在 2h 之内检测。超过 2h 则补体活性明显下降。测定应联合检查单个补体组分，有助于提高敏感性。溶血试验中的各个环节均应严格控制、严格操作，否则结果不可靠。检测结果应与患者性别、年龄、疾病状态结合。

三、单个补体成分的测定

（一）概况

补体系统按其功能不同，可将其 30 余种蛋白分子分为三类：①补体固有成分，它存在于体液中参与补体激活酶促连锁反应，包括 C1 ~ C9（其中 C1 由三种亚组分 C1q、C1r、C1s 组成）及 B 因子、D 因子和 P 因子（备解素）。共 12 种蛋白分子。其中 C1、C4、C2 仅参与经典途径的活化；B 因子、D 因子、P 因子仅参与替代（旁路）途径的活化；C3、C5 ~ C9 则为两种活化途径的共同成分。②调节和控制补体活化的蛋白分子，其中存在于体液中属于可溶性蛋白分子的有 C1 抑制剂、C4 结合蛋白、H 因子、I 因子、S 蛋白和血清羧肽酶 N 等，存在于细胞表面属于膜结合蛋白分子的有膜辅助因子蛋白、促衰变因子和同种限制因子等。在补体激活过程中，每种补体分子和每个活化阶段的反应程度，都受到第二类补体分子即各种调节分子的严格控制，借以维持体内补体水平稳定，起到既能有效清除病原微生物等抗原性异物，又能防止补体对正常自身细胞攻击破坏的作用。③补体受体，如 C1q 受体、C3b/C4b 受体（CR Ⅰ）、C3d（CR Ⅱ）、H 因子受体、C3a 和 C5a 受体等。

补体系统活化后，其主要生物学功能为：促吞噬（调理）作用和病毒中和作用，参与的成分为 C4b、C3b 及 C3d（较弱）；类炎症介质（白细胞趋化、过敏毒素、增加血管渗透性），参与的成分为 C4a、C2b（激肽样作用）和 C3a、C5a；溶细胞反应，参与成分为 C5 ~ C9；调控免疫反应，参与成分为 C3b，可能还有 C3d。

（二）检测方法

在 30 多种补体成分中，主要检测 C3、C4、B 因子和 C1 酯酶抑制物，测定方法可分为溶血法检测单个补体成分的溶血活性，免疫化学法测定其含量。检测单个补体成分的溶血活性时，须在致敏 SRBC（EA）上结合补体成分，制成媒介细胞，再进行溶血活性测定。而单个补体成分的免疫化学定量是将单个补体成分分离、纯化、免疫动物，制成单相抗血清，再用单向（环状）免疫扩散、火箭免疫电泳、免疫比浊法测定。C1 ~ C9、B、D、H、I、P 因子等均可进行定量检测，目前常用的是免疫比浊测定法。C3 是补体各成分中含量最高的一种，通常用免疫比浊法测定，参考值范围 0.85 ~ 1.70g/L；C4 含量测定通常采用单向免疫扩散和免疫比浊法进行，免疫比浊法参考值范围 0.22 ~ 0.34g/L；C1q 系 C1 的三个亚单位中的一个（另为 C1r、C1s），分子量 385kDa，单向免疫扩散法测定参考值范围（0.197±0.04）g/L；B 因子是替代激活途径中的重要成分，在 Mg2+ 存在的情况下，B 因子可与 C3b 结合形成 C3bB，被血清中的 D 因子裂解为分子量为 33kDa 的 Ba 和 63kDa 的 Bb 两个片段。后者再与 C3b 结合形成替代途径的 C3 转化酶（C3bBb）和 C5 转化酶（C3bnBb）。单向免疫扩散法测定参考值范围 0.1 ~ 0.4g/L。

（三）临床意义

1. 血清补体 C3 测定

补体 C3 主要由巨噬细胞和肝脏合成，在 C3 转化酶的作用下，裂解成 C3a 和 C3b 两个片段，是补体激活途径中最重要的环节，故其含量的测定非常重要。

（1）增高

补体 C3 作为急性时相反应蛋白，多见于某些急性炎症或传染病早期，如风湿热急性期、心肌炎、心肌梗死、关节炎等。

（2）降低

①补体合成能力下降，如慢性活动性肝炎、肝硬化、肝坏死等；②补体消耗或丢失过多，如活动性红斑狼疮、急性肾小球肾炎早期及晚期、基底膜增生型肾小球肾炎、冷球蛋白血症、严重类风湿关节炎、大面积烧伤等；③补体合成原料不足，如儿童营养不良性疾病；④先天性补体缺乏。

2. 血清补体 C4 测定

C4 是补体经典激活途径的一个重要组分，是由巨噬细胞和肝脏合成，参与补体的经典激活途径，其临床意义基本与 C3 相似。

（1）C4 含量升高常见于风湿热的急性期、结节性动脉周围炎、皮肌炎、心肌梗死、Reiter 综合征和各种类型的多关节炎等。

（2）C4 含量降低则常见于自身免疫性慢性活动性肝炎、系统性红斑狼疮、多发性硬化症、类风湿关节炎、IgA 肾病、亚急性硬化性全脑炎等。在系统性红斑狼疮，C4 的降低常早于其他补体成分，且缓解时较其他成分回升迟。狼疮性肾炎较非狼疮性肾炎 C4 值显著低下。

3. 血清补体 C1q 测定

补体 C1q 由肠上皮细胞合成，主要作用为参与补体的经典激活途径。

（1）C1q 含量增高见于骨髓炎、类风湿关节炎、系统性红斑狼疮、血管炎、硬皮病、痛风、活动性过敏性紫癜。

（2）C1q 含量降低见于活动性混合性结缔组织病。

4. B 因子测定

（1）血清 B 因子含量减低的疾病有：系统性红斑狼疮、肾病综合征、急或慢性肾炎、混合结缔组织病、急或慢性肝炎、肝硬化、荨麻疹、风湿性心脏病等，在这些疾病中，由于补体旁路被激活，使 B 因子消耗。

（2）各种肿瘤病人血清中 B 因子含量则显著高于正常人，这可能是由于肿瘤病人体内的单抗—巨噬细胞系统活力增强、合成 B 因子的能力也增强所致，是机体一种抗肿瘤的非特异性免疫应答反应。另外反复呼吸道感染的急性阶段，B 因子也明显升高。

（四）注意事项

补体系统在参与机体的各种生理、病理状态中发挥重要的生物学效应，检测补体的单个成分及补体的活性测定对于机体免疫系统的功能评价、疾病的诊治等均有重要作用。另外，根据补体具有的溶细胞活性和联联反应的性质，还可利用补体作为一种试剂，参与很多试验反应，用以鉴定抗原、抗体和各种病原体。补体的检测技术已成为免疫试验技术中的重要组成部分。补体检测技术可应用于下述情况：

1. 补体相关试验

HLA 分型的补体依赖性细胞毒试验；抗原抗体检测的脂质体免疫试验、免疫粘连血凝试验；抗体形成细胞定量检测的溶血空白斑技术；免疫复合物测定的胶固素结合试验和 C1q 结合试验。

2. 应用于补体含量和活性检测的试验

APCH50 和 AP-H50 试验反映总补体活性；溶血试验、免疫化学试验检测补体单个成分及其裂解产物（C1q、C3SP、C3、C4、B 因子等）和补体受体。

3. 补体含量和活性相关疾病

（1）免疫相关性疾病

如自身免疫性疾病时，C1、C2、C3、C4 和 Hf 等缺陷；超敏反应时（Ⅲ型超敏反应），

C3a、C5a 等过敏毒素的产生。

（2）与补体有关的遗传性疾病

① C2、C3 缺陷导致的严重感染；②与 C1 抑制物缺陷相关的遗传性血管神经性水肿；③ SLE 患者出现的细胞表面 CR1 缺陷与 CIC 清除障碍；④涉及 I 因子、H 因子缺陷的肾小球肾炎；⑤ DAF 缺陷引起的阵发性血红蛋白尿；⑥ C1q 缺陷表现的严重顽固性皮肤损害，以及 C1q、C1r、C4、C2 缺陷造成的免疫复合物性血管炎（包括肾炎）等。

（3）补体含量显著降低的疾病

①消耗增多：免疫复合物形成导致的补体活化和消耗增多，如 SLE；②补体的大量丢失：主要见于大面积烧伤、失血及肾脏病患者；③补体合成不足：常见于肝脏疾病患者或营养不良的病人。

（4）高补体血症

偶见于感染恢复期和某些恶性肿瘤患者，正常妊娠时，也可观察到补体值的增高。

第三节　特定蛋白检测

所谓特定蛋白是指机体内具有某种生理功能，当疾病状态时又起着重要病理意义的那些特殊蛋白质。目前临床常用的检测项目包括急性时相反应蛋白如 C 反应蛋白、铜蓝蛋白、$\alpha 1$ 酸性糖蛋白，风湿病相关蛋白如抗链球菌溶血素 O、类风湿因子，贫血相关蛋白如转铁蛋白和触珠蛋白，蛋白酶抑制剂如 $\alpha 2$ 巨球蛋白和 $\alpha 1$ 抗胰蛋白酶，肾脏病相关蛋白如尿微量白蛋白、$\alpha 1$ 微球蛋白和 β_2 微球蛋白等。

一、反应蛋白

（一）概况

C 反应蛋白（CRP）首先是在急性炎症病人血清中发现的，是一种急性期蛋白，它是可以结合肺炎球菌细胞壁 C- 多糖的蛋白质。分子量约 11.8kDa，含五个多肽链亚单位。CRP 主要在肝脏合成，不耐热，65℃ 30 分钟即被破坏。CRP 主要的生物学特性有：①通过经典途径激活补体、消耗补体，释放炎症介质，促进黏附和吞噬细胞反应，使细胞溶解；②作用于淋巴细胞和单核细胞的受体，导致淋巴细胞活化、增生，促进淋巴因子生长，并促进抑制性 T 淋巴细胞增生，也增强了吞噬细胞的吞噬作用；③抑制血小板的聚集和释放反应，还能妨碍血小板引起血块收缩。在急性创伤和感染时，CRP 的血浓度会急剧升高，可达到正常水平的 200 倍，病变好转时又迅速降至正常。CRP 与其他炎症因子如白细胞总数、红细胞沉降率和多形核白细胞等具有密切相关性。CRP 与白细胞存在正相关。在炎症反应中起着积极作用，使人体具有非特异性抵抗力。在患者疾病发作时，CRP 可早于白细胞而上升，恢复正常也很快，故具有极高的敏感性。

（二）检测方法

CRP 的检测方法有单向免疫扩散法、胶乳凝集法、酶联吸附法、速率散射比浊法等，其原理都是利用特异抗 CRP 抗体与检样中 CRP 反应，根据形成的沉淀环直径、沉淀峰高度、凝集程度或呈色程度，判定检样中 CRP 含量。目前常用的免疫比浊法参考值为 < 10mg/L。

（三）临床意义

1.CRP 作为急性时相蛋白在各种急性炎症、组织损伤、心肌梗死、手术创伤、放射性损伤等疾病发作后数小时迅速升高，并有成倍增长之势。病变好转时，又迅速降至正常，其升高幅度与感染的程度呈正相关。

2.CRP 可用于细菌和病毒感染的鉴别诊断。一旦发生炎症，CRP 水平即升高，而病毒性感染 CRP 大都正常。脓毒血症 CRP 迅速升高，而依赖血培养则至少需要 48h，且其阳性率不高。又如 CRP 能快速有效地检测细菌性脑膜炎，其阳性率达 99%。

3. 恶性肿瘤患者 CRP 大都升高。如 CRP 与 AFP 的联合检测，可用于肝癌与肝脏良性疾病的鉴别诊断。手术前 CRP 上升，手术后则下降，且其反应不受放疗、化疗和皮质激素治疗的影响，有助于临床估价肿瘤的进程。

4.CRP 用于评估急性胰腺炎的严重程度。当 CRP 高于 250mg/L 时，则可提示为广泛坏死性胰腺炎。

5.CRP 浓度升高与心血管事件发生率增加相关，是动脉粥样化的血栓形成疾病的标志物。CRP 对心绞痛和急性冠状动脉综合征患者，具有预测心肌缺血复发危险和死亡危险的作用。

（四）注意事项

应用免疫比浊法检测时注意试剂从冰箱取出后要平衡到室温，另外注意瓶口有否液膜，以免探针测定液面错误。C 反应蛋白、铜蓝蛋白、α1 酸性糖蛋白同属急性时相蛋白，不同发病时间和采血时间对实验结果影响较大。

二、铜蓝蛋白

（一）概况

铜蓝蛋白（CER）也属于一种急性时相反应蛋白，是一种含铜的 α2 糖蛋白，分子量为 120 ～ 160kDa，不易纯化。目前所知为一个单链多肽，每分子含 6 ～ 7 个铜原子，由于含铜而呈蓝色，含糖约 10%，末端唾液酸与多肽链连接，具有遗传上的基因多形性。CER 具有氧化酶的活性，对多酚及多胺类底物有催化其氧化的能力，可催化亚铁原子氧化为高铁原子。CER 起着抗氧化剂的作用，在血液循环中 CER 的抗氧化活力可以防止组织中脂质过氧化物和自由基的生成，特别在炎症时具有重要意义。血清中铜的含量虽有 95% 以非扩散状态处于 CER，而有 5% 呈可透析状态由肠管吸收而运输到肝的，在肝中渗入 CER 载体蛋白后又经唾液酸结合，最后释入血液循环。在血液循环中 CER 可视为铜的无毒代谢库。细胞可以利用 CER 分子中的铜来合成含铜的酶蛋白，例如单胺氧化酶、抗坏血酸氧化酶等。

（二）检测方法

铜蓝蛋白的测定方法有免疫扩散法、化学法、免疫比浊法等。目前常用的免疫比浊法参考值为 0.15 ～ 0.6g/L。

（三）临床意义

1.CER 升高

见于：①炎症性疾病：包括肝炎、骨膜炎、肾盂肾炎、结核等；②恶性肿瘤：包括白血病、恶性淋巴瘤，肝癌等；③胆汁瘀滞：原发性胆汁瘀滞型肝硬化、肝外阻塞性黄疸、急性肝炎、慢性肝炎、酒精性肝硬化等；④其他：运动分裂症、高胱氨酸尿症、妊娠、口服避孕药等。

2.CER 降低

见于：① Wilson 病（肝豆状核变性）；②营养不良：肾病综合征、吸收不良综合征、蛋白漏出性胃肠症等；③新生儿、未成熟儿。

三、α1 酸性糖蛋白

（一）概况

α1 酸性糖蛋白（AAG）分子量近 40kDa，含糖约 45%，pl 为 2.7 ～ 3.5，包括等分子的己糖、己糖胺和唾液酸。AAG 是主要的急性时相反应蛋白，在急性炎症时增高，显然与免疫防御功能有关。早期工作认为肝是合成 α1- 糖蛋白的唯一器官，近年有证据认为某些肿瘤组织亦可以合成。分解代谢首先经过唾液酸的分子降解而后蛋白质部分很快在肝中消失。AAG 能干扰类固醇和碱性药物浓度。

（二）检测方法

α1酸性糖蛋白主要用免疫学方法进行测定。目前常用的免疫比浊法参考值为0.47 ~ 1.25g/L。

（三）临床意义

1.AAG 升高

见于各种急性时相反应时，在风湿病、恶性肿瘤及心肌梗死患者亦常增高。

2.AAG 降低

见于营养不良、严重肝损害。

四、抗链球菌溶血素"0"

（一）概况

链球菌溶血素"O"（ASO）是 A 群菌产生的一种代谢产物，具有溶血活性，能溶解红细胞。人体感染了 A 群溶血性链球菌后，"O"溶血素在体内作为一种抗原物质存在，能刺激机体产生对应的抗体，为了测定这种能中和链球菌溶血素"O"的抗体含量，就称为抗链球菌溶血素"O"试验。

（二）检测方法

实验室常用乳胶凝集法、免疫比浊法测定 ASO。目前常用的免疫比浊法参考值为 < 200U/mL。

（三）临床意义

1.ASO 升高常见于 A 群溶血性链球菌感染引起的疾病，风湿热、急性肾小球肾炎、结节性红斑、猩红热、急性扁桃体炎等 ASO 明显升高。

2.ASO 测定对于诊断 A 群链球菌感染很有价值，A 群链球菌感染后 1 周，ASO 即开始升高，4 ~ 6 周可达高峰，并能持续数月。因此 ASO 阳性并不一定是近期感染的指标，应多次动态观察。

3. 少数肝炎、肾病综合征、结缔组织病、结核病及多发性骨髓瘤病人亦可使 ASO 增高。

（四）注意事项

应用免疫比浊法检测时注意试剂从冰箱取出后要平衡到室温，另外注意瓶口有否液膜，以免探针测定液面错误。抗链球菌溶血素"O"、类风湿因子同属于风湿病相关蛋白，但并不特异，不同试剂仪器检测临界值有所不同，临床判断结果时应根据各仪器试剂自己的参考值范围。

第十六章 感染性疾病免疫学检验

第一节 感染性疾病的实验室检查

一、概述

当机体遭受病原微生物感染时，临床医师要根据实验室检查结果判定感染微生物的类型、病变程度、是否需要治疗以及治疗效果等，这也是当前循证医学发展的趋势之一。感染性疾病实验诊断的检查大致可归纳为四类：①常规实验室检查，如血、尿、便常规和肝、心、肾功能以及生化检查等。②病原学检查，病原学诊断对感染性疾病病因判断至关重要，在很大程度上影响治疗效果和疾病的转归。病原学检查又可以分为以病原体检出或分离为手段的直接病原学检查，被认为是病原学诊断的"金标准"，但在临床应用中受到实验室条件、采样时间、标本类型等限制。近20年来，以病原体核酸检测为主的分子生物学和免疫学检查手段在临床得到普及。③特殊蛋白质分析，用于感染的辅助检查以及病情判断。④免疫功能测定，一些反复发作的感染可能与免疫功能的缺陷有关。免疫功能测定包括体液免疫、细胞免疫及细胞因子的检测等。

二、常用临床免疫学检测技术与应用

（一）免疫沉淀技术（IPA）

其原理为可溶性抗原/抗体与相应抗体/抗原彼此接触，形成抗原—抗体复合物，该复合物在一定的反应介质中形成肉眼可见的沉淀。沉淀物的产生取决于抗原与抗体的比例、分子量大小、反应温度及pH值等。免疫沉淀是某些免疫学检测的基础，其操作简便、成本低廉，曾被广泛用于病原微生物的诊断，但因敏感性和特异性较差，目前已经较少采用。

（二）免疫浊度试验（ITA）

利用可溶性抗原、抗体在液相中特异结合，形成一定大小的抗原—抗体复合物，使反应液出现浊度。当反应液中保持抗体过剩时，形成的复合物随抗原量增加而增加，通过标准品绘制的标准曲线对照可计算出样品的含量。在液相中的沉淀反应提高了灵敏度和可操作性，与其他免疫分析技术，如酶联免疫吸附试验等相比，校正曲线稳定，易于自动化，

适于定量分析批量标本。

免疫浊度分析的基础是反应液中分散粒子对光的反射、折射、散射和吸收等。由此而产生了多种用于免疫浊度测定的自动化分析仪器，广泛用于临床蛋白质、激素、微生物和药物浓度的测定。按照方法分为透射光免疫浊度技术、终点散射比浊技术、速率散射比浊技术和粒子强化免疫浊度测定技术。

（三）免疫凝集试验（IAS）

凝集反应是指细菌、红细胞等颗粒性抗原或表面覆盖抗原的颗粒状物质（如红细胞、聚苯乙烯胶乳等），与相应抗体结合，在一定条件下形成肉眼可见的凝集团块现象。根据抗原的性质与反应的方式不同，免疫凝集反应大体分为四类：

1. 直接凝集技术

包括玻片凝集试验（如 ABG 血型鉴定）和试管凝集试验（如肥达试验）。

2. 间接凝集反应

是将可溶性抗原（抗体）先吸附于适当大小的颗粒性载体表面，此过程称为致敏。致敏的颗粒再与相应的抗体（抗原）作用，在适宜的电解质存在的条件下，出现特异性凝集现象。适用于各种抗体和可溶性抗原的检测，分为正向和反向间接凝集反应及间接凝集抑制反应。常用的如间接血凝试验、胶乳凝集试验和快速血浆反应素环状卡片试验（RPR）。其中免疫胶乳技术是以聚苯乙烯胶乳微粒作为载体，将可溶性抗原或抗体吸附于乳胶颗粒，合成具有不同特性，如彩色、荧光或磁性的胶乳，是多种检测技术的基础。结合导管凝集及膜过滤斑纹等定量试验方法，通过分光光度计、光散射测定仪等仪器达到较为精确的定量。

3. 协同凝集反应

金黄色葡萄球菌细胞壁成分中的 A 蛋白（SpA）能与人及多种哺乳动物（猪、兔、羊、鼠等）血清中 IgG 类抗体的 Fc 段结合。IgG 的 Fc 段与 SPA 结合后，两个 Fab 段暴露在葡萄球菌菌体表面，仍保持其抗体活性和特异性。当其与特异性抗原相遇时出现特异凝集现象，在凝集反应中，金黄色葡萄球菌菌体成了 IgG 抗体的载体，称为协同凝集反应。本反应也可用于检测微量抗原。

4. 抗球蛋白试验

有直接 Coombs 试验和间接 Coombs 试验。

（四）放射免疫分析（RIA）

是以放射性核素作为示踪物的一种免疫标记技术，是把放射性核素测定与抗原、抗体间的免疫化学反应结合起来形成一种超微量物质的测定方法。灵敏度高达纳克甚至皮克水平，且特异性强、重复性好、成本低廉。曾在生命科学研究及医学检验中广泛应用，适用于各种蛋白质、激素、核苷酸、多肽、小分子药物及肿瘤标志物等的定量测定。常用的标志物有 125I、3H 和 35S 等。但在实际应用中，放射性污染及对人体的危害极大地限制了这种方法的应用，近年来酶免疫分析和化学发光技术的应用使 RIA 的优势被取代。

（五）酶免疫测定技术（EIA）

是以酶作为标志物的免疫测定方法。根据抗原抗体反应后是否需要分离结合与游离的酶标志物，又将 EIA 分为均相和异相两种类型。临床常用的酶联免疫吸附试验（ELISA）属异相反应。由于酶的催化效率很高，ELISA 法极大地提高了检测的灵敏度，操作简便，适于大批量标本自动化检测，因此已被广泛用于多种病原微生物抗原抗体的检测，包括病毒、细菌、支原体、衣原体及寄生虫等。

根据抗原抗体反应的类型，将 ELISA 法分为以下几类：

1. 双抗体夹心法

用于检测特异性抗原。先将特异性抗体包被固相载体，与待测标本中相应抗原反应，再加入酶标抗体，形成固相抗体—抗原—酶标抗体复合物。此时，固相载体上带有的酶量与标本中受检抗原的量相关，加入底物显色，阳性反应呈色，阴性反应一般不呈色。以仪器根据颜色反应的程度测定吸光度值，进行该抗原的定性或定量分析。

2. 双抗原夹心法

与双抗体夹心法原理类似，所不同的是采用特异性抗原包被和制备酶结合物，检测相应的抗体。

人体感染 HBV 后，HBsAg 刺激机体产生特异性抗 -HBs。抗 -HBs 为保护性抗体，其阳性表示对 HBV 有免疫力，常见于乙型肝炎康复及接种乙型肝炎疫苗者。少数 HBV 慢性感染者也可出现抗 -HBs，但体内 HBV-DNA 复制仍活跃，多为 HBV 基因 S 区内 a 抗原决定簇突变所致，也可能出现重叠感染。HBV 急性感染者 HBsAg 已经消失，抗 -HBs 可能尚未出现，称为"窗口期"，容易造成 HBV 的传播。此外，应用 EIA 法检测抗 -HBs 时无法定量，其对临床的指导意义有限。

3. 间接法

在固相载体上包被纯化抗原，加入待测标本，若标本中含有相应抗体，便形成抗原抗体复合物，利用酶标记的抗人抗体来结合标本中的抗体，加入底物显色。呈色深浅与标本中受检抗体量相关。本法可以用于多种病原体抗体的检测，例如流行性出血热抗体、流行性乙型脑炎抗体等，从而辅助该病的诊断。本法不足之处在于，血清中的 IgG 等物质会产生非特异性干扰，使检测本底升高，因此受检标本须经稀释后才能进行测定，以保障结果的特异性。

4. 竞争抑制法

部分小分子抗原和半抗原因缺乏可作为夹心的多个位点，因此采用竞争法进行测定，抗体的测定一般不使用竞争法。但当抗原中含有难以去除的杂质或抗体与抗原的结合特异性不稳定时，也可采用这一模式。以检测抗体为例，首先在微孔板预包被纯化抗原，再加入待测标本及酶标记抗体，此时，待测标本中的抗体将与酶标记抗体竞争结合固相上的特异性抗原。

如抗 -HBc 的检测，由于纯化抗原难得，在包被时多采用捕获法，即先包被与抗原相应的抗体，然后加入中和抗原和待测标本。此时，待测标本中的抗体将与包被抗体竞争结合中和抗原，加入酶标抗体后，酶标抗体将与结合于固相上的特异性抗原结合。因此，抗体含量较多的标本，反应呈色较抗体含量少的标本为淡。

（六）发光免疫测定技术

发光免疫分析是免疫学和发光技术相结合的产物，可以自动化检测微量抗原或特异性抗体。相应免疫分析技术有荧光偏振免疫测定（FPIA）、时间分辨荧光免疫测定（TRFIA）、发光酶免疫测定（LEIA）、化学发光免疫测定（CLIA）和电化学发光免疫测定（ECLI）。由于自动化程度高、便于批量检测和标准化，目前这些技术已广泛用于检验医学中。

1. 时间分辨荧光免疫测定

时间分辨荧光免疫测定（TRFIA）使用镧系稀土元素及其螯合物作为示踪物，如铕（Eu^{3+}）、钐（Sm^{3+}）等，这类示踪物是具有双功能基团结构的化合物，在水溶液中很容易与抗原或抗体分子上的—NH_2 以共轭双键结合，制成标志物。其最大激发波长为 330 ~ 350nm，较易实现。TRFIA 中以 Eu^{3+} 最为常用。如将 Eu^{3+} 螯合物标记在抗体上，其螯合物具有经紫外光激发所发出的荧光衰变时间长的特点，通过时间延迟，将特异性荧光与非特异性荧光分辨开来，使本底达到 0，可有效消除样品或试剂中的蛋白质类的非特异性荧光的干扰；另外，由于激发光和荧光的波长移位大、荧光光谱峰窄，可有效消除激发光的干扰，测得的荧光为 Eu^{3+} 所发出特异性荧光信号。

除了上述特点，TRFIA 使有效荧光强度提高 100 万倍，线性范围更宽、稳定性好，标记位点多达 20 个，对标志物结构及活性影响小，无衰变；试剂保质期至少 1 年，标准曲线保留时间长。现在已有甲型肝炎、乙型肝炎、丙型肝炎、HIV 及肿瘤标志物等试剂盒问世，用于感染性疾病的病原学诊断。

2. 发光酶免疫测定

发光酶免疫测定（LEIA）属于酶免疫测定中的一种。只是最后一步酶反应所用底物为发光剂，通过发光反应发出的光在特定的仪器上进行测定。常用的标记酶有辣根过氧化物酶（HRP）和碱性磷酸酶（ALP）。根据酶促反应底物不同，可分为荧光酶免疫测定和化学发光酶免疫测定。荧光酶免疫测定就是利用理想的酶荧光底物，生成的产物稳定并有较强的荧光，通过荧光强度测定进行定量分析；化学发光酶免疫测定就是利用酶对发光底物的催化作用而直接发光，通过光强度的测定而直接进行定量分析。属于自动化程度高、便于批量检测和标准化的新技术。

根据分离方法，可分为：①磁颗粒分离法；②微粒子捕获法；③包被珠分离法。其中微粒子捕获法的免疫学反应模式主要有：①双抗体夹心法；②双抗原夹心法；③固相抗原竞争法。

（七）免疫荧光测定法（IFA）

此方法一般以组织细胞作为实验基质，实验基质中含有各种抗原物质。将稀释的待检血清与实验基质孵育，如果血清阳性则特异性抗体与组织细胞中抗原相结合。选择荧光素标记的抗人 Ig 抗体进行第二次孵育，使其与基质中已结合抗原的人抗体结合，在荧光显微镜下观察特异性荧光模式而判断结果。免疫荧光测定法又可分为直接免疫荧光法（DIFA）和间接免疫荧光法（IIFA 或 IIF）。后者是自身抗体检测的最常用方法，也用于多种病原体（病毒、细菌、支原体和衣原体等）抗体的检测。

（八）固相膜免疫测定

与 EIJSA 原理类似，但以微孔膜为固相载体，标志物可用酶和各种有色微粒子，如彩色乳胶、胶体金和胶体硒，以红色的胶体金最常用。胶体金是由金盐被还原成原子金后形成的金颗粒悬液，一般大小为 1 ~ 100nm，稳定均匀，具有显色性和光吸收性。1971 年 Faulk 和 Taylor 首创胶体金标记免疫电镜技术。胶体金是氯金酸（$HAuCl_{}$）的水溶胶颗粒，如同铁蛋白一样具有高电子密度，在电镜下比铁蛋白颗粒更致密，易于辨认，定位比酶反应物精确。胶体金容易和多种大分子物质包括抗体、A 蛋白、凝集素等结合。免疫渗滤（IFA）和免疫层析（ICA）作为简便、快速的检验方法，广泛应用于传染病病原的抗原或抗体诊断。

（九）蛋白印迹法（WB）

所谓印迹法，即转移电泳技术，蛋白印迹法是将蛋白质样品经过电泳分离，产生一定谱带后再转移到固相载体（硝酸纤维素膜、尼龙膜等）表面，固相载体上的抗原与相应酶标记抗体反应。将膜适当漂洗后置于含底物的溶液中显色，此时在载体上可出现谱带。再与对照片段对比，分析谱带内是否含有待检蛋白。

（十）蛋白质芯片技术

基本原理是将各种蛋白质有序固定于滴定板、滤膜或载玻片等各种载体上，成为检测用的芯片，加入待测标本后用标记的蛋白质或其他成分与芯片作用，经漂洗，将未能与芯片上的蛋白质互补结合的成分洗去，再利用荧光扫描仪或激光共聚焦扫描技术测定芯片上各点的荧光强度，多用于疾病的早期诊断、多种肿瘤抗原的检测或感染性疾病的组合性诊断。蛋白质芯片技术用于感染性疾病的组合性诊断发展潜力很大，如 HBV 的多重耐药基因检测以及甲、乙、丙型肝炎病毒蛋白的组合检测等。但目前该技术用于临床尚不够成熟，其精确度仅能达到酶联免疫水平。

三、感染性疾病实验室的生物安全问题

生物安全是感染性疾病实验室工作的前提。2019年底暴发的新冠肺炎在中国的流行警示广大医务工作者，建立生物安全实验室，按照生物安全操作规程工作，是保障实验人员安全、防止医源性交叉感染、保障环境清洁和社会稳定的重要环节。

（一）实验室的生物安全

针对病原微生物的危害等级，实验室的生物安全水平（BSL）分为四级，即BSL-1、BSL-2、BSL-3、BSL-4，其中BSL-1防护水平最低。国家对上述各级实验室所用的设施、设备和材料均有相关的标准和要求。其中BSL-3及BSL-3以上实验室的建立和使用须由相应的机构批准和认证。

（二）检验标本的危害程度

首先应由有适当经验的专业人员进行危害程度评估，根据可能涉及的生物因子对个体和群体的危害程度将其分为四级：

1.危害等级1（低个体危害，低群体危害）

指不会导致工作人员或动物致病的细菌、真菌、病毒和寄生虫等生物因子。

2.危害等级2（中等个体危害，有限群体危害）

能引起人或动物发病，但一般情况下对健康工作者、群体等环境不会引起严重危害的病原体。实验室感染不导致严重疾病，具备有效治疗和预防措施，并且传播风险有限。

3.危害等级3（高个体危害，低群体危害）

能引起人或动物严重疾病，或造成严重经济损失，但通常不能因偶然接触而在个体间传播，或能使用抗生素、抗寄生虫药治疗。

4.危害等级4（高个体危害，高群体危害）

能引起人或动物严重疾病，或造成严重经济损失，可因偶然接触而在个体间传播，目前缺乏有效治疗手段。

第二节　肝炎病毒的免疫学检验

病毒性肝炎是由多种肝炎病毒引起的，以肝脏炎症和坏死病变为主的一组传染病。主要通过粪—口、血液或体液而传播。临床上以疲乏、食欲缺乏、肝大、肝功能异常为主要表现，部分病例出现黄疸，无症状感染常见。按病原分类，目前已确定的病毒性肝炎共有5型，其中甲型和戊型主要表现为急性肝炎。乙、丙、丁型主要表现为慢性肝炎并可发

展为肝硬化和肝细胞癌。此外，最近还发现第 6 型和第 7 型肝炎病毒，暂定名为庚型肝炎病毒和输血传播病毒，但其致病性尚未明确，我国是病毒性肝炎的高发区，尤以 HAV、HBV、HCV 的感染较为突出。因此快速准确地检测肝炎病毒的标志物，对于病毒性肝炎的防治具有重要的意义。目前有各种不同的技术如化学发光技术、放射免疫技术、酶标免疫以及金标记免疫技术等来检测肝炎病毒的标志物，从不同视角满足不同层次的须求，获得较好的效果。

一、甲型肝炎病毒

甲型肝炎病毒（HAV）是小核糖核酸病毒科的一员，1981 年归类为肠道病毒属 72型，最近由于它在生化、生物物理和分子生物学的特征与肠道病毒有所不同而归为人嗜肝RNA 病毒属，该属只有一个种，即 HAV。HAV 病毒为一直径 27～32nm 的 20 面体立体对称圆球形颗粒、无包膜，核心为单链的 RNA 病毒。此病毒引起急性肝炎。病毒的感染是通过粪—口途径实现的。

甲型肝炎 HAV 经口进入体内后，经肠道进入血流，引起病毒血症，约过一周后才到达肝脏。随即通过胆汁排入肠道并出现于粪便之中。HAV 在肝内复制的同时亦进入血液循环引起低浓度的病毒血症。HAV 引起肝细胞损伤的机制尚未充分阐明。HAV 与其他肠道病毒不同，它并不引起细胞病变。另外，HAV 大量复制并从粪便中排出之后，肝细胞损伤才开始出现，提示 HAV 可能通过免疫介导而不是直接引起肝细胞损伤的。在甲型肝炎患者血液和动物实验感染 HAV 的动物血中均可检出含有 HAV-Ag 和抗 -HAV-IgM 的循环免疫复合物，提示免疫复合物可能参与发病机制。

HAV 的试验室诊断可进行抗原检测、核酸检测及抗体检测。免疫电镜可用于检测HAV 颗粒，但临床上很少用于诊断。放免法和酶免法均可用于查 HAV-Ag，PCR 法和核酸杂交法可用于查 HAV 核酸。但由于甲肝的病毒毒血症期短，较难得到合适的标本，从粪便中提取抗原也较烦琐，故临床上也较少用。临床上用得最多得是用 ELISA 方法查抗 -HAV抗体。

（一）抗 -HAV-IgM 的酶联免疫吸附（ELISA）法和放射免疫（RIA）法检测

1. 原理

采用捕捉 ELISA 法即包被抗 - 人 μ 链单克隆抗体，捕捉待检血清中 IgM 抗体，同时加入 HAV-Ag 和酶标记抗 -HAV-IgG，加底物显色，亦有加入待检血清后，再加酶标记HAV-Ag，加底物显色，用肉眼、分光光度计观察结果。RIA 法与上述原理相同，只不过固相载体一般用小球，且不是酶标记，而是用 $_{125I}$ 标记抗 -HAV-IgG，用 γ 计数器测定放射性 cpm 值判断结果。

2. 临床意义

抗 -HAV-IgM 在 HAV 感染后亚临床期即已出现，其滴度迅速上升，感染 1～3 周达到高峰，3 ~ 6个月后消失，1 年后检测不到。抗 -HAV-IgM 测定可以用作甲肝的早期诊断和近期感染的标志。而且用单份血清即可做出诊断，是目前甲肝病原学诊断最常用的方法。

（二）抗 -HAV 总抗体 ELISA 法和 RIA 法检测

1. 原理

采用竞争 ELISA 法，即在板上包被 HAV-Ag，然后同时加入待检血清和酶标记抗 -HAV，这样待检血清中如有抗 -HAV 抗体，则与加入的酶标记抗 -HAV 竞争与包被的 HAV-Ag 结合，加底物后显浅色或无色，为阳性。待检血清中如无抗 -HAV 抗体，则酶标记抗 -HAV 与包被的 HAV-Ag 结合，加底物后显深色，为阴性。测得的光密度值与抗 -HAV 含量成反比。

RIA 法与上述原理基本相同，亦用竞争法。

2. 临床意义

抗 -HAV 为甲肝的总抗体，包括抗 -HAV-IgM 和 IgG，主要是 IgG。它产生于感染的早期，在发病时，血清中的滴度已相当高，2 ~ 3 个月达高峰。抗 -HAV-IgG 可维持很长时间，终身可检测到。抗 -HAV-IgG 是保护性抗体，获得后一般不会再感染。出现抗 -HAV-IgG 本身不能诊断为甲肝，同时存在抗 -HAV-IgM 抗体才能做出诊断。出现抗 -HAV-IgG 而无抗 -HAV-IgM 是既往感染 HAV 并获得免疫力的一个标志。抗 -HAV-IgG 检测可用于对甲肝的流行病调查和接种疫苗效果的观察。母亲感染过 HAV 的新生儿亦可检测到抗 -HAV-IgG 达 8 个月。

二、乙型肝炎病毒

乙型肝炎病毒（HBV）是嗜肝脱氧核糖核酸病毒科中哺乳动物病毒属的一员，此病毒是一种 DNA 病毒，又称 Dane 颗粒。完整的 Dane 颗粒分为包膜与核心两部分：包膜为脂蛋白，含乙型肝炎表面抗原（HBsAg）、糖蛋白与细胞脂肪。包膜内为 28nm 直径的核心或核壳体。核心部分含有环状双股 DNA、DNA 聚合酶和核心抗原，是病毒复制的主体。

HBV 基因组又称 HBV-DNA，由 3200 碱基对组成，为环状部分双股 DNA，分为长的负链 L 和短的正链 S 两股。L 链有 4 个开放读码区（S、C、P、X 区）。

S 区又分为前 S1、前 S2 两区及 S 区，分别编码包膜上的前 S1、前 S2 蛋白和 HBsAg，三者合称为大分子蛋白；前 S2 蛋白与 HBsAg 合称为中分子蛋白；HBsAg 又称为主蛋白或小分子蛋白。前 S2 区还编码多聚人血清白蛋白受体（pHSα -R）。

C 区又分为前 C 区与 C 基因，编码 HBeAg 和 HBcAg。HBeAg 是可溶性多肽，分子量 17.5kDa；HBcAg 是核心（核衣壳）多肽，分子量 21kDa。前 C 区含有起始密码子，当前 C 区发生突变时，在 1896 位的核苷酸鸟嘌呤被腺嘌呤所取代，结果 TGG 密码子被 TA(终止密码子所取代。这时 HBV 仍有感染性，因为仍可表达 HBeAg 而不能表达 HBeAg）。

P 区编码一个碱性多肽，分子量约为 90kDa，称为 DNA 聚合酶（DNAP），具有反转录酶活性。

X 区编码 X 抗原（HBxAg），内含 154 个氨基酸，具有反式激活作用。可反式激活其他病毒和细胞的转录。

HBV 病毒既可引起急性肝炎，也可引起慢性肝炎。感染途径是血液传播、性接触传播、母婴传播及输血或血液制品传播。此外在唾液、胃液、汗液、尿液、精液、阴道分泌物、月经、羊水中均检得 HBsAg。

乙型肝炎 HBV 通过注射或破损的皮肤、黏膜进入机体后，迅速通过血流到达肝脏和其他器官，并可在肝外组织中潜伏下来并导致相应病理改变和免疫功能的改变。

虽然 HBV 引起肝细胞损伤的确切机制还不清楚，但是免疫复合物引起的肝外损伤却比较肯定。急性乙型肝炎早期偶尔出现的血清病样表现很可能是循环免疫复合物沉积在血管壁和关节腔滑膜并激活补体所致。此时血清补体滴度通常显著下降。在慢性乙型肝炎时循环免疫复合物也可沉积在血管壁，导致膜性肾小球性肾炎伴发肾病综合征，在肾小球基底膜上可检出 HBsAg、免疫球蛋白和补体 C3。免疫复合物也可导致结节性多动脉炎。

乙型肝炎慢性化的发生机制还未充分明了，但有证据表明，免疫耐受是关键因素之一。由于 HBeAg 是一种可溶性抗原，HBeAg 的大量产生可能导致免疫耐受。免疫抑制与慢性化有明显关系，如慢性肾炎长期接受血液透析治疗者、唐氏（Down）综合征、麻风患者等，HBV 感染多呈慢性。近年来注意到各种细胞因子在乙型肝炎发病机制中的作用。在严重肝损害的乙型或丙型肝炎患者血清中，肿瘤坏死因子（TNF）及白细胞介素 1、6（IL-1、IL-6）水平均显著高于健康人及慢性迁延性乙型或丙型肝炎患者。这些细胞因子的产生可能与 T 细胞与抗原之间的相互作用有关，也可能是机体清除病毒的手段之一。

HBV 实验室检测，临床上最常用的是用血清学方法检测 HBsAg、抗 -HBs、抗 -HBc IgM、抗 -HBcIgG、HBeAg 及抗 -HBe，亦有检测 Pre-S1 及 Pre-S2 和相应抗体者。方法最常用的为 ELISA、微粒子酶免法，也有用 RIA。还有检测 HBV-DNA，主要用 PCR 方法和斑点杂交。此外，用化学发光法及时间分辨免疫荧光法等检测 HBV 的抗原和抗体也越来越普遍。

（一）HBsAg 的检测

血清 HBsAg 的检测可采用固相放射免疫法、ELISA 法、反向间接血凝试验等方法，是乙型肝炎病人早期诊断的重要指标。目前可采用化学发光法对血清中的 HBsAg 进行定量检测，这对肝炎病人动态疗效观察很有价值。

1. 原理

ELISA 法采用双抗体夹心法。即在酶联反应板上包被抗 -HBs，然后加入待检血清，再加入酶标记的抗 -HBs，若血清中有 HBsAg，则与抗 -HBs 结合，洗涤、加底物、显色，用酶标仪检测光密度，判断阴阳性结果。

RIA 法与 ELISA 法原理相同，也采用双抗体夹心法。只不过是将抗 -HBs 包被在小球载体上，标记抗 -HBs 不是用酶，而是用 ^{125}I，测定结果用 γ 计数器测定放射性 cpm 值来判定。

微粒子酶免疫分析法（MEIA）采用双抗体夹心法。以抗 -HBs 包被于微粒子，加入待检标本和生物素标记的抗 -HBs。若待检标本内有 HBsAg，则结合形成抗 HBsAg 和抗 -HBs 复合物，然后将含有微粒子液体移至玻璃纤维上，则微粒子与玻璃纤维结合，再加入标记有碱性磷酸酶（ALP）的抗生物素抗体，与生物素化的抗 -HBs 结合形成复合物。复合物不可逆地被纤维杯底部的玻璃纤维捕获，并在表面富集。再加入底物，即荧光底物 4 甲基磷酸伞形酮（MUP），被碱性磷酸酶催化分解形成 4-MU，在 360nm 激发光照射下产生荧光。根据荧光强度计算待测血清中乙肝表面抗原（HBsAg）的含量。

2. 临床意义

HBsAg 是 HBV 感染的标志，可作为乙肝的早期诊断和普查。在急性肝炎潜伏期即可出现阳性，先于临床症状及肝功能试验异常 1 ～ 7 周。由于 HBsAg 常和 HBV 同时存在，故血清中 HBsAg 阳性，常被看作有传染性。但严格来说，HBsAg 本身不是传染性的标记，因此，乙型肝炎病毒体 HBsAg 阳性者，应同时检测血清中 HBV-DNA，如 HBV-DNA 阳性，应被视为病人有传染性。HBsAg 的检测目前普遍被用作献血员的筛选方法。如献血员血清中 HBsAg 阳性，应禁止献血。HBsAg 的检测还被用于孕妇的产前检查。对 HBsAg 阳性产妇所生新生儿进行乙肝疫苗接种，防止发生母婴传播。

同时出现 HBsAg 和抗 -HBs，可能是不同亚型重复感染，即原先存在的抗 -HBs 不能对另一型 HBsAg 起中和作用。

（二）HBeAg 检测

多存在于 HBsAg 阳性的标本中，很少有 HBeAg 单独阳性者。

1. 原理

采用双抗体夹心 ELISA 法，MEIA 和 RIA 法亦采用双抗体夹心法。

2. 临床意义

HBeAg 是构成 HBV 的核心部分，因此，HBeAg 的检测阳性标志有 HBV 复制，并有传染性。HBeAg 在 HBV 感染的早期出现，在血清中和 HBsAg 同时存在。而在恢复期先于 HBsAg 消失。如 HBeAg 和 HBsAg 持续阳性，则成为慢性 HBV 感染（慢性乙肝或慢性 HBV 携带者）。HBeAg 的测定还用于 HBV 母婴传播的检测。HBsAg 和 HBeAg 均为阳性的母亲，所生婴儿 90% 以上于产后成为慢性 HBV 携带者。此类婴儿应于出生后即刻注射高价乙肝免疫球蛋白和乙肝疫苗预防。HBeAg 的检测可用于抗病毒药物的疗效考核指标。如抗病毒药物治疗后，HBeAg 转阴提示此类药物有抗 HBV 的疗效。但近年来发现有 HBV 前 C 区基因变异株感染，表现 HBeAg 阴性而抗 -HBe 阳性及 HBV-DNA 阳性，故 HBeAg 阴性不能代表 HBV 复制受到抑制，对此类病人进行药效考核时，须同时检测 HBV-DNA 是否转阴，才能正确评估药物疗效。

（三）抗 –HBe 检测

1. 原理

采用中和抑制 ELISA 法。即在酶联反应板上包被纯化的抗 -HBe，然后加入待检血清和中和用 HBeAg，再加酶标记的抗 -HBe。如果血清中有抗 -HBe，则与中和用的 HBeAg 结合，从而抑制了 HBeAg 与板上包被的抗 -HBe 结合，洗涤后再加入底物后不显色，视之为阳性；反之，若待测血清内无抗 -HBe，则中和作用的 HBeAg 与包被的抗 -HBe 及酶标记抗 -HBe 结合，加底物后显色，视为阴性。

2. 临床意义

抗 -HBe 是抗 HBeAg 的特异性抗体。抗 -HBe 多出现于急性肝炎恢复期的病人中，比抗 -HBSR 阳要早，出现于 HBeAg 消失后。当 HBeAg 转阴、抗 -HBe 转阳，常提示 HBV 复制减弱，传染性减小，病情出现好转。

（四）抗 –HBc 检测检测

1. 原理

采用竞争抑制 ELISA 法。即在酶联反应板上包被纯化的 HBeAg，同时与待检血清中的抗 -HBc 和酶标记的抗 -HBc 竞争结合，如果血清中有抗 -HBc，则与包被的 HBeAg 结合，形成 HBeAg- 抗 -HBc 复合物，洗涤后再加入底物后不显色，视之为阳性。反之，若待测血清内无抗 -HBc，则板上的 HBeAg 与酶标记抗 -HBc 结合，加底物后显色，视为阴性。

2. 临床意义

抗 -HBc 是抗 HBeAg 的特异性抗体。它不是 HBV 感染的保护性抗体。抗 -HBc 的出现是感染过 HBV 的标志，提示现在正在感染 HBV 或以往感染过 HBV。在窗口期，即 HBsAg 已消失，而抗 -HBs 尚未出现时，只有抗 -HBc 可检出。在流行区，约 20% 的人群可发生单独抗 -HBc 阳性。

三、丙型肝炎病毒

丙型肝炎病毒（HCV）过去称为输血后或体液传播型非甲非乙型肝炎病毒。1959 年 Chop 等从受感染的黑猩猩血液标本中建立 cDNA 文库，从约 100 万个克隆中找到一个与本病恢复期血清起阳性反应的克隆，后者在酵母中表达的蛋白称为 C-100，用于检测非甲非乙型肝炎恢复期血清中特异性抗体是否取得成功。同年在东京国际非甲非乙型肝炎会议正式命名为 HCV。

序列分析比较，HCV 与黄病毒、瘟病毒基因结构极其相似，因而 1991 年国际病毒命名委员会将 HCV 归入黄病毒科丙型肝炎病毒属。

HCV 为 55nm 直径的球形颗粒，去包膜后为 33nm 直径的核壳蛋白包被的核心部分，内含全长约 9400 个核苷酸的单股正链 RNA 基因组。

HCV 病毒主要引起慢性肝炎，感染途径是血液传播、性接触传播、母婴传播及输血或血液制品传播。

丙型肝炎病毒通过注射或非注射途径进入体内之后，首先引起病毒血症，血浆中 HCV 的浓度为 102 ～ 108/mL。病毒血症间断地出现于整个病程。虽然细胞免疫所起的作用还不清楚，但在慢性丙型肝炎患者肝组织中可检出病毒特异性细胞毒性 T 细胞。

至于引起肝损害的机制，目前认为可能和乙型肝炎相似，即由免疫应答所介导。可能通过激活病毒特异性细胞毒性 T 细胞而引起肝损伤，也可能通过非特异性炎症细胞释放细胞因子，特别是 Y 干扰素而引起肝损伤。

超过 50% 的 HCV 感染转为慢性，由于 HCV 的变异能力很强，在 HCV 感染过程，新的突变株不断出现以逃避宿主的免疫清除作用，可能是导致血清 ALT 波浪式升高与慢性化原因之一。

HCV 与 HCC 的关系也很密切。现在认为慢性炎症可能是转变为 HCC 的重要因素。炎症细胞中的单核—吞噬细胞所分泌的自由羟基能破坏细胞 DNA，成为恶性转化的直接因素。

HCV 的实验室检测可用 PCR 方法检测病毒的 RNA，也可检测抗体。检测 HCV 所用的抗原多为重组多肽，根据包被抗原不同可分为第 1 代试剂（抗原为 C100-3）、第 2 代试剂（抗原包括 C 抗原和 NS3、NS4）和第 3 代试剂（抗原又加上 NS5）。第 1 代检测抗 -HCV 的抗原试剂。检出的抗 -HCV，出现较晚，不能作为早期诊断 HCV 感染的方法。而且敏感性较差，尚可出现假阳性反应，患有高球蛋白血症和自身免疫性疾病的病人，如自身免疫性慢性活动性肝炎、原发性胆汁性肝硬化、类风湿关节炎、疟疾及有超氧化物歧化酶（SOD）抗体的病人或经长期储存、反复冻融或加热灭活的血清，均可出现假阳性反应。第 2 代测定抗 -HCV 的抗原试剂抗 -HCV 检出率较第 1 代抗原试剂明显升高；抗 -HCV 检出时间较第 1 代提前，假阳性反应减少，特异性提高。第 3 代试剂盒检出 HCV 的阳性率更高，可达 99%。

用 ELISA 法检测抗 -HCV 是目前用得最多的一种方法，此外还可用放射免疫法（RIA）和微粒子酶免法、化学发光法等。抗 -HCV 可检测 IgG，也可测 IgM。一般认为 IgM 可诊断丙肝的急性感染，IgG 为非中和抗体。一般抗 -HCV 阳性就代表 HCV 感染。

（一）抗 -HCV 的检测

1.原理

（1）ELISA 方法

采用间接法，即包被板上的重组多肽抗原先与待测血清中的抗 -HCV 结合，再与酶标记的抗 - 人 IgG 结合，则形成 HCVAg·抗 HCV·酶标记抗 - 人 IgG 复合物，加入底物反应显色为阳性。如待测血清无抗 -HCV 则不显色，为阴性。

（2）RIA 法与 ELISA 法原理相同

也采用间接法。只是用 125I 标记抗体，测定结果用井型闪烁计数器测定放射性 cpm

值来测定抗 -HCV 的含量。

（3）微粒子酶免疫分析法（MEIA）

也是间接法，主要不同是将抗原或抗体包被在微粒子上，采用标记抗体的酶是碱性磷酸酶，底物为 4- 甲基磷酸伞形酮（MUP），分解后测定荧光强度的变化率，从而测定抗 -HCV 的浓度。在 AxSYM 自动免疫分析仪上做，准确、可靠。

2. 临床意义

抗 -HCV 是 HCV 感染后产生的特异性抗体。因此，抗 -HCV 的测定可以作为 HCV 感染的标记。检测血清抗 -HCV 阳性，标志 HCV 的现正感染或以往感染过 HCV。一般来说，感染 HCV 后，抗 -HCV 出现较迟，在临床发病 3 ~ 6 个月才阳性，亦可在 1 两个月时才转阳，所以不能用于发现早期患者，而且一次阴性也不能否定丙肝的诊断。抗体的升高可和转氨酶峰值一致或在其后。抗 -HCV 一般在感染发展成慢性的患者中持续下去。在缓解病例中，抗体在 6 ~ 1 两个月消失，然而，抗 -HCV 也可能在长达 4 年的时间内被检测到。在慢性感染时阳性率高于急性感染。抗 -HCV 检测可用于丙肝病原学诊断、流行病学调查、筛选献血员和血液制品等。

由于丙肝患者血清中病毒含量很低，检测很困难。但最近国外已有检测 HCV 抗原的试剂盒。用 PCR 法检测血清和血浆内的 HCVRNA 提示 HCV 存在是早期诊断的最有效的实用方法。在检测抗 -HCV 的同时能检测 HCV RNA，则能更好地判断感染状态。如 HCVRNA 阳性、抗 -HCV 阴性，则为早期急性 HCV 感染；HCV-RNA 和抗 -HCV 均为阳性，提示为晚期急性 HCV 感染或慢性 HCV 感染；当 HCV-RNA 阴性、抗 -HCV 阳性，则提示为丙型肝炎恢复期或以往感染过 HCV，目前体内 HCV 已被消除，已无传染性。

（二）抗 -HCV IgM 的检测

1. 原理

与抗 -HCV 检测基本相同，只是将酶标记抗人 IgG 改为抗人 IgM（或抗 - 人 μ 链）。

2. 临床意义

抗 -HCV IgM 阳性表示 HCV 急性感染，在发病时或 ALT 上升 4 周呈阳性，是诊断丙肝的早期敏感指标。在慢性 HCV 感染时，若抗 -HCV IgM 阳性提示病变活动，常伴有 ALT 升高。抗 -HCV IgM 亦是判断 HCV 传染性的指标。

（三）重组免疫印迹试验

1. 原理

将 HCV 各区基因编码的重组蛋白或合成多肽如 C_{200}、C_{22-3}、C_{100-3}、$C_{33}C$ 及 NS_5 与 SOD 等固定在硝酸纤维素试纸条上，加上待测血清，再加酶标记抗人 IgG，用来检测相应抗原区带的抗体。该试验能帮助区别特异性 HCV 抗体和非特异性抗体反应，是一确证试验。如果标本能和代表至少两个基因区的两条和两条以上的区带反应，且反应的强度等于或大于低水平的 IgG 对照区带的反应强度（≥+1），而与 SOD 带无反应，则为阳性。若标本只与来自一个基因区域的区带反应，则该标本被认为不确定标本。能与 SOD 区带反应，也能与 HCV 抗原反应，且反应性 ≥+1 的标本也被认为是不确定标本。HCV 抗原区带的反应性 ≥+1，或试纸条上仅有 SOD 带则是阴性。

2.临床意义

重组免疫印迹试验主要用于 ELISA 检测可疑者，能帮助区别特异性 HCV 抗体和非特异性抗体反应，是一确证试验。另外，有报道认为不同区带反应也代表着不同的意义，如 CM_{22-3}、$C_{33}C$ 和 NS_5 一般是急性期最早检测到的抗体，C_{100-3} 出现较晚，经常与发展成慢性相关，而 C_{22}、C_{33} 则长期持续下去。

四、丁型肝炎病毒

丁型肝炎病毒（HDV）是一种缺陷的 RNA 病毒。所谓缺陷就是指它不能单独寄生于肝细胞，一定要依赖 HBV 的协助，是乙型肝炎病毒的专性供体。HDV 定位于肝细胞核和细胞质内，在血液中由 HBsAg 所包被，形成 35 ～ 37nm 颗粒。HDV 呈球形，基因组由一条单股环状闭合负链RNA组成，内含1780 个核苷酸。黑猩猩和美洲土拨鼠为易感动物。HDV 可与 HBV 同时感染人体，也可以在 HBV 感染的基础上引起重叠感染。当 HBV 感染结束时，HDV 感染亦随之而结束。这种病毒会造成严重的肝脏疾患，对 HB-sAg 携带者是致命的。当 HDV 与 HBV 同时感染时，HDV 更严重，会使乙型肝炎恶化。这种病毒感染是非肠道的，流行于发展中国家和发达国家的高危人群中。HDV 感染主要引起慢性肝炎，感染途径是血液传播、性接触传播、母婴传播及输血或血液制品传播。

丁型肝炎病毒（HDV）感染可以通过检测 HDV 标记物进行病原学诊断。目前可以检测丁肝抗原（HDVAg），HDV 核糖核酸（HDV-RNA）、抗 -HD IgM 和抗 -HD IgGa HDV 的试验室检测可用核酸杂交和 PCR 方法，也可用 ELISA 法和 RIA 法检测 HDVAg、抗 -HD IgM、抗 -HDV 总抗体。

（一）抗 -HD IgM 的检测

1.原理

采用捕获 ELISA 法，即包被抗 - 人 μ 链单克隆抗体，然后加入待检血清，再加入 HD-VAg，再加入酶标记抗 -HD IgG，若待测血清内含抗 -HD IgM，则形成抗 - 人 μ 链·抗 -HD IgM•HI ＞ VAg• 酶标记抗 -HD 的复合物，加入底物显色，视为阳性，反之不显色则视为阴性。

2.临床意义

抗 -HD IgM 在急性 HDV 感染的早期出现，一般持续 2 ～ 20 周可逐渐消失。慢性

HDV 感染时，抗 -HD IgM 可持续升高。因此，抗 -HD IgM 的检测可作为 HDV 感染的早期诊断方法。并可判断预后，如抗-HD IgM持续不转阴，提示为慢性HDV感染；而且抗-HD IgM 测定可以鉴别是 HDV 的现症感染还是继往感染，现症感染常表现血清抗 -HD IgM 阳性，而继往感染则抗 -HD IgM 阴性而抗 -HD 阳性。因此，血清抗 -HD IgM 的检测对 HDV 感染的诊断意义很大。

（二）抗 -HDV 总抗体的检测

1. 原理

可用ELISA间接法或阻断法。间接法的原理为包被板上包被的与待测血清中的抗-HDV 结合，再与酶标记的抗 - 人 IgG 结合，则形成 HDVAg·抗 HDV·酶标记抗 - 人 IgG 复合物，加入底物反应显色为阳性。如待测血清无抗 -HDV，则不显色，为阴性。

阻断法的原理为在酶联反应板上包被纯化的抗 -HDV，然后加入待检血清和 HDVAg，再加酶标记的抗 -HDV。若待测血清内无抗 -HDV，则 HD-VAg 与包被的抗 -HDV 及酶标记抗 -HDV 结合，加底物后显色，视为阴性；反之，如果血清中有抗 -HDV，则与 HDVAg 结合，从而抑制了 HDVAg 与板上包被的抗 -HDV 结合，洗涤后再加入底物后不显色，视之为阳性。

2. 临床意义

HDV 感染后可出现抗 -HDV。抗 -HDV 出现较晚，多在发病后 3 ~ 8 周出现，而且可呈低滴度持续多年。因此，抗 -HDV 是 HDV 感染的标志，但因出现较晚，不能作为早期诊断 HDV 感染的方法。当有急性或慢性活动性感染时，抗 -HDV 常呈高滴度。因此，持续出现高滴度抗 -HDV，标志体内有 HDV 活动性感染。在诊断 HDV 感染时，抗 -HD IgM 的测定较抗 -HD 的意义更大。

（三）丁肝抗原（HDVAg）测定

1. 原理

采用双抗体夹心 ELISA 法。即在酶联反应板上包被抗 -HDV，然后加入待检血清，再加入酶标记的抗 -HDV，若血清中有 HDVAg，则与抗 -HDV 结合，洗涤、加底物、显色，用酶标仪检测光密度，判断阴阳性结果。RIA 法与 ELISA 法原理相同。

2. 临床意义

HDVAg 是 HDV 的特异性抗原，是 HDV 的核心成分。HDVAg 可作为 HDV 活动性感染和有传染性的指标，在 HDV 感染早期血清中可出现 HDVAg，因此 HDVAg 的检测可作为 HDV 感染的早期诊断方法。血清 HDVAg 持续阳性或反复出现者，常提示为慢性 HDV

感染。急性 HDV 感染的病人有较高的血清 HDVAg 的阳性率，一般可达 78% ~ 100%。但慢性 HDV 感染病人，因血清中存在抗 -HDV，可和 HDVAg 形成免疫复合物，不易检出 HDVAg，故阳性率较低。HDVAg 可从血清及肝组织中检出，血清 HDVAg 的检测常用酶联免疫法和放射免疫法。肝组织检测可用免疫荧光法、免疫组织化学法，均有较高的阳性率。

第十七章　自身免疫性疾病免疫学检验

第一节　系统性自身免疫性疾病检验

一、系统性红斑狼疮

（一）疾病概况

系统性红斑狼疮（SLE）是以多系统、多脏器受累为临床特点，产生抗核抗体（ANA）等多种自身抗体为免疫学特点的一种慢性、炎症性结缔组织疾病。SLE 发病高峰在 15～40 岁，以育龄期妇女多见，男女之比为 1：（5～10）。

（二）发病机制与临床表现

SLE 病因和发病机制尚不完全清楚，可能与遗传及环境有关。临床表现为全身乏力不适、发热、体重下降、厌食、精神萎靡，出现颊部红斑、盘状红斑、鳞屑性斑丘疹等特征性皮损；关节痛 / 关节炎是 SLE 最常见表现，几乎所有关节均可累及，多表现为游走性关节痛；肾脏受累也是 SLE 常见临床表现，影响 SLE 的远期预后；胸膜炎 / 胸腔积液是 SLE 肺部最常见的临床表现，常为小量至中量，极少出现大量胸腔积液；心脏受累包括心包炎、心肌炎、心内膜炎、冠状动脉病变。心包炎为心脏受累常见表现，可为 SLE 首诊症状。SLE 神经精神系统受累临床较广泛，几乎囊括了所有神经精神系统表现；血液系统可表现为贫血、白细胞减少、血小板减少。

（三）实验室检测与分析

1. 一般实验室检查

血常规检查可有贫血、白细胞减少、血小板减少；尿液分析可提示蛋白尿、血尿和细胞、颗粒管型；病情活动期血沉可增快，CRP 在 SLE 中一般正常。

2. 蛋白电泳和补体

50% 患者有低白蛋白血症，30% 球蛋白升高，尤其 γ 球蛋白。疾病活动期，补体水平常降低，与补体消耗和肝脏合成能力降低有关，单补体成分 C3、C4 和总补体溶血活性在疾病活动期均可降低，检测补体裂解产物更能反映补体消耗情况。

3. 自身抗体

（1）ANA

临床上所说 ANA 检测实际上是指用间接免疫荧光法进行总抗核抗体的检测，SLE 患者 ANA 阳性率高达 100%，常见荧光图有五种：①均质型；②核膜型；③颗粒型；④核仁型；⑤着丝点型。

（2）抗 DNA 抗体

包括抗单链 DNA 抗体和抗 ds-DNA 抗体。抗 ds-DNA 抗体检测采用 IIF、放射免疫分析法（RIA）、酶联免疫吸附试验（ELISA）、胶体金法。以马疫锥虫或短膜虫为底物的 HF 法是目前国内外临床常规检测抗 ds-DNA 抗体最常用的方法；RIA 法重复性好、可定量，敏感性较高，但特异性差。SLE 患者抗 ds-DNA 抗体阳性率为 60% ~ 90%，抗单链 DNA（ss-DNA）抗体阳性率为 70% ~ 95%。

（3）抗 ENA 抗体

包括抗 Sm 抗体、抗 u1RNP 抗体、抗 SSA 抗体、抗 SSB 抗体等，检测方法有对流免疫电泳、免疫双向扩散、免疫印迹和免疫沉淀等。其中抗 RNP（u1RNP）抗体阳性率 30% ~ 40%，抗 Sm 抗体阳性率 20% ~ 40%，抗 SSA 抗体阳性率 20% ~ 60%，抗 SSB 抗体阳性率 10% ~ 20%，抗核糖体 RNP（rRNP）抗体阳性率 10%。

（4）抗磷脂抗体

抗磷脂抗体是一组与含有磷脂结构的抗原物质发生反应的抗体，如抗心磷脂抗体。抗心磷脂抗体是以心磷脂为靶抗原的一种自身抗体，能干扰磷脂依赖性的凝血过程，抑制内皮细胞释放前列环素，与血栓形成、血小板减少、反复自然流产、系统性红斑狼疮、心脑血管缺血性疾病都有密切关系。抗磷脂抗体目前检测方法：① ELISA 法检测抗心磷脂抗体，阳性率为 40% ~ 60%；②凝血试验检测狼疮抗凝物质；③梅毒血清学凝集试验。

二、干燥综合征

（一）疾病概况

干燥综合征（SS）是一种以淋巴细胞浸润外分泌腺造成的慢性外分泌腺炎，多累及泪腺。伴有类风湿关节炎（RA）、系统性红斑狼疮（SLE）、系统性硬化症（SSc）等疾病的称为继发性干燥综合征；没有潜在疾病的称为原发性干燥综合征。

（二）发病机制与临床表现

SS 发病与遗传、环境因素、神经免疫内分泌网络均有关系。临床表现包括口腔症状，即颊黏膜干燥，食物下咽困难。此类患者往往有猖獗龋齿。腺体外系统性表现分为非内脏（皮肤、关节痛、肌痛）和内脏表现（肺脏、心脏、肾、胃肠道、内分泌、中枢和周围神经系统）。皮肤表现包括与冷球蛋白血症或者高球蛋白血症相关的紫癜。关节炎呈对称性分布，类似于 RA 和 SLE。肌痛及肌无力也常出现。间质性肺炎和气管、支气管干燥是 SS 累及的最常见的表现。SS 患者可以出现心包炎和肺动脉高压。肾脏损害常见间质性肾炎，常通过激发试验可以检出。间质性膀胱炎症状在 SS 患者中常见，亦很严重。胃肠道表现包括由于口干和食管功能障碍造成的消化不良。SS 患者常出现甲状腺功能低下。SS 患者出现淋巴瘤的概率是普通人群的 40 倍。神经系统表现见于 20%SS 患者，包括中枢神经系统累及、脑神经损伤、脊髓病变和外周神经病变。

（三）实验室检测与分析

SS 患者血清中可检出 ANA 和类风湿因子（RF），多克隆免疫球蛋白亦增高。约 90%SS 患者可以出现 ANA，其核型包括均质型和斑点型。斑点型 ANA 最常见的靶抗原是 SSA 和 SSB。检测 SSA 和 SSB 抗体的方法主要为免疫印迹法，还有对流免疫扩散法。对流免疫扩散法是检测抗 SSA 和抗 SSB 抗体最特异的方法，但阳性率低，且无法区分 60kDa 和 52kDa 的抗 SSA 抗体。免疫印迹法检测抗 SSA 抗体，可以区分 60kDa 和 s2kDa；有文献认为，52kDa 主要见于 SS，而 60kDa 主要见于 SLE；免疫印迹法检测抗 SSB 抗体，可以区分 45kDa、47kDa 和 48kDa。RF 是针对免疫球蛋白 IgG Fc 段的抗体，检测方法包括乳胶凝集法和酶联免疫吸附法。

三、类风湿关节炎

（一）疾病概况

类风湿关节炎（RA）是一种经典的自身免疫应答介导的慢性免疫性关节疾病，造成对称性、破坏性小关节为主的关节炎症，最终导致关节变形和残疾。关节炎病理的显著特点是滑膜关节炎；而关节外病理特点是血管炎。RA 的危险因素包括女性、高龄和阳性家族史。

（二）发病机制与临床表现

RA 发病和 HLα-DRB1 特定的亚型有关，如 HLα-DRB10401、0405、0404 等。一般认为其发病机制是，致病抗原被抗原提呈细胞表面的 HLα-DR 分子提呈，结合 T 细胞受体，形成 HLα-抗原-T 细胞受体三分子复合物，激活 T 细胞，从而活化下游的细胞因子，导致类风湿关节炎发病。近年研究表明，B 细胞在类风湿关节炎发病中亦有重要作用，它不仅产生致病性自身抗体，还提呈抗原，活化 T 细胞。

（三）实验室检测与分析

1.类风湿因子

类风湿因子（RF）是 RA 的诊断标准之一。RF 是抗人 IgG 分子 Fc 片段上抗原决定簇的特异抗体，为抗 IgG 的自身抗体，与变性 IgG、热聚合 IgG 和免疫复合物（IC）都有较强的亲和力，主要为 19S 的 IgM，也可见 7S 的 IgG 及 IgA，分为 IgM-RF、IgG～RF 和 Igα-RF 等。如同时存在两种类型 RF，一般仅见于 RA。高滴度的 Igα-RF 常与关节外表现有关。RF 能与人或动物的变性 IgG 结合，而不与正常 IgG 发生凝集反应。

RF 的检测目前最常采用 IgG 吸附的胶乳颗粒凝集试验、比浊法，但此法的灵敏度和特异性均不高，而且只能检出血清中的 IgM 类 RF。IgG 类和 IgA 类 RF 则需要用放免（RIA）或 ELISA 等方法检测。RA 中 RF 的灵敏度约为 70%，特异性 88.5%。持续高滴度 RF 常提示 RA 疾病活动，且骨侵蚀发生率高，常可伴有皮下结节或血管炎等全身并发症，提示预后不佳。

2. 抗角蛋白抗体

1979 年 Young 等发现 RA 血清中有一种能与鼠食管角质层反应的抗体，并对 RA 具有特异性，命名为抗角蛋白抗体（AKA）。AKA 可以在 RA 发病以前若干年出现，所以有早期诊断价值。

3. 抗核周因子

抗核周因子（APF）是 1964 年 Nienhuis 在 RA 血清中发现的一种抗人颊黏膜细胞质内角质蛋白颗粒的抗体，荧光显微镜下在胞质内呈一个或多个大小不等的圆形或椭圆形颗粒，其对 RA 的特异性随血清稀释倍数的增加而增加。

4. 抗 Sa 抗体

抗 Sa 抗体可出现于 RA 确诊前。主要采用免疫印迹法检测，凡在蛋白质分子量为 50kDa 和（或）55kDa 区带出现条带者为阳性。抗 Sa 抗体的灵敏度和特异度分别为 48.7% 和 90%。2004 年，有学者证实，抗 Sa 抗体的靶抗原是瓜氨酸化的波形蛋白。

5. 抗环状瓜氨酸多肽抗体

以 ELISA 法检测抗环状瓜氨酸多肽抗体在类风湿关节炎的敏感度为 75%～87.6%，特异度高达 94%～99%，同时抗环瓜氨酸抗体阳性也可预测 RA 的关节破坏。Anti-CCP 具有早期诊断 RA、评估病情及预后的价值。

6. 异质性胞核核糖核蛋白（RA33/36）

运用免疫印迹法检测，凡在蛋白质分子量为 33kDa 和（或）36kDa 区带出现条带者为阳性。亦可采用酶联免疫吸附法进行检测。抗 RA33/36 抗体诊断 RA 灵敏度为 35%～45%，特异度为 87%。此外，RA 的疾病活动性指标还包括血沉、C 反应蛋白、血清淀粉样蛋白 A（SAA）、IL-6 等。

四、系统性血管炎

（一）疾病概况

系统性血管炎是以血管坏死和炎症为主要病理特征的一组疾病，其临床表现多样，因受累血管类型、部位、大小及病理特点等不同而各异。本病有几种不同的分类方法，多以受累血管大小、类型、分布、临床特点及原发或继发等特点为依据。其中按照受累血管的大小进行分类目前被较为广泛接受，较常用的为 1993 年 Chapel Hill 会议对系统性血管炎进行的定义和分类方法：①累及大、中血管的血管炎：包括大动脉炎、颞动脉炎（巨细胞动脉炎）；②累及中、小血管的血管炎，包括结节性动脉炎、川崎病、孤立性中枢性血管炎；③累及小血管的血管炎，包括韦格纳肉芽肿、变应性肉芽肿性血管炎综合征、显微镜下多血管炎、过敏性紫癜、皮肤白细胞破碎性血管炎。

（二）发病机制与临床表现

系统性血管炎目前病因不明，研究认为主要为感染原对血管的直接损害和免疫异常介导的炎症反应所致。临床表现复杂多样，容易误诊漏诊。如出现无法解释的下列情况时，应考虑血管炎的可能：①多系统损害；②进行性肾脏损害，蛋白尿、血尿或血肌酐、尿素进行性升高；③肺部受累出现游移性或固定性阴影、空洞；④合并周围神经病变；⑤不明原因发热；⑥缺血或瘀血症状；⑦紫癜样皮疹或网状青斑；⑧结节性坏死性皮疹；⑨无脉或血压增高；⑩不明原因合并耳鼻喉或眼部病变。

（三）实验室检测与分析

1. 一般实验室检查

白细胞及血小板正常或轻度增高，根据病程及病情不同可有不同程度的贫血。尿常规提示蛋白尿、血尿和（或）白细胞尿。粪便常规检测无特异性，粪便隐血提示继发性消化道出血、消化道黏膜病变或肠系膜血管病变。

2. 炎症指标

包括血沉、C 反应蛋白等，也可见到血清纤维蛋白原、补体等炎症分子非特异性增高，见于疾病活动期。

3. 自身抗体

其中抗中性粒细胞胞质抗体（ANCA）及抗内皮细胞抗体（AE-CA）是最重要的血管炎相关自身抗体。前者多见于韦格纳肉芽肿、显微镜下多血管炎、变应性肉芽肿性血管炎，统称为 ANCA 相关性血管炎；后者可见于大中小血管受累的各类血管炎疾病，其中以川崎病阳性率最高。

（1）抗中性粒细胞胞质抗体

抗中性粒细胞胞质抗体（ANCA）已成为系统性血管炎的血清学诊断工具。以乙醇固定的中性粒细胞为底物的间接免疫荧光法（IIF）检测发现其胞质内特异性荧光着染，称为胞质性 ANCA（cANCA），其靶抗原主要为丝氨酸蛋白酶 3（PR3），同时发现与 cANCA 胞质着染型别不同的荧光染色图形，主要表现为环绕于中性粒细胞核周的着染图形，被称为核周型 ANCA（pANCA），主要靶抗原为髓过氧化物酶（MPO）。目前发现 ANCA 的抗原除 PR3 及 MPO 外，还有弹性蛋白、乳铁蛋白、组织蛋白酶 G、杀菌 / 通透性增高蛋白（BPI）、溶酶体、β - 葡萄糖醛酸酶、α - 烯醇化酶、防御素以及人溶酶体相关膜蛋白等，这些不同于 cANCA 及 pANCA 型别的 ANCA 称为不典型 ANCA（xANCA）。临床上用于检测 ANCA 的方法主要有两种，间接免疫荧光法（IIF）是最常用的方法，但不能区分出上述各种特异性抗原，常作为筛选检测。酶联免疫吸附试验（ELISA）用以作为确证试验，进一步区分 ANCA 不同特异性靶抗原，常用直接法或夹心法检测。

（2）抗内皮细胞抗体

抗内皮细胞抗体（AECA）有 IgG、IgM 及 IgA 多种亚型，临床上多以检测 IgM 型为主。AECA 有多种检测方法，如 ELISA、免疫荧光法、流式细胞仪、免疫印迹法及补体介导的细胞毒试验等检测方法，目前常用 ELISA。由于特异性较差，临床意义稍逊于 ANCA。

（3）其他自身抗体

系统性血管炎还可在血清中出现其他类型自身抗体，但较少见，如抗核抗体、抗心磷脂抗体，后者提示可能合并抗磷脂综合征。

第二节　消化系统自身免疫性疾病检验

一、自身免疫性胃炎

（一）疾病概况

对自身免疫性胃炎的描述，最早可以追溯到 1849 年 Thomas Addison 发现恶性贫血（PA）。Thomas 发现这类胃炎患者均存在巨细胞性贫血，缺乏维生素 B_{12} 和内因子，予维生素 B_{12} 治疗有效，考虑其胃黏膜损伤可能与营养缺乏相关。20 世纪后期，随着技术进步，人们先后发现了针对内因子和胃壁细胞的自身抗体，才进一步明确了萎缩性胃炎与自身免疫之间的关系。

1973 年，Strickland 等根据胃炎血清免疫学检查及胃内病变的分布，将慢性萎缩性胃炎分为 A 型（自身免疫型）与 B 型（细菌引起）两个独立的类型。一般常说的自身免疫型胃炎即指 A 型慢性萎缩性胃炎。

（二）发病机制与临床表现

自身免疫性胃炎北欧多见，我国只有少数病例报道。可同时伴有其他自身免疫性疾病，如桥本甲状腺炎、1 型糖尿病等（此三者同时发生时为自身免疫性疾病 3 型）。患者血清中往往存在自身抗体：壁细胞抗体（PCA）和内因子抗体（IFA）。PCA 存在于血液及胃液中，其相应抗原为壁细胞分泌小管微绒毛上的质子泵 H^+，K^+-ATP 酶。其亦见于一些不伴恶性贫血的萎缩性胃炎和极少数健康人，在其他自身免疫性疾病中 PCA 的阳性率也较高。主要导致胃壁细胞总数减少、胃酸分泌减少或缺乏。

内因子由胃壁细胞分泌，食物中的维生素 B_{12} 必须与内因子结合才被末端回肠吸收，IFA 存在于患者血清及胃液中，使内因子缺乏，引起维生素 B_{12} 吸收不良，与恶性贫血发病有关，仅见于 A 型慢性萎缩性胃炎伴恶性贫血患者中。

恶性贫血具有遗传背景，家庭成员中萎缩性胃炎、低酸或无酸、维生素 B_{12} 吸收不良的患病率及 PCA、IFA 检测阳性率均较高。

另外有报道胃 H^+、K^+-ATP 酶特异性 Th1T 细胞的激活在自身免疫性/萎缩性胃炎的发生中起至关重要的作用。通过实验动物模型的建立，目前也提出自身免疫性疾病的产生，除了机体产生具有抗某一特异抗原的抗体外，去除产生免疫细胞的器官也是原因之一。

临床表现为一般消化道症状较少，体征多不明显，有时可有上腹轻压痛。恶性贫血患者常有疲软、舌炎及轻微黄疸。

（三）实验室检测与分析

1.胃液分析

自身免疫性胃炎患者胃酸降低，重度者可无酸。

2.血清胃泌素分析

正常者 < 100ng/L。胃体黏膜萎缩时可中度升高，伴有恶性贫血者显著升高，可达 1000ng/L 或以上。

3.自身抗体

血清 PCA 常呈阳性，IFA 阳性率比 PCA 低，但如胃液中检查出 IFA，对诊断恶性贫血帮助较大。

4.血清维生素 B_{12} 浓度及维生素 B_{12} 吸收试验

正常人空腹血清维生素 B_{12} 浓度为 300 ~ 900ng/L，< 200ng/L 肯定存在血清维生素 B_{12} 缺乏。Schilling 试验能检测维生素 B_{12} 吸收情况，维生素 B_{12} 缺乏和内因子缺乏所致的吸收障碍有助于恶性贫血的诊断。

二、自身免疫性肝炎

（一）疾病概况

自身免疫性肝炎（AIH）是一种较少见的原因不明的慢性进展性肝脏疾病，以高丙种球蛋白血症、血清自身抗体阳性及组织学表现为界面性肝炎为特征表现。确诊须除外其他慢性肝病，包括 Wilson 病、慢性病毒性肝炎、药物性肝病、非酒精性脂肪肝及其他自身免疫性肝病，如原发性胆汁性肝硬化、原发性硬化性胆管炎等。若未予有效治疗，可逐渐进展为肝硬化，最终导致肝功能失代偿。

（二）发病机制与临床表现

AIH 的发病机制尚不明确，可能与多种因素的共同作用有关，包括遗传基础、诱发因素、多种抗原决定簇的暴露、免疫细胞的激活、效应细胞的扩增等。

AIH 大多隐匿起病，大部分患者临床症状及体征不典型，部分患者甚至首诊时即已出现肝硬化症状。乏力是最常见的症状，其他常见症状包括食欲缺乏、上腹部不适或疼痛、多肌痛等。肝大是最常见的体征，其他体征包括黄疸、脾大等。部分患者无明显临床症状和体征，只是在生化检查出肝功能异常后才诊断。少数患者表现为急性、亚急性甚至暴发性发作。40% ~ 50% 的患者伴发其他自身免疫性疾病，其中以自身免疫性甲状腺炎、Graves 病以及类风湿关节炎最为常见。已经进展至肝硬化的患者亦可并发肝细胞癌，但发病率较低。

（三）实验室检测与分析

1. 生化指标

最常见为血清转氨酶升高；高胆红素血症亦常见（83%），但一般小于三倍正常值；碱性磷酸酶升高常见，但一般小于两倍正常值，大于两倍正常值者仅占 33% 左右；高丙种球蛋白血症为多克隆性，以 IgG 水平升高为主。

2. 免疫学指标

AIH 患者血清中可检测到多种自身抗体，包括抗核抗体（ANA）、抗平滑肌抗体（SMA）、抗肝肾微粒体抗体（抗 LKM1）、抗可溶性肝抗原 / 肝胰抗体（抗 SLA/LP）、核周型抗中性粒细胞胞质抗体（pANCA）、抗去唾液酸糖蛋白受体抗体（抗 ASGPR）、抗肝特异性胞质抗体（抗 LC1）、抗肌动蛋白抗体等。

根据血清自身抗体谱将 AIH 分为两个亚型：

（1）1 型 AIH

标志性抗体为 ANA 和 SMA，但二者均非 AIH 的特异性抗体，与之相比，抗肌动蛋白抗体对 1 型 AIH 的诊断特异性更高；另外，其他自身抗体，包括 pANCA、抗 SLA/LP 亦有助于 1 型 AIH 的诊断。

（2）2 型 AIH

标志性抗体是抗 LKM1 和抗 LC1，在诊断和鉴别诊断中起着非常重要的作用。抗 LKM1 的靶抗原为 CYP2D6（P45O Ⅱ D6），是一种药物代谢酶，在少数丙型肝炎患者血清中亦可出现。

三、原发性胆汁性肝硬化

（一）疾病概况

原发性胆汁性肝硬化（PBC）是一种慢性进行性胆汁淤积性肝脏疾病，其发病率为 40/1 000 000 ~ 400/1 000 000，北欧地区发病率最高，国内尚无明确的发病率统计。主要受累人群为中年女性，占 90%，发病高峰在 50 岁左右，25 岁以下发病者少见。

（二）发病机制与临床表现

PBC 病因尚不明确。可能为在一定遗传背景下，由于持续性感染（细菌、病毒、真菌等）、环境毒理因素或毒物作用等，导致免疫调节紊乱或自身免疫反应，最终造成胆管损伤。其组织病理学特点为汇管区炎症及免疫介导的肝内胆管的破坏，最终导致肝纤维化、肝硬化及肝衰竭。

50% ~ 60% 的患者在诊断时并无症状，但其中大多数在 2 ~ 4 年会进展至出现明显临床表现。乏力和皮肤瘙痒是最常见的症状。皮肤瘙痒常发生在黄疸出现之前数月至数年，可为局灶性或弥漫性，通常夜间明显，接触毛织品、其他织物或高温可使症状加重。部分患者有可以自行缓解的右上腹不适。长期淤胆使胆汁酸分泌和排泄减少，可出现脂肪泻、皮肤粗糙和夜盲症（维生素 A 缺乏）、骨软化和骨质疏松（维生素 D 缺乏）、出血倾向（维生素 K 缺乏）等症状。疾病晚期可出现腹水、水肿、食管静脉曲张等门脉高压表现。部分患者伴有其他自身免疫性疾病。PBC 患者肝胆系统恶性肿瘤的发病率增高。

体征往往与疾病的分期有关，无症状患者查体无异常发现，随着疾病的进展可出现皮肤色素沉着、蜘蛛痣、瘙痒和搔抓引起的表皮脱落、黄色瘤、黄疸、腹水、水肿等表现。近 70% 患者有肝大，约 35% 患者可有脾大。

（三）实验室检测与分析

1. 抗线粒体抗体（AMA）

诊断 PBC 的敏感性为 95%，特异性为 98%。在线粒体膜上共存在 9 种自身抗原（M1 ~ M9），其中 M2 为位于线粒体内膜的丙酮酸脱氢酶复合物的 E2 亚基，M2 亚型 AMA 诊断 PBC 的特异性最高。AMA 的滴度水平及抗原亚型和 PBC 的临床病情无关，在临床症状出现之前数年即可呈阳性，应用药物治疗或肝脏移植成功后，血清 AMA 亦不消失。有极少数患者（＜5%）临床表现、生化及组织学均符合 PBC 的诊断，但 AMA 检测阴性，称为 AMA 阴性的 PBC，其自然病程与 AMA 阳性的 PBC 患者并没有显著差异。

2. 抗核抗体

包括抗核心蛋白 gP210 抗体、抗核心蛋白 p62 抗体等。其最常见的核型为核周型和核点型，对 PBC 的诊断特异性很高。AMA 阳性的 PBC 患者中约 25% 抗 gP210 抗体阳性，AMA 阴性患者中该抗体阳性率可达 50%。抗 gp210 抗体诊断 PBC 的特异性达 99%，并且可作为 PBC 患者的预后指标，阳性提示预后不良。抗 P62 抗体是 PBC 的另一特异性抗体，在 PBC 患者中阳性率约为 25%。

3. 其他自身抗体

除上述特异性抗体外，PBC 患者还可出现抗平滑肌抗体、抗甲状腺抗体、抗 DNA 抗体等。

4. 免疫球蛋白

几乎所有 PBC 患者均有血清 IgM 水平的升高。

5. 生化指标

大多数 PBC 患者血清生化指标呈胆汁淤积性改变。在疾病早期及无症状期即可出现 ALP 升高，且通常是最为明显的实验室异常。GGT 的升高与之平行。血清 ALT 和 AST 水平多正常或仅轻度升高，一般不超过正常值上限的五倍。如果血清 ALT 和 AST 水平明显升高，则须进一步检查以除外合并其他原因所致的肝病。在疾病的较晚期可出现胆红素(以直接胆红素升高为主)、胆汁酸的升高及血脂异常等。

四、原发性硬化性胆管炎

（一）疾病概况

原发性硬化性胆管炎（PSC）是一种病因不明的慢性胆汁淤积综合征。在西方国家其发病率为 6 ~ 8/10 万，男性患者多见，约占 70%。约 80% 的 PSC 患者合并炎症性肠病，其中绝大部分为溃疡性结肠炎（约占 90%）。相反，炎症性肠病患者合并 PSC 的情况并不多见，发生率仅为 1.2% ~ 5.6%。PSC 的发病年龄多在 25 ~ 50 岁，亦有新生儿及高龄者发病的报道。男性多见，男女比例为（1.5 ~ 2）：1。

（二）发病机制与临床表现

PSC 的病因和发病机制尚不明确。目前较公认的观点是在遗传易感的基础上，环境因素诱发了免疫应答的异常，从而导致胆管上皮或同时累及结肠上皮的慢性炎症，最终导致胆汁淤积。感染和毒素是否致病尚存在争议。

PSC 多起病隐匿，20% ~ 44% 患者可无临床症状，或因溃疡性结肠炎筛查肝功能异常而诊断，或因碱性磷酸酶升高行 ERCP 而诊断。最常见的临床症状为黄疸、皮肤瘙痒及右上腹痛。体重下降及乏力亦较常见，多与厌食以及小肠吸收不良有关。但对于病情稳定的患者，短期内体重下降应警惕恶性肿瘤，如胆管癌等。因 PSC 发展至胆管癌的概率高于普通人群，为 10% ~ 30%，所以其发生胰腺癌和结肠癌的概率亦高于普通人群。少数患者（10%）可有寒战、高热、右上腹痛、黄疸以及肝功能损害等细菌性胆管炎的表现。随着病情的进展，可出现终末期肝病的表现。

病程早期的体格检查通常是正常的。随着病情的进展，可以出现黄疸、肝脾大以及肝掌、蜘蛛痣等终末期肝病的体征。

（三）实验室检测与分析

PSC 患者典型的生化指标异常为 ALP 升高，GGT 及 5′ - 核苷酸酶也可相应升高。ALT 及 AST 水平通常也会升高，但很少超过 3 ~ 4 倍正常值。胆红素水平可正常，随着病情的进展而升高，以结合胆红素升高为主。晚期患者可以有白蛋白降低及 PT 延长。

PSC 患者血清中免疫球蛋白水平通常升高，以 IgM 升高为主。65% ~ 84% 的患者
ANCA 阳性，35% 的患者抗内皮细胞抗体阳性，其他常见的抗体包括抗心磷脂抗体及
ANA，AMA 通常阴性。

第三节 心血管系统自身免疫性疾病检验

一、自身免疫性心肌炎

（一）疾病概述

心肌炎是以心肌细胞坏死、纤维化和心肌组织内炎细胞浸润为特征的临床常见病。心
肌炎分为三类：特发性、自身免疫性和感染性。其中以柯萨奇 B 组病毒和艾柯病毒感染所
致的病毒性心肌炎在临床上最为多见。在病毒清除后的迁延期或慢性期，机体产生抗心肌
组织成分（如肌球蛋白、线粒体 ADP/ATP 载体蛋白等）的抗体，引起病毒感染后期针对
心肌细胞的自身免疫反应，这种感染后心肌持续的免疫损伤就称为自身免疫性心肌炎。

（二）发病机制和临床表现

1. 发病机制

心肌感染后期的持续免疫应答可能的机制是分子模拟，即外来抗原与人体某些组织有
着相似的抗原决定簇，由外来抗原激发人体产生抗体，可以与这些组织产生交叉免疫反应
而介导免疫损伤。40% 心肌炎患者可检测到抗心肌组织的自身抗体，许多临床和实验表
明，心肌炎和扩张型心肌病均可检测到抗心肌肌凝蛋白、抗心肌多肽自身抗体（抗 ANT
抗体）和抗 β 肾上腺素受体的抗体。心肌肌凝蛋白是一种隐蔽抗原，其 α 重链是自身免
疫细胞识别的主要部位，采用心肌肌凝蛋白在小鼠体内可诱导出与柯萨奇病毒感染病理类
似的心肌炎。近来的研究提出，T 细胞通过体液免疫和细胞免疫启动心肌炎的后期阶段。
TH$_2$ 亚群与 B 细胞相互作用，产生 IgG 肌凝蛋白特异性抗体；对心肌肌凝蛋白的细胞反
应，由 TH1 亚群介导。病毒诱导的心肌炎和心肌肌凝蛋白诱导的小鼠心肌炎血流中 IL-1
和 TNF-α 水平增高，这些细胞因子单独或共同在产生心肌损害过程中起作用。而肌凝蛋
白诱导的自身免疫性心肌炎后期，心肌内开始有 IL-10、TGF-β 的表达，IL-10 是 TH$_2$ 细
胞分泌的细胞因子，促进 Th1 细胞介导的免疫向 TH$_2$ 介导的免疫偏离，TGF-p 作为一种
免疫调节因子可能抑制 Th1 介导的免疫反应，两者在自身免疫性心肌炎的好转过程中起重
要作用。这些研究进一步证实了自身免疫在疾病进展中起到重要的作用。

2. 临床表现

起病前 1 ~ 4 周有上呼吸道和消化道感染病史，暴发性和隐匿性起病者，前驱感染史

可不明显。乏力、活动耐力下降、面色苍白、心悸、心前区不适和胸痛为常见症状。重症患者出现充血性心力衰竭和心源性休克时可有呼吸急促、呼吸困难、四肢发凉和厥冷等。有三度房室传导阻滞时，可出现意识丧失和阿-斯综合征。

（三）实验室检查与分析

1. 血液生化检查

约半数病例血沉加快。白细胞可轻度增高，但核左移不明显。急性期或心肌炎活动期可有 CK、CK-MB、AST、LDH 增高。此外，血清肌红蛋白、肌钙蛋白、心肌肌凝蛋白轻链亦可增高。肌钙蛋白检测对于心肌损伤的诊断具有较高的特异性和敏感性，且检测的时间窗较宽，其定量检查有助于心肌损伤范围和预后的判断。

2. 外周血病原学检查

大多数自身免疫性心肌炎患者在疾病早期是由病毒感染引起的，因此，早期检测血清中的病原体有助于疾病的早期诊断和治疗。应用间接酶联免疫吸附试验可以检测血清柯萨奇病毒 IgM 抗体。用反转录-多聚酶链式反应（PT-PCR）技术检测外周血肠病毒 RNA。肝炎病毒血清学检查也有临床价值。

3. 免疫学检查

T 细胞减少，补体 C3 及 CH50 降低，NK 细胞活性下降，IFN-α 效价增高，IFN-1 效价降低；抗核抗体、类风湿因子阳性率高于正常。有条件者可应用 ELISA 等方法检测血清中抗心肌肽类抗体如抗心肌线粒体 ADP/ATP 载体抗体、抗肌球蛋白抗体、抗 β1-受体抗体、抗 M2 胆碱能受体抗体，作为本病的辅助诊断。但是心肌特异性抗体检测的临床意义较差。这些自身抗体大多数的临床特异性均不足以证实自身免疫性心肌炎；此外临床灵敏度低而且产生的阳性结果对于心脏病，就基础病因学而论，不能获得可靠的分类。

二、扩张型心肌病

（一）疾病概述

扩张型心肌病（DCM）是一种以心腔［心室和（或）右心室］扩大、心肌收缩功能障碍为主要特征的原因不明的心肌疾病，也是除冠心病和高血压以外导致心力衰竭的主要病因之一。其临床表现以进行性心力衰竭、心律失常、血栓栓塞或猝死为基本特征，可见于病程中任何阶段，至今尚无特异性治疗方法，预后极差，5 年生存率少于 50%。发病年龄为 20 ~ 50 岁，男性多于女性。

（二）发病机制与临床表现

1. 发病机制

扩张型心肌病的病因可以是特发性、家族性/遗传性、病毒性和（或）免疫性、乙醇/中毒性及特异性心肌病。近10余年来的研究证实，大多数心肌病的发生与持续性病毒感染和自身免疫反应有关。目前，扩张型心肌病患者中发现的与自身免疫有关的主要表现为：①在心内膜心肌细胞表面有异常的主要组织相容性复合体-Ⅱ（MHc-Ⅱ）类抗原分子表达；②患者体内循环的自身抗体（如抗ADP/ATP抗体、抗β-受体抗体）与细胞因子水平（TNF-α、IL-6、IL-2等）明显升高；③患者自然杀伤细胞活性减低，减弱机体的防御能力，抑制性T淋巴细胞数量及功能减低。此外，DCM的发生和发展中有细胞凋亡机制参与。启动细胞凋亡的因素可能有病毒感染，一氧化氮高水平表达可抑制细胞保护系统启动细胞凋亡。在DCM中病毒导致的细胞凋亡可能是机体抗病毒的自然机制，也可能是免疫系统无效的机制之一。

2. 临床表现

本病通常起病缓慢，可在任何年龄发病，但以30~50岁多见。Brandenburg将扩张型心肌病的病程分三个阶段：①无症状期，体检可以正常，X线检查心脏可以轻度增大，心超测量左室舒张末期内径为5~6.5cm，射血分数为40%~60%。②有症状期，表现为疲劳、乏力、气促、心悸等症状，舒张早期奔马律，心超测量左室舒张末期内径为6.5~7.5cm，射血分数为20%~40%。③病情晚期，有肝大、水肿、腹水等充血性心衰的表现，病程长短不一。多数患者合并各种心律失常，部分病人发生血栓栓塞（18%）或猝死（30%）。

（三）实验室检查与分析

1. 生化检查

①血清肌钙蛋白水平的升高提示存在心肌细胞的坏死。据报道，晚期扩张型心肌病患者心肌存在心肌细胞的凋亡，而心肌细胞的坏死与凋亡是心力衰竭进行性恶化的一个重要因素。②脑纳肽（BNP）是慢性心衰的敏感指标，可用于判断病情严重程度和疗效观察。③心肌纤维化指标。病理学和组织学上已证实DCM患者心肌内有大量的纤维瘢痕组织形成，这些纤维瘢痕不但影响心肌的舒缩功能，而且影响心肌电兴奋的传导而引起心律失常，是导致DCM患者常常发生心力衰竭并且疗效很差的原因之一。血清中一些指标可反映心肌纤维化，因其检验方法简单无创，较心肌活检更易于被患者接受。有报道显示DCM患者血清中Ⅲ型前胶原（PCⅢ）、层黏连蛋白（LN）、透明质酸（HA）含量可间接反映心肌纤维化程度。

2. 免疫学检查

扩张型心肌病的诊断必须排除其他特异性(继发性)心肌病和地方性心肌病(克山病)，主要通过病史、X 线检查见心室扩大，心室收缩功能减退等方面加以综合判断。若有病毒性心肌炎病史，可以分离心肌天然蛋白或者合成肽作抗原，采用 ELISA 方法检测患者血清中的自身抗体（抗 ADP/ATP 载体抗体、抗 β1 肾上腺能受体抗体、抗 M 胆碱能受体抗体、抗肌球蛋白重链抗体），作为 DCM 的辅助诊断指标。

第十八章　免疫增殖性疾病免疫学检验

第一节　多发性骨髓瘤免疫学检验

一、疾病概况

多发性骨髓瘤（MM）是一种浆细胞克隆性增生的恶性肿瘤。骨髓内恶性浆细胞（骨髓瘤细胞）的增殖与聚集，引起溶骨性骨骼破坏；骨髓瘤细胞分泌单克隆免疫球蛋白（M蛋白），使正常的多克隆免疫球蛋白合成受抑，尿内出现本周蛋白。常伴有贫血、出血、肾衰竭以及骨髓瘤细胞浸润机体所造成的各种损害。我国多发性骨髓瘤的发病率约为 1/10 万，低于西方国家（约 4/10 万）。发病年龄多在 50 ~ 60 岁，40 岁以下发病较少见，男性与女性比例为 3 ： 2。

二、发病机制

多发性骨髓瘤的发病机制至今尚未明确，可能与下列因素有关。

（一）造血干细胞的异常

有研究认为，患者的骨髓及外周血中存在骨髓瘤祖细胞，表型是 $CD10^+$、$HL\alpha^-DR^+$、TDT^-、Sig^-、CIg^-。骨髓瘤祖细胞经刺激可分化为骨髓瘤细胞，提示骨髓瘤起病于造血干细胞。

（二）细胞因子的异常

骨髓瘤细胞起源于 B 记忆细胞或幼浆细胞。细胞因子中白介素 6（IL-6）是促进 B 细胞分化成浆细胞的调节因子。在 MM 患者的骨髓中 IL-6 表现出异常升高，提示以 IL-6 为中心的细胞因子网络失调可导致骨髓瘤细胞增生。

（三）遗传学改变

在骨髓瘤患者中，发现有明显的细胞和分子遗传学改变。染色体常出现多形变化、断裂，染色体基因突变。

三、临床特征

（一）骨骼破坏

大多患者存在骨质疏松和溶骨性破坏，因而骨痛多为早期的主要症状，以骶部疼痛多见，其次是胸廓和肢体疼痛，疼痛部位与病灶部位相一致。

（二）贫血

90% 以上患者在病程中出现不同程度的贫血，临床表现为头晕、疲乏无力、心悸、气短。

（三）出血

主要为鼻出血、牙龈出血和皮肤紫癜。

（四）感染

反复感染是最常见临床表现之一，也是最主要的致死原因之一。细菌感染多见，也可见病毒感染和真菌感染。

（五）高黏滞综合征

血清中异常 M 蛋白增多，导致血液黏滞度增高，血流缓慢，组织瘀血和缺氧。表现为头晕、眼花、耳鸣、肢体麻木、视力障碍，严重者可引起意识障碍和充血性心力衰竭。

（六）肾功能损害

为该病的重要表现之一。临床以蛋白尿、管型尿多见，甚至发生急慢性肾衰竭。

（七）高钙血症

主要是多种细胞因子引起广泛的溶骨性破坏，导致大量钙进入血液循环所致。1/3 患者可因高钙血症表现为全身不适、恶心、呕吐、食欲缺乏、便秘、多饮、多尿、头痛、嗜睡等症状。

（八）神经病变

神经系统症状多种多样，既可表现为周围神经病变，也可表现为中枢神经系统受损害。早期常表现为神经根痛，疼痛部位以胸、腰椎多见。随病情进展逐渐出现感觉和运动障碍，最终导致括约肌功能丧失或截瘫。周围神经病变主要表现为双侧对称性、进行性四肢远端感觉与运动障碍。

（九）髓外浸润

约 70% 多发性骨髓瘤患者伴有髓外骨髓瘤细胞浸润。约半数患者有肝脾大。

（十）淀粉样变性

主要见于舌、心脏、骨骼肌、皮肤、外周神经以及其他内脏，临床表现取决于淀粉样物质沉积的部位，主要有巨舌、心肌病、肾病综合征等。

四、实验室检测与粉刺

多发性骨髓瘤的实验室诊断主要依靠免疫学和血液学等技术，其中免疫学检测尤为重要。

（一）血白蛋白区带电泳

当临床上怀疑多发性骨髓瘤时，应首先进行血白蛋白区带电泳检测。M 蛋白血症的血白蛋白区带电泳图常可出现如下几种类型。

1.M 蛋白出现在 γ 球蛋白区。

2.M 蛋白出现在 β ～ γ 球蛋白区。

3.M 蛋白出现在 α2 ～ β 球蛋白区。

4.M 蛋白出现在多克隆区。

通过上面血白蛋白区带电泳图分析可见，M 蛋白可出现在区带中的不同位置，因此不能根据 M 蛋白在电泳图中的位置来判定是免疫球蛋白 IgG、IgA、IgM、IgD、IgE，或是免疫球蛋白轻链 κ、λ，或是免疫球蛋白重链。血白蛋白区带电泳对 M 蛋白的检出有一定特异性和敏感性，可作为早期发现多发性骨髓瘤的初筛方法。同时该法操作简单、价格低廉，易于推广。

（二）免疫固定电泳

免疫固定电泳可以鉴别不同种类的免疫球蛋白或其多肽链亚单位（单克隆免疫球蛋白或单克隆轻链或重链），根据血清中 M 蛋白特点，多发性骨髓瘤在免疫固定电泳图谱上可表现出不同类型。

1.IgG 型

此型最常见，占全部多发性骨髓瘤的 50% ～ 60%。血清中单克隆 IgG 明显升高，一般 > 35g/L 且常伴有一种免疫球蛋白轻链的异常增高常为 κ 链，κ ： λ 为 3 ： 1。其他免疫球蛋白减低或缺如。血白蛋白电泳可见 M 蛋白，多出现在 β ～ γ 区。

2.IgA 型

此型占 15% ~ 20%。血清中单克隆 IgA 明显升高，一般 > 20g/L。多见 M 蛋白出现在 α2 ~ β 区，轻链 κ : λ 为 1 : 1。

3. 轻链型

此型占 15% ~ 20%。瘤细胞仅合成和分泌单克隆轻链，不合成相应的重链。轻链相对分子量仅为 23kDa，远小于血白蛋白分子量，所以在血白蛋白电泳上往往不出现 M 蛋白，而尿中排出大量轻链（本周蛋白）一般 > 1g/24h。免疫固定电泳显示血清标本只与轻链 K 或 λ 型抗血清有反应，而与相应 IgG、IgA、IgM、IgD、IgE 抗血清均无反应。

4.IgD 型

此型占 8% ~ 10%。由于正常血清中 IgD 含量很低，即使 IgD 含量升高至正常水平的 200 倍（600g/L）时，血白蛋白电泳上也常不显示明显的 M 蛋白，因此 IgD 型多发性骨髓瘤的诊断主要依据 IgD 定量和免疫固定电泳，一般血清中单克隆 IgD > 2g/L，本周蛋白尿多见，常为 λ 型，轻链 κ : λ 为 1 : 6。

（三）其他检测

1.血常规

中到重度贫血，常为正细胞正色素性贫血，红细胞呈缗钱状排列。白细胞和血小板正常或轻度减低。

2.骨髓象

多呈增生性骨髓象，骨髓浆细胞异常增生，骨髓瘤细胞占有核细胞数的 30% 以上。

3.血液生化

可出现高钙血症，乳酸脱氢酶增高，白蛋白减低，球蛋白增高。

4.β$_2$- 微球蛋白 （β$_2$-MG）

是一种相对分子质量仅为 11.8kDa 的低分子质量蛋白质，是细胞膜上 I 型组织相容性抗原的轻链，主要由淋巴细胞产生。多发性骨髓瘤患者 β$_2$-MG 由浆细胞分泌，常高于正常，与全身骨髓瘤细胞总数有显著相关性。

5.细胞遗传学

可出现数量和结构改变的复杂核型异常，所有 24 条染色体均有受累。绝大多数多发性骨髓瘤为非整倍体核型，其中超二倍体最为常见（30% ~ 70%）。最多见的染色体结构异常为 14q32 易位、13 号染色体部分或全部缺失（13q-/-13）、1 号染色体结构异常（1p/1q）、11q 和 17p 缺失等。采用 CD138 甲抗的免疫磁珠法分选的浆细胞进行间期荧光原位杂交可明显提高染色体异常检出率。

第二节 巨球蛋白血症免疫学检验

一、疾病概况

巨球蛋白血症又名华氏巨球蛋白血症（WM），系合成和分泌大量单克隆 IgM 蛋白（巨球蛋白）的淋巴样浆细胞恶性增生性疾病，年发病率约为 3/100 万，占血液系统肿瘤的 1% ~ 2%，多见于老年人，男性略多于女性，临床上以贫血、肝、脾、淋巴结肿大、高黏滞血症、出血倾向、中枢和周围神经系统症状为特征。

二、发病机制

多发性骨髓瘤发病机制迄今不明，可能与职业接触有关，但尚不能肯定。本病有一定遗传倾向，有些家族中有多例多发性骨髓瘤患者。部分患者由 MGUS 进展而来。尚有部分报道 WM 与丙型肝炎病毒感染有关。

三、临床特征

多数多发性骨髓瘤患者没有任何症状，病程进展缓慢。

（一）贫血

为最常见症状。贫血与多种因素有关，包括骨髓淋巴样浆细胞浸润红系受抑制生成减少、红细胞寿命缩短、溶血和出血等。

（二）出血

40% 患者临床发现有皮肤紫癜、口腔、鼻腔和胃肠道黏膜出血、视网膜出血。出血原因主要为异常 IgM 参与了蛋白之间的相互作用。血小板计数大多正常，但巨球蛋白包裹血小板，干扰了血小板因子释放，影响了血小板功能。异常 IgM 可与 Ⅱ、Ⅴ、Ⅶ、Ⅷ、Ⅸ、Ⅹ、Ⅺ等凝血因子相互作用而抑制了凝血功能，凝血酶时间延长，导致出血。血清黏滞度增高、冷沉淀物和免疫复合物的形成等造成血管壁损伤导致出血倾向。

（三）感染

多发性骨髓瘤患者由于正常免疫球蛋白减低致免疫缺陷，易发生反复感染，如呼吸道、泌尿道细菌、真菌及病毒感染，但不如多发性骨髓瘤患者严重。

（四）高黏滞综合征

大部分多发性骨髓瘤患者血清黏滞度升高，但仅有 15% ～ 20% 出现相关的症状，是否出现症状与血清黏滞度有关，血清相对黏滞度 2 ～ 4 时罕有症状，5 ～ 8 时很多有症状，8 ～ 10 时几乎都有症状，> 10 全部有症状。主要表现为眼视网膜病变引起视力障碍；头痛、头晕、眼花、耳鸣、肢体麻木等神经精神症状，严重者出现嗜睡、昏迷；皮肤黏膜出血及视网膜出血；血清黏滞度升高导致血浆容量增加和血管阻力增加，可引起充血性心力衰竭。

（五）冷球蛋白血症

部分异常 IgM 蛋白是冷球蛋白质，表现为冷球蛋白血症的特点。主要特征为：雷诺现象、寒冷诱发的周围血管闭塞、肢端发绀、关节疼痛等。

（六）组织器官浸润

约半数患者发生不同程度肝脾淋巴结肿大；10% ～ 30% 患者有蛋白尿，但很少超过 1g/24h；大约 20% 累及周围神经，起病缓慢，主要表现为对称性末梢感觉障碍，下肢较上肢严重；中枢神经系统受累及主要表现为头痛、眩晕、听力障碍、眼震、复视、癫痫样发作，甚至昏迷；2% 有溶骨性损害，表现为弥漫性骨质疏松；眼部浸润可引起眼眶肿瘤、眼球凸出和孤立性眼神经麻痹：肺、胃肠道浸润罕见。淀粉样变性发生率不足 5%，主要侵及心、肾、肝和肺。

四、实验室检测与分析

（一）血清单克隆 IgM 蛋白检测

可出现异常增高的相对分子质量较大的单克隆 IgM，血清免疫球蛋白测定 IgM 蛋白 > 10g/L，有症状者常常 > 30g/L。其他类型免疫球蛋白往往正常或减少。本周氏蛋白尿少见。血白蛋白电泳显示 γ 区出现明显的 m 蛋白，免疫固定电泳可进一步鉴定为单克隆 IgM。在免疫固定电泳时 IgM 的高聚合分子会陷溶在加样点处的凝胶中，从而导致五种抗血清均在凝胶上发生反应，结果在所有路径上均形成沉淀反应。此种情况要将标本进行特殊处理，解聚合，消除非特异性反应。处理方法：$10\mu l$ 标本中加 $10\mu l$ 的 10% 的 β-2 巯基乙醇还原剂，之后再行免疫固定电泳，结果清晰可见。

（二）免疫表型分析

此类细胞表达部分 B 细胞相关抗原，如 CD_{19}、CD_{20}、CD_{22} 和 $CD_{79}a$，且胞质 IgM 强阳性，大部分不表达 CD_5、CD_{10} 和 CD_{23}。但 CD_5 阳性不能除外 WM，5% ～ 20%WM 可

表达 CD_5。

（三）骨髓象分析

骨髓穿刺常常"干抽"，有核细胞增生活跃，常见淋巴样浆细胞、淋巴细胞、浆细胞增多。骨髓病理见弥漫型或结节型淋巴样细胞浸润。

（四）细胞遗传学检测

80%以上巨球蛋白血症患者常发生异常和复杂核型改变，6q 缺失最多见，此外结构异常尚可见 20q 缺失；数量异常主要为 4 号和 5 号三体及 8 号单体。

（五）其他检测

血常规常常呈现正细胞正色素性贫血，红细胞呈缗钱状排列。白细胞和血小板正常或轻度减低。血沉增快。冷凝集素滴度检测常 > 1：1000。多数患者血清黏滞度增高。β_2-MG 常常增高。

第十九章 免疫缺陷性疾病免疫学检验

第一节 原发性B细胞免疫缺陷病检验

原发性 B 细胞免疫缺陷病是由于 B 细胞先天性发育不全，或由于 B 细胞不能接受 T 细胞传递的信号，从而导致抗体产生减少的一类疾病。该病以患者体内 Ig 水平降低或缺失为主要特征，外周血 B 细胞可减少或缺陷，T 细胞数量正常。主要临床表现为反复化脓性细菌感染及对某些病毒的易感性增加。下列阐述其中几种常见原发性B细胞免疫缺陷病。

一、X 连锁无丙种球蛋白血症

（一）疾病概况

X 连锁无丙种球蛋白血症（XLA）于 1952 年由 Bruton 首先报道，故又称 Bruton 病，为最常见的先天性B细胞免疫缺陷病。XLA为X连锁隐性遗传，女性为携带者，男性发病。

（二）发病机制

是位于 X 染色体上的 Bruton 酪氨酸激酶（Btk）基因缺陷导致 B 细胞成熟障碍。Btk 为一种信号分子，主要表达在所有 B 细胞（包括前 B 细胞）及中性粒细胞上。在 B 细胞正常发育过程中，前 B 细胞受体（由 μ 链、替代轻链 Igα、Igβ 组成）与 Btk 耦联，传导信号，使前 B 细胞发育为成熟 B 细胞。患儿前 B 细胞因 Btk 缺陷，不能传导信号，使 B 细胞发育过程停滞于前 B 细胞阶段而不能继续发育，导致成熟 B 细胞数目减少或缺失，不能合成免疫球蛋白。

（三）临床特征

患儿于生后 6 ~ 9 个月时才出现症状，此时从母体获得 IgG 基本已降解和消耗。临床上以反复发生化脓性细菌感染为特征。对抗原刺激不能产生抗体应答，外周血液循环中成熟 B 细胞数目减少，血清中各类 Ig 明显降低或缺失。淋巴结及淋巴组织缺乏生发中心和淋巴滤泡，外周组织及骨髓内缺乏浆细胞。患者 T 细胞的成熟过程、数量及功能均正常。

二、选择性 IgA 缺陷

（一）疾病概况

选择性 IgA 缺陷是最常见的一种选择性 Ig 缺陷，在白种人中发病率较高，部分有遗传家族史，为常染色体显性或隐性遗传。

（二）发病机制

可能由于 B 细胞发育停滞，不能分化成分泌 IgA 的浆细胞。确切基因缺陷仍不清楚。

（三）临床特征

患者血清IgA < 50mg/L，SIgA 也极低，IgG、IgM水平正常或略高，细胞免疫功能正常。患者大多数可无临床症状，或仅表现为呼吸道、消化道和泌尿道反复感染，病程较轻。少数患者可出现严重感染，可伴有自身免疫病和超敏反应。

三、X 性连锁高 IgM 综合征

（一）疾病概况

X 性连锁高 IgM 综合征（HIM）患者多为男性，为一种罕见的免疫球蛋白缺陷病，为性染色体隐性遗传。

（二）发病机制

HIM 的发病机制是 X 染色体上的 CD40L 基因突变，活化的 CD4+T 细胞不表达 CD40L，T 细胞与 B 细胞协同作用受阻，不能诱导 B 细胞进入增殖，导致 Ig 类别转换障碍，不能产生除 IgM 以外的 IgG、IgA、IgE 类抗体。

（三）临床表现

主要为反复胞外细菌感染和某些机会感染。外周血和淋巴组织中有大量分泌 IgM 的浆细胞，血清中含大量抗中性粒细胞、血小板和红细胞的自身抗体。血清 IgM 增高或正常，IgG、IgA、IgE 均明显降低或缺乏，IgD 正常或增高。患者 B 细胞和 T 细胞发育正常。

四、实验室检测与分析

原发性 B 细胞免疫缺陷病主要表现为 B 细胞数量减少或缺陷以及功能障碍，导致体内 Ig 水平降低或缺陷。因此，对 B 细胞缺陷的检测主要包括 B 细胞数量和功能检测，以及 B 细胞产物 Ig 检测等。

（一）血清免疫球蛋白测定

由于免疫球蛋白总量的生理范围较宽，各种检测方法测得的数值差异较大，因而判定体液免疫缺陷时应做反复检测。测定免疫球蛋白的方法很多，如单向免疫扩散、火箭电泳和免疫浊度法等。IgD 和 IgE 由于含量甚微，可采用 RIA 和 ELISA 等技术测定。免疫球蛋白缺陷主要有两种：一是所有免疫球蛋白都减少，例如 SCID、Nezelof 综合征、Bruton 综合征等，IgG、IgA、IgM 和 IgE 含量均减少，IgD 可正常或稍有升高，IgG 水平通常低于 100mg/dl；二是选择性免疫球蛋白缺陷，只有一类或几个亚类的免疫球蛋白缺陷，最常见的是选择性 IgA 缺陷，患者血清中 IgA < 5mg/dl。

判断体液免疫缺陷病时应注意以下几个问题：①患者多为婴幼儿，应该注意其生理水平及变化规律；②对成年人的选择性免疫球蛋白缺乏症，应注意与恶性单克隆丙种球蛋白病相区别；③免疫球蛋白生理范围宽，测定误差大，对于免疫球蛋白水平低于正常值下限者，应在一段时间内反复测定，无大的变化时才能判断有无体液免疫缺陷。

（二）免疫球蛋白亚类测定

为了确定体液免疫缺陷的类型，有时需要做免疫球蛋白亚类的测定。目前多采用免疫浊度和 ELISA 方法，用各亚类单克隆抗体进行测定，主要对选择性 IgG 亚类缺乏症的诊断有价值。

（三）同种血型凝集素测定

即 ABO 血型抗体，是出生后对红细胞 A 物质或 B 物质的抗体应答，因此检测同种血型凝集素滴度是判定体液免疫应答能力的简单而有效的方法。通常，除婴儿和 AB 血型外，其他所有人均有 1：8（抗 A）或 1：4（抗 B）或更高的天然抗体滴度，这种天然抗体属 IgM。对 Bruton 症、SCID 和选择性 IgM 缺陷症可用此法进行判定。

（四）特异性抗体产生功能测定

正常人接种疫苗或菌苗后 5 ~ 7d 可产生特异性抗体（IgM），若再次免疫会使抗体滴度更高（IgG）。因此，在接种疫苗后检测抗体产生情况也是判断体液免疫缺陷的一种有效方法。常用的抗原为伤寒疫苗和白喉类毒素，前者可用直接凝集反应来测定抗体产生，后者可在接种后 4 周做锡克试验。

（五）抗 IgA 抗体测定

选择性 IgA 缺陷的患者体内存在一种抗 IgA 自身抗体（很可能是致病原因），检测这种抗体可以作为该病的诊断依据之一。测定方法可用间接血凝技术，患者滴度可在 1：10 以上，而正常人无此抗体。

（六）噬菌体试验

观察人体清除噬菌体的能力被认为是目前检测抗体应答能力的最敏感技术之一。正常人甚至新生儿，均可在注入噬菌体后 5d 内将其全部清除；而在抗体形成缺陷者，清除噬菌体的时间明显延长。

（七）B 细胞表面膜免疫球蛋白（SmLg）检测

SmLg 是 B 细胞最具特征性的表面标志。检测 SmLg 不但可以测算 B 细胞的数量，还可根据 SmLg 的类别判断 B 细胞的成熟情况。所有体液免疫缺陷患者皆有一定程度的 B 细胞数量或成熟比例方面的异常。

第二节　原发性T细胞免疫缺陷病检验

原发性 T 细胞免疫缺陷是指 T 细胞的发生、分化和功能障碍的遗传性缺陷，其中包括 T 细胞及其前体。T 细胞缺陷不仅影响 T 效应细胞（如 TCL），也会间接影响单核—吞噬细胞和 B 细胞。因此，多数 T 细胞功能缺陷者常伴体液免疫功能缺陷，虽然某些患者血清 Ig 水平正常，但机体并不能对抗原刺激产生特异性抗体。以 T 细胞缺陷为主的疾病主要包括先天性胸腺发育不全综合征、X 连锁淋巴组织增生病、T 细胞活化和功能缺陷等。

一、先天性胸腺发育不全

（一）疾病概况

先天性胸腺发育不全（CTH）又称 DiGeorge 综合征，为典型的 T 细胞缺陷性疾病，并伴有甲状腺功能低下。患儿 T 细胞功能缺陷、外周血 T 细胞数减少或正常，B 细胞和抗体功能正常或偏低。

（二）发病机制

该综合征起因于 22 号染色体某区域缺失，致使 6 ~ 8 周胎儿的第三和第四对咽囊管的分化发育障碍。导致起源于该部位的器官如胸腺、甲状旁腺、主动脉弓、唇和耳等发育不全。

（三）临床特征

主要临床特征有心脏和大血管畸形以及由低钙引起的新生儿 24h 内出现手足抽搐；易发生病毒、真菌、原虫及胞内寄生菌反复感染；接种卡介苗、牛痘、麻疹等减毒活疫苗可发生严重不良反应，甚至导致死亡；对移植器官不产生排异反应。

二、X连锁淋巴组织增生病

（一）疾病概况

X连锁淋巴组织增生病（XLP）于1975年由Purtilo等先描述，又被称作Duncan病，是一种少见的遗传性免疫缺陷病。该病平均发病年龄＜5周岁。

（二）发病机制

XLP的缺陷基因定位于Xq26～q27区，研究认为EB病毒的感染可能是引起XLP的潜在诱因。

（三）临床特征

血中免疫球蛋白IgA或IgM浓度增高，IgG、IgG1、IgG3有不同程度的缺乏，可出现单核细胞增多症。

三、T细胞活化和功能缺陷

T细胞膜分子表达异常或缺失可导致T细胞活化和功能缺陷。如CD3复合分子（γ-、δ-、ε-、ξ-链）基因变异引起TCR-CD3复合物表达或功能受损；ZAP-70（一种酪氨酸激酶）基因变异，不能产生ZAP-70蛋白，导致TCR信号向下游转导障碍，T细胞不能增殖及不能分化为效应细胞。

四、实验室检测与分析

T细胞免疫缺陷主要表现在T细胞的数量减少和功能缺陷，导致细胞免疫功能缺陷并伴有体液免疫功能的缺陷。因此，对T细胞缺陷的检验主要包括T细胞功能和数量的检测。

（一）T细胞功能检测

主要包括T细胞体内和体外功能试验。①体内试验：皮肤试验显示有迟发型变态反应能力。皮肤试验常用的抗原是易于在自然环境中接触而致敏的抗原物质，包括白色念珠菌素、链激酶链道酶（SK-SD双链酶）、结核菌素、毛发癣菌素和腮腺炎病毒等抗原。由于个体的差异，接触某种抗原的有无或多少、试剂本身的质量和操作误差等，应该数种抗原同时试验（至少2～三种），凡是三种以上抗原皮试阳性者为正常，如少于两种阳性或在48h反应直径小于10mm，则提示免疫缺陷或反应性降低，由于小儿天然致敏不充分，因此用以上抗原评价小儿的免疫功能并不合适，必须人为地造成抗原致敏。常用的人工致敏抗原有二硝基氯苯和钥孔戚血蓝素。90%以上的健康人为阳性反应，但二硝基氯苯为终身致敏，且对患儿有皮肤灼伤，因此应慎用。②T细胞体外功能试验：通常用pHA刺激淋巴细胞的增殖、转化试验来判断T细胞的功能。T细胞缺陷患者存在与免疫受损程度一致的增殖应答低下，甚至消失现象。新生儿出生后不久即可表现出对pHA的反应性，因而出生一周后若出现 pHA 刺激反应，即可排除严重细胞免疫缺陷的可能。

（二）T 细胞数量及其亚群检测

①E 受体（CD2）为 T 细胞表面的特有标志，因此，用 E 花环形成试验的结果可代表 T 细胞数量的变化，并可粗略地判定有无 T 细胞免疫缺陷或联合免疫缺陷病。花环形成试验由于受许多因素干扰，加之无标准品对照，因而对轻微的 T 细胞动态变化较难判定，现多改用 CD2 测定代替烦琐的 E 花环试验。胸腺发育不全可出现外周血 E 受体阳性细胞减少，一般可减少正常值的 1/2 ~ 2/3。有的病例 T 细胞虽有其他标志，但不能形成 E 花环，这表明 T 细胞分化成熟不完善。② T 细胞及其亚群检测：应用 CD 系统单克隆抗体，使用荧光抗体技术或流式细胞分析技术进行测定，不但可以检测 T 细胞总数，而且可以检测其亚群；不但能用于细胞免疫缺陷病的诊断，还可研究其发病机制。最常检测的 CD 标志有 CD3、CD4、CD8、CD14、CD16、CD19、CD45、CD56 等。

（三）外周血淋巴细胞计数

当 < 1.2×10^9/L 时，提示有细胞免疫缺陷可能。

第三节　原发性吞噬细胞功能缺陷病检验

吞噬细胞系统包括血液和组织中的各种吞噬细胞，主要包括单核巨噬细胞和中性粒细胞。吞噬功能是机体防御感染的第一道防线，吞噬细胞参与机体重要的非特异性防御机制，在清除入侵病原体中起着十分重要的作用。原发性吞噬细胞缺陷主要是指单核细胞和中性粒细胞功能缺陷，既可表现为吞噬细胞数量的减少，也可表现为细胞功能的缺陷，主要包括：①原发性中性粒细胞减少症；②吞噬细胞趋化和（或）黏附功能障碍，如白细胞黏附缺陷、牙周炎综合征、纤毛不动综合征、甘露糖苷增多症等；③吞噬和杀伤活性障碍，如慢性肉芽肿、葡萄糖 -6- 磷酸脱氢酶缺乏；④单核吞噬细胞的特殊异常。吞噬功能缺陷将导致机体对病原微生物（主要是细菌）的易感性增高，常发生各种化脓菌感染，即使是致病力极低的致病菌，如表皮葡萄球菌、沙雷菌、铜绿假单胞菌等也可引起感染。在所有原发性免疫缺陷病中，原发性吞噬功能缺陷所占比例较少，低至 5% ~ 10%。

一、慢性肉芽肿病

原发性吞噬细胞功能缺陷多见于中性粒细胞，常见疾病即慢性肉芽肿病（CGD）。CGD 是以皮肤、肺及淋巴结广泛肉芽肿性损害为特点的遗传性粒细胞杀菌功能缺陷病。

（一）发病机制

多数患者为男性，X 连锁隐性遗传，在 X 染色体短臂的 Xp21.1 位点有基因缺失；亦有常染色体隐性遗传者，其基因缺失位于染色体 16q24、7q11.23、1q25，两性均可发病。本病的缺陷在于患者的中性粒细胞和单核细胞中与产生活性氧有关的酶系统异常，导致氧依赖性杀菌功能减弱，以致不易杀死各种过氧化氢酶阳性的细菌及真菌。在正常情况下，细菌进入细胞后迅速耗氧，释放出超氧阴离子，将细菌杀死。细菌内超氧阴离子的产生是由于 NADpH- 氧化酶系统激活的结果。在这一酶系统中，有一种中性粒细胞特异的蛋白质，称为中性粒细胞的细胞色素 b，对酶激活过程很重要。性联 CGD 与中性粒细胞的细胞色素 b 基因异常有关。CGD 患者可因此基因的缺失、切断、突变或转录水平异常所致。所以当本病患者感染的为过氧化氢酶阳性细菌时，细菌被吞噬后非但不能被杀灭，反而寄生在细胞内，免受胞外杀菌物质的杀灭而得以长期存活、繁殖并随吞噬细胞向远处多个器官组织播散。肉芽肿是对化脓性感染的一种反应，常有色素性类脂组织细胞浸润和包绕。

（二）临床表现

几乎都发生在男孩身上，大多在 2 岁前发病，也可到十几岁才开始发病。特点是皮肤、肺和淋巴结反复发生感染。致病菌往往为过氧化氢酶产生菌，如金黄色葡萄球菌、沙雷菌、大肠埃希菌和假单胞菌，引起化脓性淋巴结炎、鼻炎、结膜炎、肺炎和慢性皮炎，肝脓肿及骨髓炎也较常见。胃壁局限性肉芽肿可致胃窦狭窄。此外，尚可引起视网膜损害、慢性腹泻、肛周脓肿和脑脓肿等。常有显著的淋巴结肿大、肝脾肿大、深部脓肿和肺炎。病儿一般发育延迟。

（三）实验室诊断与鉴别诊断

实验室筛查试验为血细胞计数和分类及白细胞形态学检查。进一步可进行氧化酶功能分析（如 NBT 还原试验）、吞噬和杀伤试验以及 gp91phox 免疫印迹和基因突变分析。

1. 粒细胞四唑氮盐（NBT）还原试验

NBT 是 CGD 最简单、常用和廉价的诊断指标。结果用阳性细胞的百分率表示。正常人外周血内中性粒细胞的 NBT 还原试验阳性率为 15%，CGD 患儿 NBT 还原试验阳性率显著降低，甚至为 0。

2. 吞噬和杀伤试验

可检测吞噬细胞的吞噬率和杀菌率。慢性肉芽肿患者有正常的吞噬功能，由于吞噬细胞缺少过氧化物酶而无法杀菌。吞噬细胞未成熟的 Chediak-Higashi 综合征和多发性骨髓瘤等情况下其吞噬功能降低。

3. 免疫印迹和基因突变分析

gp91phox、p47phox、p67phox、p22phox 免疫印迹和基因突变分析是 CGD 的确诊试验，有助于早期诊断、症状前诊断及产前诊断，对开展遗传咨询有重要意义。检测方法可用 CCA、FISH、RT-PCR/SSCP、比较基因组分析或 DNA 测序。

4. 其他

白细胞计数因感染而可能增高。另常有贫血，骨髓涂片可见深蓝色组织细胞。由于慢性感染可导致高丙种球蛋白血症和补体水平升高，但 T 细胞和 B 细胞免疫功能正常。还可用化学发光试验或流式细胞仪检测患者中性粒细胞活性氧。

二、白细胞黏附缺陷

白细胞黏附缺陷（LAD）较为罕见，患者的白细胞黏附相关的功能缺陷，如与内皮细胞的附着、中性粒细胞的聚集和趋化、吞噬功能，中性粒细胞、NK 细胞和 T 细胞介导的细胞毒作用等。

（一）发病机制

本病为常染色体隐性遗传，定位于染色体 21q22.3。本病的基本分子生物学基础为 CD18 合成缺陷。1978—1984 年，已有不少报告介绍一种反复细菌感染的患者，其血中中性粒细胞移动明显减少，并有出生后脐带延迟脱落。发现这些患者的中性粒细胞有缺陷，不能与很多自然的和人工的物体表面黏附，也不能与调理过的物体相互作用。这是由于细胞不能表达白细胞整合素 CD11/CD18 复合物，包括淋巴细胞功能相关性抗原 LFα-1（CD11a/CD18），Mac-1（CD11b/CD18）和 P150、P95（CD11c/CD18），它们由各自的 α 链而区分，但 β 链（CD18）是共同的。这些分子对中性粒细胞和其他吞噬细胞的黏附依赖功能起着决定性作用。

（二）临床表现

LAD 患者经常患有坏死性皮肤和软组织感染，创口愈合困难，并有严重的牙龈炎和（或）牙周炎。疾病表现可轻可重，决定于糖蛋白在表面的表达，且已见到几种变异。本病有两种表型，即轻型和重型。轻型患者有 2% ~ 8% 的三种 αβ（CD11/CD18）复合体表达，并有严重的牙龈炎，但严重感染和皮肤病变不常见。重型几乎没有复合体表达，有反复的、严重的、危及生命的全身感染。由于黏附缺陷，LAD 中性粒细胞不能移动，因而大多数 LAD 患者的中性粒细胞一旦从骨髓中释出后就一直停留在循环池中。此外，这些细胞不能像正常人的细胞那样从血液循环通过口腔或肠腔漏出，导致白细胞总数下降。LAD 患者反复感染的病原体主要是革兰氏阳性和阴性细菌，有时还有真菌，反复、严重的病毒感染则少见。这可解释吞噬细胞功能较表达 LFα-1 的淋巴细胞更受影响。然而，体内的 T 细胞依赖抗体反应和试管内的 T 细胞细胞毒试验也普遍受抑；PMN 和 NK 细胞的抗体依赖性细胞毒性也如此。

（三）实验室诊断与鉴别诊断

1. 吞噬细胞数量的检测

白细胞总数大量增多，即使在没有活动性感染时也存在，几乎是 LAD 的一致征象。

可以经常见到周围血中粒细胞计数在 $15 \times 10^9/L \sim 70 \times 10^9/L$ 之间，而在感染时可高达 $100 \times 10^9/L$。

2. 黏附分子检测

用单克隆抗体检测细胞表面黏附分子，如用流式细胞仪检测 CD18、CD116、CD11c、CD621 等，可对黏附分子进行定量测定，可用于诊断白细胞黏附缺陷。

三、单核吞噬细胞的特殊异常

单核吞噬细胞的特殊异常包括贮积症、抑制性单核—巨噬细胞和 Fc 受体功能缺陷。

各种代谢性贮积症均伴有溶酶体酶缺陷，有资料显示抗原呈递和表达缺陷。巨噬细胞吞噬了造血细胞破坏产物，如髓系白血病的白细胞颗粒和镰状细胞贫血的红细胞，从而干扰了其细胞内杀菌。

在一些疾病如淋巴网状恶性肿瘤时，见到抑制性巨噬细胞，它们能抑制 T 细胞对刺激原产生的增殖反应。在霍奇金淋巴瘤和血管免疫母细胞性淋巴结肿中见到免疫球蛋白合成受巨噬细胞抑制。这些巨噬细胞的抑制作用是由于前列腺素产生过多之故。

人巨噬细胞上有三类 FcR，即 FcR Ⅰ（CD64）、FcR Ⅱ（CD32）和 FcR（CD16）。而在新鲜的循环单核细胞上只有 FcR Ⅰ 和 FcR Ⅱ 两类。单核吞噬细胞系统细胞通过 FcR 去识别和消除裹有 IgG 的细胞、微生物和免疫复合物，并介导抗体依赖性细胞的细胞毒作用（ADCC）。在艾滋病、各种肿瘤、再生障碍性贫血和家族性噬红细胞性淋巴组织细胞增生症时见到单核细胞介导的 ADCC 障碍，与其 FcR 功能缺陷有关。

第二十章　细菌学检验

第一节　厌氧球菌

厌氧球菌（Anaerobic cocci）是临床厌氧感染的重要病原菌，约占临床厌氧菌分离株的 25%，其中主要包括革兰氏阳性的消化球菌属、消化链球菌属以及革兰氏阴性的韦荣球菌属。

一、消化球菌属

黑色消化球菌（Peptococcus niger）是消化球菌属中唯一的菌种。

（一）临床意义

黑色消化球菌通常寄居在女性阴道处，偶见于临床其他标本。该菌常与须氧菌混合引起腹腔感染、肝脓肿、外阴、阴道及盆腔感染等。

（二）微生物学检验

革兰氏阳性球菌。直径 0.3 ~ 1.3μm，单个、成双、短链或成堆排列。无芽孢，无荚膜。专性厌氧菌，生长缓慢、厌氧培养 2 ~ 4 天形成黑色不溶血的小菌落。不发酵糖，触酶阳性，靛基质试验、尿素酶试验、硝酸盐还原试验均阴性。对青霉素、红霉素、氯霉素、洁霉素、四环素及甲硝唑敏感。

标本黑色有臭味是该细菌感染的重要特点。接种血琼脂平板，同时接种含血清硫乙醇酸盐培养基或庖肉培养基，经厌氧培养 2 ~ 4 天后，观察菌落形态，革兰氏染色观察菌体形态和排列做出初步报告。根据生化反应、抗菌药物敏感试验以及气液相色谱分析代谢做出最后报告。

二、消化链球菌属

消化链球菌属由厌氧消化链球菌、不解糖消化链球菌等 9 个菌种组成，代表菌为厌氧消化链球菌。

（一）临床意义

在临床标本中以厌氧消化链球菌最常见。可引起人体各部组织和器官的感染；常与金黄色葡萄球菌或溶血性链球菌协同引起严重的创伤感染，称厌氧链球菌肌炎。该菌亦可通过原发病灶如口腔、牙周等引起细菌性心内膜炎。在临床标本分离株中，消化链球菌占20%～35%，仅次于脆弱类杆菌。

（二）微生物学检验

革兰氏阳性球形或卵圆形，大小不等，菌体直径0.3～1μm，常呈双或呈短链状排列。无鞭毛，无芽孢，无荚膜。专性厌氧，在35～37℃、pH值7～7.5时生长最佳。营养要求较高，须羊血和血清培养基才能生长。在厌氧血平板上，菌落直径0.5～1mm、灰白色、凸起、不透明、边缘整齐，一般不溶血，偶有甲型或乙型溶血。生化反应不活泼，在硫乙醇酸钠液体培养基中，呈颗粒状沉淀生长。在其平板上生化反应较为明显，吐温-80可促进其生长。触酶阴性，发酵葡萄糖，不发酵乳糖，不水解胆汁七叶苷，吲哚、尿素酶、硝酸盐还原试验均为明性，对多聚茴香磺酸钠（SPS）特别敏感。

本属细菌的培养物常有恶臭气味。通过形态、染色、培养特性、生化反应等可与黑色消化球菌鉴别。

三、韦荣球菌属

韦荣球菌属（Veillonella）为革兰氏阴性厌氧球菌。韦荣球菌属有9个种，其中小韦荣球菌（V.parvala）和产碱韦荣球菌（Valaclescens）最常见。

（一）临床意义

韦荣球菌是口腔、咽部、胃肠道和女性生殖道的正常菌群，为条件致病菌。临床标本可采自软组织脓肿和血液。临床分离率小于1%。小韦荣球菌可引起上呼吸道感染，而产碱韦荣球菌多见于肠道感染。

（二）微生物学检验

韦荣球菌属形态相似，为革兰氏阴性球菌。直径0.3～0.5dm，多排列成对、近似奈瑟球菌。无鞭毛、无芽孢、专性厌氧。血琼脂平板上生长良好，培养48小时后，形成直径1～2mm圆形、凸起、灰白色或黄色混浊菌落，不溶血；在硫乙醇酸盐肉汤中混浊生长，产生小气泡。新鲜培养物立即置紫外线下照射，菌落可显红色荧光，接触空气后荧光消失。生化反应不活泼，不分解糖类，还原硝酸盐。

取临床标本做直接涂片，如发现革兰氏阴性小球菌、成对或短链或不规则排列，疑为韦荣球菌。分离培养时可用血琼脂平板，厌氧血琼脂平板或韦荣球菌培养基，分别在须氧和厌氧环境中培养2～3天观察结果。同时可接种硫乙醇酸盐肉汤或庖肉培养基，观察生长情况与形态，并做生化反应进行鉴定。

第二节 革兰氏阴性无芽孢厌氧杆菌

革兰氏阴性无芽孢厌氧杆菌是一大群不形成芽孢的厌氧杆菌，是人体正常菌群的重要组成成员，部分菌株可作为条件致病菌引起感染。

一、类杆菌属

类杆菌属（Bacteroides）是临床上最重要的革兰氏阴性无芽孢厌氧杆菌，有 26 个种，其中耐 20% 胆汁的有 15 种，不产色素和不分解糖的有 11 种。临床标本中以脆弱类杆菌（B.fragilis）最常见，是本属的代表菌种。

（一）临床意义

类杆菌寄生于人的口腔、肠道和女性生殖道，常引起内源性感染。其中脆弱类杆菌占类杆菌分离率的 50%。每克粪便中约有 10^{10} ~ 10^1 两个，为大肠埃希菌的 100 ~ 1 000 倍。有文献报道产肠毒素的脆弱类杆菌已从幼龄动物肠道、细菌性腹泻患儿以次健康儿童及成人的粪便标本中分离出。脆弱类杆菌也可引起胸腔、颅内及女性生殖系统感染。

（二）微生物学检验

脆弱类杆菌为革兰氏阴性，大小为（0.8 ~ 1.3）μm×（1.6 ~ 8）μm，着色不均，两端钝圆而浓染，中间不着色，染色较浅似空泡。在陈旧培养物或含糖的液体培养基中呈明显多形性，无鞭毛、无芽孢，多数有荚膜。

专性厌氧，在厌氧血平板上经 24 ~ 48 小时培养后，菌落直径 1 ~ 3mm，圆形微凸，表面光滑，边缘整齐，半透明，灰白色，少数菌株可有微溶血。在胆汁七叶苷（BBE）培养基中生长旺盛，能分解胆汁七叶苷，使培养基呈黑色，菌落较大，周围有黑晕。触酶试验阳性，发酵葡萄糖、麦芽糖和蔗糖，不发酵阿拉伯糖、鼠李糖、山梨醇和海藻糖。本菌群在发酵过程中，主要代谢产物是乙酸、丙酸和琥珀酸。大部分菌株对青霉素 G、卡那霉素和新霉素耐药；对氯霉素、利福平、氨苄西林、哌拉西林、亚胺培南、甲硝唑等敏感。

二、普雷沃菌属

普雷沃菌属（Prevotella）是从类杆菌属分出的一个新菌属，包括 20 个种，产黑色素的有 8 个种，不产色素的有 1 两个种。代表菌种是产黑色素普雷沃菌（P.melaninogenica）。

（一）临床意义

产黑色素普雷沃菌主要寄居在正常人体的口腔、女性生殖道等部位，可引起这些部位的内源性感染。临床上本属细菌引起女性生殖道及口腔感染较多见，其致病物质可能是胶原酶。

（二）微生物学检验

本属细菌为革兰氏阴性球杆状，大小为（0.8 ~ 1.5）μm×（1.0 ~ 3.5）μm，排列成双或短链，两端钝圆，有浓染和空泡。在液体培养基中，尤其是在含糖培养基中，可长短不等，长者达10μm以上，呈多形性，无鞭毛、无芽孢和荚膜。为专性厌氧菌，在厌氧平板上2 ~ 3天培养后，菌落直径为0.5 ~ 3mm，圆形、凸起、不透明，许多菌株呈B溶血。菌落在紫外光（波长366nm）照射下有砖红色荧光，逐渐转为褐黑色和棕色菌落，5 ~ 7天转为黑色菌落，色素出现后荧光即消失。黑色素只有在含有血液（以兔和人血为好）的培养基上才能产生。本菌群在培养基中加入氯化血红素（1μg/mL）和维生素K1（0.1μg/mL），可促进生长。

本群细菌在20%胆汁培养基中绝大多数不生长，触酶阴性，产黑色素普雷沃菌可发酵葡萄糖、乳糖和蔗糖，除中间普雷沃菌、变黑普雷沃菌和部分洛氏普雷沃菌外脂酶、脲酶均为阴性。多数对氨苄西林、头孢菌素、卡那霉素和万古霉素耐药，而对甲硝唑、氯霉素、青霉素、利福平和新霉素敏感。牛黄胆酸盐和多种染料可抑制本菌群生长。

三、卟啉单胞菌属

卟啉单胞菌属（Porphyromonas）又称紫单胞菌属，有1两个种。与人类有关的主要是不解糖卟啉单胞菌（P.asaccharolvtica）、牙髓卟啉单胞菌（P.endodontalis）和牙龈B卟啉单胞菌（P.gingivalis）三种细菌。代表菌种是不解糖卟啉单胞菌。

（一）临床意义

卟啉单胞菌主要分布于人类口腔、泌尿生殖道和肠道。引起牙周炎、牙髓炎、根尖周炎、胸膜炎、阑尾炎和细菌性阴道炎，尚可引起头、颈和下呼吸道感染。

（二）微生物学检验

卟啉单胞菌为革兰明性杆菌或球杆菌，大小为（1.5 ~ 3.5）μm×（0.8 ~ 1.5）μm，两端钝圆，着色不均匀。35 ~ 37℃厌氧培养3 ~ 5天可形成1 ~ 2mm圆形、凸起、表面光滑、边缘整齐、棕色或黑色菌落。维生素K1和氯化血红素可促进本菌生长及黑色素的产生。本属细菌不分解糖或弱分解糖。触酶试验、胆汁七叶苷和脂酶试验均阴性，吲哚大多阳性。能液化明胶。对卡那霉素、多黏菌素E耐药，对万古霉素、头孢菌素、氯霉素、克林霉素、青霉素G、阿莫西林等均敏感。

本属三个菌种均不发酵葡萄糖、乳糖和蔗糖。种内之间的鉴别，不解糖卟啉单胞菌触酶试验明性，α-岩藻糖苷酶试验阳性；牙髓卟啉单胞菌和牙龈卟啉单胞菌α-岩藻糖苷酶试验均为阴性。

四、梭杆菌属

梭杆菌属（Fusobacterium）是临床常见的革兰氏阴性无芽孢厌氧杆菌，形态细长，两端尖细如梭而得名。目前发现16种梭杆菌，人类来源的有12种。常见的有具核梭杆菌（F.nucleatum）、坏死梭杆菌（F.necrophorum）、死亡梭杆菌（F.mortiferum）和溃疡梭杆菌（F.ulcerans）。代表菌种为具核梭杆菌。

（一）临床意义

临床感染中以具核梭杆菌多见，常在口腔、生殖器、胃肠道和上呼吸道中被发现，坏死梭杆菌毒力很强，常引起急性扁桃体炎，有时并发单核细胞增多症，是儿童和青年人扁桃体周围脓肿中最常分离到的厌氧菌。局部症状还包括颈间隙感染和颈静脉脓毒性血栓静脉炎，尚可引起胸膜渗出性脓胸（积脓）、增生性转移脓肿（最常见于胸部、肺部、肝脏和大关节）和菌血症。

（二）微生物学检验

梭形杆菌为革兰氏阴性，菌体呈梭状，两端尖细，大小为（5.0～10）$\mu m \times 1.0 \mu m$，常见到游离者为椭圆体，有时菌体中有革兰氏阳性颗粒存在。无鞭毛，不能运动。本菌为严格厌氧菌，在血平板上生长良好。经48小时培养后，菌落直径1～2mm，不规则圆形，略凸起，灰色、发光、透明、不溶血；用透明光观察，菌落常显示珍珠光斑点；陈旧菌落粗糙、边缘似面包屑样。生化反应不活泼，多数菌株不发酵任何糖类，少数菌株对葡萄糖、果糖可出现弱发酵反应。吲哚和DNA酶试验阳性，触酶阴性。不还原硝酸盐，在20%胆汁中不生长，脂酶试验阴性。梭杆菌对青霉素、利福平、多黏菌素E、卡那霉素与新霉素敏感，对万古霉素耐药，但可被胆汁或牛黄胆酸钠所抑制。不发酵葡萄糖，甘露醇，不分解胆汁七叶苷，吲哚和DNA酶试验阳性。

第三节　革兰氏阳性无芽孢厌氧杆菌

革兰氏阳性无芽孢厌氧杆菌（anaerobic nonsporeforming Gram-positive bacilli）有6个属，几十个菌种，在临床厌氧菌的分离中约占15%。常见的有丙酸杆菌、优杆菌、乳酸杆菌、双歧杆菌、蛛网菌和放线菌。它们的菌落、生化反应、菌体形态等都很相似，鉴定较难。应用气—液相色谱法（GLC），根据其代谢产物不同，可对菌属做出初步判定。

一、丙酸杆菌属

丙酸杆菌属（Propionibacterum）是丙酸杆菌科中的第一个属。因发酵葡萄糖产生丙酸而命名。本菌属共有8个种，与临床有关的有三种细菌，即痤疮丙酸杆菌（P.acnes）、贪婪丙酸杆菌（P.avidum）与颗粒丙酸杆菌（P.granulosum）。

（一）临床意义

丙酸杆菌属主要寄生在人体的皮肤与乳制品及青贮饲料中。痤疮丙酸杆菌是皮肤上的优势菌群，存在于正常皮肤的毛囊与汗腺中，与痤疮和酒渣鼻有关。亦可成为血液、腰椎穿刺液及骨髓穿刺液培养时常见的污染菌。贪婪丙酸杆菌能从血、脓、伤口、脑脓肿、上颌窦脓汁、其他软组织及粪便中分离出。颗料丙酸杆菌曾从脓汁及肠道中分离出，其致病性尚未明了。

（二）微生物学检验

革兰氏阳性杆菌，无芽孢、无鞭毛、无荚膜，棒状或略弯曲，染色不均，呈 X、Y 和 V 形排列，似类白喉杆菌，在陈旧培养物中常呈长丝状，有高度多形性。该菌初次分离为厌氧，经过数次转种以后可变为兼性厌氧。吐温 -80 能刺激其生长。在血平板上培养 48 小时后，形成直径 0.2 ~ 0.5mm 的菌落，圆形、凸起、白或灰白色、不透明、表面光滑，多数菌株不溶血。在葡萄糖肉汤中生长呈混浊并有颗粒沉淀。在 pH 值 7.0 环境中可迅速生长。丙酸杆菌属的形态和培养特性都很相似，鉴定主要靠生化反应。本菌对卡那霉素和万古霉素等敏感，对多黏菌素等耐药。

二、优杆菌属

优杆菌属(Eubacterium)又称真杆菌属，包括 45 种细菌。从人体分离出的有十几个种，临床上最常见的是不解糖体杆菌（E.alactolyticum）、迟钝优杆菌（E.lentum）和黏液优杆菌（E.linwsum）。代表菌种为黏液优杆菌。

（一）临床意义

优杆菌是人和动物口腔与肠道正常菌群的成员，对机体有营养、生物拮抗和维持肠道微生态学平衡等功能。少数菌种可与其他兼性厌氧菌造成混合感染，引起人心内膜炎等疾病。

（二）微生物学检验

革兰氏阳性多形态性，杆状或球杆状，单个或成双排列，偶见短链状，有或无鞭毛。在厌氧血琼脂平板上，37℃培养 48 小时形成直径 0.5 ~ 1.5mm，圆形、半透明、不溶血的小菌落。20% 胆汁可促进其生长，黏液优杆菌能发酵葡萄糖和阿拉伯糖，凝固牛乳，水解七叶苷；如迟钝优杆菌除硝酸盐还原阳性外，不发酵任何糖类，不凝固牛乳，不液化明胶，不水解七叶苷，也不产生吲哚。

三、双歧杆菌属

本属细菌已达 30 多种。常见的双歧杆菌主要有青春双歧杆菌（B.adolescantis）、短双歧杆菌（B.breve）、长双歧杆菌（B.longum）、两歧双歧杆菌（B.bifidum）等。代表菌株为两歧双歧杆菌。

（一）临床意义

双歧杆菌（Bifidobacterium）是人和动物肠道内的重要生理菌群。小肠下部数量可达 $10^3 \sim 10^5/g$ 内容物，大肠中可达 $10^8 \sim 10^{12}/g$ 粪便。双歧杆菌在体内起到调节和维持人体微生态平衡的重要作用，能合成人体所必须的多种维生素等营养物质，拮抗多种肠道病原微生物，有抗感染、增强机体免疫力、抗肿瘤、调节肠道菌群关系等作用，起到营养保健、抗衰老、控制内毒素血症、提高人体对放射线的耐受力等主要的生理功能。

（二）微生物学检验

本菌为革兰氏阳性杆菌，菌体形态可因培养基的不同而发生改变，有高度多形性，有直、弯，有分叉，可形成Y、V形及一端或两端膨大呈棒状，有时菌体稍弯，染色不均匀。陈旧培养菌着色常不规则，呈颗粒状，无鞭毛、无荚膜、无芽孢。初代分离要求专性厌氧，不同的菌株对氧的敏感性不同。在BL或BS血琼脂平板上，48小时培养后，菌落圆形、微凸、灰白色或褐色，边缘齐、不透明、表面光滑、不溶血。发酵葡萄糖产生乙酸和乳酸以及少量甲酸及琥珀酸，不产生丁酸和丙酸。大多数细菌触酶阴性，不产生吲哚，不还原硝酸盐。对杆菌肽、青霉素G、红霉素、克林霉素和氨苄西林等高度敏感，对头孢菌素、氯霉素、四环素、呋喃妥因中度敏感，对氨基糖苷抗生素、多黏菌素、萘啶酸和甲硝唑等耐药。

四、乳杆菌属

乳杆菌属（Lactobacillus）有44个种，7个亚种。本属细菌因能发酵糖类产生大量乳酸而得名。常见的菌种是嗜酸乳杆菌（L.acidophilus）、德氏乳杆菌（L.debrueckii）、发酵乳杆菌（L.fermentuni）等。代表菌种是德氏乳杆菌（L.debrueckii）。

（一）临床意义

乳杆菌是脊椎动物消化道、阴道的正常共生菌，因可分解糖类生成乳酸，增加其酸度从而抑制病原菌的繁殖，也广泛存在于乳制品（如乳酪、酸奶）中。某些乳杆菌如嗜酸乳杆菌、保加利亚乳杆菌，常用于饮料等发酵工业。乳杆菌与龋齿的形成有密切的关系，其原理是口腔中的某些链球菌能使蔗糖变成胶状葡聚糖，附于牙面形成齿斑，乳杆菌能在齿斑上进一步发酵食物中的糖产生乳酸以溶解牙釉及牙质中的磷酸钙，使之脱钙，致其他细菌经牙质小管侵入牙髓，造成牙根端脓肿。

（二）微生物学检验

革兰氏阳性无芽孢的细长杆菌，无荚膜及鞭毛，排列成双、单、短链或栅状。某些菌种呈多形性，两端染色较深。乳杆菌为兼性厌氧或微须氧，在厌氧环境中生长更好。最适温度 30 ~ 40℃，最适 pH 值 5.5 ~ 6.2，嗜酸，pH 值 3.5 还能生长，菌落直径 0.5 ~ 2mm，表面粗糙，边缘不整齐。本属细菌营养要求复杂。常用的分离培养基为 MRS 营养琼脂或葡萄糖血清琼脂。能发酵多种糖类，主要产生乳酸，不分解蛋白质，故触酶试验、＋液化明胶、硝酸盐还原及吲哚试验均呈阴性。

第四节　梭状芽孢杆菌

梭状芽孢杆菌属（Clostridium）是厌氧芽孢杆菌（anaerobic sporeforming bacilli）的唯一菌属，有 130 个种。包括一大群厌氧或微须氧的粗大芽孢杆菌。革兰氏染色阳性，芽孢呈圆形或卵圆形，直径大于菌体，位于菌体中央，极端或次极端，使菌体膨大呈梭状。本菌属细菌在自然界分布广泛，多数为腐物寄生菌，少数为致病菌。临床有致病性的主要有破伤风梭状芽孢杆菌、产气荚膜梭状芽孢杆菌、肉毒梭状芽孢杆菌与艰难梭状芽孢杆菌等，分别引起破伤风、气性坏疽、食物中毒和假膜性结肠炎等疾病。

一、破伤风梭状芽孢杆菌

破伤风梭状芽孢杆菌（C.tetani）是梭状芽孢杆菌属中常见的一种芽孢杆菌，因能引起破伤风而得名。

（一）临床意义

破伤风梭菌广泛存在于土壤、人和动物的肠道中。当机体受创伤时或新生儿接生时使用不洁用具断脐带，破伤风梭菌可侵入伤口生长繁殖，产生外毒素，引起机体强直性痉挛、抽搐，称为破伤风。新生儿破伤风又称为脐带风。

破伤风梭菌的致病物质主要是外毒素，又称痉挛毒素。对小鼠的最小致死量为 107mg，对人的致死量小于 $1\mu g$。它是一种蛋白质，不耐热，可被蛋白消化酶或胰蛋白酶破坏，经 0.3% 甲醛处理可使毒性消失而保留其抗原性成为类毒素。

本菌感染的主要方式是通过创伤，与其他化脓性球菌混合感染，造成局部组织中的氧化还原电势降低。细菌所产生的痉挛毒素进入血流引起严重的毒血症；该毒素对中枢神经系统尤其是对脑干神经和脊髓前角运动神经细胞有高度的亲和力。该毒素能与神经细胞表面的神经节苷脂结合，封闭脊髓抑制性触突，阻止抑制性突触末端释放抑制性冲动的传递介质，破坏了正常的抑制性调节功能，导致肌肉痉挛性收缩。患者初期有轻度发热、头痛、肌肉酸痛等前驱症状，随后出现局部肌群抽搐，咀嚼肌和表情肌痉挛，张口困难，牙关紧闭呈苦笑面容。继后颈部、躯干及四肢肌肉发生强直性痉挛，患者呈角弓反张，全身肌肉呈强直性收缩、颤抖，颜面发绀，呼吸困难，最后可因窒息而死亡。

（二）微生物学检验

1. 基本特征

本菌为细长杆菌，有周鞭毛，能运动，无荚膜。芽孢正圆形大于菌体，位于菌体顶端呈鼓槌状为本菌特征。初期培养物为革兰氏阳性，培养 48 小时后，尤其在芽孢形成后，细菌易转为革兰氏阴性。

专性厌氧，在梭状芽孢杆菌专用培养基上 37℃培养 48 小时，菌落直径 2 ~ 4mm，扁平、灰白色、边缘疏松呈羽毛状，伴 β 溶血。在庖肉培养基中，肉渣部分消化，微变黑，有少量气体。生成甲基硫醇及 H_2S，导致培养物有腐败性恶臭。一般不发酵糖类，能液化明胶。形成吲哚，不还原硝酸盐，对蛋白质有微弱的消化作用。气液相色谱可检出的代谢产物有乙酸、丙酸和丁酸、乙醇和丁醇。

该菌有菌体（O）抗原和鞭毛（H）抗原。根据鞭毛抗原的不同，可分为 10 个血清型。各型细菌产生毒素的生物活性与免疫活性均相同，可被任何型抗毒素中和。

2. 实验检查

根据破伤风患者典型的临床表现即可做出诊断，一般不做细菌学检查。若临床必需要求做细菌学检查，可按下列方法进行：

（1）直接涂片

从病灶处取脓汁或坏死组织，直接涂片革兰氏染色，镜检观察菌体见一端有圆形芽孢呈鼓槌状的革兰氏阳性杆菌，可初步报告结果。

（2）厌氧培养

将可疑标本接种庖肉培养基，在 75 ~ 85℃水浴加热 30 分钟，杀灭其他杂菌，保留芽孢，35 ~ 37℃培养 2 ~ 4 天。如标本为组织，应先将其剪碎或研磨再接种。在庖肉培养基中生长后可转种适宜的培养基，如新鲜的 CD 培养基或预热的血平板，尽快厌氧培养，18 ~ 24 小时后，如有此菌，则呈薄膜状迁徙生长。

（3）动物试验

同时做毒力试验和保护力试验。毒力试验即在小白鼠尾根部皮下或肌内注射 0.1 ~ 0.25mL 培养滤液，阳性者，于注射后 12 ~ 24 小时，出现尾部僵直竖起、后腿强直或全身肌肉痉挛等症状，甚至死亡；保护力试验是将 0.5mL 培养滤液混以 1 : 10 稀释的等量破伤风抗毒素，给另一小白鼠注射，如不发病，表示保护力试验阳性，证明培养滤液中有破伤风毒素存在。

二、产气荚膜梭状芽孢杆菌

产气荚膜梭状芽孢杆菌（C.perfringens）是临床上引起气性坏疽病原菌中最多见的一种梭状芽孢杆菌，本菌在体内因能形成荚膜而得名。能分解肌肉和结缔组织中的糖，产生大量气体，导致组织严重气肿而影响血液供应，患者发生以局部剧痛、水肿、胀气、肌肉组织迅速坏死，分泌物恶臭并伴有全身毒血症为特征的急性感染。

（一）临床意义

产气荚膜梭状芽孢杆菌是气性坏疽的主要病原菌，可产生多种外毒素及侵袭性酶。外毒素有 α、β、γ、δ、ε、η、θ、ι、κ、λ、μ 和 ν 12 种。最重要的是 α 毒素（卵磷脂毒），能分解人和动物细胞膜上磷脂和蛋白质的复合物，破坏细胞膜，引起溶血、组织坏死和血管内皮损伤，使血管通透性增高；β 毒素还能促使血小板凝聚，导致血栓形成，局部组织缺血。P 毒素可引起人类坏死性肠炎。ε 毒素有坏死和致死作用。θ 毒素有溶血和破坏白细胞的作用，对心肌有毒性。κ 毒素（胶原酶）能分解肌肉和皮下的胶原组织，使组织溶解。μ 毒素(透明质酸酶)能分解细胞间质中的透明质酸。γ 毒素(DNA酶)能使细胞核 DNA 解聚，降低坏死组织的黏稠度。造成组织溶解、坏死、产气、水肿以及病变的迅速扩散蔓延等全身中毒症状。

气性坏疽常继发于开放性骨折、大块肌肉撕裂以及组织的严重坏死等。主要是大面积创伤、局部供血不足，组织缺氧坏死，氧化还原电势下降，芽孢发芽繁殖，产生毒素和侵袭性酶，引起感染导致气性坏疽。某些型别也可引起食物中毒和坏死性肠炎，常与兼性厌氧菌混合感染，引起深部脓肿、菌血症、心内膜炎及胆道、泌尿道、女性生殖道、腹腔、盆腔、胸腔的感染等。

除产气荚膜梭状芽孢杆菌外，还有诺维梭状芽孢杆菌（C.Novyi）、败毒梭状芽孢杆菌（C.septicum）和溶组织梭状芽孢杆菌（C.histoNticum）等也是气性坏疽的病原菌。

（二）微生物学检验

1.基本特征

产气荚膜梭状芽孢杆菌为革兰氏阳性粗大杆菌，两端钝圆，大小为（1.0～1.5）μm×（3.0～5.0）μm。有明显荚膜。在无糖培养基中易形成芽孢，芽孢椭圆形，位于菌体中央或次极端，直径不大于菌体，无鞭毛，不能运动。

产气荚膜梭状芽孢杆菌为非严格厌氧菌，在少氧的环境中生长迅速，液体培养基中孵育 2 小时深层即有明显生长，4～6 小时后出现表面生长。在血平板上 24 小时培养，菌落直径 2～4mm，圆形、凸起、光滑、半透明、边缘整齐，多数菌株有双层溶血环，内环由 θ 毒素引起的狭窄透明溶血环；外环由 α 毒素引起的较宽的不完全溶血环。在庖肉培养基中产生气体，肉渣呈粉红色不被消化。在牛乳培养基中能分解乳糖产酸，使酪蛋白凝固，同时产生大量气体（H_2 与 CO_2），将凝固的酪蛋白呈蜂窝状，气势凶猛，称为"汹涌发酵"，是此菌的特征。所有型菌株均能发酵葡萄糖、麦芽糖、乳糖和蔗糖，产酸产气，卵磷脂酶阳性，不发酵甘露醇或水杨苷；液化明胶，产生 H_2S，不能消化已凝固的蛋白质和血清，吲哚阴性。主要代谢产物为乙酸和 T 酸，有时也形成丁醇。

根据细菌产生外毒素种类的不同，可将产气荚膜梭状芽孢杆菌分成 A、B、C、D、E 无个毒素型。五型中对人致病的主要是 A 型和 C 型，A 型最常见，引起气性坏疽和胃肠炎型食物中毒；C 型能引起坏死性肠炎。

2. 实验检查

（1）标本采集

多采取创伤深部的分泌物、穿刺物、坏死组织块，菌血症时采取血液，食物中毒时取可疑食物。坏死组织应研磨制成悬液。

（2）标本直接镜检

可见到革兰氏阳性粗大杆菌，多伴有其他杂菌（如葡萄球菌和革兰氏阴性杆菌等），镜下白细胞较少形态不规则，是气性坏疽临床标本直接涂片的特点，对早期诊断有一定意义。在创伤标本的涂片中不常见到产气荚膜梭状芽孢杆菌的荚膜，一般在流产后感染的宫颈涂片上荚膜较易查见。

（3）分离培养

本菌对低浓度氧耐受且生长迅速，容易分离。标本可接种于庖肉培养基 8 ~ 10 小时后，转种于血平板，培养基加硫酸新霉素（100mg/L）可抑制须氧菌生长，在厌氧环境培养 18 小时，即可挑取菌落进行检查。本菌在组织中一般不形成芽孢，故病理材料无须加热处理。

（4）鉴定

①形态

根据形态和缺少芽孢、有荚膜等特征。

②培养特性

菌落特征和乳糖发酵反应，特别是"汹涌发酵"现象。

③ Nagler 试验

卵磷脂酶具有抗原性，它的活性可被相应抗血清所中和。测定时在乳糖卵黄牛乳琼脂平板上画线接种待测菌，而后贴敷一浸有 A 型产气荚膜梭菌与 A 型诺维梭菌混合的抗毒素滤纸条，厌氧培养 18 小时后观察，在远离纸条处生长的菌落周围出现混浊的白环，而在靠近纸条边缘生长的菌落无此现象，称为 Nagler 试验阳性。借以确定该菌能否产生卵磷脂酶。

④动物试验

取 24 小时庖肉培养基培养物 1mL，接种于豚鼠的右后腿肌肉中，数小时后局部有明显肿胀，由于气体产生可出现捻发音。水肿可扩散至腹部，有时达到腋下区。动物在接种后 24 ~ 48 小时死亡。尸体解剖可见血性水肿，组织中有气味。取内脏或心血涂片镜检可发现有革兰氏阳性大杆菌有明显荚膜。

⑤挥发性代谢产物

测定产气荚膜梭菌的重要代谢产物乙酸和丁酸。

三、肉毒梭状芽孢杆菌

肉毒梭状芽孢杆菌（C.botulinum）是一种腐物寄生菌，能产生毒性极强的外毒素，引起特殊的神经中毒症状，病死率很高。多以摄入被肉毒毒素污染的肉类和罐头等食品而中毒，死亡率为 25% ~ 50%。该菌因能引起人和动物严重的中毒性疾病 - 肉毒症，故名肉毒梭菌。

（一）临床意义

肉毒梭状芽孢杆菌可产生极其强烈的外毒素——肉毒毒素。该毒素有嗜神经性，可作用于脑神经核与外周神经—肌肉接头处和植物神经末梢，阻止胆碱能神经末梢释放乙酰胆碱，导致肌肉麻痹。人食入毒素后，潜伏期 18 ~ 72 小时，首先表现脑神经麻痹（如头晕、头痛），继之出现眼部症状（复视、眼睑下垂、斜视、眼内外肌瘫痪、瞳孔放大），相继发展至咽部肌肉麻痹、吞咽困难、语言障碍、声音嘶哑，进而膈肌麻痹、呼吸困难。一般无胃肠道症状，重者可死于呼吸困难与心力衰竭。

本菌尚可使婴幼儿患婴儿肉毒症。病儿（多为半岁以内）常先有便秘，1 ~ 2 周后迅速出现全身软弱、不能抬头、无力吸乳、哭声低弱、脑神经麻痹现象，严重者可出现呼吸衰弱。常可在患儿粪便中查到肉毒梭状芽孢杆菌和肉毒毒素。

（二）微生物学检验

1. 基本特征

肉毒梭状芽孢杆菌为革兰氏阳性粗大杆菌，大小为（0.9 ~ 1.3）×（4.0 ~ 6.0）μm，单独或成双排列，有时可见短链状。有周身鞭毛，无荚膜。20 ~ 25℃时在菌体次极端形成椭圆形芽孢，芽孢大于菌体，使细菌呈汤匙状或网球拍状。

本菌严格厌氧，35℃培养 48 小时后，血平板上可形成直径 3 ~ 5mm，灰白色、边缘不齐、表面粗糙如毛玻璃样菌落，有 β 溶血，4 天后菌落直径可达到 5 ~ 10mm。庖肉培养基中 A 型、B 型、F 型菌可消化肉渣变黑并有腐败恶臭味。不发酵乳糖，生化特性随毒素型不同而有所差异。A、B、E 和 F 型发酵葡萄糖、麦芽糖和蔗糖；C 和 D 型发酵葡萄糖和麦芽糖，但不发酵蔗糖；G 型不发酵糖类。各型均液化明胶，产生 H_2S，但不产生吲哚。除 G 型外均产生脂肪酶，都能溶血，一般不产生卵磷脂酶。气液相色谱分析，各型均可产生乙酸和丁酸，其他有机酸则随型别而不同。

肉毒毒素是目前已知毒物中毒性最强者，其毒性比氰化钾强 1 万倍，比响尾蛇毒素（crotactin）约高 10 万倍，比马钱子碱高 100 万倍。肉毒毒素对人的致死量为 0.1 ~ 1.0μg。该毒素具有一定的耐热性，80 ~ 90℃加热 5 ~ 10 分钟或煮沸 1 分钟可破坏。根据所产生毒素的抗原性不同，肉毒梭菌目前分为 A、B、C1、C2、D、E、F、G8 个型，引起人类疾病的有 A、B、E、F 型，以 A、B 型为常见，国内报告的大多是 A 型。各型毒素抗原性不同，只能被同型的抗毒素中和，各型毒素的药理作用都是相同的。

2. 实验检查

从患者血清中检出毒素是最直接的有效方法，因为肉毒梭状芽孢杆菌本身并不致病。然后，应采集患者粪便，从中可检出毒素，分离肉毒梭菌，有助于临床诊断。从食物中毒样本中检出毒素，对于判断食品与中毒的关系和证实临床诊断的可靠性很有意义。外伤感染性患者的伤口坏死组织或渗出液也可供做检验标本。

（1）标本直接镜检

革兰氏阳性粗大杆菌，单独或成双排列，有时可见短链状。

（2）分离培养与鉴定

①分离培养

本菌对氧极为敏感，要获得纯培养比较困难。常用增菌方法，将标本接种疱肉培养基，以促进肉毒梭菌的生长和毒素的产生，再经动物接种和保护性试验，以证明毒素的性质。如混合培养物中有毒素存在，可接种血琼脂和卵黄琼脂平板进行次代培养，厌氧培养36～48小时后，取可疑菌落做最后鉴定。培养基加硫酸新霉素（50mg/L）有助于抑制污染菌生长，但硫酸新霉素对 E 型肉毒梭菌的某些菌株有抑制作用。在卵黄琼脂平板上除 G型外，其余都产生局限性不透明区和珠光层，因此有助于选取菌落。在乳糖卵黄牛乳培养基上，可鉴定分解和不分解蛋白的菌株，不分解蛋白、不发酵乳糖和分解脂肪的菌落，可推测为 C、D 或 E 型，或为 B、F 型的不解蛋白株。

②毒素检测

可疑食物、呕吐物或胃肠冲洗液、粪便浸液、血清及疱肉培养液等。凡有悬浮固体物的待检物均应低温离心沉淀，取其上清液。肉毒毒素的检验可分为毒素的定性检验和毒素的型别鉴定。

③鉴定

a. 涂片镜检为革兰氏阳性次极端芽孢，呈汤匙状。b. 厌氧生长，消化肉渣且变黑，产生恶臭味。c. 菌落边缘有皱褶。d. 肉毒毒素检测试验阳性。e. 与其他梭状芽孢杆菌鉴别。

四、艰难梭状芽孢杆菌

艰难梭状芽孢杆菌（C.difficile）是梭状芽孢杆菌属中的一种专性厌氧菌，对氧十分敏感，难分离培养故得名。该菌是人和动物肠道寄生菌，在幼儿的粪便中最常见，为肠道正常菌群的成员。近年来发现本菌与假膜性肠炎有很大关系，目前已成为医院内感染的病原菌之一，日益被人们重视。

（一）临床意义

正常情况下，肠道中的乳酸杆菌、双歧杆菌、大肠埃希菌等主常菌群对艰难梭状芽孢杆菌有拮抗作用。长期或大量使用抗菌药物后易引起菌群失调，使艰难梭状芽孢杆菌被药物选择出后大量繁殖而导致抗生素相关性腹泻(antibiotic-associated diarrhea)。此菌产生A、B 两种毒素。A 毒素为肠毒素，能使肠壁出血坏死，液体积蓄；B 毒素为细胞毒素，能直接损伤肠壁细胞，造成伪膜性结肠炎(pseudomembranous colitis)。临床表现为腹泻、腹痛、伴有全身中毒症状，严重时能致死。除假膜性结肠炎外，艰难梭菌尚可引起肾盂肾炎、脑膜炎、腹腔及阴道感染、菌血症和气性坏疽等。

（二）微生物学检验

1.基本特征

革兰氏阳性粗长杆菌，大小为(1.3～1.6)μm×(3.6～6.4)μm，有的菌株有周鞭毛，芽孢为卵圆形，位于菌体次极端，无荚膜。本菌为严格厌氧菌，用常规的厌氧培养法不易生长。最适生长温度为30～37℃。在血琼脂、牛心脑浸液琼脂平板上，经48小时培养后，菌落直径3～5mm，圆形，略凸起，白色或淡黄色、不透明、边缘不整齐、表面粗糙，在血平板上不溶血，在卵黄琼脂平板上不形成乳浊环；在其专用选择培养基上生长的菌落，在紫外线照射下可见特殊黄绿色荧光；经肉汤培养两天以上，菌体有熔融现象。

该菌发酵葡萄糖、果糖、甘露醇，产酸。水解七叶苷，液化明胶。不分解乳糖、麦芽糖与蔗糖，不分解蛋白质，不凝固牛奶，不产生吲哚和H_2S，硝酸盐还原阴性、不产生卵磷脂酶及脂肪酶。挥发性代谢产物有少量的乙酸、异丁酸、异戊酸、戊酸、丁酸和异己酸。

2.实验检查

除直接涂片和分离培养外，同时要测定毒素。

（1）直接涂片

革兰氏染色镜检，依据形态特点及优势菌，进一步进行检查。

（2）分离培养

粪便标本可接种艰难梭状芽孢杆菌选择培养基，根据典型菌落，转种于庖肉培养基中进行纯培养，用于做鉴定试验和毒素测定。

（3）鉴定

本菌为革兰氏阳性粗大杆菌，芽孢卵圆形，位于菌体次极端；在CCFA平板上形成芽孢，菌落黄色、粗糙型、脂酶和卵磷脂酶阴性；不凝固和不消化牛乳；发酵果糖、液化明胶、不发酵乳糖、不产生吲哚；挥发性代谢产物；细胞毒素试验阳性。

（4）毒性检测

用于毒性检测的腹泻粪便标本，3000r/min离心30分钟后，取上清液过滤除菌或庖肉培养基37℃4天的培养液，离心沉淀后取上清液过滤除菌，进行细胞毒性试验、家兔肠袢试验及动物致死试验。除上述方法外，尚可用免疫技术直接测定毒素，如应用对流免疫电泳、间接EUSA等。

第五节　葡萄球菌属

葡萄球菌属（Staphylococcus）广泛分布在自然界，存在于环境、空气、牛奶、食品及人体和动物体。在动物体内葡萄球菌主要存在于哺乳动物和鸟类的皮肤、皮肤腺体和黏膜上，也可在宿主的口腔、血液、乳腺、肠道、泌尿生殖道和上呼吸道发现。葡萄球菌可能与宿主有互利或共生的关系。葡萄球菌是医院感染的重要微生物，可通过皮肤伤口、针刺或医疗器械直接植入而进入宿主组织，导致感染发生。另外，葡萄球菌也是化脓性感染的最常见病原菌。

一、分类学特征

伯杰鉴定细菌学手册将葡萄球菌归属于微球菌科，葡萄球菌属。以往根据生化反应和产生色素不同，将其分为金黄色葡萄球菌（S.aureus）、表皮葡萄球菌（S.epidermidis）和腐生葡萄球菌（S.saprophyticus）三个种。Kloos 和 Schleifer 1975 年根据对糖类的分解、牛红细胞溶解、凝固酶、硝酸盐还原等试验将葡萄球菌分为 10 个种，增加了模仿葡萄球菌、孔氏葡萄球菌、木糖葡萄球菌、溶血葡萄球菌、华纳氏葡萄球菌、人葡萄球菌和头状葡萄球菌。伯杰系统手册（1986）已增至 20 种，到 1989 年又增加了一些新的种别。伯杰鉴定细菌学手册报告葡萄球菌属包括致病与非致病的葡萄球菌 3 两个种、15 个亚种。数十年来，研究者根据形态、色素、产生的酶和毒素、生化反应和 DNAg+C 含量、核酸杂交等对葡萄球菌的分类和鉴定做了不懈努力，迄今已有 35 个种、17 个亚种。

在葡萄球菌中，除中间葡萄球菌可产生血浆凝固酶、猪葡萄球菌产血浆凝固酶不定外，只有金黄色葡萄球菌能产生血浆凝固酶，称为血浆凝固酶阳性的葡萄球菌，其余统称为凝固酶阴性葡萄球菌（coagulase negative staphylococcus，CONS）。60% ~ 70% 的金黄色葡萄球菌可被相应噬菌体裂解，表皮葡萄球菌不敏感。用噬菌体可将金黄色葡萄球菌分为 4 ~ 5 组 26 型。肠毒素型食物中毒由 III 和 IV 群金黄色葡萄球菌引起，II 群对抗生素产生耐药性的速度比 I 和 IV 群缓慢很多。造成医院感染严重流行的是工群中的 52、52A、80 和 81 型菌株。引起疱疹性和剥脱性皮炎的菌株通常是 II 群 71 型。另外还可利用质粒大小、抗原结构血清学和抗生素等方法对葡萄球菌进行分型。

二、生物学特性

（一）形态特性

典型的葡萄球菌呈球形或稍呈椭圆形，直径 0.5 ~ 1.5μm，平均 0.8μm。致病性葡萄球菌一般较非致病者小，可单个、成双、四联或呈短链状排列，亦可呈不规则葡萄串样排列。固体培养基上由于在多个平面不规则分裂形成葡萄串状，在液体培养基上菌体可在一个平面分裂，常排列成对或成短链。葡萄球菌无鞭毛，不能运动，不形成芽孢，除极幼龄的培养物可见荚膜外，一般不形成荚膜。易被常用的碱性染料着色，革兰氏染色阳性。衰老、死亡或被白细胞吞噬后的葡萄球菌，以及耐药的某些菌株可呈革兰氏染色阴性。

（二）培养特性

为须氧或兼性厌氧菌，除腐生葡萄球菌和金黄色葡萄球菌厌氧亚种为专性厌氧外，其余菌种在有氧条件下较厌氧条件下生长迅速。葡萄球菌对营养要求不高，在普通培养基上生长良好，在含有血液和葡萄糖的培养基中生长更佳。20% ~ 30% 的 CO_2 环境中有利于毒素产生。10 ~ 45℃均能生长，但 28 ~ 38℃生长较好，最适温度为 35 ~ 37℃。pH 值为 4.5 ~ 9.8，最适为 7.4 ~ 7.6。葡萄球菌耐盐性强，在 10% ~ 15% 的氯化钠培养基中能够生长。在肉汤培养基中 24 小时后呈均匀混浊生长。在琼脂平板上经 35℃ 24 ~ 48 小时培养形成圆形、凸起、边缘整齐、表面光滑、湿润、有光泽、不透明的菌落，直径约为 1 ~ 5mm。不同种的菌株产生不同的色素，如金黄色、白色、柠檬色。在 20℃或在含有糖类、牛乳及血清培养基中色素形成较好，在液体培养基中则不产生色素。葡萄球菌在血琼脂平板上形成的菌落较大，有的菌株菌落周围形成明显的透明溶血环（β 溶血），也有不发生溶血者。凡溶血性菌株大多具有致病性。在倾注培养时，深层及表层的菌落均有溶血者多为金黄色葡萄球菌。

（三）生化反应

多数葡萄球菌能分解葡萄糖、麦芽糖和蔗糖，一部分能分解乳糖及甘露醇，产酸不产气。曾用分解甘露醇和明胶液化试验来判断葡萄球菌致病力，但已发现有些非致病菌也能分解甘露醇和液化明胶，故不能以上述两种方法作为判断致病力的唯一标准。有致病力的葡萄球菌凝固酶多阳性，但一些凝固酶阴性的葡萄球菌也引起人类感染。葡萄球菌不产生吲哚，甲基红试验一般阳性，VP 反应多为阳性。可以将亚甲蓝、石蕊还原为无色，分解尿素产氨，H_2S 产生不定，触酶试验多为阳性，仅解糖葡萄球菌及金葡菌厌氧亚种触酶阴性。

（四）抗原结构

葡萄球菌抗原构造复杂，已发现的有 30 种以上，目前仅对少数几种葡萄球菌抗原的化学组成及生物学活性有所了解。

1. 葡萄球菌 A 蛋白 (staphylococcal protein A，SPA)

存在于细菌细胞壁的一种表面蛋白，与细胞壁的黏肽相结合。它可与人及多种哺乳动物血清中的 IgG 的 Fc 段结合，因而可用含 SPA 的葡萄球菌作为载体，结合特异性抗体，进行协同凝集试验。A 蛋白有抗吞噬作用，还有激活补体替代途径等活性。SPA 是一种单链多肽，与细胞壁肽聚糖呈共价结合，是完全抗原，有种属特异性。所有来自人类的菌株均有此抗原，动物源株则少见。此外，SPA 与 IgG 结合后所形成的复合物还具有多种生物学活性，如激活补体、抗吞噬、促细胞分裂、引起超敏反应、损伤血小板等。

2. 多糖抗原

具有群特异性，存在于细胞壁，借此可以分群。A 群多糖抗原磷壁酸的化学组成为 N-乙酰葡糖胺核糖醇残基。B 群多糖抗原磷壁酸的化学组成是 N-乙酰葡糖胺甘油残基。

3. 荚膜抗原

几乎所有金黄色葡萄球菌菌株的表面有荚膜多糖抗原的存在。表皮葡萄球菌仅个别菌株有此抗原。

三、微生物学检验

（一）标本采集

该菌属细菌是无芽孢细菌中抵抗力最强的细菌，易从感染部位获得标本。可根据病种及检查目的不同，采集不同标本。常见的标本有脓液、渗出液及咽拭子。如疑为菌血症，可采取血标本。脑膜炎可采集脑脊液，疑食物中毒应采集剩余食物、呕吐物及粪便标本。采集皮肤、黏膜标本时应避免病灶周围正常菌群污染。调查院内感染或环境污染，可从各种物品和仪器上采集。

（二）检验方法

1.直接涂片镜检

取标本涂片，革兰氏染色后镜检，根据细菌形态、排列和染色性可做出初步判断。

2.分离培养

根据不同的标本类型，选择合适的培养基接种（如血琼脂平板、甘露醇和高盐培养基等）进行分离培养。每一临床标本均应接种血琼脂板；血液、脑脊液等标本可先行肉汤增菌，随后在血平板上分离；对混有杂菌的标本，如粪便等可另外接种于高盐甘露醇培养基进行选择性培养，孵育过夜后挑选可疑菌落进行涂片、染色、镜检，选择性培养可延长到48～72小时以便形成可区别的菌落。

在琼脂平板上经35℃24小时孵育，大部分葡萄球菌的菌落约1～3mm大小，但是多数凝固酶阴性葡萄球菌经过夜培养其菌落仍不能相互区别，平板应继续室温放置2～3天。金黄色葡萄球菌厌氧亚种、解糖葡萄球菌、耳葡萄球菌、马胃葡萄球菌、小牛葡萄球菌、缓慢葡萄球菌等生长缓慢的细菌，通常需要24～36小时才可形成可见的菌落。

由于可产生脂溶性色素，金黄色葡萄球菌的典型菌落呈奶油黄色或柠檬色等，圆形、光滑、稍凸起、边缘整齐，在血平板上大多数金黄色葡萄球菌可产生透明溶血环。典型的凝固酶阴性葡萄球菌的菌落则为无色素、光滑、圆形、凸起、不透明。

3.微生物学鉴定

常见的葡萄球菌可通过其生理生化试验鉴定。另外，葡萄球菌可应用其分子表型特征如细胞脂肪酸的组成或应用其基因型特征如染色体限制性酶切片段等进行种的鉴定。

在血琼脂板上，葡萄球菌典型菌落呈圆形、稍凸起、边缘整齐、表面光滑、湿润、有光泽、产色素、溶血的菌落。菌落较大，直径为1～5mm的菌落。凝固酶阴性的葡萄球菌菌落无色、表面光滑、凸起、不透明。表皮葡萄球菌对高盐有一定耐受力，可在高盐培养基上生长（微球菌的某些菌株也能生长）。自选择培养基上挑取可疑菌落做鉴定，平板应继续室温放置2～3天，通过观察菌落性状有助于菌种鉴定。3天时金黄色葡萄球菌菌落较大，6～8mm，光滑、凸起，产金黄色或橙色色素。表皮葡萄球菌菌落相对较小，约

3 ~ 6mm，无色素。

经镜检明确为革兰氏染色阳性球菌后，选可疑菌落做触酶试验。取待测菌落置于洁净玻片上，加 3% 过氧化氢一滴，产生气泡为触酶试验阳性。在革兰氏阳性球菌中，葡萄球菌及微球菌触酶均呈阳性。触酶试验须注意：①从血琼脂板上挑取菌落时不能将培养基一同挑起，因为红细胞含有触酶，可产生假阳性结果。②试验步骤不能颠倒，即不可先加触酶试剂，再取菌落，因为接种环若为白金将产生假阳性结果，镍质接种环则不会产生气泡。③试验菌应用培养 18 ~ 24 小时的细菌，不能用陈旧培养物进行试验，否则可致假阴性结果。④触酶试剂应避光保存于 4℃冰箱。

血浆凝固酶试验是鉴定与急性感染有关的致病性葡萄球菌的主要试验之一。葡萄球菌中金黄色葡萄球菌、中间葡萄球菌和猪葡萄球菌凝固酶均阳性。另外，路邓葡萄球菌和施氏葡球菌凝固酶亦呈阳性。凝固酶试验有玻片法和试管法两种。试管法检测游离凝固酶，玻片法检测结合凝固酶。试管法具有确定意义，玻片法则广泛用于快速筛选。有10% ~ 15%的金黄色葡萄球菌凝固酶试验呈阴性结果。实验使用的血浆为EDTA抗凝血浆，常用 EDTA 抗凝兔血浆。如用人类血浆必须确定无感染性病原体存在，并具有凝固能力。凝固酶试管法试验：取 0.1mL 心脑浸液肉汤过夜培养物置于试管中（最好用玻璃试管），加 0.5mL 血浆，混匀后置37%；水浴 4 小时，倾斜试管呈 90° 观察凝块形成。有些菌种如个别金黄色葡萄球菌株、中间葡萄球菌、猪葡萄球菌等须孵育超过 4 小时，后两者甚至可能需要 12 ~ 24 小时才能形成凝块。当孵育时间超过 4 小时，必须注意以下几点：①某些菌株产生葡激酶，可以使凝块溶解产生假阴性。②使用的不是无菌血浆可产生假阳性或假阴性。③所取菌落不纯，由污染的微生物导致错误结果。凝固酶玻片法试验是一种快速、经济的方法。试验时挑取少量培养物加一滴蒸馏水，制成均匀的高浓度细菌悬液，然后加入一滴血浆，于 10 秒内观察结果。由于可能出现自凝和假阳性结果，该试验不能自高盐琼脂平板挑取可疑菌落进行试验。当疑为金黄色葡萄球菌，玻片法试验阴性时，应行试管法进行确证。

耐热核酸酶试验：热稳定性是金黄色葡萄球菌核酸酶所特有的，而且也是金黄色葡萄球菌菌株的特性。其试验方法是将 24 小时肉汤培养物沸水浴处理 15 分钟，用接种针穿刺接种于甲苯胺蓝 UNA 琼脂平板，35T 培养 1 小时，在刺种线周围蓝色琼脂变为淡粉色者为阳性。大多数金黄色葡萄球菌、施氏葡萄球菌、中间葡萄球菌和猪葡萄球菌试验阳性，表皮葡萄球菌、模仿葡萄球菌、肉葡萄球菌等呈弱阳性。

碱性磷酸酶试验：将待测菌种点种在硝基酚磷酸盐 MH 琼脂上（pH 值 5.6 ~ 6.8），孵育18 ~ 24 小时。细菌产生的碱性磷酸酶使无色的硝基酚磷酸盐水解，生成黄色硝基酚，点种的细菌菌苔周围呈现黄色为阳性。金黄色葡萄球菌、施氏葡萄球菌、中间葡萄球菌、猪葡萄球菌和大多数表皮葡萄球菌碱性磷酸酶试验阳性。

吡咯烷酮芳基酰胺酶（PYR）试验：酶活性可通过水解吡咯烷酮 - β - 萘胺进行检测，其水解产物与相应的显色剂作用产生红色反应。溶血葡萄球菌、路邓葡萄球菌、施氏葡萄球菌和中间葡萄球菌常呈阳性反应。

其他鉴定试验：鸟氨酸脱羧酶试验、脲酶试验、β 半乳糖苷酶试验、VP 试验、新生霉素敏感试验、多黏菌素 B 耐药试验等常用于葡萄球菌种间鉴别。目前商品化鉴定系统多应用糖发酵、传统鉴定试验及酶的产色底物试验，常见的有 API staph 鉴定板条、VITEK GPI 鉴定板卡、Uiten 革兰氏阳性鉴定卡、Microscan 系统、Miniten 系统等。

肠毒素测定：对于食物中毒患者的呕吐物、粪便或剩余食物在做细菌分离鉴定的同时，接种于肉汤培养基中，孵育后加热煮沸 30 分钟以破坏其他毒素，取滤液注射于 6 ~ 8 周龄的幼猫腹腔。猫一般在注射后 4 小时内出现呕吐、腹泻、体温升高或死亡提示有肠毒素存在的可能。动物常在 1 ~ 2 天内中毒死亡。近年来，采用免疫学方法检测葡萄球菌肠毒素方法繁多，如反向间接血凝、ELISA、放射免疫等方法较快速敏感。

四、耐药性

耐甲氧西林葡萄球菌（methicillin resistant staphylococcus，MRS）的耐药机制是由于其染色体上携带 mecA 基因，该基因编码一种称之为 PBP2a 的青霉素结合蛋白（penicillin binding protein PBP）。青霉素结合蛋白是一种参与细菌细胞壁合成的酶，也是 β 内酰胺类药物的作用靶位。PBP2a 与 β 内酰胺类抗生素的亲和力极低，在高浓度抗生素存在时，PBP2a 仍可正常工作，参与细胞壁肽聚糖的合成，从而使细菌表现出对甲氧西林以及其他 β 内酰胺类药物的耐药性。

MRS 具有异质性，即在耐药群体中虽然都携带有耐药基因信息，但仅有少部分（10^{-8} ~ 10^{-4}）细菌细胞在体外检测时表达耐药表型。对于异质性耐药株的检测在很大程度上依赖于合适的体外培养条件以促进其耐药表型的表达，这些条件包括中性 pH 值、较低的温度（30 ~ 35℃）、高盐（2% ~ 4%NaCl）以及较长的孵育培养时间。

MRS 呈多重耐药，除对包括所有头孢菌素、碳青霉烯类、青霉素 + 青霉素酶抑制剂等抗生素均耐药外，还可对包括大环内酯类、氨基糖苷类、喹诺酮类等抗生素耐药。有重要临床意义的多重耐药葡萄球菌包括甲氧西林耐药金黄色葡萄球菌（MRSA）、甲氧西林耐药表皮葡萄球菌（MRSE）和甲氧西林耐药溶血葡萄球菌（MRSH）等。

MRS 是医院内感染的重要病原菌，感染多发生于免疫缺陷患者、老弱患者及手术、烧伤后的患者等，极易导致感染暴发流行。由于其呈多重耐药，治疗困难，死亡率高，即使使用目前认为最有效的万古霉素治疗严重感染，死亡率仍可达 10% ~ 30%，有时高达 50%。

RS 感染诊断的因素很多，纸片药敏试验检出 MRS 往往比平皿二倍稀释法假阳性高。PCR技术检测tnecA基因法可确诊是否为MRS感染，PCR法与平皿二倍稀释法符合率较高。有条件的临床检验实验室应建立 PCR 快速诊断 MRS 技术。如无 PCR 法最好用平皿二倍稀释法复核。凡能确诊为 MRS 感染的患者应及时使用万古霉素，或用其他糖肽类抗生素如去甲万古霉素，或替考拉宁等进行治疗。

五、凝固酶阴性葡萄球菌

凝固酶阴性葡萄球菌（CONS）是人类正常菌群的主要成员，过去认为不致病，现认为已经成为医源性感染的常见病原菌。CONS 特别是表皮葡萄球菌是院内感染的重要病原菌之一。其感染主要与修复或置入装置使用增加及免疫功能低下患者增加有关。表皮葡萄球菌引起人工瓣膜性心内膜炎、静脉导管感染、腹膜透析性腹膜炎、人工关节感染等。腐生葡萄球菌是人类尿路感染，特别是女性尿路感染的重要病原菌，还可引起创伤感染、败血症。溶血性葡萄球菌主要与心内膜炎、败血症、腹膜炎以及伤口、骨和关节感染有关。感染的发生与细菌产生荚膜多糖和糖萼有关。某些凝固酶阳性的葡萄球菌在人体内由于免疫功能低下或使用抗生素，可以转变成 CONS 或凝固酶弱阳性的葡萄球菌，但体外放置数天后可恢复。CONS 诊断可依据凝固酶阴性、不能分解甘露醇及不产色素来判断。

第六节　链球菌属

链球菌属（Streptococcus）细菌是触酶阴性，球形或卵圆形、直径 $< 2 \mu m$，成对或呈长短不一的链状排列的革兰氏染色阳性细菌。本属细菌无芽孢、无动力，有些可形成荚膜。尽管链球菌可在有氧条件下生长，但不能合成血红素复合物，因此不能进行呼吸代谢。部分肺炎链球菌及某些草绿色链球菌种生长需要提高 CO_2 水平（5%）；其营养要求较高，普通培养基生长不良，在添加血或血清的复合培养基上可促进链球菌生长。链球菌可发酵葡萄糖和其他糖类，乳酸是其主要的代谢终产物。链球菌分解葡萄糖不产气，可产生亮氨酸氨基肽酶，但很少产生吡咯烷酮芳基酰胺酶（PYR），只有 A 群链球菌和一些肺炎链球菌可产生 PYR。此属细菌种类多、分布广，大多数存在于水、空气、尘埃、人及动物粪便中，健康人的鼻咽部、肠道等均可检出本属细菌。有些菌为人体正常菌群，有些则可引起人类重要的疾病。

一、分类学特征

链球菌属有多种分类方法，尚未统一，本节主要介绍以下几种：

（一）根据溶血能力分类

根据链球菌在血琼脂平板上的溶血作用，将其分成三大类。

1. α - 溶血性链球菌

此类链球菌通常称为草绿色链球菌，在羊血琼脂平板上，其菌落周围有 1 ~ 2mm 宽的草绿色溶血环，镜下可见溶血环内有尚未溶解的红细胞。这类链球菌多为条件致病菌。

2. β - 溶血性链球菌

这类链球菌在血平板上产生溶血素，可使菌落周围形成一个有 2 ~ 4mm 宽、界限分明、完全透明的无色溶血环。这类细菌致病力强，常引起人和动物的多种疾病。

3. γ - 溶血性链球菌

这类链球菌不产生溶血素、不溶解红细胞，在血琼脂平板上菌落周围无溶血环。此类链球菌常无致病性，可存在于乳类及粪便中。

（二）根据抗原结构分类

依据 Lancefield 群特异抗原的不同，将 β - 溶血性链球菌分成 A、B、C、D、E、F、G、H、K、L、M、N、0、P、Q、R、S、T 18 个群，近年又增加 U 和 V 群，共计 20 个群。对人类致病的绝大多数属于 A 群（化脓性链球菌）和 B 群，偶见 C、D、G 群链球菌感染。同一个群内的链球菌之间因表面蛋白质抗原（型特异性抗原）的不同，可将其分成若干型。如 A 群链球菌可根据 M 抗原不同分成 100 多个型，B 群链球菌分为 4 个型，C 群分为 13 个型。

（三）综合性分类

根据链球菌的溶血性、抵抗力、生化反应及致病性和存在部位等将链球菌分为 3 个群。

1. 化脓性溶血性链球菌群

本群有 10 个种和 1 个亚种。从人体病灶中分离出的菌种并不多，大多来自动物。

2. 口腔链球菌群

本群包括对人有致病作用的菌种和口腔常驻菌；也包括从动物中分离的菌种。有的不是均一的菌种，如咽峡炎链球菌。该群细菌某些菌的溶血性不定。

3. 厌氧链球菌群

专性厌氧菌，现已明确与链球菌属无关。

（四）目前分类的变化

随着分子分类学研究的进展，链球菌属的分类发生了比较大的变化。原来归属 D 群的链球菌和 N 群的链球菌现在已分别独立为肠球菌属和乳球菌属。虽然溶血现象和 Lancefield 抗原血清学分型在临床实验室仍非常有用，但由于新知识的出现传统分类方法已有所变化。现已知 β- 溶血链球菌无关种间可产生相同的 Lancefield 抗原，而遗传学上相关的同种菌的不同菌株可以产生不同的 Lancefield 抗原。

目前，溶血和 Lancefield 血清学方法仍然是临床实验室对链球菌进行鉴定的第一步，通过这两个特性将链球菌分为几大类。自人分离的具有 Lancefield A、C、和 G 群抗原的 β - 溶血分离株进一步分为两个组：菌落直径 > 0.5mm 的大菌落组和菌落直径 < 0.5mm 的小菌落组。形成大菌落的 A 群化脓链球菌以及 C 群和 G 群菌株是具有不同毒力的"化脓性"链球菌。形成 β - 溶血的大菌落组的 C 和 G 群链球菌通常归为同一亚种，即停乳链球菌

似马亚种。有报告介绍三株停乳链球菌似马亚种血培养分离株具有 Lancefield A 群抗原，进一步说明单独用血清学试验鉴定 β-溶血链球菌是不充分的。其他具有 C、G 和 L 群抗原的链球菌一般分离自动物，很少从人体内分离到。它们属于停乳链球菌停乳亚种、马链球菌马亚种、狗链球菌和马链球菌兽瘟亚种等。

形成小菌落的 A、C 或 G 群 β-溶血的菌株遗传学上与"化脓性"菌株不同，属于咽峡炎或米氏链球菌群，包括咽峡炎链球菌、星形链球菌和中间链球菌。尽管这些细菌可呈 β-溶血性，咽峡炎种群的菌被认为是草绿色链球菌，它们中的大多数呈 α-溶血或不溶血。小菌落菌株有可能引起如脓肿等感染，但它们的致病能力似乎较化脓性链球菌弱特别得多，故它们也被看成是正常菌群。无乳链球菌形成大菌落，其鉴定仍然依赖 B 群 Lancefield 抗原或其他表型特征。

非 β-溶血链球菌中，α-溶血链球菌可分成肺炎链球菌和含有很多种菌群的草绿色链球菌。具有 Lancefield D 群抗原的链球菌包括不溶血的牛链球菌。以前认为的厌氧链球菌已明确与链球菌属无关。

二、生物学特性

（一）形态与染色

链球菌呈圆形或卵圆形，直径为 0.5 ~ 1.0 μg，成双或短链排列，链的长短不一，主要与菌株的种别和生长环境相关。在液体培养基中生长的细菌，其链较长；在固体培养基上生长的细菌，其链较短。肺炎链球菌呈矛头状，宽端相对而尖端向外。

在血清肉汤中生长的幼龄链球菌可见有荚膜，随菌龄增长荚膜逐渐消失。本菌属细菌无鞭毛、无芽孢，革兰氏染色阳性。

（二）培养特性

须氧或兼性厌氧，但在有氧环境中生长较厌氧环境好。该属细菌对营养要求较高，在普通培养基中加入血液、血清或腹水等可促进细菌生长。最适生长温度为 35 ~ 37℃，最适 pH 值为 7.4 ~ 7.6。

在血清肉汤中，溶血性菌株在管底呈絮状或颗粒状沉淀生长，菌链较长；不溶血菌株在液体培养基中呈均匀浑浊生长，菌链较短。

在血琼脂平板上，经 35 ~ 37℃培养 18 ~ 24 小时，可形成灰白色、半透明或不透明、表面光滑、有乳光、圆形凸起、直径为 0.5 ~ 0.75mm 的小菌落。环绕菌落形成 α、β、γ 三种特征性溶血现象。

A、C、G 群 β-溶血性、化脓性链球菌形成的菌落相对较大（培养 24 小时后直径大于 0.5mm），而 β 溶血性咽峡炎链球菌则形成针尖样小菌落，形成小菌落的 β-溶血性链球菌和其他咽峡炎群菌株的培养物可产生奶油样特殊气味，主要是细菌产生的双乙酰基所致。B 群链球菌比其他 β-溶血性链球菌的菌落大，但 β-溶血环较小，有些 B 群菌株是不溶血的。β-溶血反应可由于链球菌溶血素 O 受到氧或生长在空气或较高 CO_2 环境中的链球菌产生的过氧化氢抑制而不清晰，所以厌氧培养或穿刺接种适于 β-溶血反应的观察判断。α-溶血呈草绿色，中心凹陷的 p-溶血性菌落是肺炎链球菌的明显特征，而草绿色链球菌其他种的菌落则为圆形、凸起状。肺炎链球菌可产生荚膜多糖，常形成黏液样菌落。牛型链球菌则不溶血，菌落呈灰色。

（三）抗原结构

对于 β-溶血性链球菌，其菌体抗原可分为三种。① Lance-field 群特异性抗原，称 C 抗原，是细胞壁的多糖成分，根据其抗原特异性的不同，用血清学方法将 β-溶血性链球菌分为 18 个群。检测群特异性抗原可用于某些特定细菌的直接鉴定，A 群特异性抗原检测可用于咽拭子标本中的化脓链球菌的鉴定，但应注意偶可见到非化脓链球菌呈阳性反应。抗原检测也可用于泌尿生殖道标本中 B 群链球菌的鉴定。②型特异性抗原，又称表面抗原，是链球菌细胞壁的蛋白质抗原。位于 C 抗原的外层，其中根据理化性质等的不同，又分为 M、T、R、S 四种抗原。与致病性有关的是 M 抗原，该抗原是蛋白质，较耐热，在 pH 值 7.0 煮沸 30 分钟不被破坏，溶于酒精，能被蛋白酶迅速消化。M 抗原主要见于 A 群链球菌，根据 M 抗原不同，可将 A 群链球菌分为 60 多个血清型。③非特异性抗原，称 P 抗原，是将菌体置于弱碱性溶液内的浸出物，此抗原无属、种、群、型的特异性，各种链球菌均一致，并与肺炎链球菌、葡萄球菌含有的 P 抗原有交叉反应。

肺炎链球菌荚膜多糖抗原，亦称型特异性抗原，存在于肺炎链球菌的荚膜中，由大量多糖多聚体组成。不同菌株所含的荚膜多糖不同，可用凝集、沉淀和荚膜肿胀试验进行肺炎链球菌的分型。目前，至少可将肺炎链球菌分为 85 个血清型。

（四）生化反应

链球菌触酶反应均为阴性。该属细菌均能分解葡萄糖，产酸不产气。对乳糖、甘露醇、山梨醇、水杨素、蕈糖的分解能力，可因菌株不同而异。通常链球菌不分解菊糖，不被胆汁溶解，但肺炎链球菌此两项反应阳性，有助于鉴别。

三、微生物学检验

（一）标本采集

主要采集痰液、脓汁和血液等标本，采集后应在两小时内运送到实验室，并应立即进行检查和接种。检查妊娠妇女携带 B 群溶血链球菌时，用无菌棉签采集孕 35～37 周女性的阴道分泌物。

（二）标本直接检查

1. 直接显微镜检查

标本直接涂片，经革兰氏染色后显微镜检查，可见链状排列革兰氏阳性球菌。直接镜检有助于无正常菌群污染标本的初步判断。荚膜肿胀试验用于标本中肺炎链球菌的鉴定。

2.直接检测抗原

咽拭标本中的 A 群链球菌和女性生殖道标本中的 B 群链球菌可用抗原检测法鉴定。先将标本置于含亚硝酸或提取酶（pronase）的溶液中，孵育片刻，即可用凝集试验或用 ELISA 方法等检测。该方法特异性和敏感度均好，当标本所含的菌数太少时可出现假阴性。

（三）分离培养

采用羊血琼脂平板培养可促进细菌生长并有助于识别链球菌的溶血特性和进一步鉴定。初代分离在 5%CO$_2$ 环境下，经 35 ~ 37℃孵育 24 小时后观察菌落性状并明确进一步鉴定的方向。

分离阴道分泌物中的 B 群链球菌时，将拭子标本或直接接种相应的选择性琼脂平板，或将标本置于含多黏菌素（10μg/mL）和萘啶酸（15μg/mL）的选择性肉汤中孵育 18 ~ 24 小时，再做分离培养。从污染的标本分离链球菌可采用含叠氮钠胆汁七叶苷琼脂平板或血平板，叠氮化物可抑制标本中革兰氏阴性菌的生长而具有选择性。

（四）检验方法

1.β 溶血性链球菌的鉴定

（1）血清学试验

在 β-溶血反应的基础上，根据菌落大小可将 Lancefield 血清学试验 A、C、G 群的链球菌分为两组。形成大菌落的 A、C、G 群菌株是引起化脓性感染的链球菌，而形成小菌落的 A、C、G 群菌株属于咽峡炎群，包括咽峡炎链球菌、星座链球菌及中间链球菌等。

具有 B 群特异性抗原的 β-溶血性链球菌与无乳链球菌密切相关，而形成小菌落的、具有 F 群特异性抗原的 β-溶血性链球菌则可能是咽峡炎群链球菌株。应注意 A、C、G 群特异性抗原对于特定的某一链球菌种来说并非特异，具有相应抗原的链球菌可以通过生化试验进行鉴别。不能被 Lancefield A、B、C、F 或 G 群抗血清区别的 β-溶血性分离株，细菌的生理特性可能有助于鉴定。

（2）生理生化试验

①PYR 试验

PYR 即吡咯烷酮芳基肽酶，是化脓链球菌产生的一种酶类，但与动物有关的、较罕见的豕链球菌和海豚链球菌（S.iniae）亦可产生，其他 β-溶血性链球菌均不能产生 PYR。β-溶血性肠球菌 PYR 可呈阳性，易与化脓链球菌混淆。可根据菌落大小、形态和其他特征进行鉴别。应使用单菌落或纯培养进行 PYR 试验。

②杆菌肽敏感试验

尽管抗原检测方法或 PYR 试验能快速鉴定化脓链球菌，但杆菌肽敏感试验有助于将化脓链球菌与其他形成小菌落的 A 群菌株或其他 PYR 阳性的 β-溶血性链球菌区分开来。

杆菌肽敏感试验的方法是在含羊血琼脂平板上，挑取 3 ~ 4 个待测单菌落密集涂布，然后再贴上 0.04U/ 片的杆菌肽纸片，经 35℃过夜培养后，纸片周围抑菌环直径 > 10mm 表示测试菌株对杆菌肽敏感。

③ VP 试验

VP 试验检测葡萄糖代谢终产物 3- 羟基丁酮的产生，该试验可以用作 β - 溶血性链球菌的鉴别试验。具有 A、C 或 G 群抗原的、形成小菌落的 β - 溶血性咽峡炎链球菌群 VP 试验阳性，而具有相同抗原形成大菌落的化脓性链球菌菌株 VP 试验呈阴性。

在 MR-VP 肉汤中接种待检菌后，经 37℃培养 2 ~ 4 天，加入 0.6m15% 的 α - 萘酚无水乙醇溶液和 0.2mL 40% 的 KOH，轻轻振摇小瓶，使培养基与氧充分接触而使乙酰甲基甲醇氧化，阳性一般在 5 分钟内出现粉红色颜色反应，15 分钟内无粉红色颜色反应则可判为阴性。

④ BGUR 试验

BGUR 试验检测 β -D- 葡萄糖苷酸酶活性。自人体分离的形成大菌落的 C 和 G 群 β - 溶血性链球菌可产生该酶，而形成小菌落的 C 和 G 群 β - 溶血性链球菌则不能产生该酶。

⑤糖发酵试验

糖发酵试验用于鉴别形成大菌落的 C 群和 G 群链球菌。形成大菌落的 C 群和 G 群 β 溶血性链球菌的鉴别特征，包括海藻糖和山梨醇发酵试验。这两个糖发酵试验被用于鉴别临床分离的细菌株。如果在 Lancefield 血清学试验的基础上须进一步鉴定，可以使用含有 1.0% 糖和溴甲酚紫指示剂的心脑浸液肉汤进行糖发酵试验。

⑥ CAMP 试验

CAMP 是大多数 B 群链球菌产生的可扩散的胞外蛋白。该蛋白可与葡萄球菌 β 溶细胞毒素协同作用，引起红细胞溶解。在羊血琼脂平板表面将待测的链球菌划一横线，然后将产生 P 溶细胞毒素的金黄色葡萄球菌做垂直线画接种，彼此间隔 3 ~ 4mm。35℃中过夜培养后，在两种细菌接种线的交界处出现箭头形完全溶血区即为 CAMP 试验阳性。

⑦马尿酸水解试验

马尿酸水解亦用于 B 群链球菌的鉴定。快速试验方法是在 1% 的马尿酸盐水溶液中接种待测细菌，经 35℃孵育 2 小时，加入茚三酮试剂并孵育 10 分钟，出现深紫色反应为阳性，表示有马尿酸盐水解终产物甘氨酸的存在。此试验也可用酸性氯化铁法检测马尿酸水解的另一个终产物苯甲酸实现。

（3）核酸探针试验

可利用相应的核酸探针进行 A 群化脓链球菌和 B 群链球菌的鉴定。

2. 非 β - 溶血性链球菌株的鉴定

（1）血清学试验

血清学试验可用于非 β - 溶血性 B 群链球菌和肺炎链球菌的鉴定。检测 Lancefield D 抗原有助于牛链球菌的鉴定，但该抗原在有些菌株中不易检测到；并且 D 群抗原是相对不具特异性的，许多链球菌和肠球菌属及明串珠球菌属的菌株也产生该抗原。生理生化试验对鉴定非 β - 溶血性细菌更为可靠。

（2）生理生化试验

总结了非 β - 溶血性链球菌的生理生化特性。非 β - 溶血性 B 群链球菌可通过 CAMP 试验或血清学试验与其他 α - 溶血和 γ - 溶血性链球菌加以区别。Optochin 敏感试验和胆汁溶解试验用以鉴别肺炎链球菌和草绿色链球菌群细菌。

不溶血性链球菌可能属于牛链球菌或绿色链球菌群细菌。牛链球菌在 40% 胆汁存在时可水解七叶苷，而大多数草绿色链球菌群细菌胆汁七叶苷水解试验明性。怀疑非 β - 溶血性 B 群链球菌时，进行 CAMP 试验有助于鉴定。

① Optochin 敏感试验

Optochin 可抑制肺炎链球菌的生长。将 Optochin 纸片（含双乙奎丁 $5\mu g$ ／片）贴在涂有待测细菌的血琼脂平板上，在 $5\%CO_2$ 孵箱中 35℃过夜培养，观察纸片周围有无抑菌环出现。使用 6mm 纸片时，抑菌环直径 > 14mm 表明对待测细菌有抑制作用，可鉴定为肺炎链球菌。当抑菌环直径 < 14mm 时，应行胆汁溶解试验进行确认。

②胆汁溶解试验

胆汁溶解试验用于肺炎链球菌的初步鉴定。该试验测定在特定时间和温度条件下细菌抵抗胆盐溶解的能力。将待测细菌制成 0.5 ~ 1.0 麦氏浊度的悬液，在两个测试管中分别加入 0.5mL 菌悬液。其中一管加等量 2% 去氧胆酸盐，另一对照管中加 0.5mL 生理盐水，35℃孵育两小时。对照管有细菌生长而试验管呈清亮、透明即胆汁溶解试验阳性。

可用培养皿上的菌落直接进行胆汁溶解试验。加一滴 10% 去氧胆酸盐于待测的单菌落上，室温或 35℃培养箱中放置约 15 分钟，直至溶剂干后进行观察。肺炎链球菌的菌落将会消失或呈扁平状。试验时培养皿应水平放置，以免试剂流淌蔓延或冲掉待测菌落。

③胆汁七叶苷试验

胆汁七叶苷试验是在 10% ~ 40% 胆汁存在条件下，测定细菌水解葡萄糖七叶苷为葡萄糖和七叶亭的能力。在胆汁七叶苷平板或斜面培养基上接种 1 ~ 3 个待测菌菌落，35T 培养 48 小时。当有七叶亭产生时，七叶亭与培养基中的铁盐反应形成一种深棕色或黑色络合物，培养基明显变黑或斜面培养基至少有一半变黑即为胆汁七叶苷试验阳性。胆汁七叶苷琼脂是一个选择、鉴别培养基，用于 D 群链球菌(牛链球菌)和肠球菌的分离和鉴定。

（3）核苷酸探针检测

可应用核酸探针鉴定肺炎球菌。

3. 草绿色链球菌群和牛链球菌的鉴定

草绿色链球菌的鉴定较为困难。随着化学分类和基因分类方法的应用，草绿色链球菌群细菌数量明显增加，牛链球菌也包括在草绿色链球菌群中。

通过比较 16SrRNA 基因序列，可将链球菌属分为六群：①化脓链球菌群；②缓症链球菌群；③咽峡炎链球菌群；④变异链球菌群；⑤唾液链球菌群；⑥牛链球菌群。有两种 α 溶血性链球菌——少酸链球菌和猪链球菌（后者在马血琼脂板上具 β 溶血性）未能划入特定的群。

（1）菌群描述

①缓症链球菌群

包括缓症链球菌、血链球菌、副血链球菌、格氏链球菌、嵴链球菌、口腔链球菌以及肺炎链球菌等。该群有数个种具有明确的临床意义。

口腔链球菌和缓症链球菌具有特征性的细胞壁，其胞壁含磷壁酸核糖醇而缺少鼠李糖。另外，口腔链球菌细胞外多糖含量不等而缓症链球菌则无。自咽拭子、血液和尿液等临床标本中可分离到副溶血链球菌，而在口腔和上呼吸道标本中可分离得到嵴链球菌。这两种菌均呈 α 溶血、可水解精氨酸，但不水解七叶苷。

②咽峡炎链球菌群

包括咽峡炎链球菌、星座链球菌和中间链球菌密切相关的三个种。该群细菌包括过去曾命名为 MG- 链球菌的链球菌，具有 F 群抗原的溶血和非溶血性链球菌，具有 F、G 抗原的小菌落链球菌和米氏链球菌群细菌、中间 -MG- 链球菌、星座 - 咽峡炎链球菌、咽峡炎链球菌、星座链球菌和中间链球菌等。这些菌群是口腔和生殖道正常菌群的组成部分，与口腔和其他部位的感染有关，具有临床意义。该群细菌在血平板上可不溶血，或表现为 α- 或 β- 溶血，但大部分中间链球菌不溶血。5%CO_2 环境可促进该群细菌生长，有些菌株生长需要厌氧环境。咽峡炎链球菌群细菌不产生细胞外多糖，可带有 A、C、F 或 G 群特异性抗原或者不能分群。从女性生殖道常可分离出发酵甘露醇的咽峡炎链球菌，但其在感染中的作用并不明确。星座链球菌多为 β- 溶血性，主要携带 F 群抗原或者不能分群，亦有部分菌株具有 A、C 或 G 群特异性抗原。中间链球菌或者不能分群，或者具有 F 群抗原。

具有 C 群抗原的 β 溶血性星座链球菌可进一步分为两个亚种，即从不同部位临床标本分离获得的星座链球菌星座亚种和主要从人类咽喉部标本分离获得的星座链球菌咽炎亚种。

③变异链球菌群

包括变异链球菌、表兄链球菌、仓鼠链球菌、鼠链球菌、汗毛链球菌和猕猴链球菌六个种。这些细菌与人和动物的龋齿有关，其生理生化特性包括分解蔗糖产生可溶性和不溶性的细胞外多糖，并具有分解多种糖类物质产酸的能力。变异链球菌和表兄链球菌是从人的齿菌斑和龋齿组织分离到的最常见的细菌，汗毛链球菌和猕猴链球菌可从猴分离到。在酸性条件下，固体或肉汤培养的变异链球菌可呈短杆状，而在血琼脂平板上其菌落较硬且黏附于培养基之上，多为 α- 溶血，偶呈 β- 溶血性。大多数表兄链球菌不溶血，偶可见到 α- 溶血株。在含蔗糖的琼脂培养基上，其菌落粗糙、呈堆状，周围有含葡聚糖的液体围绕。鼠链球菌和仓鼠链球菌亦具有相同的菌落特征，另外在蔗糖琼脂平板上鼠链球菌亦可表现为具有弹性的菌落。

④唾液链球菌群

包括唾液链球菌、前庭链球菌和嗜热链球菌。唾液链球菌和前庭链球菌寄生在人的口腔，而嗜热链球菌可自乳品分离。唾液链球菌在口腔内的大部分区域存在，前庭链球菌最初分离自口腔前庭，这两种细菌不是重要致病菌，但唾液链球菌偶尔可引起嗜中性粒细胞减少症患者的败血症。唾液链球菌在血平板上通常不溶血或呈 P- 溶血，在蔗糖平板上产生可溶性胞外多糖而呈现大的黏液样菌落，或产生不溶性的胞外多糖而使琼脂凹陷并呈现大而硬的菌落。大部分唾液链球菌具有 LancefieldK 抗原，约半数唾液链球菌可产生脲酶。前庭链球菌为 α 溶血，脲酶阳性，不能利用蔗糖产生胞外多糖。

（2）生理生化试验

①荧光底物测酶活性

将 4- 羟甲香豆素偶联的底物溶解于最小体积的二甲基亚砜中，用 50mol/L TES 缓冲液 [Tris（hydroxymethyl）methy1-2-aminoethane sulfonic acid]（pH7.5）稀释至浓度 100μg/mL。自含 5% 去纤维马血的哥伦比亚琼脂平板上取菌落悬浮于 TES 缓冲液中，使其终浓度约为 108CFU/mL。取 50μl 制备的细菌悬液加入含 20μl 荧光底物的平底微孔板中。37℃孵育 3 小时，底物降解后在紫外灯下可见亮蓝色荧光。

②精氨酸水解

精氨酸水解试验是检查细菌利用脱羧酶脱去精氨酸羧基形成胺，并使培养基呈碱性的能力。精氨酸水解是鉴定草绿色链球菌的重要试验。文献介绍的多种检测方法之间存在一定差异。常用方法如在含精氨酸的 Moeller 脱羧酶肉汤中接种待测细菌，覆盖矿物油后在 35 ~ 37℃ ；培养不超过 7 天。精氨酸水解导致 pH 值升高呈现紫色为阳性。不同实验室的精氨酸水解试验可因方法不同而有不同的影响。

③尿素水解试验

尿素水解试验检测细菌产生脲酶分解尿素形成二分子的氨并产碱的能力。接种科氏（Christensen）尿素琼脂平板后置35℃培养不超过 7 天，阳性结果为出现粉红色反应。另外亦可将不含琼脂的科氏培养基加入微孔板中，接种并加一层矿物油覆盖后进行培养。

④透明质酸酶活性测定

使用含有 400μg/mL 来自人脐带的透明质酸（钠盐）及含有 1% 牛血清白蛋白的琼脂平板检测透明质酸酶活性。将细菌穿刺接种于琼脂培养基，37℃过夜培养，用 2mol/L 乙酸溶液浸没培养基。在针刺接种部位周边出现清晰的环绕带，表明细菌有透明质酸酶活性。

⑤成胞外多糖

将待测细菌画线接种于含蔗糖琼脂平板上以获得单菌落。置 37℃培养不超过 5 天。产胞外多糖的细菌多呈黏液样菌落，或由于产生不溶性胞外多糖而使菌落较硬。

（3）血清学试验

针对化脓性链球菌胞外产物（如链球菌素 O、透明质酸酶、脱氧核糖核酸酶 B、NAD、酶、链球菌激酶等）和其细胞成分（如 M 蛋白和 A 群抗原等），机体免疫系统可产生相应的抗体反应。利用血清学试验可证实缺乏前期感染资料，但存在与既往链球菌感染相关的非化脓性疾病如风湿热或肾小球肾炎等。

第七节 肠球菌属

肠球菌属（Enterococcus）广泛分布于自然界，在水、土壤、食品、植物和哺乳动物、鸟、昆虫等动物体内都存在。在人和动物体内，它们主要栖居在胃肠道，也可在其他部位，如泌尿生殖道和口腔。在人类粪便中其数量仅次于大肠杆菌，每克成人的粪便中约含108个细菌。肠球菌的流行种类似乎随宿主不同而不同，也受年龄、饮食、生理条件变化及基础疾病和以前的抗微生物治疗等因素影响。粪肠球菌（E.faeCaliS）是最常见的分离自人胃肠道的细菌。屎肠球菌（E.faecium）、铅黄肠球菌（E.casseliflavus）和鹑鸡肠球菌（E.gallinarum）也可在人胃肠道的不同部位被发现。肠球菌是重要的医院感染病原菌，可以引起心内膜炎、胆囊炎、脑膜炎、尿路感染及伤口感染等多种疾病。

一、分类学特征

现在归于肠球菌属（Enterococcus）的细菌过去主要与来源于粪便或肠道的链球菌有关。长期以来，肠球菌被认为是链球菌属的一个主要组成部分，与其他链球菌的区别是肠球菌对理化因素具有较高的抵抗力和大多具有 Lancefield D 群血清学抗原。分子生物学的研究显示粪肠球菌和屎肠球菌完全不同于链球菌属的其他细菌，需要划分成一个单独的属。1984 年 Schkifer 等建议将肠球菌从链球菌属分出，增设肠球菌属，包括 5 组 21 个种。

基于 16S rRNA 基因序列的比较，对触酶阴性的革兰氏阳性球菌进行的种系发育分析已表明，肠球菌属与漫游球菌属（Vagococcus）、四联球菌属（Tetragenococcus）和肉杆菌属（Camobacterium）的关系比与链球菌属和乳球菌属（Lactococcus）密切得多。

判断是否归于肠球菌属的通用标准是一个组合，它包括 DNα-DNA 杂交性值、16S rRNA 基因序列、全细胞蛋白质分析和常规表型试验。虽然 DNα-DNA 杂交被认为是定义种的"金标准"，而 16S rRNA 基因序列分析和全细胞蛋白分析与金标准的相关性良好。气—液相色谱对肠球菌细胞长链脂肪酸组成的分析也具有分类学价值，并已经用于种的鉴定。这些技术的应用表明，某些提议为肠球菌的菌并不属于新的肠球菌种。如铅黄肠球菌（Ecas-seliflavus）和黄色肠球菌（E.flavescens）已被证明在种的水平上相关，铅黄肠球菌被用作种名。

二、生物学特性

（一）形态与染色

肠球菌属的细菌为革兰氏染色阳性球菌，圆形或椭圆形，多数菌种成双或呈短链状排列。一般无芽孢、无荚膜，少数菌种有稀疏鞭毛，陈旧培养物或在厌氧状态下有时呈革兰氏阴性。

（二）培养特性

本菌对营养要求较高，任何基础培养基加 5% 动物血可支持肠球菌生长。在普通琼脂及麦康凯琼脂上肠球菌形成小菌落，在血琼脂上形成较链球菌稍大的菌落，为 1 ~ 2mm，灰白色、光滑、较湿润、易乳化。依据种的不同，α、β 或 γ 溶血均可出现，部分粪肠球菌在兔血、马血和人血平板上呈 β- 溶血，而在绵羊血平板则无 P- 溶血表现。坚韧肠球菌具 β- 溶血性，而其他肠球菌则具有 α- 溶血或 γ- 溶血性。在液体培养基中肠球菌呈均匀浑浊生长，也较易形成长链。须氧或兼性厌氧，最适生长温度 35 ~ 37℃，最适pH 值为 4.7 ~ 7.6。

（三）抗原结构

肠球菌属 Lancefield 血清系统 D 群，其特异性抗原决定簇是位于细胞壁中的甘油磷壁酸，本质上是多糖类，含有 N- 乙酰己糖胺。

（四）生化反应

肠球菌能发酵甘露醇、乳糖、蔗糖、水杨素、葡萄糖、麦芽糖产酸。能液化明胶，VP 试验阳性。马尿酸水解因种而异。由于肠球菌不能合成卟啉因而其触酶试验阴性，但有些菌株可呈假阳性，当生长在含血培养基时粪肠球菌触酶试验可见微弱的气泡产生。大部分肠球菌吡咯烷基芳基酰胺酶阳性，肠球菌所有菌株产生亮氨酸氨基肽酶，可水解亮氨酸 β-萘氨；在含 40% 胆盐的培养基中可水解七叶苷和并能在 6.5% 氯化钠肉汤、pH 值 9.6 葡萄糖肉汤及 45℃生长，个别菌种在 50℃时生长快。

三、微生物学鉴定

（一）标本采集

常规方法采集血、尿、创口分泌物、脓液、脑脊液和其他拭子。标本转运无特殊要求，但标本最好于两小时内接种。

（二）检验方法

1. 直接涂片镜检

直接涂片革兰氏染色镜检：可见卵圆形革兰氏阳性球菌，呈长或短的链状排列。对于脑脊液、尿液等标本可以先离心后取沉淀涂片染色。涂片结果可作为进一步检查的参考。

2. 分离培养与鉴定

根据不同的标本类型，选择合适的培养基。血液、脑脊液等可先增菌培养，其他标本可直接分离接种。经培养后观察菌落形态，挑取可疑菌落进一步鉴定。对于诸如粪便或肛拭子等含有革兰氏阴性细菌的标本，可应用含叠氮化物的培养基进行选择性分离。血琼脂板上形成 1 ~ 2mm、灰白色、光滑、较湿润、易乳化的菌落。粪肠球菌可呈 β-溶血，其他均不溶血或呈 α-溶血。

可通过胆汁七叶苷、PYR、亮氨酸氨基肽酶试验以及 6.5% 氯化钠和 45℃ 生长试验初步确定触酶明性、革兰氏染色阳性球菌为肠球菌属细菌。

在临床分离菌中粪肠球菌占 80% ~ 95%、尿肠球菌占 5% ~ 10%，其余少数为坚韧肠球菌和其他肠球菌。依据甘露醇、山梨醇、山梨糖产酸及精氨酸脱氨基四个关键性的生化生理实验，可将肠球菌分为五组。第一组分解甘露醇、山梨醇产酸，不水解精氨酸，以鸟肠球菌为代表；第二组分解甘露醇和水解精氨酸，以粪肠球菌为代表，包括屎肠球菌等；第三组水解精氨酸，不分解甘露醇、山梨醇和山梨糖，以坚韧肠球菌为代表；第四组不分解甘露醇、山梨醇，不水解精氨酸；第五组分解甘露醇，不分解山梨醇，不水解精氨酸。其中对人类致病者主要为粪肠球菌和屎肠球菌。肠球菌分型的经典方法有细菌素分型、噬菌体分型、生化反应类型分型、耐药谱分型和血清学分型等。还可通过 GPI 鉴定板卡进行鉴定。

四、耐药性

肠球菌对许多抗生素表现为耐药，其耐药性包括固有耐药、获得性耐药及耐受性等。肠球菌固有耐药涉及氨基糖苷类和 β 内酰胺类两种主要的抗微生物治疗药物。因而，在治疗严重的肠球菌感染时建议使用包括一个如青霉素或万古霉素等细胞壁活性药物及一个如庆大霉素或链霉素等的氨基糖苷类药物组合。获得性耐药包括对氯霉素、四环素、大环内酯类、氨基糖苷类、β 内酰胺类、糖肽类以及喹诺酮类等的抗性。20 世纪 90 年代后，对氨基糖苷类和 β 内酰胺类高水平耐药以及对糖肽类药物尤其是万古霉素耐药的肠球菌株不断增加。这些菌株对于细胞壁活性药物和氨基糖苷类药物联合作用具有抗性，这对肠球菌感染的临床治疗带来了新的挑战。

肠球菌对青霉素敏感性较差，对头孢菌素类耐药。肠球菌对青霉素耐药的主要机制为细菌产生一种特殊的青霉素结合蛋白（PBPs），后者与青霉素的亲和力减低，从而导致耐药。此种耐药以屎肠球菌多见。青霉素不能致肠球菌自溶，因此对肠球菌而言，青霉素具有抑菌作用，而不是杀菌作用。

肠球菌对氨基糖苷类的耐药性有两种：①中度耐药性（MIC62 ~ 500mg/L），系细胞壁通透障碍所致，此种耐药菌对青霉素或糖肽类与氨基糖苷类合用敏感；②高度耐药性（庆大霉素 MIC ≥ 500mg/L、链霉素 ≥ 2 000mg/L），系细菌产生质粒介导的氨基糖苷类钝化酶 ApH（2'）-AAC（6'）所致，此种耐药使青霉素或糖肽类与氨基糖苷类的协同作用消失。因此测定氨基糖苷类的耐药程度，对于临床治疗有重要参考意义。

肠球菌对万古霉素耐药主要有六种表型：VanA、VanB、VanC、VanD、VanE 和 VanG，分别由不同的耐药基因簇编码，除 VanC 为中等水平天然耐药外，其余均为获得性耐药。VanA 对万古霉素呈高水平耐药（MIC ≥ 64mg/L）和替考拉宁呈低水平耐药

（MIC ≥ 16mg/L）；VanB 对万古霉素呈不同程度耐药（MIC 16 ~ 512mg/L），对替考拉宁敏感；VanC 对万古霉素呈低水平耐药（MIC 8 ~ 32mg/L），对替考拉宁敏感。其中 VanA、VanB，VanC 三型最常见。目前各地肠球菌耐药监测研究中还存在监测方法标准化和提高准确度的问题。用 K-B 纸片法不容易准确测出万古霉素或替考拉宁中介株，用平皿二倍稀释法测定 MIC 的方法能检出纸片法测不到的中介株。临床上遇到重症肠球菌院内感染可首选万古霉素或替考拉宁治疗，如有万古霉素中介肠球菌感染或发现有 VRE 感染可用替考拉宁治疗，目前尚未发现替考拉宁有中介或耐药株。如临床肠球菌感染病情属中、轻度，对青霉素、氨苄西林仍有一定敏感度可先用大剂量青霉素或氨苄西林联合氨基糖苷类药物治疗，必要时才改用或联用糖肽类抗生素。

第二十一章　真菌学检验

第一节　念珠菌属

念珠菌属（Candida）约有 154 个种，大多数菌种在 37℃不生长，无致病性。在临床标本中常见的有白色念珠菌（C.albicans）、热带念珠菌（C.tropicalis）、光滑念珠菌（C.glabrata）、近平滑念珠菌（C.parapsilosis）、克柔念珠菌（C.krusei）、葡萄牙念珠菌（C.lusitaniae）。白色念珠菌致病力最强也最为常见，但由非白色念珠菌引起的感染正逐年增加。

一、生物学特性

念珠菌属细胞呈圆形或卵圆形，直径 3 ~ 6μm，革兰氏染色阳性，着色不均。以出芽方式繁殖，绝大多数可形成假菌丝，较长、分枝或弯曲，少数菌种产生真菌丝或厚膜孢子，不产生囊孢子、关节孢子，不能利用肌醇作为碳源。芽生孢子单个或簇状，形态从圆形、卵圆形到长形。大多数菌种须氧，在血平板或沙堡弱平板上，生长迅速，3d 内即可成熟，菌落呈奶酪样白色至淡黄色，光滑或扁平干燥、皱褶、膜状，依菌种而异。

二、致病性

念珠菌是一种条件致病菌，病原体入侵机体后能否致病取决于其毒力、数量、入侵途径与机体的适应性以及机体对病原体的抵抗力等。

白色念珠菌致病力最强，对颊黏膜和阴道黏膜上皮细胞有较强的黏附能力，产生水溶性的内毒素，还能产生多种水解酶，如天冬酰胺蛋白酶、磷脂酶，损伤组织诱发病变。念珠菌酵母型一般不致病，但在体内转变成菌丝型有致病性，可以避免白细胞的吞噬作用。

宿主对病原菌的抵抗力，长期应用广谱抗菌药物、糖皮质激素、免疫抑制药，长期放置导管等医源性因素均易导致念珠菌的感染。

三、鉴定与鉴别

念珠菌属须与临床上其他酵母样真菌，如芽生裂殖菌属、隐球菌属、地丝菌属、马拉色菌属、红酵母属、酵母菌属、毛孢子菌属区别。在玉米吐温 -80 琼脂上的形态，荚膜产生，尿素酶活性，在含放线菌酮培养基上生长能力，沙堡弱肉汤中的生长模式，对糖类的发酵同化作用，可以将念珠菌从别的酵母中区别开来。丰富的假菌丝和单细胞芽生孢子都是念珠菌属的常见特征，假菌丝可与隐球菌属区别。毛孢子菌属和地丝菌属产生大量的关节孢子，区别于念珠菌属。

（一）白色念珠菌

1. 菌落特征

在沙堡弱培养基上25℃孵育生长良好，24h可见菌落，菌落呈奶油样、光滑、柔软有光泽，陈旧性培养物有皱褶，42℃及含放线菌酮培养基上均能生长。在显色培养基上呈蓝绿色菌落。

2. 显微镜特征

沙堡弱培养基上25℃ 48h，多数可见芽生孢子；玉米吐温-80琼脂平板上25℃，72h可见丰富的假菌丝和真菌丝，假菌丝中隔部伴有成簇的葡萄状小分生孢子，菌丝顶端或侧支有厚壁孢子（在30℃以上，不产生厚壁孢子）。

3. 芽管试验

将待测菌接种于0.2～0.5mL的动物血清中（兔、人、小牛血清等），37℃（水浴箱）中孵育2～4h，镜下观察，绝大部分白色念珠菌可产生典型芽管，其形态中形成芽管的孢子呈圆形，芽管较细为孢子直径的1/3～1/2，芽管连接点不收缩。孵育时间不得超过4h，同时做对照试验。热带念珠菌孵育6h后也能形成芽管，但芽体较宽。

都柏林念珠菌芽管试验阳性，也可产生厚膜孢子，以前常误认为白色念珠菌，但其42℃培养几乎不长，显色培养基上呈深绿色，玉米吐温-80琼脂平板上厚膜孢子丰富，成单、成对、链状、簇状排列。分子生物学方法显示两者核糖体RNA基因序列有差异。

4. 生化特性

能同化葡萄糖、麦芽糖、蔗糖（少数例外）、半乳糖、木糖、海藻糖，不能利用乳糖、蜜二糖、纤维二糖、半乳糖，不还原硝酸盐，尿素酶阴性。

（二）热带念珠菌

1. 菌落特征

沙堡弱培养基上菌落呈奶油样、灰白色，柔软、光滑菌落，边缘或有皱折。显色培养基上菌落暗蓝、蓝灰色。在沙氏肉汤管表面呈膜样生长。

2. 显微镜特征

在玉米吐温-80琼脂平板上可见大量假菌丝，上附芽生孢子，不产生厚膜孢子。极少的菌株可有泪滴状厚膜孢子。在血清中不产生典型的芽管，少数菌株圆形孢子出芽处明显狭窄，"芽管"较粗。

3. 生化特性

除能同化葡萄糖、麦芽糖、蔗糖、半乳糖、木糖、海藻糖外，尚可同化纤维二糖，不同化 L- 阿拉伯糖和鼠李糖，不利用硝酸盐，尿素酶阴性。

（三）光滑念珠菌

1. 菌落特征

在沙堡弱培养基上生长较慢，2 ～ 3d 有小菌落出现，灰白色，表面光滑，有折光。在含放线菌酮培养基上不能生长，在显色培养基上呈紫色菌落。沙氏肉汤表面无膜样生长。

2. 显微镜特征

在玉米吐温 -80 琼脂平板上 25℃孵育 72h，不产生真、假菌丝，只见卵圆形芽生孢子，菌体较小（2.5 ～ 4.0）μm×（3.0 ～ 6.0）μm[白色念珠菌（3.5 ～ 6.0）（μm×（4.0 ～ 8.0）μm]，排列成簇，居中者细胞比周围较大。不产生厚膜孢子，血清中不产生芽管。

3. 生化特性

能同化葡萄糖、麦芽糖、蔗糖和海藻糖，不发酵任何糖类，不利用硝酸盐，尿素酶阴性。

（四）近平滑念珠菌

1. 菌落特征

在沙堡弱培养基上菌落奶油样至淡黄色、柔软、光滑或有皱褶。显色培养基上呈白色、淡粉色菌落。沙氏肉汤表面无膜样生长。

2. 显微镜特征

在沙堡弱培养基上酵母细胞，卵圆形或长倒卵形。在玉米吐温 -80 琼脂平板上有丰富的假菌丝，分枝链状，附着芽生孢子，不产厚膜孢子。血清中不产芽管。

3. 生化特性

生化反应与热带念珠菌相似，但本菌可同化 L- 阿拉伯糖，不同化纤维二糖，热带念珠菌则相反。

（五）葡萄牙念珠菌

1. 菌落特征

在沙堡弱琼脂上菌落白色奶油样、光滑或皱褶、有光泽，边缘可出现假菌丝。42℃及含放线菌酮培养基上均能生长。沙氏肉汤表面无膜样生长。

2. 显微镜特证

在玉米吐温 -80 琼脂平板上，大量假菌丝，但也有部分菌株可不出现假菌丝。不产厚膜孢子及芽管。

3. 生化特性

可同化葡萄糖、麦芽糖、蔗糖、半乳糖、纤维二糖、木糖、海藻糖，不利用硝酸盐，尿素酶阴性。与热带念珠菌的区别是能同化鼠李糖，而热带念珠菌不同化。

（六）克柔念珠菌

1. 菌落特证

在沙堡弱琼脂上菌落灰白色，光滑无光泽，边缘可以呈叶状。42℃能生长，在含放线菌酮培养基上不能生长。显色培养基上呈粉红色菌落。沙氏肉汤中呈表面生长。

2. 显微镜特证

在玉米吐温 -80 琼脂平板上有大量假菌丝，少量芽生孢子卵圆形，游离或沿假菌丝主轴平行排列。

3. 生化特性

同化葡萄糖，对许多常用糖、醇不能同化。不利用硝酸盐，部分菌株尿素酶阳性。本菌与解脂念珠菌生物学性状极为相似，可在 43 ~ 45℃下生长、不同化赤藓醇；解脂念珠菌则相反。

四、抗真菌药物敏感性

念珠菌属抗真菌药物敏感试验，通常参照美国临床实验室标准化研究所（CLSI）M27 方案进行，目前只公布了氟康唑、5- 氟胞嘧啶和伊曲康唑的药敏结果判定折点，氟康唑、5- 氟胞嘧啶的药敏标准只适用于念珠菌和新型隐球菌，伊曲康唑的药敏标准只适用于黏膜感染的念珠菌，对黏膜外的侵袭性念珠菌感染伊曲康唑目前尚无公认的折点判定标准，药敏试验结果建议只报告 MIC 值。

大多数念珠菌对两性霉素 B 敏感，季也蒙念珠菌和葡萄牙念珠菌以及毛孢子菌对两性霉素 B 天然耐药，但 CLSI 方案不足以检测出两性霉素 B 耐药株，因为所有实验菌株对两性霉素 B 的 MIC 范围太窄。对唑类抗真菌药物可出现耐药，克柔念珠菌对氟康唑天然耐药，光滑念珠菌对氟康唑也可出现耐药或剂量依赖性敏感。热带念珠菌对氟康唑也可出现高 MIC 值，白色念珠菌对氟康唑很少有耐药株，其耐药机制与泵出机制有关，细胞色素 P450 甾醇 14- 去甲基化酶突变也可以导致唑类耐药。伊曲康唑对部分氟康唑耐药的念珠菌可以敏感，但两者存在交叉耐药，如光滑念珠菌。伏立康唑和卡泊芬净对绝大多数念珠菌敏感。5- 氟胞嘧啶对念珠菌敏感但很容易产生耐药。

五、临床意义

念珠菌广泛存在于自然环境中，蔬菜、水果、植物的汁液、动物粪便、土壤、医院环境中皆可存在，但实验室污染较为少见。正常人的皮肤、口腔、肠道、阴道都能分离出本菌，以消化道带菌率最高，住院患者的上述标本中可有 10% ~ 20% 的分离率。因此，单纯培养阳性并不能确定感染。

念珠菌引起的感染称为念珠菌病，可侵犯皮肤、黏膜及内脏器官，引起皮肤感染、鹅口疮、阴道炎，也可导致呼吸系统、泌尿系统感染，甚至可致败血症、心内膜炎、脑膜炎等严重的侵袭性感染，常危及生命。

对于皮肤念珠菌病、口腔念珠菌病和外生殖器念珠菌病，根据临床表现结合涂片镜检发现菌丝、假菌丝和孢子诊断不难，如标本直接涂片见大量菌丝，提示念珠菌为致病状态，对诊断有重大意义。

深部念珠菌病或侵袭性念珠菌感染的诊断比较困难，临床表现无特异性且易被基础疾病掩盖，病原学结果难于解释。侵袭性念珠菌感染的确诊通常需要通过侵入性的组织标本，而侵入性的操作常因患者病情所限而难以实施。血液分离到念珠菌是诊断侵袭性念珠菌病的重要依据，但回顾性研究数据表明尸检确诊的病例中血培养阳性率 < 50%。念珠菌尿在住院患者尤其是留置导尿管或接受抗菌药物治疗的患者中比较多见，但其临床意义很难确定。不同于普通细菌可通过菌落计数或是否存在白细胞来确诊，对于低风险患者来讲，无症状的念珠菌尿通常没有临床意义，但能增加侵袭性念珠菌感染的风险；另一方面念珠菌尿又可能是泌尿系统侵袭性念珠菌感染或剖腹术后腹膜炎的证据。痰液、气道吸取物，甚至肺泡灌洗液中分离的念珠菌也都不足以诊断念珠菌性肺炎。念珠菌性脑膜炎儿童患者较为多见，但在成人脑脊液中分离到念珠菌的情况较少见，须考虑是否标本污染。

为了提高侵袭性真菌感染（invasive fungual infection，IFI）诊断的阳性率，近年来真菌抗原的检测受到极大的关注，1，3-p-D- 葡聚糖抗原（1，3-bet α -D-gkican，G）和曲霉半乳甘露聚糖抗原（galacto-mannan，GM）的检测已成为真菌感染的诊断标准之一。1，3-β -D- 葡聚糖广泛存在于除接合菌、隐球菌以外的真菌细胞壁中，占真菌细胞壁成分的 50% 以上，在酵母菌中含量最高。当发生 IFI 时，1，3-β -D- 葡聚糖从细胞壁释放至血液或其他体液，但浅表真菌感染或定植很少有释放入血，因此，G 试验是筛选 IFI 的有效方法，具有临床诊断意义。G 试验阳性提示可能有曲霉或念珠菌感染，但通常在临床症状或影像学出现变化数天后才表达阳性。临床有效的抗真菌治疗能降低血浆中 1，3-β -D- 葡聚糖的含量，连续检测有助于对病情变化和疗效反应的判断。但 G 试验的缺点是没有种属特异性，不能区分曲霉和念珠菌感染；在接受血液透析、抗癌药物等治疗及肝硬化等患者中可出现假阳性结果；敏感性和特异性的研究报道有较大差异，其临床应用价值还须前瞻性，大样本的临床研究证实，有关 GM 试验在曲霉菌中叙述。

念珠菌病主要是内源性感染，起源于正常菌群中真菌过度生长，但也可偶然由外源性感染，如念珠菌寄生在水果、奶制品等食物上，可因接触而感染，另外患有念珠菌性阴道炎妇女可因性接触而传染男性，也可导致新生儿患口腔念珠菌病；已感染的供者角膜，经移植术后，可发生受者眼内炎。

能引起人类感染的念珠菌不超过 10 种，几乎所有的口腔念珠菌病和至少 90% 的念珠菌性阴道炎都是：由白色念珠菌引起。院内血流感染病原菌中念珠菌约占 10%，绝大多数（97%）是由白色念珠菌、光滑念珠菌、近平滑念珠菌、热带念珠菌和克柔念珠菌引起。值得注意的是近年来随着侵袭性念珠菌病的增加，非白色念珠菌的分离率正逐年增加，特别是使用氟康唑作为预防性用药的患者常会增加克柔念珠菌和光滑念珠菌（对氟康唑耐药）感染的机会。

一般念珠菌培养 1 ~ 3d 即可生长，7d 不长，报告阴性。

第二节　隐球菌属

隐球菌（Cryptococcus）大约有 78 个种，与人类感染有关的菌种如下：新生隐球菌（C.neoformans）、白色隐球菌（C.albidus）、罗伦隐球菌（C.laurentii）、浅黄隐球菌（C.luteolus）、地生隐球菌（C.terreus）、指甲隐球菌（C.uniguttulatus）。

一、生物学特性

隐球菌属菌种是含有荚膜的酵母样真菌，1894 年意大利 Francesco Sanfelice 首次在桃子汁中检出。菌细胞为圆形、卵圆形，大小 3.5 ~ 8μm 或以上。单个发芽，母体与子体细胞联结间有狭窄项颈，偶尔可见各种出芽，但假菌丝极少见，细胞壁易破碎，常呈月牙形或缺陷细胞，尤其是在组织内染色后容易见到。在菌细胞周围存在荚膜，应用印度墨汁湿片法能证明荚膜的存在，经培养后得到的菌细胞一般无荚膜，但在 1% 蛋白胨水中培养可产生丰富的荚膜。

带有荚膜的典型菌落呈黏液状，随着菌龄的增长变得干燥、灰暗，伴有奶油、棕黄、粉红或黄色菌落。所有菌种皆能产生脲酶和同化各种糖类，但不发酵。根据同化各种糖类和硝酸钾的利用试验可以区别各个菌种。新生隐球菌的生化反应和 37℃生长可与其他菌种鉴别，但白色隐球菌和罗伦隐球菌亦可在 37℃生长。

新生隐球菌按荚膜多糖抗原的不同有 A、B、C、D 及 AD 五个血清型，我国以 A 型最多，未见 C 型。目前认为新生隐球菌有三个变种，新生变种（C.neoformans var.neoformans）相对应的荚膜血清型是 D 型，格鲁皮变种（C.neoformans var.grubii）对应的血清型为 A 型，格特变种（C.neoformans var.gatii）含 B、C 血清型。

二、致病性

新生隐球菌是引起隐球菌病的主要病原菌，致病物质主要是荚膜、酚氧化酶，37℃生长也是其致病的重要因素，磷脂酶可能也是潜在的毒力因子。酚氧化酶参与黑色素的产生，其作用是防止有毒的羟自由基形成，保护菌细胞氧化应激。健康人对该菌具有有效的免疫力，只有机体免疫力下降时，病原菌才易引起人体感染，艾滋病、糖尿病、淋巴瘤、恶性肿瘤、系统性红斑狼疮、白血病、器官移植及大剂量使用糖皮质激素是隐球菌感染的危险因素，特别是艾滋病患者，隐球菌感染是最常见的并发症之一。

三、鉴别与鉴定

隐球菌属是酵母样真菌，须与其他酵母样菌区别，隐球菌不形成假菌丝，可与念珠菌区别，隐球菌尿素酶阳性，而念珠菌只有解脂念珠菌和克柔念珠菌中的部分菌株阳性。与红色酵母菌的鉴别在于后者不同化肌醇，产生胡萝卜素。隐球菌不形成关节孢子，可与毛孢子菌和地丝菌区别。隐球菌属内各菌种的鉴别可利用37℃是否生长及糖同化试验。新生隐球菌酚氧化酶阳性，很易与其他菌种区别。

新生隐球菌的特征如下：

（一）菌落特征

在沙堡弱培养基25℃、37℃均能生长，3～5d就有菌落生长，少数2～3周方见生长。菌落奶油色，光滑，因产荚膜渐变黏液样，浅褐色，从长期维持剂量治疗的HIV患者中分离的部分菌株不产荚膜，菌落与念珠菌菌落相似。在含咖啡酸培养基如Bird seed琼脂上形成棕黑色菌落。40℃及在含放线菌酮的培养基上不生长。

（二）显微镜特征

在玉米吐温-80培养基25℃，球形或椭圆形酵母细胞，直径2.5～10μm，不产生菌丝和厚膜孢子。第一代培养物有时可见小荚膜，继代培养不见荚膜。

（三）墨汁染色

如脑脊液标本比较浑浊，可直接进行墨汁染色，但离心沉淀可提高阳性率。用印度墨汁或优质绘图墨汁1滴，加脑脊液1滴，必要时加生理盐水1滴稀释，覆盖片。稍待3min左右，先低倍再高倍镜检查。在黑色背景下可见圆形孢子周围绕以透光的厚荚膜，宽度与菌体直径相当。菌体的大小和荚膜的宽窄在同一张片子上可有较大差异。有时可看到出芽的孢子。注意切勿将白细胞等误认为隐球菌，新生隐球菌的特征为：①圆形或卵圆形的孢子，大小不一，胞壁厚，边缘清晰，微调观察有双圈；②孢子周围有透亮的厚荚膜，孢子与荚膜之间的界限和荚膜的外缘都非常整齐、清楚；③孢子内有反光颗粒；④有的孢子生芽，芽颈甚细；⑤加KOH液后，菌体不破坏。任何圆形物体边缘模糊，内部无反光颗粒，外部有较窄、内外界限不清的透亮环，加KOH后即消失者，不是隐球菌。但应注意新生隐球菌以外的其他隐球菌也有荚膜。

（四）血清学检查

乳胶凝集试验检测脑脊液或其他体液标本中新生隐球菌荚膜多糖抗原，简便快速，特异性和灵敏度均较高，对直接镜检和分离培养阴性者更有诊断价值。

假阳性与以下因素有关：①类风湿因子；②肿瘤患者也会出现假阳性但反应滴度很低；③毛孢子菌感染，该菌产生内荚膜，与隐球菌的荚膜多糖有交叉反应；④其他如实验室移液管污染，反应板清洗中消毒剂或洗衣粉沾污，以及血管中代血浆之类等不明原因造成假阳性。假阴性也可能出现在前带反应或者感染菌株荚膜贫乏。

（五）生化特征

新生隐球菌不发酵各种糖类，但能同化肌醇、葡萄糖、麦芽糖、蔗糖、蕈糖，不能同化乳糖，尿素酶阳性。酚氧化酶阳性，在 bird seed 琼脂上，室温 2 ~ 5d 菌落呈棕黑色，亦可用咖啡酸纸片试验（caffeic acid disk test），即将新鲜分离物涂布在咖啡酸纸片上，放湿处 22 ~ 35℃，30min 纸片变褐黑色。

四、抗真菌药物敏感性

两性霉素 B 对新生隐球菌具有杀菌活性，是治疗新生隐球菌脑膜炎和播散性隐球菌病的首选药物之一。氟康唑和伊曲康唑等唑类对大多数新生隐球菌都有抑菌作用，5- 氟胞嘧啶通常是联合用药。棘球白素对新生隐球菌没有抗菌活性。

体外药敏试验表明，两性霉素 B 与氟康唑、伊曲康唑、泊沙康唑对新生隐球菌有协同作用，对两性霉素 B 治疗无反应的病例中分离的新生隐球菌，体外结果也显示两性霉素 B 和 5- 氟胞嘧啶或利福平有协同作用。

值得注意的是体外药敏方法的不同，结果的解释可能会有较大的差异。Etest 法比CLS1 推荐的微量稀释法更能检出两性霉素 B 的耐药株，但 Etest 法可能会把部分氟康唑、伊曲康唑和 5- 氟胞嘧啶敏感的新生隐球菌归到耐药株，相反比色法会把部分氟康唑、5- 氟胞嘧啶耐药株解释成敏感株。

新生隐球菌不同的变种对抗真菌药物的敏感性也有差异，格特变种对两性霉素 B 和 5- 氟胞嘧啶的敏感性低于新生变种。

五、临床意义

隐球菌中只有新生隐球菌是致病菌，鸽粪被认为是最重要的传染源，但该鸟类不是自然感染者，分离出本菌的动物还有马、奶牛、狗、猫、山羚羊、猪等，但无证据说明该病从动物传播给人，人传播人亦非常罕见。

吸入空气当中的孢子，是感染的主要途径，引起肺部感染，可为一过性，也可引起严重的肺部感染。新生隐球菌具有嗜神经组织性，由肺经血行播散主要引起中枢神经系统（CNS）隐球菌病，约占隐球菌感染的 80%。起病常隐匿，表现为慢性或亚急性过程，起病前有上呼吸道感染史。少数患者急性起病，AIDS 患者最为常见，死亡率高。对于临床上出现 CNS 感染的症状、体征，脑脊液压力明显升高及糖含量明显下降的患者，应高度警惕隐球菌脑膜炎的可能，特别是免疫力低下、有养鸽史及鸽粪接触史者。

新生隐球菌还可侵犯皮肤、前列腺、泌尿道、心肌、眼睛、骨和关节，AIDS 患者隐球菌感染中，常见前列腺的无症状感染，而且在播散性隐球菌成功抗真菌治疗后，患者的尿液和前列腺液中隐球菌培养仍阳性，提示前列腺可能是隐球菌感染复发的重要储菌库。创伤性皮肤接种和吃进带菌食物，也会经肠道播散全身引起感染。

除新生隐球菌可引起感染外，现已发现白色隐球菌、罗伦隐球菌也有致病性，白色隐球菌引起皮肤、眼睛感染，罗伦隐球菌可引起中枢神经系统、皮肤感染及真菌血症。

第三节　曲霉菌属

曲霉菌属（Aspergillus）大约有 185 个种，到目前为止报道了大约 20 种可作为人类机会感染中的致病因子。在临床标本中常见的有烟曲霉（A.fumigatus）、黄曲霉（A.flavus）、黑曲霉（A.niger）、土曲霉（A.terreus）、棒曲霉（A.clavatus）、灰绿曲霉（A.glaucus）、构巢曲霉（A.nidulans）、杂色曲霉（A.ersicolor）。

一、生物学特性

曲霉菌菌丝体分隔、透明或含有颗粒，有分枝，一部分特化形成厚壁而膨大的足细胞，并在其垂直方向生长出直立的分生孢子梗。分生孢子梗一般不分枝，多数不分隔，无色或有色，除黄曲霉群外，多数致病曲霉梗壁光滑。分生孢子梗上端膨大形成顶囊，表面生出产孢细胞。顶囊是曲霉特有的结构，呈球形、烧瓶形、椭圆形、半球形、长棒形等，无色、透明或有颜色与分生孢子梗一致，其表面全部或部分产生产孢细胞。烟曲霉和土曲霉形成烧瓶样顶囊，产孢细胞仅出现于顶囊顶部，黑曲霉、黄曲霉等形成球形或放射状顶囊，产孢细胞覆盖充满顶囊表面。产孢细胞分单层和双层，单层是自顶囊表面同时生出一层安瓿形的细胞，称作瓶梗（phialide），在其上形成分生孢子，双层是顶囊表面先生出一层上大下小的柱形细胞，称作梗基（metula），自梗基上产生瓶梗，然后再形成分生孢子。烟曲霉只产生单层瓶梗，而黑曲霉、构巢曲霉和土曲霉有梗基和瓶梗双层结构，黄曲霉和米曲霉（A.oryZae）可同时具有单层或双层结构。瓶梗顶端形成圆形小分生孢子（直径 2～5μm）排列呈链状，小分生孢子因菌种不同出现黄、绿、蓝、棕、黑等颜色。顶囊、产孢细胞、分生孢子链构成分生孢子头，其形状与顶囊，产孢细胞的着生方式有关，呈球形、放射状、圆柱形或棒形，并具不同颜色。

在沙堡弱琼脂上 25℃及 37℃生长良好。在曲霉菌种中，只有烟曲霉是一种耐温真菌，可以在 20～50℃的环境下生长，40℃以上生长良好。构巢曲霉和灰绿曲霉生长速度慢，在 Czapek-Dox 琼脂上 25℃孵育 7d 后才形成直径 0.5～1.0cm 的菌落，其余曲霉菌生长迅速，形成直径 1～9cm 的菌落。大多数菌种早期为绒毛或絮状白色丝状菌落，渐呈黄色、褐色、灰绿、黑色，随着培养时间延长，曲霉菌落呈各种颜色霜状或粉末状。菌落颜色包括反面颜色依菌种而异。

二、直接镜检

将被检材料置玻片上，加 10% ~ 20%KOH，加热，覆盖片镜检。可见粗大透明有分隔菌丝体，大多数直径 3 ~ 6nm，采集自慢性病损部位材料，曲霉菌丝粗短、弯曲宽阔（12nm），如果曲霉菌寄生在与空气相通的器官中如肺空洞、鼻窦、眼或皮肤感染，甚至可以看到分生孢子头（顶囊、瓶梗和小分生孢子）。

三、鉴定与鉴别

到目前为止，曲霉菌的鉴定还主要依赖于形态学特征，通常根据菌落形态、颜色、顶囊的形态和结构，小分生孢子的形状，颜色、大小等特点做出区分。并头状菌属与黑曲霉菌外观非常相似，在镜下可发现并头状菌属有管状的孢子囊，无瓶梗，菌丝不分隔。

（一）烟曲霉

1. 菌落特征

生长迅速，质地绒毛或絮状，表面呈深绿色、烟绿色，有些菌株出现淡紫色色素，背面苍白或淡黄色。

2. 显微镜特征

菌丝分隔透明，分生孢子头短柱状，孢子梗壁光滑，淡绿色，顶囊呈烧瓶状，产孢细胞单层分布在顶囊上半部分，分生孢子球形绿色，有小刺。48℃：生长良好。

（二）黄曲霉

1. 菌落特征

快速生长，质地羊毛状或棉花状，有时颗粒状，有放射状沟纹，表面呈黄绿色到棕绿色，背面无色或淡黄色。

2. 显微镜特征

丝分隔透明，分生孢子头开始呈放射状，逐渐称为疏松状。分生孢子梗壁粗糙不平，顶囊呈球形或近球形，产孢细胞可单层或双层，布满顶囊表面呈放射状排列，分生孢子球形或近球形，表面光滑或粗糙，部分菌株产生褐色闭囊壳。

（三）黑曲霉

1. 菌落特征

生长快速，质地羊毛状或绒毛状，可能会有放射状沟纹，表面初为白色到黄色，随着分生孢子的产生很快变成黑色，背面无色或淡黄色。

2. 显微镜特征

菌丝分隔透明，分生孢子头开始呈放射状，成熟后呈柱状，孢子梗壁壁厚光滑，无色或褐色，顶囊球形或近球形，产孢细胞双层，密布在顶囊全部表面，分生孢子球形，有褐色或黑色色素沉积，粗糙有刺。

（四）土曲霉

1. 菌落特征

生长快速或中等，质地绒毛状，表面有浅放射状沟纹，呈肉桂色或米色、米黄色，背面黄色。

2. 显微镜特征

菌丝分隔透明，分生孢子头致密圆柱状，孢子梗无色光滑，顶囊半球形，其上1/2 ~ 2/3 处有双层小梗，分生孢子球形或近球形，光滑。粉状孢子圆形到卵圆形。

（五）构巢曲霉

1. 菌落特征

中等生长速度或慢，质地绒毛状到粉状，表面深绿色，产闭囊壳区域橙色或黄色，背面紫色或橄榄色。

2. 显微镜特征

菌丝分隔透明，分生孢子梗柱形，短，褐色光滑，顶囊半球形，双层小梗，分生孢子球形粗糙，壳细胞较多，球形，膜厚。常存在闭囊壳。

（六）杂色曲霉

1. 菌落特征

生长速度中等或慢，质地绒毛或絮状，颜色多样，表面可呈淡绿色、深绿色、灰绿色、淡黄色、粉红色、橙红色，背面苍白色或淡红色。

2. 显微镜特征

菌丝分隔透明，分生孢子头疏松放射状，孢子梗壁光滑无色，顶囊半球形，小梗双层，分布于顶囊 4/5 处，分生孢子球形，光滑或粗糙。

四、抗真菌药物敏感性

CLSI 推出了产孢丝状真菌的体外药敏试验方案，即 M38-A，但没有批准丝状真菌药敏试验的解释折点。许多研究结果表明，不同的曲霉菌菌种得到的最小抑菌浓度（MIC）

基本一致，两性霉素 B、伊曲康唑、伏立康唑对大多数菌种的 MIC 都较低，高 MIC 往往提示耐药，如土曲霉对两性霉素 B 耐药，部分烟曲霉对伊曲康唑耐药。值得注意的是，在体外伏立康唑对伊曲康唑耐药的烟曲霉是有效的。

新型抗真菌药物剂如棘白菌素在体内和体外对曲霉菌均有活性，同时体外实验和动物模型表明两性霉素 B 和棘白菌素在抗曲霉中具有协同效应。

两性霉素 B（包括它的脂质体）和伊曲康唑是当前可供选择的两种治疗药物，但临床治愈率并不理想。新的唑类药物（如伏立康唑、泊沙康唑、雷夫康唑）、卡泊芬净、棘白菌素在体外抗曲霉菌是有效的，对曲霉病的治疗有良好的前景。

五、临床意义

曲霉菌是自然界中分布广泛的一种丝状真菌，经常存在于土壤、植物和室内环境中，也是常见的实验室污染菌。曲霉菌属有 100 多种，某些种可引起皮肤、鼻窦、眼、耳、支气管、肺、中枢神经系统及播散性曲霉菌病，亦可导致变态反应或毒素中毒症等。这些感染可以是局部的，也可以是全身性的，统称为曲霉病。在所有的丝状真菌中，曲霉是侵袭性感染最常见的一种。在机会性真菌病中，检出率仅次于念珠菌。

（一）机会感染

免疫抑制是机会感染最主要的易感因素，几乎人体的任何器官和系统都可以感染曲霉，如甲癣、鼻窦炎、脑曲霉病、脑(脊)膜炎、心内膜炎、心肌炎、肺曲霉病、骨髓炎、耳真菌病、眼内炎、皮肤曲霉病、肝脾曲霉病、曲霉菌血症、播散性曲霉病。导管或其他设备也可引发医源性曲霉感染。医院内感染是一个危险因素，尤其对中性白细胞减少症的患者。

1. 肺曲霉球

结核病、肉样瘤病、支气管扩张、尘肺病、强直性脊柱炎、肿瘤引起肺部空洞，曲霉可作为局部定植者，以曲霉球的形式存在肺部。胸片检查具有特征性改变，可见圆形或卵圆形均匀不透明区，上部及周围有透光的环形或半月形，称新月征（Crescenl 征）。CT 扫描对肺曲霉球有很高的诊断价值，典型图像为新月形的空气环包绕一团致密影，致密影可在空洞内随体位改变而移动。

2. 急性侵袭性肺曲霉病

常发生于免疫受损个体，常危及生命，分为局限型和播散型，临床表现为持续性发热，广谱抗生素无效，胸部 CT，扫描可见特征性的晕轮征（halo 征）和新月征。晕轮征即在肺部 CT 上表现为结节样改变，其周边可见密度略低于结节密度，而又明显高于肺实质密度，呈毛玻璃样改变。其病理基础是肺曲菌破坏肺部小血管，导致肺实质出血性坏死，早期病灶中心坏死，结节被出血区围绕。晕轮征是 IPA 早期较有特征性的 CT 表现，见于 40% ~ 69% 的早期病例。但 CT 检查仍不能作为确诊的依据，如念珠菌病、军团菌病、巨细胞病毒、Kaposi 肉瘤等疾病也可见类似的"晕轮征"，进一步可行支气管镜检查帮助确诊。

3. 脑曲霉病

多数有肺部感染血行播散所致，少数由鼻窦直接入侵，是骨髓移植患者脑部脓肿常见原因。

4. 曲霉性角膜炎

常有外伤史，裂隙灯检查可见隆起的角膜溃疡伴白色的边缘，界清，周围常有卫星状损害。

（二）变应性状态

一些曲霉的抗原可以引起机体过敏性反应，尤其对有遗传性过敏症的患者。

1. 外源性过敏性肺泡炎

又称农民肺，为反复吸入发霉干草或谷物中的曲霉引起，表现为伴有肉芽肿病变的急性、亚急性或慢性间质性肺泡炎。

2. 过敏性肺支气管曲霉病

多见于儿童、青少年，吸入曲霉孢子或呼吸道定植的曲霉引起，主要是 I 和 III 型变态反应。

（三）中毒

有些曲霉能产生不同的曲霉菌毒素，现已证实长期摄入这些霉菌毒素可致癌，尤其是在动物中。黄曲霉产生黄曲霉毒素可引发肝细胞癌。

曲霉菌也可引起动物感染，在鸟类，曲霉菌可以引起呼吸系统的感染。在牛和绵羊体内，它也可以诱发霉菌性流产。家禽长期大量食入黄曲霉毒素（毒素污染了动物饲料）可致死。

侵袭性曲霉菌病（invasive aspergUlosis, IA）的死亡率高达 50% ~ 100%，早期诊断、早期抗真菌治疗对降低死亡率非常重要。然而 IA 的早期诊断仍是临床上的难题，因为确诊标准需要组织活检、镜检或培养阳性，但真菌培养阳性效率低且费时，即使培养阳性也不能区分是样本污染或是呼吸道定植，培养阴性也不能排除 IA，而组织活检可行性差。

CT 对于 IA 的早期诊断有较大的意义，且对于发现病情恶化，评估病情进展，评价治疗效果，帮助选择最佳的经皮肺活检位置有相当价值。

半乳甘露聚糖（galactomannan，GM）是曲霉菌细胞壁上的一种多糖抗原，由核心和侧链两部分组成，核心为呈线性构型的甘露聚糖，侧链主要由 4 ~ 5 个呋喃半乳糖残基组成，具有抗原性。除曲霉菌外，GM 还存在于青霉菌中。当曲霉在组织中侵袭、生长时可释放进入血液循环。用 ELISA 检测 GM 抗原，可以检测到标本中 0.5 ~ 1ng/mL 的 GM，可在临床症状和影像学出现前数天（平均 6 ~ 8d）表达阳性，被认为是目前对 IA 最有早期诊断价值的血清学检测方法。半乳甘露聚糖在血中存在时间短，建议对高危患者连续动态监测，每周至少两次。血清 GM 检测能区分侵袭性肺曲霉感染与念珠菌、毛霉菌感染和烟曲霉口腔定植，在血液系统恶性肿瘤患者应用中具有较好的敏感性和特异性。GM 的检测也可用于 IA 疗效的评价，血清 GM 浓度会随着 IA 的进展而增加，也会随着抗真菌治疗的有效而下降，未见下降意味着治疗失败，但应用卡泊芬净后半乳甘露聚糖值会出现升高。

GM 试验的缺点是影响因素比较多，有关诊断侵袭性曲霉病的阈值还存在争议。应用相同的试剂和方法，美国判定阳性的结果为 I > 0.5，欧洲阳性的结果为 I > 1.5，近年来欧美专家经过大量临床实践逐步认为可将判断折点定为 0.8 或 2 次 I > 0.5，但国内尚缺乏相关的研究。GM 试验假阳性率为 1% ~ 18%，主要是一些抗原物质与单克隆抗体产生交叉反应所致。①胃肠外营养，当患者由静脉供给营养时，营养液中的某些成分会和单克隆抗体产生交叉反应。②患者临床状态很差或化疗，会有胃肠道黏膜的损伤，导致胃肠道定植的曲霉菌以及食物中的 GM 成分渗透进入血液中，与抗生素产生交叉反应。③一些抗生素的应用能造成假阳性结果。有研究证明，应用哌拉西林 - 三唑巴坦会显著增加假阳性数量。④一些真菌也能与单克隆抗体产生交叉反应。已经证明从痰标本中分离出的青霉能与单克隆抗体产生交叉反应。⑤血液中某些尚未发现的成分也有产生交叉反应的可能。假阴性率的产生可能与血中存在高滴度的抗体，曲霉感染局限未侵入血管，曲霉释放出微量 GM 有关。也有研究证明，预防性应用两性霉素 B 和伊曲康唑会抑制菌丝的生长，也会造成假阴性的产生。检测 GM 的同时，做 GM 抗体的测定及降低检测阈值有助于减少假阴性情况的发生。

第四节　青霉菌属

青霉菌属（Penicillium）有多个种，最常见的有产黄青霉（P.chrysogenum）、橘青霉（P.citrinum）、微紫青霉（P.janthinellum）、马内菲青霉（P.mameffei）、产紫青霉（P.purpurogenum）。除马内菲青霉菌外的青霉菌常被认为是污染菌但也可能引起感染，特别是在免疫缺陷患者中。

一、生态学特性

青霉菌属除马内菲青霉是双相真菌外，其他种均是丝状真菌，广泛存在于土壤、腐烂植物和空气中。马内菲青霉与其他菌种明显的区别是它具有地方流行性的特点，特别是在东南亚地区马内菲青霉感染竹鼠，这可作为流行病学的标志和人类感染的宿主。

二、致病性和临床意义

青霉菌偶尔会引起人类感染发生青霉病。它可引起角膜炎、外耳炎、食管坏死、肺炎、心内膜炎以及泌尿道感染。大部分青霉菌感染发生在免疫缺陷患者身上。角膜感染一般发生在创伤后。青霉菌除有潜伏感染性外，还可产生真菌毒素——赫曲毒素。此毒素有强的肾毒性和致癌性。毒素的产生通常发生在潮湿的谷物中。

马内菲青霉是致病性真菌，特别容易感染 AIDS 患者，东南亚地区（泰国及邻近国家印度等）发病率较高，被认为是以上地区的地方性流行病，从血液中单独分离出该菌是该区内有 HIV 患者的标记。马内菲青霉也可以感染非 AIDS 患者，如血液恶性肿瘤和接受免疫抑制剂治疗患者。马内菲青霉感染也称为马内菲青霉病，首先通过吸入引起肺部感染，随后引起真菌血症和播散性感染，累及淋巴系统、肝脾和骨，脸部、躯干和四肢皮肤可出现痤疮样丘疹。马内菲青霉感染通常是致命的。

三、鉴定与鉴别

（一）菌落特征

青霉菌除马内菲青霉菌外其菌落生长迅速，呈扁平、细丝状、柔软、绵状特点。菌落一开始是白色很快变为青绿、灰绿、黄灰、黄色或粉红色。菌落底部常由白色变为淡黄色。

马内菲青霉菌是双相真菌，在 25℃下产生菌丝或扁平放射状菌落。这些菌落中心呈蓝绿色，周围呈白色。菌落底部出现红色可溶性色素是典型特征。在 37℃下马内菲青霉菌菌落呈奶酪色或淡粉红色。

（二）显微镜特征

除马内菲青霉菌外，青霉菌具有无色透明分隔菌丝（直径 1.5 ~ 5μm），单一或分支分生孢子梗，梗基以及单个分生孢子。梗基来自分生孢子的第二个分支，梗基呈小瓶样。小瓶样结构在孢子的终端是很典型的。它们像刷子样成簇排列形成毛笔状（青霉头）。单个分生孢子直径在 2.5 ~ 5μm，圆形，单细胞，并且在瓶状梗基的终端可以看到不成支的条状。

马内菲青霉的菌丝相在显微镜的形态与青霉菌其他种很相似。不同的是马内菲青霉在发酵相可见经细胞分裂而形成的腊肠样长形酵母样菌体（直径 3 ~ 5μm）。马内菲青霉在营养丰富培养基中很容易诱导产生酵母样节分生孢子。如在脑心浸液培养基中经 35℃，1 周培养后将形成酵母样菌丝和节分生孢子。

（三）与拟青霉属、胶枝霉属和帚霉属的鉴别

青霉菌与拟青霉属的不同是青霉菌有瓶形、球形或近球形的分生孢子，与胶枝霉菌的不同是青霉菌有链状的分生孢子，与帚霉菌的不同是青霉菌形成瓶状的梗基。马内菲青霉与其他属的区别是马内菲青霉是双相真菌。

四、抗真菌药物敏感性

体外药物敏感性实验数据很缺乏。对于产黄青霉菌，两性霉素、伊曲康唑、酮康唑和伏立康唑的 MIC 值较低，灰黄青霉菌的 MIC 值高于产黄青霉菌。值得注意的是，马内菲青霉对两性霉素 B、5- 氟胞嘧啶和氟康唑有相对高的 MIC 值而对伊曲康哩、酮康哇、伏立康唑和特比萘芬 MIC 值较低，但还需要更多的实验数据来了解青霉菌属不同种的药物敏感性。

目前，两性霉素 B、口服的伊曲康唑和氟康唑用于治疗马内菲青霉病。口服伊曲康唑被用于预防马内菲青霉感染 HIV 患者。

第二十二章　寄生虫感染检验

第一节　医学原虫检验

原虫（protozoan）是单细胞动物，具有完整的生理功能。在自然界，原虫以自生、共生或寄生的方式广泛生存于水、土壤、腐败物以及生物体内。与医学有关的原虫有数十种，大多为寄生或共生类型；少数以自生生活或寄生于动物的原虫，偶然侵入人体也能引起疾病。进入人体的原虫分布在宿主腔道、体液或内脏组织中，有些是细胞内寄生的。

一、溶组织内阿米巴（痢疾阿米巴）

溶组织内阿米巴（Entamoeba histolytica Schaudium），为人体阿米巴病的主要病原，寄生于结肠，在一定条件下可侵袭组织，在肠壁、肝脏、肺以及其他部位形成溃疡或脓肿，是根足纲最重要的原虫致病种类。

（一）形态与生活史

溶组织内阿米巴有滋养体（trophozoite）和包囊（cyst）两个发育期。滋养体可分为寄生于组织内的大滋养体和生活在肠腔中可形成包囊的小滋养体，直径 20～60μm。在光镜下观察活体可见虫体运动活泼，常伸出伪足做定向运动致虫体外形多变。胞质分为透明的外质和颗粒状内质，内质含有一典型泡状核。包囊呈球形，为阿米巴不活动状态，直径 5～20μm，外有囊壁。成熟包囊含 1 个核，未成熟包囊除有 1～两个核外还有拟染色体。

溶组织内阿米巴生活史的基本模式是包囊—小滋养体—包囊。成熟的包囊是易感阶段，人若食入被包囊污染的食物或水后，由于囊壁具有抗胃酸作用，包囊顺利通过胃和小肠上段进入小肠下段，经碱性消化液作用，4 个核的阿米巴包囊脱囊而出，形成囊后滋养体，随后分裂为 4 个单核的小滋养体。小滋养体寄生于结肠黏膜皱褶间或陷窝处，以宿主肠黏液、细菌和已消化食物为营养，进行第二次分裂。滋养体在肠腔中下移，在肠内容物脱水和环境变化等因素的刺激下形成包囊前期，由其分泌厚厚的囊壁，再经两次有丝分裂形成 4 个核的包囊随粪便排出。

（二）致病与诊断

溶组织内阿米巴的致病过程基本上可分为三个步骤：滋养体黏附于宿主细胞、宿主细胞膜穿孔破坏和宿主细胞溶解。当滋养体与宿主细胞接触时，滋养体表面的半乳糖/乙酰氨基半乳糖抑制凝集素与宿主结肠上皮细胞表面的受体结合从而使滋养体附着在宿主细胞表面，接着分泌阿米巴穿孔素，使宿主细胞脂膜形成离子通道，造成孔状破坏。同时激活细胞凋亡途径的终末因子 CaspaSe3，该因子参与杀伤宿主细胞过程，使靶细胞凋亡和被滋养体吞噬。此外，滋养体与结肠上皮细胞相互作用激活 NF-κB（nuclear factor κB）和淋巴因子的分泌，引起炎症反应。

溶组织内阿米巴的实验诊断主要有病原学诊断（包括核酸诊断）、血清学诊断。病原学诊断常用的有生理盐水直接涂片法和碘液涂片法，用以检出滋养体和（或）包囊；体外培养和核酸诊断常用于鉴别其他肠道阿米巴。血清学诊断主要是通过间接血凝试验（IHA）、ELISA、琼脂扩散法等检测血清中不同滴度的抗体，IHA 简单易行且价格低廉，可用于大量标本的筛选。

（三）流行与防治

溶组织内阿米巴病呈世界性分布，临床表现从无症状包囊携带者到结肠炎或肠外脓肿不等。在发展中国家主要是通过"粪—口"传播，而发达国家大多是由于水源污染而导致暴发流行。

阿米巴病的治疗有两个目标，其一是治愈肠内外的侵袭性病变，常用药物有甲硝唑、替硝唑等；其二是肠腔中的包囊，有巴龙霉素、喹碘方等。对阿米巴的预防要采取综合措施，包括粪便无害化发酵处理，以杀灭包囊；保护水源，防止食物污染；提高文化素质，搞好环境卫生和驱除有害昆虫等。

二、疟原虫

疟原虫是疟疾的病原体，属于真球虫目，血孢子虫亚目，疟原虫科。寄生于人体的疟原虫共有四种，即间日疟原虫（plasmodium vivax）、三日疟原虫（plasmodium malariae）、恶性疟原虫（plasmodium falciparum）和卵形疟原虫（plasmodium ovale）。前三种在我国较常见，卵形疟原虫在我国仅发现几例。

（一）形态与生活史

疟原虫生活史复杂，各期虫体形态多样，外周血中的红细胞内发现疟原虫是确诊疟疾和鉴别虫种的重要依据。四种人体疟原虫在红细胞内的发育均可区分为环状体（ring form）、大滋养体（trophozoite）、裂殖体（schizont）和配子体（gametocyte）。环状体是初期进入红细胞的疟原虫，又称早期滋养体，其细胞质纤细，中间为一空泡，核位于一侧。

大滋养体是由环状体发育转化而成，虫体逐渐长大，细胞质增多，其开始出现疟色素，核仍为一个，虫体可伸出伪足进行阿米巴样活动。晚期滋养体发育成熟，核开始分裂，此时称为裂殖体。随着核的不断分裂，细胞质也出现分裂。每一个核被部分胞质包裹，形成裂殖子（nicrozone）。早期裂殖体核分裂而胞质未分裂称为未成熟裂殖体；晚期形成裂殖子，同时疟色素聚中成团，称为成熟裂殖体。配子体是疟原虫经过数次裂体增殖后，部分侵入红细胞的裂殖子核增大但不再分裂，胞质增多但不形成伪足，最终形成圆形、卵圆形或新月形的个体。

四种疟原虫的生活史极相似，均需要人或动物和雌性按蚊两种宿主体，经历无性生殖和有性生殖的世代交替。在人体内，带疟按蚊将子孢子输入人体，子孢子随血流侵入肝脏，子孢子在肝细胞内形成圆形滋养体并进一步裂体增殖，最终胀破肝细胞，释放裂殖子。一部分裂殖子被巨噬细胞吞噬，一部分侵犯红细胞。疟原虫在红细胞内经几代裂体增殖后，部分裂殖子发育成雌雄配子体。当雌按蚊再次叮咬患者时，将红细胞内各期原虫吸入胃内，仅配子体能存活并继续发育，其余均被消化破坏。雌雄配子体在蚊体内完成配子生殖，随后开始进行孢子增殖。

（二）致病与诊断

疟原虫的致病与虫种、虫株及其数量和机体的免疫状态相关。从疟原虫侵入人体到出现临床症状的时间间隔为潜伏期，包括红外期原虫的发育时间和红内期原虫的裂体增殖。恶性疟的潜伏期为 7 ~ 27d；三日疟的潜伏期为 18 ~ 35d；卵形疟的潜伏期为 11 ~ 16d；间日疟的短潜伏期为 11 ~ 25d，长潜伏期为 6 ~ 1 两个月或更长。经过潜伏期后，红内期裂体增殖到一定密度达到发热阈值，成熟裂殖体胀破红细胞，大量裂殖子、原虫代谢物、变性的血红蛋白和红细胞碎片释放进入血液循环，激活机体的免疫反应，引起发热、恶心、头痛、寒战等一系列临床症状。疟疾的周期性发作与疟原虫红内期裂体增殖周期一致，典型的间日疟和卵形疟隔日发作 1 次，三日疟间隔 2d 发作 1 次，恶性疟间隔 36 ~ 48h 发作 1 次。

疟原虫的实验室诊断有病原学诊断、免疫学诊断和分子生物学诊断。病原学诊断包括厚、薄血膜染色法和血沉棕黄层定量分析法（quantitative buffy coat，QBC）。前者简单易行，在临床实验室应用较广，但应注意选择适宜的采血时间。恶性疟在发作开始时采血，间日疟在发作后数小时至 10 余小时采血；后者敏感性较高，但费用昂贵，对实验器材有特殊要求。

免疫学诊断是指疟原虫抗原或抗体检测，在临床中用作辅助诊断。近年来，世界热带病研究组织（TDR）推出一种由单抗等制备的免疫浸条，用于检测疟原虫感染患者血浆中的特异抗原，简便易行，国外已有商品化应用。PCR 技术在疟疾的诊断上也得到了应用，国内已有同时检测间日疟和恶性疟的复合 PCR 系统，可扩增出两种疟原虫的 DNA 片段，具有广泛的应用前景。

（三）流行与防治

疟疾在全球的热带和亚热带地区流行，分布在 90 多个国家和地区，使世界 41% 的人口受到威胁。近年来，艾滋病、结核病和疟疾被世界卫生组织列为对人类威胁最为严重的三大传染病。我国以海南和云南两省流行最为严重，小规模暴发不断，疫情波动较为频繁。影响疟疾流行的因素较为复杂，主要是媒介种类、地理位置、流动人口、抗疟措施、居民生活水平和基层卫生组织等的差别，其中媒介种类是最为主要的原因。

疟疾的防治主要是消灭传染媒介和传染源，控制传播途径。我国的防治对策是落实灭蚊和防治传染的综合措施。解决治疗抗氯喹疟疾药物的研制和生产；严格执行流动人口疟疾管理制度；实行传染源管理，坚持疟疾监测。执行因地制宜、分类指导的原则。

第二节　医学蠕虫检验

蠕虫（helminth）指依靠肌肉做蠕形运动的多细胞无脊椎动物。医学蠕虫指引起人类疾病的寄生性蠕虫。主要包括扁形动物门、线形动物门和棘头动物门所属的吸虫纲、绦虫纲、线虫纲和猪巨吻棘头虫。

一、裂体吸虫（血吸虫）

裂体吸虫（schistosome）属于吸虫纲、复殖目、裂体科、裂体属，又称血吸虫。寄生于人体的有六种，即日本血吸虫（Schistosome japonicum）、埃及血吸虫（S.haematobium）、曼氏血吸虫（S.mansoni）、间插血吸虫（S.intercalatum）、湄公血吸虫（S.mekongi）和马来血吸虫（S.malayensis）。在我国造成血吸虫病流行的主要是日本血吸虫。

（一）形态与生活史

1. 成虫

虫体呈圆柱形，雌雄异体，在宿主体内呈雌雄合抱状态。雄虫较粗短，呈乳白色或灰白色。大小为（10～20）mm×（0.5～0.55）mm。背腹略扁平。自腹吸盘以下虫体两侧向腹面卷曲、形成一纵行的抱雌沟，雌虫即休息于此沟之中。雄虫睾丸常为 7 个，呈串珠状排列于腹吸盘后方的背侧。每个睾丸发出一输出管汇于输精管，向前通于储精囊，开口于腹吸盘下方的生殖孔。雌虫较细长，长圆柱形，前细后粗。大小为（12～28）mm×（0.1～0.3）mm，腹吸盘不及雄虫的发达。因肠管内含较多的红细胞消化后残留的物质，故虫体呈棕褐色。雌虫卵巢一个，长椭圆形，位于虫体中部，输卵管自卵巢后端发出，绕过卵巢向前与来自虫体后部的卵黄管相汇合成卵模，卵模外有梅氏腺包绕。长管状的子宫一端与卵模连接，另一端开口于腹吸盘下方的生殖孔。

2. 虫卵

成熟虫卵呈椭圆形，淡黄色，大小为 $89\mu m \times 67\mu m$。卵壳厚薄均匀，无小盖，一侧有一逗点状小棘。卵壳内侧有一薄层胚膜，内含一毛蚴。毛蚴与胚膜之间常可见油滴状毛蚴分泌物。

3. 毛蚴

游动时是呈椭圆形，静止或固定后为梨形，灰白色，半透明，大小 $99\mu m \times \times 35\mu m$。全身披有纤毛，前端略尖，前部中央有一袋状的顶腺，开口于顶端。顶腺两侧稍后各有一个长梨行的侧腺。

4. 尾蚴

分体部和尾部，尾部又分尾干及尾叉。尾蚴外披一层多糖膜。体部前端有一头器，内有一单细胞头腺。口孔位于虫体前端正腹面，腹吸盘位于体后 1/3 处，有较强的吸附力。腹吸盘周围有 5 对左右对称的单细胞腺体，称钻腺，能分泌多种酶和蛋白质分子。5 对钻腺分别由 5 对腺管向体前端分左右束开口于头器顶端。

5. 童虫

尾蚴接触宿主并钻入人皮肤、脱去尾部，进入血液。成熟前的阶段统称童虫。

血吸虫的生活史包括虫卵、毛蚴、母胞蚴、子胞蚴、尾蚴、童虫和成虫等阶段。日本血吸虫成虫寄生于人体和多种哺乳动物的门脉——肠系膜静脉系统。雌虫产卵于肠黏膜下层静脉末梢内。一部分虫卵经血流至肝组织内，另一部分虫卵经肠壁进入肠腔。组织内的虫卵部分随粪便排出体外，部分发育成含毛蚴的成熟虫卵。成熟虫卵必须入水才能孵出毛蚴。毛蚴在适宜条件下侵入其中间宿主钉螺，通过无性繁殖后产生成千上万条尾蚴。尾蚴在有水的条件下从螺体中逸出，与宿主皮肤接触并钻入皮肤，从而感染宿主。

（二）致病与诊断

血吸虫感染宿主过程中，尾蚴、童虫、成虫和虫卵均可造成损害。损害的主要原因是血吸虫不同虫期所释放的抗原均能诱导宿主的免疫应答。这些特异性免疫应答直接导致了宿主的一系列病理变化。

血吸虫病的诊断常用的有病原学诊断和免疫学诊断。病原学诊断有粪便直接涂片法、聚卵法、毛蚴孵化法等。毛蚴孵化法较直接涂片法虫卵检出率高，聚卵法适用于大规模普查。免疫学诊断包括循环抗原和抗体的检测，常用方法有环卵沉淀实验（COPT）、IHA、ELISA 和快速、试纸条法等。

（三）流行与防治

日本血吸虫流行于亚洲的中国、菲律宾和印度尼西亚。我国又以长江流域及以南的部分省市流行较广。在血吸虫传播的各个环节中，含有血吸虫卵的粪便污染的水体、水体中存在钉螺和人群接触疫水是三个重要环节。

血吸虫的防治应做好消灭传染源，切断传播途径和保护易感人群。吡喹酮是治疗血吸虫病的首选药物。灭螺是切断血吸虫传播的关键。改善公共卫生，加强健康教育引导人们改变自己的行为和生产、生活方式对预防血吸虫感染具有十分重要的作用。

二、华支睾吸虫

华支睾吸虫(clonorchis sinensis)的成虫寄生于肝脏的胆管内，可引起华支睾吸虫病(肝吸虫病或亚洲肝吸虫病)。首次发现该虫是 1874 年在印度一华侨尸体的胆管内，我国则于 1908 年首次在潮州、汉口、上海和广州发现。

（一）形态与生活史

成虫体形狭长，背腹扁平，前端较细，后端钝圆，状如葵花子，平均大小为（ 10 ~ 25 ）mm ×（ 3 ~ 5 ）mm。口吸盘位于虫体前端，腹吸盘略小，位于虫体前 1/5 处，消化道简单，口位于口吸盘中央，食管短，肠支沿虫体两侧直达后端。本虫为雌雄同体，两个睾丸呈分支状，前后排列于虫体后 1/3 处。两个细小、分叶的卵巢位于睾丸之前。椭圆形受精囊在卵巢与睾丸之间，子宫呈管状，从卵模开始，盘绕而至腹吸盘前缘的生殖腔。卵黄腺呈滤泡状，分布于虫体中部的两侧。虫卵黄褐色，平均大小（ 27 ~ 35 ）μm ×（ 12 ~ 20 ）μm。卵的一端稍窄且有一小盖，卵盖周围的卵壳增厚形成肩峰，其后端可见小疣，卵内含一毛蚴。

华支睾吸虫生活周期包括成虫、虫卵、毛蚴、胞蚴、雷蚴、尾蚴、囊蚴及后尾蚴等阶段。虫卵在水中被第一中间宿主淡水螺吞食后，在螺体内通过无性生殖发育成成熟的尾蚴。尾蚴从螺体内逸出，在适宜条件下再感染第二中间宿主淡水鱼或虾，经历 20 ~ 35d，尾蚴发育成囊蚴。囊蚴被终宿主——人或肉食哺乳动物吞食后，在宿主消化液的作用下，囊内幼虫在十二指肠内破囊而出，幼虫经不同途径到达肝胆管内并发育成成虫。成虫寄生于人和肉食哺乳动物的肝胆管内，也可移居至大的胆管、胆总管和胆囊内，偶见于胰腺管内。

（二）致病与诊断

华支睾吸虫病主要危害患者的肝脏，其病变的轻重与感染的虫数和机体的反应有关。成虫寄生在肝胆管内破坏胆管上皮和黏膜下血管，摄取患者的血液。虫体在胆管内分泌各种代谢产物和机械刺激，引起胆管及组织的超敏反应和炎症反应，造成胆管局限性扩张及胆管上皮增生。可出现胆管炎、胆囊炎或阻塞性黄疸，甚至胆汁性肝硬化。

华支睾吸虫病的临床症状不够典型，应注意询问病史，当怀疑华支睾吸虫感染时应进一步进行粪便检查和免疫学检查。一般华支睾吸虫感染一个月后即可在粪便中发现虫卵。常用的检查方法有直接涂片法、定量透明法和集卵法。涂片法检出率不高，定量透明法适用于大规模调查，集卵法检出率较高，包括漂浮集卵法和沉淀集卵法。免疫学检查常用方法有皮内试验（IDT）、间接血凝试验（IHA）、间接荧光抗体试验（IFAT）、酶联免疫吸附试验（ELISA）、金标快速免疫诊断。

（三）流行与防治

华支睾吸虫主要分布在亚洲，如日本、朝鲜、印度、菲律宾、越南和老挝等国。我国主要在广东、广西、福建、江西、湖南、湖北、江苏、安徽、四川、贵州、河南、河北、山东、辽宁、黑龙江、云南、台湾、浙江、吉林等地流行。其地区流行的关键因素是当地人群的饮食习惯。该病为人兽共患疾病，犬猫等动物感染更广。

目前治疗华支睾吸虫病的常用药物是吡喹酮和阿苯达唑。预防华支睾吸虫感染应注意经口传染这一环节，防止食入活囊蚴。

三、卫氏并殖吸虫

卫氏并殖吸虫（paragonimus westermani）又名肺吸虫，主要寄生于人的肺脏，引起该脏器的特殊病变。

（一）形态与生活史

成虫体肥厚，活体红褐色，背面略隆起，腹面扁平。体长平均 7.5 ~ 12mm，宽 4 ~ 6mm。体表面布满小棘 3 口、腹吸盘等大，腹吸盘位于虫体腹面中部稍前。消化器官包括口、咽、食管及两支弯曲的肠管。该虫雌雄同体，卵巢与子宫并列于腹吸盘之后。两个分支的睾丸并列于体后 1/3 处。虫卵呈椭圆形，金黄色，大小平均为（80 ~ 118）μm×（48 ~ 60）μm，卵盖大，略倾斜，卵细胞未分裂时居中央，周围有 10 余个卵黄细胞。

卫氏并殖吸虫的终宿主是多种肉食性哺乳动物和人。成虫主要寄生于肺部，虫卵随痰吐出或随粪便排出。虫卵入水后，约经三周发育出毛蚴，侵入第一中间宿主淡水螺等，经胞蚴、母雷蚴、子雷蚴发育成成熟尾蚴。这些尾蚴逸出体外，再侵入第二中间宿主溪蟹等，发育为囊蚴。人或其他终末宿主因食入含活囊蚴的溪蟹、蝲蛄而感染。囊蚴在宿主消化道内发育成童虫。童虫在各脏器和组织间来回移行，最终进入肺发育成成虫。由于机体的抵抗力等因素影响，童虫沿途停留于各器官组织之中未能到达肺部，以致部分虫体未发育成熟便死于途中。

（二）致病与诊断

卫氏并殖吸虫的童虫或成虫均可致病，主要是由童虫、成虫在脏器组织间移行寄生所致机械损伤及其代谢产物等抗原物质的免疫病理反应所致。病程早期由于虫体移行引起穿破性组织损坏。中期由于出血和炎症反应，脏器表面广泛性炎症及粘连，局部逐渐形成囊肿或虫卵结节。患者有发热、腹痛，嗜酸粒细胞增多等症状。晚期由于虫体死亡或转移，囊肿内容物经支气管排除或吸收，肉芽组织填充，最后病灶纤维化形成瘢痕。

病原学诊断：①痰或粪便找到虫卵即可确诊。②手术摘除皮下结节，找到童虫或典型的病理变化即可确诊。

免疫学诊断：①皮内实验适用于普查。②酶联免疫吸附试验较敏感，特异，阳性率可达 94% ~ 100%。③循环抗原检测，敏感性和特异性高，可做早期诊断和疗效考核。

（三）流行与防治

卫氏并殖吸虫分布广泛，主要流行于亚洲的日本、朝鲜、菲律宾、马来西亚、泰国、印度和中国。俄罗斯、非洲和南美也有报道。我国主要分布在黑龙江、辽宁和台湾等地区，与居民生吃或半生吃溪蟹和蝲蛄的生活习惯相关。防治应加强宣传教育，不生吃溪蟹和蝲蛄，首选治疗药物为吡喹酮。

四、似蚯蚓蛔线虫（蛔虫）

似蚯蚓蛔线虫（Ascaris lumbricoides linnaeus）遍及全世界，在我国各地都有，感染率可高达 70% 以上，农村高于城市，儿童多于成人。蛔虫掠夺人体营养，影响儿童发育，有时还可引起严重并发症，应予重视。

（一）形态与生活史

蛔虫成虫形似蚯蚓，活体略带粉红色，雌虫长 20 ~ 35cm，雄虫长 15 ~ 31cm，体表两侧可见明显的侧索。头端口周具有"品"字形排列的 3 个唇瓣。蛔虫卵有受精卵和未受精卵之分，受精蛔虫卵呈宽椭圆形，大小为（45 ~ 75）μm ×（35 ~ 50）μm。卵壳较厚，内有一个大而圆的卵细胞，与卵壳间有新月形空隙。卵壳外有一层由子宫分泌物形成的凹凸不平的蛋白质膜。被宿主胆汁染成棕黄色。未受精虫卵呈长椭圆形，卵壳与蛋白质膜均较受精蛔虫卵薄。卵内含有许多大小不等的折光颗粒，有时可见无色透明的蛔虫卵，这是蛋白质膜脱落的缘故，常称为无蛋白质膜蛔虫卵。

蛔虫生活史包括虫卵在外界土壤中的发育，幼虫在宿主体内移行和发育以及成虫在小肠内寄生三个阶段。成虫寄生于人体小肠中。虫卵随粪便排出体外。在潮湿、荫蔽、氧气充分的泥土中，在 21 ~ 30℃下，约经两周，受精卵内的细胞即发育为幼虫。再经一周卵内幼虫经蜕皮一次成为感染期虫卵。人因误食含感染期蛔虫卵的食物或水而感染，感染期卵在小肠内孵化，破壳逸出。孵出的幼虫侵入肠黏膜和黏膜下层，进入静脉或淋巴管，经肝、右心，到达肺，穿破肺泡毛细血管，进入肺泡。经第二和第三次蜕皮后，沿支气管、气管逆行至咽部，被吞咽入消化道，在小肠内经第四次蜕皮为童虫，再经数周发育为成虫。白人体感染到雌虫开始产卵须 60 ~ 75d，蛔虫在人体内的寿命一般为一年左右。

（二）致病与诊断

蛔虫致病主要是南丁幼虫在体内移行导致宿主机械性损伤，成虫掠夺营养，破坏肠黏膜导致宿主肠道功能障碍和机体的变态反应。由于蛔虫有钻孔的习性，在宿主机体不适（发热、胃肠病变等）或大量食入辛辣食物和服用驱虫药物剂量不当等因素的刺激下，蛔虫可钻入开口于肠壁的各种管道，引起各种严重的并发症，如胆道大出血、肝脓肿、胆结石等。

患者粪便中检出蛔虫卵即可确诊蛔虫病，常用方法有直接涂片法、沉淀法和漂浮浓聚法。也可采用定量透明法。

（三）流行与防治

蛔虫分布遍及全球。尤以温暖、潮湿、卫生条件差的地区感染率高，常呈地方性流行。蛔虫感染十分普遍的主要原因是：①蛔虫产卵量大。②生活史简单，虫卵在外界可直接发育为感染期，不需要经过中间宿主。③虫卵的抵抗力强。④使用未经无害化处理的鲜粪施肥，造成土壤等的广泛污染。针对蛔虫感染的特点，预防蛔虫感染应做好卫生宣教和粪便无害化处理。对已感染的患者和带虫者进行驱虫治疗，常用驱虫药有阿苯哒唑和甲苯哒唑。

五、广州管圆线虫

广州管圆线虫（Angiostrongylus cantonensis）隶属圆线虫目、后圆线虫科、后圆线虫亚科、管圆线虫属。最早于 1933 年由我国学者陈心陶在广州的家鼠肺部发现并命名为广州肺线虫，后由 Matsumoto 于 1937 年在台湾报道，到 1946 年才由 Dougherty 订正为本虫。

（一）形态与生活史

成虫线状，两端略尖，头钝圆。头顶中央有一小圆口，缺口囊。雄虫大小（11 ~ 26）mm ×（0.21 ~ 0.53）mm，交合伞对称。雌虫大小（17 ~ 45）mm ×（0.3 ~ 0.66）mm，尾端斜锥形，子宫双管形，白色，与充满血液的肠管相互缠绕，形成红白相间的螺旋纹，阴门开口于肛孔之前。第三期幼虫呈细杆状，虫体无色透明，体表具有两层鞘，大小为（0.462 ~ 0.525）mm ×（0.022 ~ 0.027）mm。虫卵长椭圆形，大小为（64.2 ~ 82.1）× 33.8 ~ 48.3）μm，壳薄透明，新生卵内含单个卵细胞。

成虫寄生于终宿主黑家鼠、褐家鼠及多种野鼠等肺动脉内。虫卵在肺部孵化成第一期幼虫，幼虫沿呼吸道下行进入消化道与宿主粪便一起排出。幼虫被吞入或主动侵入中间宿主（螺类及蛞蝓）体内后，在其组织内先后发育为第二及第三期幼虫。人、鼠类因吞食含有第三期幼虫的中间宿主、转续宿主及被幼虫污染的食物而受感染。

（二）致病与诊断

广州管圆线虫病是广州管圆线幼虫侵犯人体中枢神经系统，引起脑脊液中嗜酸粒细胞显著升高，病变波及大脑、脑膜、小脑、脑干和脊髓，主要病理改变为充血、出血、脑组织损伤和肉芽肿性炎症反应等。该病潜伏期为 3 ~ 36d，平均 16d，多数患者急性起病，头痛几乎是所有患者的突出症状，间歇频繁发作，可伴痛性感觉障碍。少数患者在进食螺肉数小时即有腹痛、恶心。血常规检查中，白细胞总数正常或偏高，但嗜酸细胞显著增高，免疫学检查阳性。临床诊断中，如果在脑脊液或组织中检出第五期幼虫即可确诊，由于检出率低，一般主要依据临床症状及流行病学调查确诊。

（三）流行与防治

广州管圆线虫病主要分布于热带和亚热带地区，我国在台湾地区、香港、广东、浙江、福建等地散在分布，1997 年曾暴发流行于温州。我国褐云玛瑙螺对管圆线虫的幼虫的自然感染率可高达 30% 以上，福寿螺为 65.5%。

治疗尚无特效药，一般采用对症及支持疗法。大多数患者预后良好，经一定时间后可自愈。控制此病的关键是预防。预防措施主要为不吃生或半生的中间宿主，不吃生菜，不喝生水。开展室内和环境灭鼠，以消灭传染源。因幼虫可经皮肤侵入机体，故对从事螺、鱼类加工业和家禽饲养业者应做好少受感染的预防和健康教育。

第三节 医学节肢动物检验

节肢动物（Arthmpock）是无脊椎动物中最大的一类，其特征为躯体左右对称而分节，体壁由几丁质的外骨骼所组成，具有成对的分节附肢。医学节肢动物（medical arthropod）是指通过骚扰、叮咬、吸血、寄生以及传播病原体等方式危害人类健康的一类节肢动物。

一、医学节肢动物的危害

（一）直接危害

1.骚扰和吸血

蚊、白蛉、蠓、蚋、虻、蚤、臭虫、虱、蜱、螨等都能叮刺吸血，造成骚扰，影响工作和睡眠。

2. 螫刺和毒害

由于某些节肢动物有毒腺、毒毛或体液有毒，螫刺时分泌毒液注入人体而使人受害。

3. 过敏反应

节肢动物的唾液、分泌物、排泄物和皮壳等都是异种蛋白，可引起人体过敏反应。

4. 寄生

蝇类幼虫寄生引起蝇蛆病（mviasis），潜蚤寄生引起潜蚤病（tungiasis），疥螨寄生引起疥疮（scabies），蠕形蝶寄生引起蠕形螨病（demodicidosis），粉螨、跗线螨等侵入肺、肠、尿路引起肺螨病、肠螨病和尿螨病。

（二）间接危害

节肢动物携带病原体传播疾病。传播疾病的节肢动物称病媒节肢动物或传播媒介。由节肢动物传播的疾病称虫媒病。虫媒病的种类很多，其病原体有病毒、立克次体、细菌、螺旋体、原虫、蠕虫等。

二、病媒节肢动物的判定

防制虫媒病，首先就要确定其传播媒介，才能采取有效的防制措施阻断传播途径。传播媒介的确定，可从以下几方面着手进行：

（一）生物学的证据

这种节肢动物特点如下：①与人的关系密切，必须刺吸入血或舐吸入的食物，以嗜吸入血者最重要；②数量较多，往往是当地的优势种或常见种类；③寿命较长，能保持病原体完成发育和增殖所须的时间。

（二）流行病学证据

媒介虫种的地理分布及季节消长与某种虫媒病流行地区以及流行季节相一致，则提示为传播媒介的可能性。

（三）自然感染的证据

在流行地区流行季节采集可疑的节肢动物分离到自然感染的病原体，如果是原虫和蠕虫，须查到感染期。但作为媒介的确定，还须其他方面的资料。

（四）实验室的证据

用人工感染方法证明病原体能在某种节肢动物体内增殖或能发育至感染期，并能传染给易感的实验动物。实验感染可证实媒介节肢动物对病原体的易感性，还可测定易感性的程度。

三、医学节肢动物的防制

医学节肢动物的防制是预防和控制各种虫媒传染病的重要手段，要做好这一工作，必须进行综合防制，即从媒介、生态环境和社会条件的整体观点出发，标本兼治，以治本为主，坚持安全（包括对环境无害）、有效、经济和简便的原则，因地制宜地采取各种合理手段和有效方法，组成一套完整的防制措施，把防制对象的种群数量降低到不足以传播疾病的地步。

防制的方法如下：

（一）环境防制

主要通过改造、处理病媒节肢动物的滋生、栖息环境，造成不利于它们的生存条件。

（二）化学防制

当前主要是使用化学合成的杀虫剂、驱避剂及引诱剂来防制病媒节肢动物。常用有机合成的杀虫剂有以下几类：

1. 有机氯杀虫剂

具有广谱、高效、长效、价廉、对哺乳动物低毒等优点，如二二三（DDT）、六六六等，曾是主要的杀虫剂，由于长期大量而广泛地使用，形成对环境（土地、水域）的污染和动植物体内的积蓄，有害人体健康，且导致病媒节肢动物的抗药性，降低杀虫效果，因此，逐渐为其他类杀虫剂所代替。

2. 有机磷杀虫剂

多数具有广谱、高效的杀虫特点，在自然界易水解或生物降解，因而可减少环境污染，在动植物体内无积蓄的危险。如美曲膦酯（trichlorphon）、辛硫磷（phoxin）、杀螟松（sumithion）、双硫磷（abate）、倍硫磷（baytex）等。敌敌畏（dichlovos，DDVP）是我国民间常用的杀虫剂，具有强烈的熏杀作用，一般用于室内熏杀成蚊。

3. 氨基甲酸酯类杀虫剂

特点是击倒快、残效长，对人、畜的毒性一般较有机磷杀虫剂低，无体内积蓄，有的品种对有机氯及有机磷杀虫剂有抗性的害虫也有效。常用种类有残杀威（sunside 或

propoxur），主要为触杀剂，并具胃毒和熏蒸作用。混灭威（landrin）的作用似残杀威，但无熏蒸作用。

4. 合成拟菊酯类杀虫剂

具有广谱、高效、击倒快，许多品种残效短（对光不稳定）、毒性低、生物降解快，对上述三类杀虫剂有抗性的害虫有效等特点，因而受到重视，被认为是有前途的杀虫剂。如二氯苯醚菊酯（permethrin）、丙烯菊酯（allethrin）、溴氰菊酯（decamethrin），顺式氯氰菊酯（alphamethrin）等，我国目前主要使用二氯苯醚菊酯、溴氰菊酯和顺式氯氰菊酯，后两者对光稳定，残效可达 3 ~ 6 个月。

5. 昆虫生长调节剂

通过阻碍或干扰昆虫的正常发育而使其死亡，其优点是生物活性高，有明显的选择性，只作用于一定种类的昆虫，故具有对人、畜安全及对天敌、益虫无害，不污染环境等优点。目前进行实验或试用的有保幼激素类似物如烯虫酯（methoprene）和发育抑制剂如敌灭灵等。

6. 其他类

驱避剂、引诱剂则由另一些类型化合物构成，如驱蚊油（dimethyl phtalate）主要成分为邻苯二甲酸二甲酯；引诱剂方面则按害虫种类而异，苍蝇引诱剂有顺 -9- 碳烯的混合物、三甲基胺等；蟑螂的引诱剂有茴香醛、亚油酸、亚麻酸等。无论驱避剂或引诱剂其本身无杀虫性能，引诱剂必须配上杀虫剂才能毒杀害虫。

（三）生物防制

利用生物或生物的代谢产物以防制害虫，其特点是对人、畜安全，不污染环境。防制的生物可分为两类，捕食性生物和致病性生物：捕食性生物如养鱼以捕食蚊幼虫。致病性生物的种类较多，目前以对苏云金杆菌（Bacillus thuringiensis）和球形芽孢菌（Bacillus sphaericus）的研究进展较快，它们都能使蚊幼虫致病而死亡。由于化学防制导致害虫产生抗药性，造成环境污染和杀害天敌，因此，生物防制又受到重视。

（四）物理防制

利用机械、热、光、声、电等捕杀或隔离或驱走害虫，使它们不能伤害人体或传播疾病。

（五）遗传防制

使用各种方法处理害虫，使其遗传物质发生改变或移换，以降低其繁殖势能，从而达到控制一个种群为目的。

（六）法规防制

国家制定法规或公布条例，防止害虫随交通工具从国外进入国境及对害虫进行监察和强迫性防制工作。例如，我国已发出通告，要求加强检疫，防止农林害虫地中海实蝇（Ceratiliscapitata）从国外输入。

第二十三章　医学检验管理

第一节　医学检验仪器

　　医学检验是临床医疗决策的重要依据，各种检验项目都离不开检验仪器。随着医学技术的发展，临床血液学分析技术、临床化学分析技术、临床免疫学和临床微生物学鉴定技术不断更新，医学检验技术和医学检验仪器（简称检验仪器）已发生了划时代的改变。

一、检验医学与检验仪器

　　检验医学（laboratory medicine，LM）又称医学检验诊断学，是以化学病理学、细胞病理学和分子病理学作为学科的基础理论核心，以生物分析化学技术、分子生物学技术、免疫学技术、细胞学技术、遗传学技术、计算机自动化和生物信息技术等作为学科的发展支撑，反映病因、病理进展中病损与抗损害机制，反映临床疗效、病情转归的一门应用型学科。检验医学通过现代实验技术与临床医学、生物医学工程的交互渗透，已经发展到基础理论完备、检测手段先进、仪器设备配套、操作管理规范的技术成熟阶段，由专门人才和专用仪器组成的实验室是现代医疗体系最重要的诊断环节。检验医学的目标与任务是：通过现代检验手段，为疾病防控、诊疗、病程监测及预后判断提供及时、准确的实验数据。检验医学是现代实验室科学技术与临床深层次上的结合与应用，是一门多学科交叉、相互渗透的新兴学科，目前正朝着高理论、高科技、高水平的方向发展。

　　医学检验仪器（merlical lalioratory instruments，MLI）集物理、化学、生物、电子、计算机等技术为一体，是对各类临床样本进行检测的专用医学设备。医学检验仪器作为检验医学的技术核心与设备支撑，是现代医学仪器的重要分支，已经广泛应用于各医疗机构，与医用电子诊断设备、大型影像设备等共同构成现代医疗不可或缺的诊疗体系。

　　检验仪器按照其作用、规模和技术发展水平，可以概括为三个阶段：

（一）早期阶段——医学实验室的雏形

　　1827 年，英国生物学家布赖特（Bright）将一个盛装尿液的锡铅合金汤勺在火上烧煮，通过检测尿液中的蛋白成分，帮助诊断肾脏疾病，这就是早期用生化实验的方法来辅助临床诊断。自从列文·虎克使用自制的显微镜观察到微生物和细胞以后，临床医师也开始借助实验室检查技术来诊断疾病。1887 年，通过显微镜和原始的细胞计数板，能对血液中的细胞进行计数。在这一时期，最重要的检验仪器是显微镜，除了可以检查血液，还能检查尿液和粪便，逐步建立了以血、尿、便"三大常规"为主的实验室技术。到了 19 世纪末，临床上普遍使用显微镜，通过涂片染色的方法观察各种细菌的形态特点，并开展了细菌培养，形成医学实验室的早期雏形。

（二）萌芽阶段——医学检验的普及与推广

早期检验技术比较简单，当时主要是由临床医师自己来完成实验室工作。后来，由于检查项目的复杂性、多样性以及工作量的增加，临床医师难以独立完成全部的实验室操作，因此，需要助手协助完成实验室工作。随着检验技术人员的增加，1912 年在英国利物浦成立了世界上第一个"病理学与细菌学助手协会"，医院实验室的技术工作逐步成为一个独立的职业。但是，在很长的一段时间，实验室技术人员的工作性质仍是辅助性的，需要在临床医师的指导下开展工作。就是在这一时期，相关院校陆续开设了训练实验室技术人员的课程，逐步形成有专门人才培养、操作规范并上升为基本检验理论的学科萌芽。

（三）现代科技阶段——现代检验仪器的普遍使用

第二次世界大战后，随着科学技术和现代医学的发展，检验医学也取得了长足的进步，各种自动化分析仪器开始进入医学实验室。20 世纪 50 年代中期，SMAC 化学分析仪（Technician 公司）开始在临床应用，各种类型的自动化分析仪相继问世，逐步取代目测比色计和分光光度计。

高效、先进的检验仪器的大量应用，使实验室从原来的手工作坊模式，逐步发展成为具有良好组织形式和工作条件的专业医学实验室。在医学实验室，原有人员需要适应学科的发展和更高的用人要求，一些临床医师转行开始专职从事实验室的工作，接受过生物、生化、微生物等专业训练的毕业生也陆续进入检验医学领域，随着人才培养模式、学科体系的日趋完善，检验医学逐渐发展成为一个独立的学科。

现代检验技术和仪器极大地推动了检验医学的发展，到了 20 世纪 80 年代国际上用医学实验室科学取代医学技术学，从而将医院实验室从单纯的技术层面提升到科学层面，进而使用更为确切的名称——实验室医学。

二、医学检验仪器的特点和分类

（一）医学检验仪器的特点

医学检验是以离体的血液、体液、分泌物、排泄物和脱落细胞等为标本，通过试剂、设备、仪器、技术等进行检测，并对检测的过程进行全面的质量控制，最终得出可靠的检测结果，为临床疾病诊断、疾病研究、药物分析、治疗指导、科学研究和人群保健康复提供客观依据的现代化实验室仪器。其品种繁多，发展很快，多是集光、机、电于一体的仪器，使用部件复杂多样。尤其是随着仪器自动化、智能化程度的不断提高，仪器功能的不断增强，各种自动检测、自动控制功能的增加，临床检验仪器的设计更加精密、结构更加紧凑复杂。一般来说，临床检验仪器具有以下特点：

1.自动化程度高

检验仪器在同一检测系统中可同时具备标本自动识别、自动接受、自动离心、自动放血、自动检测；结果自动记录、自动分析、自动报告；随后标本自动拆卸，仪器自动清洗等功能。

2.多技术领域且结构复杂

临床检验仪器涉及光学、机械、电子、计算机、材料、传感器、生物化学、放射等多技术领域，是多学科技术相互渗透和结合的产物；高新技术的发展和应用，使得临床检验仪器基本实现光机电算一体化和智能化。电子技术、计算机技术和光电器件的不断发展和功能的完善，更多的新技术、新器件的推广应用，使得临床检验仪器的结构变得更加复杂。

3.仪器功能多、方法先进

在同一仪器中，可以采用生物学法、生物化学法、免疫学法、干化学技术和超声分析法等方法进行标本检测，可同时开展多个项目检查，可同时报告多项参数；临床检验仪器始终走在各相关学科的前沿。电子技术的发展、计算机的应用、新材料及新器件的应用、新的检验分析方法等都在医学检验仪器中体现出来。

4.检测精度高

临床检验仪器用于测量某些组织、细胞的存在、组成、结构及特性并给出定性或定量的分析结果，所以要求精度非常高，目前临床检验的仪器对所测项目基本都可达到任意测试的要求。

5.对使用环境要求严格

检验仪器的自动化、智能化、高精度、高分辨率，以及其中某些关键器件的特殊性质，决定了检验仪器对使用环境条件要求很严格。

6.应用新技术

目前普遍采用可靠性技术、传感技术、系统集成技术、CAT（计算机辅助检测技术）、DSP（数字信号处理技术）、智能控制技术及人机友好界面技术等。

（二）临床检验仪器的分类

临床检验界对临床检验仪器的分类争议较大，有主张以检验仪器的工作原理为主对临床检验仪器进行分类的，如按力学式检验、电化学式检验、光谱分析检验、波谱分析检验等进行分类；也有主张以临床检验的方法为主对临床检验仪器进行分类的，如按目视检查、理学检查、化学检查、显微镜检查、自动化技术检查等进行分类。随着现代技术在检验仪器中的广泛应用，临床检验的方法和手段也发生了划时代的变化，因此，对临床检验仪器确切分类的难度越来越大。依据临床检验中的使用习惯，将所介绍的各种临床检验仪器，大体分为以下几类。

临床检验常规仪器包括：显微镜、血细胞分析仪、血液凝固分析仪、血沉分析仪、血小板聚集仪、血液流变分析仪；尿液分析仪、尿沉渣分析仪；自动生化分析仪；电解质分析仪、血气分析仪；自动血培养仪、微生物快速检测仪；酶免疫分析仪、发光免疫分析仪、微量蛋白比浊仪、磁分离酶联免疫测定仪等。

分离分析检验仪器包括离心机、色谱仪器、电泳仪器。光谱分析检验仪器包括紫外可见分光光度计、荧光分析仪、原子吸收光谱仪、原子发射光谱仪、荧光光谱仪。分子诊断检验仪器包括流式细胞仪、实时荧光定量 PCR 仪、全自动 DNA 测序仪和蛋白质自动测序仪等。

细菌培养与生物安全相关仪器包括培养箱、生物安全柜、净化台等。其他临床检验仪器包括即时检测仪器和自动化流水线。目前，在临床检验中还常常联合使用不同类别的检验仪器，称为多机组合联用，以达到最佳的检验效果。

第二节　仪器在检验医学中的作用

一、仪器是完成实验室工作的主要工具

人体是一个复杂的有机体，含有成千上万种物质。临床检验诊断的目的是通过仪器和各种方法，分离、分析在某一特定疾病时，体内特别是体液中出现的某些指标量或质的异常，帮助临床诊断、治疗和预防疾病，是医学中不可或缺的一个重要分支。学术界也把实验室工作称"实验诊断学"。

近年来，随着基础医学和临床医学的发展，分子生物学、流式细胞术、免疫学、蛋白组学、生物芯片等新理论、新技术不断涌现，推动了检验医学的发展。计算机技术、生物传感技术、信息技术、自动化的结合使新技术和新方法常常以新型仪器的形式出现在实验室。仪器是实验室完成检测的主要工具。比如 PCR（聚合酶链反应）是一种检测基因的方法，PCR 仪亦是根据 PCR 原理设计的仪器，使手工单个 DNA 测定可用于多样本同时扩增和测定。计算机又使操作简易、统一、快速。以后进一步发展出现了荧光 PCR 法，随即诞生了可定性或定量测定基因片段的荧光 PCR 仪。一般来说，是先出现需要检测的项目，然后发明了检测项目的多种方法，确定检测这一项目的最佳方法，当这一方法为公众认可后，才出现新的仪器，使方法标准化、快速化或称计算机化，操作更简易。

在一个现代化的实验室，从管理层到每一位员工的日常工作就是通过各种仪器完成的。工作人员的技术水平精湛与否体现在是否熟练地应用和操作仪器。目前临床实验室常用的仪器主要有形态学分析的显微镜，包括普通光学显微镜、相差显微镜和具有图像获取和处理功能的图像分析系统以及电子显微镜；血细胞分析仪包括三分类和五分类血细胞分析仪；各种血栓与止血功能检测仪器如凝血仪、血小板聚集仪、血流变检测仪；尿液分析

仪包括尿干化学和尿沉渣分析仪，生化分析仪包括干式生化分析仪和大型生化分析仪；免疫分析仪包括半自动的酶标读数仪和洗板机、全自动酶标仪、各种化学发光和荧光免疫分析仪；微生物培养和鉴定仪以及药敏分析仪、流式细胞仪、PCR 扩增仪、实时荧光定量 PCR 仪、DNA 测序仪、核酸杂交仪、血气和电解质分析仪，免疫浊度分析仪包括散射比浊和透射比浊仪、电泳分析仪，色谱和质谱分析仪包括色谱仪、气相色谱仪、高效液相色谱仪和色谱—质谱联用仪和原子光谱仪等，连接样本前处理和复检、储存等后处理以及生化免疫分析仪的自动化流水线，连接血细胞分析仪、自动推染片机甚至细胞图像分析系统的血液分析流水线，更有全自动采血系统和样本传送系统实现了采血管准备、标签粘贴、样本传送至实验室甚至自动化流水线的全自动化。这些仪器和自动化流水线逐渐走进临床实验室，已经成为临床检验不可或缺的工具，为实验诊断、健康监测和医疗保健提供及时、快速和越来越全面的诊断参考依据。

实验室工作人员，首要的是了解测定某一物质的项目和方法，包括原理、基本操作步骤、影响结果的干扰因素、参考值范围、结果的解释。然后还必须了解选择什么仪器来测定这一项目，熟悉仪器参数设置、操作步骤、仪器的维护保养、故障的处理。只有了解熟悉了上述诸点，才能成为一个合格的实验室工作者。临床检验仪器学讲述的内容是检验工作人员基本知识的重要组成部分。

二、选择合适的项目和仪器是实验室重要工作

实验室工作主要目的是帮助临床诊断疾病，每一种疾病往往需要检测多个项目，而每一项目又有多种检测方法。

实验工作的基本流程往往是这样的：首先由医生和实验室工作人员协商开展的项目，由实验室决定用什么方法和仪器来测定这一项目。然后建立检测方法学指标，确定参考范围或 cut-off 值，建立标准化操作规程（standard operation procedure，SOP）。比如，诊断急性心肌损伤就有多个项目：天冬氨酸氨基转移酶（aspartate aminotransferase，AST），乳酸脱氢酶及其同工酶 1（lactate dehydrogenase，LD、LDH），肌酸激酶及其 MB 型同工酶（CK、CK-MB），心肌肌钙蛋 1 或 T（cTnI/cTnT）和肌红蛋白（myoglobin，Mb）等，在确定项目时，要考虑到病人的实际需要和经济负担，每一病人不可能做全部项目。选择原则为：①了解每一项目的特性，包括敏感性、特异性、出现时间、窗口期长短等；②参考相关资料进行比较，如有国家标准更好；③现有的仪器是否适合该项测试；④试剂及消耗品价格；⑤临床须求。根据上述原则，一般应首选肌钙蛋白 T 或肌钙蛋白 I，为了观察有无再梗死可增加 CK、CK-MB，如早发急性心肌损伤（< 6 小时）加做 Mb 或 hscTn（高敏肌钙蛋白）：在条件较差，无法做肌钙蛋白的实验室也可用 CK、CK-MB、LDH 代替 cTn 确保病人不漏诊、不误诊，得到及时诊断。

三、选择合适仪器是实验室水平和质量的保证

分析仪器的发展体现了光学、精密机械、微电子、计算机技术等许多先进技术的进步，是防病治病、提高人民健康水平的重要工具。

仪器的选择是实验室工作人员的职责，更是管理层的重要工作。仪器选择首先要收集多方面资料，以便了解仪器的原理和适合检测的项目、仪器的特性、准确性、精密度、故障率、运行速度、机器价格、培训情况，试剂是专用还是通用、仪器类型和型号，在检测时，要确保仪器室间质评比对结果良好、室内质控在控。

仪器的选择，并不是实验室经常进行的工作，但是十分重要，拥有一台性能良好的仪器能保证实验室工作顺利、故障率低、结果正确，很好完成实验室工作任务。

四、医学检验仪器的进展与趋势

临床实验室技术逐渐改变了传统的检验方法，新的检验技术为疾病的诊断分析提供了更为快捷、更为精确的方法，临床实验室仪器的设计更加注重人性化、低成本和利于环保。目前，全球的医学检验仪器产品在技术上正朝向数字化、网络化、微型化方向发展。提出了检验仪器设备的发展方向——自动化、智能化、标准化、个性化以及小型便携化。

（一）临床检验仪器的进展

17世纪末，荷兰人列文·虎克（Antony van Leeuwenhook）在诊断中创造了显微镜。随后，人们相继应用显微镜观察到血液中的红细胞和白细胞，开始改变仅限于用感官直觉（色、嗅、味等）观察尿液的方式，一些只凭人们感官操纵的检验仪器不断出现。随着第一次产业革命的到来，机械指针式检验仪器和检验控制装置开始问世。

20世纪初，电子管的发明及电子学的蓬勃发展，促进了近代医学科学和自动化理论与实践飞速发展。临床上要求检验科提供的支持诊断、鉴别诊断和准确诊断的依据不断增多，要求也不断提高。这些都为近代临床检验仪器的发展奠定了基础。随着晶体管的发明，数字化技术进展迅速，各种模拟—数字转换技术日趋成熟。从20世纪50年代到60年代中期，一大批数字式检验仪器开始应用于临床检验。例如，生化分析仪就从单通道连续流动式发展到多通道连续流动式自动分析仪。在这个阶段，虽然电子计算机的发明在科学技术领域引起了轰动，但计算机技术并未对临床检验仪器产生革命性的影响。这是因为当时的计算机还是一种技术复杂、价格昂贵的设备，只有少数专业人员才能掌握和操纵。因此，计算机很难在临床检验仪器中获得普遍应用，仅有少数需要进行浩繁数据处理的大型精密检测仪器如质谱仪、波谱仪、声谱仪等才尝试使用计算机技术。

20世纪70年代，随着大规模集成电路制造技术的发展，发明了微处理器芯片。随后，美国开始制售配微型计算机的检验、分析仪器产品。从1975年起，微处理器和微型计算机在各种检验、分析仪器中的应用以平均每年35%的速度递增。到20世纪90年代，由计算机系统控制的多通道的自动化分析仪，随机任选式、大型的、微机化的全自动生化分析仪等已在中等规模以上的医院普及应用。

全实验室自动化（total laboratory automation，TLA）又称全程自动化，是指将临床实验室相互有关或互不相关的自动化仪器串联起来，构成流水线作业的组合，形成大规模的全检测过程的自动化。在运行时，一份样品自临床科室运送至实验室后，首先由条形码识别器加以识别、分类，自动混匀、开盖或离心分出血清，再分配至不同的自动化分析系统

（如生化系统、免疫系统）进行测试、打印及储存结果，试验完毕后分析系统处于待命状态，临床实验室信息系统（laboratory information system，LIS）采集系统中各个部分的临床检验数据并核实检验结果，为临床诊断和治疗提供准确的信息，将 LIS 连接到实验室信息系统上。测定标本刚刚通过流水线时，所有检验信息可立刻为整个医院所共享。

全实验室自动化于 20 世纪 80 年代首见于日本。当时日本 Dr.Sasaki 建立了世界第一个组合式实验室，采用标本传送系统和自动化控制技术，检验人员只须将标本放入传送带，分析仪器便可根据设计好的程序工作，检验人员不再接触标本，自动取样、自动报告，减少了操作人员感染疾病的概率，节省了劳动力。如 Aeroset 型全自动生化仪每年可完成 150 万次检验，检验 59 个项目，每个小时可完成 2000 次检测，此后日本其他实验室也相继发展了自己的全实验室自动化系统。日本国立医学院 70% 以上的医院配备了不同规模的自动化系统。由于装备全自动检验系统所须费用较高，限制了在中小医院和经济欠发达地区的发展。20 世纪 80 年代末和 90 年代初美国和欧洲也相继建立了自己的全实验室自动化系统。全实验室自动化除了有各系统的自动检测仪器外，还要有样品运送、分离、条形码处理、分配等前处理的自动化，即样品前处理系统。

进入 21 世纪，临床检验仪器技术更新快、高科技含量增长迅猛，正向自动化、智能化、一机多能化方向发展。发展更新主要表现在：基于微电子技术和计算机技术的应用实现检验仪器的自动化；通过计算机控制器和数字模型进行数据采集、运算、统计、分析、处理，大大提高了检验仪器的数据处理能力，数字图像处理系统实现了检验仪器数字图像处理功能的发展；检验仪器的联用技术向检测速度超高速化、分析试样超微量化、检验仪器超小型化的方向发展。大多临床检验仪器已具备超微量分析的能力，检测全程由计算机控制，其智能化、自动化、一机多能化程度更高，许多仪器集大型机的处理能力和小型机的应变能力于一身。如生化分析仪器的光路系统技术更先进，可使波长范围更宽、稳定性更高，操作系统的数据分析和处理能力更强，更方便实现网络化；免疫分析仪器的特异性和灵敏度更高；等等。

近几十年来，医学、生理学、生物化学等学科研究的深入使生物体信息量不断增加，极大地促进了临床医生对检测项目的须求，而生物样品中诸如激素等微量至痕量组分对临床疾病诊断具有重要作用，为发展快速灵敏的检验仪器产生了巨大的推动力。荧光偏振、化学发光、分子标记、生物传感、生物芯片等高新技术的出现与应用，不仅使临床检验的仪器设备不断向灵敏度更高、需要的样品用量更少、分析速度更快、操作更便捷的方向发展，而且使检验仪器的更新周期大为缩短。临床检验仪器的"模块化"和"全实验室自动化"的实现，打破了传统的临床检验的技术分工模式，使得一份样品可以自动满足所有血液、生化、免疫等不同检测项目的要求。而临床检验仪器的小型化、操作简便化更使得检验人员、临床医护人员，甚至病人自己或其亲属可以在病人床边或病人家中完成某些通常需要在专门实验室才能完成的检验项目的检测。

（二）临床检验仪器的发展趋势

目前，全球的医学检验仪器产品在技术上正朝向数字化、网络化、微型化方向发展。

提出了检验仪器的发展方向——标准化、自动化、信息化、人性化和临床化以及小型便携化。分子生物学技术、流式细胞技术、标记免疫技术、生物质谱技术、生物传感技术、信息技术等一系列的新技术已经运用到仪器的研发中，成为核心技术和前导技术，影响着检验仪器发展的方向。

1. 由计算机技术和通信技术相结合而发展的计算机网络，已广泛应用到临床检验实验室中，形成了多用户共享、高精度、高速度、多功能、高可靠性的检验仪器。

2. 利用物理学的新效应和高新技术及其成就，开发新型检验仪器；利用高灵敏度、高稳定性、强抗干扰能力的传感器技术和纳米检测技术，研制高精度、高分辨率的检验仪器。

3. 模块式设计形成一个高质量、多功能的检验系统，实现了一机多用。一台仪器可测定常规、特殊生化、药物治疗、滥用药物、特种蛋白、免疫等多种项目，还可以方便地增减各种可选部件及外部设备，扩展其功能。随着临床检验项目的增多，新理论的研究、应用及新技术的引进，各种检验仪器的组合联用已大量涌现。模块式接入系统使用更方便灵活、经济实用。不同模块联机组合实行自动进样、自动切换、自动分析处理复杂数据。这些技术的革新都将大大降低检验成本，提高临床检验的质量监控水平。

4. 高智能化的临床检验仪器

原先借助人工操作实现的标本送入、条形码输入、完成检测、数据存储输出、连接网络等工作过程，现在完全由计算机控制的机械系统和数据处理分析系统准确无误地自动完成，速度更快，效率更高。仪器能定期自动校检，检测完成后分析结果及时存储，便于查询，避免了差错，缩短了出报告的时间。自诊断、自控、自调、自行判断决策等高智能功能，使检验仪器的操作使用更加方便、快捷，并向全能型、全自动化和先进的"人—机"对话方向迅速发展。

5. 自动化水平更高

检验设备的自动化反映了检验仪器前进的步伐，这里的自动化包括从分析前到分析后的全过程。一些目前还没有完全实现自动化的检测单元也将逐步实现自动化，比如免疫学单元和微生物学单元。各种全自动细菌培养系统、全自动菌落分析仪、病毒免疫荧光分析仪等将会在各级医院检验科普及。分子生物学技术所需要的如 PCR 仪、DNA 测序仪、生物质谱仪、流式细胞仪这些高科技的自动化仪器也会逐步普及，各种新型检验仪器竞相涌现，它们的共同特点是具有先进的检测系统和强大的数据处理功能，其功能及性能日趋完善，检测速度更快、准确度更高、重复性更好，交叉污染和消耗也更低。

6. 仪器更个性化

以须求为导向的生产同样是未来检验医学设备的发展趋势，实现设备的个性化发展迫在眉睫。今后发展的重点在于核心装备与关键技术的选择，针对市场须求重点发展常规仪器，适量发展先进仪器。

7. 即时检验仪器的临床应用

随着微电子技术和电极技术的进一步发展和人们生活节奏的加快，方便快捷的疾病诊断和治疗、家庭医疗与保健将越来越重要。因而功能强、集成度高、体积小、可靠性高、价格低、使用方便的即时检验仪器将得到快速发展，其小型便携、功能全面，方便床旁检测和现场实时监测，病人甚至可以自己进行简单的测试，对于及早诊断、疗程监控都有实际意义。即时检验仪器已形成在医疗设备领域快速发展的趋势，日益受到各国科技界的普遍重视：随着微型化技术的发展、纳米技术的创新应用，微型检验仪器不但能进入人体各管腔，而且可能进入细胞内应用。在未来的世界医疗器械发展中，微型检验仪器的开发应用将有着巨大的市场潜力和长久的生命力。例如，小型血糖仪已经被广泛应用，不仅门诊检验必备，很多有糖尿病病人的家庭也备有，以便随时监测血糖水平。各种更小型便携的生化分析仪、心电图仪、B超、血气分析仪、电解质分析仪、血凝仪及其他急诊项目检测仪器等将逐步应用于临床，也将为各社区医疗保健工作、急诊、出诊带来方便。

8. 多功能、多参数、智能化和尖端化检验仪器的不断涌现

这些仪器又推动检验医学不断发展，达到新水平。例如，多分类的血细胞分析仪的应用，把临床检验血液学提高到了一个全新的水平；连续高速化、组合化、超微量化、智能化和尖端化的全自动生化分析仪推动临床生物化学检验不断朝着分子水平迈进。

9. 注重环保

检验人员在工作过程中极易受到病菌感染，使用真空采血针和装备自动化检测仪器可以减少污染、提高功效：检验使用的化学试剂易污染水源，采用干试剂检测，能够减少对水的污染。瑞士AVI公司生产的生化分析仪可将反复使用的反应杯子自动冲洗干燥，还可将废液分成高危液和稀释液，便于分类排放，有利于环保医疗服务市场的竞争，加剧了医学检验仪器设备的更新换代，生产商也不断地寻求新的商机。在医疗仪器市场竞争中，只有追求新技术才能不断地占领市场制高点。自动化、高智能、新设计组合、低成本、低污染仍然是临床检验仪器发展的方向。

21世纪是生物科学高速发展的时代，随着生命奥妙不断被揭示，医学检验将由"过去时"走向"将来时"，即由疾病发生后的检验印证变成前瞻性的检验诊断，还将在个体化治疗和药效评价上发挥重要的作用，由被动变为主动，为临床诊断提供更为准确的依据。在全球化背景下的中国检验医学正在与国际接轨，不断迈上新的台阶。

医学检验仪器学是在人们认识疾病、明确诊断、观察疗效、推测预后和不断提高人类生存质量的过程中，为适应临床须求逐步发展起来的一门新兴学科。科学技术的快速发

展，促进了临床检验仪器的不断更新与进展，智能化、自动化、多功能集成化是检验仪器更新的重要趋势，随着人类基因组序列草图的绘制成功、人类的遗传密码的破译，还将促进临床检验新理论、新技术和新仪器不断涌现。

第三节　医学检验仪器的管理

医学检验仪器的管理是指在实验室环境下，根据一定的程序、方法和原则，对实验室仪器设备在整个寿命周期中加以计划、指导、维护、控制和监督，使之安全、有效、高质量、高效益地为实验室工作服务。它是自然科学与管理科学相融合、技术与经济相结合的边缘科学，同时也是一项系统工程。实验室仪器设备的管理内容可以概括为两个大的方面。其一是"软件"管理，包括实验室仪器设备的配备与购置管理（配备标准、购置计划、购置论证、采购和验收等）、使用管理（规章制度、操作规程、记录、出借、转让、调拨和报废等）。其二是"硬件"管理，包括技术管理（仪器设备量值溯源，仪器设备的技术资料管理，仪器设备的维修、改造和更新等）、日常管理（仪器设备的分类、编导、登记和标志，仪器设备的保管，仪器设备的事故处理等）。

一、仪器设备管理

（一）仪器设备的购置管理

购置管理是仪器设备管理工作的重要环节，是实验室技术和经济保障的源头。通常，购置仪器设备需要做好计划和论证两项工作。

1. 计划

实验室仪器设备的购置，应根据工作内容和发展需要有计划地进行。首先实验室要填写并向仪器设备管理部门提交"仪器设备购置申请表"，仪器设备管理部门进行综合评价，制订仪器设备采购计划，报上级主管部门审批，最后由仪器设备采购部门按有关采购管理办法进行采购。

2. 论证

论证的目的是避免重复购置、低水平投资和运行不良，同时确保购置的仪器设备质量可靠、使用安全。可行性论证包括项目论证和技术评估两方面的内容。

（1）项目论证

对仪器设备购置的必要性、可行性、经济效益等进行论证。它包括：①投资必要性论证；②经济效益预测；③技术力量配备的论证；④安装条件的论证；⑤运行费及维护资金来源的论证。项目论证是配置和购买仪器设备的重要环节，必须在技术评估前就要做好项目论证，否则，再好的技术评估都将前功尽弃。

（2）技术评估

指对拟购仪器设备同类型号、性能、配置和技术指标等进行调研，收集各种同类产品的技术资料，然后进行分析和比较。技术评估的内容应包括：①技术先进性；②仪器设备可靠性；③可维护性；④安全性；⑤节能性；⑥配套性；⑦环保性；⑧前瞻性；⑨合法性。

购置选择仪器设备是一项综合技术，必须认真做好调查并对诸多方面因素进行全面的综合分析。当本单位缺少适当的专业人员时，应通过专业机构的专家进行咨询，力求获得尽可能准确可靠的信息，以免做出错误的判断。购置仪器设备往往投资费用大，对实验室技术和经济保障影响大，可引入投资风险问责制，分清责任，加强论证管理。

（二）采购规范

我国现有的医疗卫生机构绝大部分属于国有公共卫生事业，医疗设备和器材的购买属于非生活性基础设施项目，在《中华人民共和国招投标法》规定范围内。临床实验室设备和器材的采购应通过招标采购，如公开招标、邀请招标、竞争性谈判招标等方式进行。无论以何种形式进行招标采购都应秉承公开、公平、公正及诚实守信原则。

（三）仪器设备购置受控

根据国家标准《检测和校准实验室能力的通用要求》中"服务和供应品的采购"要求，实验室应制定以下内容：①控制选择供应商、购买、验收和存储工作的程序；②技术评审程序；③行政审批程序；④采购文件描述拟采购的仪器设备的资料或信息；⑤评价跟踪程序，评价和跟踪评价仪器设备的供应商，其内容包括供货质量、交付进度、履行合同情况、有无质量保证体系、货源是否稳定、价格是否合理、售后服务、包装运输质量等；⑥建立供应商档案；⑦编制合格供应商名录，跟踪其持续保持的能力。

（四）验收管理

仪器设备的验收是保证仪器设备质量和正常运行的关键环节；验收工作可分为到货验收与技术验收两部分，是购置过程的结束、常规管理的开始；它是一项技术性很强的工作，必须有一套完善的验收程序。

要成立专门验收小组，由熟悉该类仪器的专家负责，组织学习说明书等资料，拟订验收、安装的计划并认真实施。验收人员应具备高度的工作责任心和一定的专业技术水平，熟悉验收工作流程。验收工作应及时地严格按照有关要求和程序进行，特别是进口的大型仪器设备，合同索赔期在其到达口岸至验收之间有一定的时间要求，验收不及时会造成不应有的损失。

（五）仪器安装

设备的安装、调试、验收是购置过程的重要环节。设备购置到位通过验收后，代理公司和生产厂家根据医院所购置的医疗设备，提出具体的安装要求，通过医院设备管理部门与检验科协调，并向医院领导汇报安装地点和安装技术要求。

临床检验设备的正常使用对环境有一定的要求。如需要一定的温度、湿度范围及合适的使用面积和室内空间等。在设备安装前，医院应按照厂家提供的设备安装必备条件做好安装前准备，如水、电、网线等的铺设。在安装前能对仪器的结构原理和性能进行熟悉、了解，使安装调试顺利进行。实验室的工作环境应能确保测试结果的有效性和测量的准确性。

二、仪器设备使用管理

仪器设备使用管理包括：仪器设备的分类、编号和登记；规章制度的建立、执行和落实；仪器设备的使用、保管与维护；仪器设备的出借、转让、调拨和报废；仪器设备事故处理等。

（一）仪器设备的分类、编号和登记

实验室仪器设备种类繁多，分类、编号和登记是仪器设备管理的重要手段，应有统一的分类代码及编号。分类编号确定之后，为了便于核对管理，应在仪器设备上做好标志、粘贴标签，并及时填写各种统计报表，供财务部门、仪器设备管理和使用部门登记。为了掌握仪器设备的分布和流向，便于仪器设备各种信息的综合利用与共享，可建立仪器设备管理数据库，并实现计算机网络信息化管理。

（二）规章制度的建立

仪器设备管理是一项系统工程，实验室工作与仪器设备构成庞大的运作体系，交织着各种技术、经济与安全问题。应根据国家有关的法律、法规和政策，建立健全适合本单位仪器设备管理的各项规章制度，明确各自的职责，使仪器设备的管理工作制度化、规范化。切实可行的规章制度是有效管理的基础，有关仪器设备管理的规章制度应包括：购置审批制度、采购管理制度、验收管理制度、操作使用管理制度、维修保养工作制度、报损报废制度、调剂管理制度、事故处理制度和计量管理制度等。以上可根据实际情况制定。

（三）仪器设备的使用、保管与维护

仪器设备经过验收投入使用后，使用部门要落实操作和保管人员，建立岗位责任制，制定操作规程和维护、使用管理办法，以保证仪器设备经常处于可用的良好状态。凡本单位已不适用或长期闲置的仪器设备，要及时调出。对不值得修复改造的陈旧仪器设备，可以申请报废，经过技术鉴定，办理报废手续，并做财务处理。

1.仪器设备的使用

仪器设备的使用原则是安全、合理、充分。仪器设备的合理使用是延长仪器设备的使

用寿命、保持仪器设备应有精度、提高使用效率的重要保证。合理安排仪器设备的任务和工作负荷，既要禁止仪器设备超负荷运行，又要避免高精度仪器设备长期低挡运行，浪费精度，增加损耗，同时也增加检验成本。从事仪器设备操作的工作人员应经过必要的技术培训，考核合格方能上机操作。大型精密仪器设备更应从严掌握。

建立健全操作规程及维护制度。仪器设备使用科室在安装验收完成后正式投入使用之前，应根据仪器设备的使用操作说明书、维修手册、有关国家规定和实际工作使用要求制定好操作规程，明确基本的操作步骤和正确的使用方法。操作规程制定后，操作人员应学习、掌握每项规程，并试运行一个月以上，然后统一报仪器设备管理部门审核、存档。对于固定使用场地的设备、操作规程应张贴（悬挂）于使用场地；对于移动使用的设备应以书面形式保存在随时可以看到的适当位置。操作使用人员必须严格按照操作规程操作。

提供良好的运行环境：根据仪器设备的不同要求，采取适当的防潮、防尘、防震、保暖、降温、防晒、防静电等防护措施，以保证仪器设备正常运行，延长使用寿命，确保实验安全、数据可靠。设置仪器设备警告标志，仪器设备在使用中可能造成工作人员或无关人员的危害，必须有明确的危险警告标志。如放射线、电离辐射、高磁场等区域，应在有危险的通道与入口处设置明显的警示标志，警告哪类人员不能靠近或禁止入内，提醒进入操作区的注意事项及可能造成的危害。

2.仪器设备的保管和维护

保管和维护工作是仪器设备使用过程中的一项例行工作。做好仪器设备的日常维护保养，对延长仪器设备的使用寿命意义很大。建立健全仪器设备的保管制度：对所有仪器设备无论是投入运行还是储存状态，均应指定人员保管。保管人员应负责仪器设备的日常维护、保养工作和日常运行档案的记录工作。在仪器设备保管过程中，应按规定要求对其进行状态标志。例如：正在使用的仪器设备用绿色标志，备用仪器设备用黄色标志，损坏停用的仪器设备用红色标志。

根据仪器设备使用手册和操作规程要求，做好仪器设备外表的清洁、防尘罩清洗、防潮袋的更换、管道的清洁、废液的清除、电池的定期充电及打印纸的更换安装等工作。对暂时不用的仪器设备，应封存保管，并定期清扫、检查，做好防尘、防潮、防锈等维护工作，以保护封存仪器设备不致损坏。对不再使用或长期闲置的仪器设备，要及时调出，避免积压浪费。

3.仪器设备事故处理的基本原则

立即组织事故分析和不失时机地组织抢修及其他善后工作，尽量把损失减至最小，争取仪器设备尽快恢复运行，重大设备事故应及时报告上级主管部门，并保护好事故现场。

处理事故必须坚持事故原因分析不清不放过，事故责任者和有关人员未受到教育不放过，没有采取防范措施不放过的原则。在事故原因查明以前，切不能草率开机，以免扩大事故及损失。凡因责任原因造成的损失，应追究当事人的责任和赔偿。重大事故要严肃处理，对故意破坏现场以逃避责任者，要加重处理。

三、仪器设备技术管理

（一）仪器设备量值溯源

为确保计量仪器设备量值准确可靠，实验室所有在用计量仪器设备均应溯源到国家基准，量值溯源有效合理的方法和手段是对实验室中所有对检测结果有影响的在用计量仪器设备进行检定和校准。计量仪器设备的检定和校准可分以下三种情况：①购买后首次使用时的检定和校准；②周期性检定和校准；③维修后的检定和校准。

（二）仪器设备的技术档案管理

仪器设备的技术档案是正确使用仪器设备及考核和评价仪器设备完好程度的重要依据。仪器设备技术档案主要分为两大部分。

1.原始档案

原始档案包括购置仪器设备的申请报告（论证报告）、订货合同和验收记录，以及随仪器设备带来的全部技术资料（如仪器设备结构原理图、电路图、出厂检验单及合格证、使用说明书、附件、备件明细表等）。

2.使用档案

使用档案包括工作日志和履历卡。工作日志主要记录仪器设备每次使用的操作人员、操作时间、仪器设备运行情况、工作内容及结果等，是考核仪器设备使用效益的重要依据。

维修记录卡主要记录故障现象、原因，排除故障采取的措施、维修记录、质量检定及校准记录、技术改造记录等技术状态情况。它是仪器设备的性能和技术指标的历史记录，是考核仪器设备技术状态的依据。

仪器设备技术档案管理的要求要及时、齐全、翔实、整洁、规范。所有仪器设备技术档案必须妥善保管，不得随意销毁。属于报废或淘汰的仪器设备的技术档案处理，应报告仪器设备主管部门，并按批复进行处理。

（三）仪器设备的修理与淘汰

1.仪器设备的修理

仪器设备在使用过程中，由于自然和人为原因，技术状况逐渐发生变化，工作能力和使用性能逐渐降低，甚至诱发事故。在仪器设备出现比较明显损坏或技术状况出现比较明显劣化，通过日常的维护保养不能恢复技术性能时，需要对仪器设备进行修理，又称维修。

2. 仪器设备的淘汰

（1）仪器设备淘汰的条件

①国家规定的淘汰目录中的仪器设备；②型号过于陈旧不能适应分析检验要求的仪器设备；③已到寿命周期的仪器设备；④虽然未到寿命周期，但由于长时间使用，其主机或主要零部件严重老化不能修复，或者修复费用与效果极不相称的仪器设备；⑤因事故损坏严重，即使修理也不能恢复原来的技术性能的仪器设备；⑥由于不合格修理造成无法弥补的损坏的仪器设备；⑦非国家认可的专业生产单位制造的仪器设备。

（2）仪器设备淘汰的程序

①使用部门提出申请并提交技术鉴定资料；②有关专业人员检查，必要时进行复核鉴定；③仪器设备主管部门审批；④执行淘汰决定，办理手续，账目和实物核对销出。

（四）仪器设备的技术改造和更新

仪器设备的技术改造和更新是把科学技术的新成就应用于现有的仪器设备，改变它的技术状况，提高其技术水平，使老设备发挥新作用，它是实现仪器设备现代化的一个重要途径。为了使经过改造的仪器设备获得预期的技术性能和测试效果，应事先提出技术改造和更新方案，做出经费预算，进行可行性论证，然后报主管业务部门审批，以确保技术改造的顺利完成。实施改造和更新时，应会同仪器设备的制造厂家或销售商家的技术人员一起进行工作。完成后，要组织验收和技术鉴定。

第四节　医学检验仪器的选择与引进

随着医学科学的不断发展，各医院相继引进各种多功能、自动化、高灵敏度和精密度的实验仪器，加强了检验科的基础建设，拓宽了检验项目范围，提高了检验结果的档次、质量和速度，为临床提供了大量准确数据和部分组合配套试验参数，提高了医院的医疗水平；同时，也给仪器的选择和规模化管理提出了更高要求，是加强医院管理的一项重要内容。

一、医学检验仪器的选择

（一）医学检验仪器的选用标准

随着社会的进步和科学技术的发展，医学检验仪器的发展日新月异，因此，对医学检验仪器质量的评估越来越严格，选用的标准越来越全面，选用医学检验仪器的标准应着眼于全面质量。全面质量是指对医学检验仪器精度和性价比的总体评价，或者是通过对用户满意度的调查而获得的总体评价。一般可从以下几方面进行考虑。

1. 功能性指标

要求医学检验仪器应用范围广、检测速度快、检测参数多并有一定的前瞻性，用户操作程序界面全中文显示，操作简便、快捷。

2. 可靠性指标

要求医学检验仪器精度等级高，稳定性和重复性好，灵敏度高，误差和噪声小，线性范围宽，响应时间短等。

3. 应用性指标

①国内有配套试剂盒供应；②医学检验仪器的装配合理，材料先进，采用标准件及同类产品通用零部件的程度高；③售后维修服务好。

4. 经济性指标

医学检验仪器设计优化及性价比高，工作成本、储存、运输、维护保养及维修等费用适宜，能充分体现高效益、低成本的整体社会经济效果。

总之，选择医学检验仪器的工作十分重要。在实际工作中，上述各个指标是否需要及相对重要程度如何，一定要结合临床具体检测的须求及单位的具体情况进行选择。

（二）选择临床检验仪器的原则

选用临床检验仪器的原则应着眼于仪器精密程度和价廉质高的总体评价，或者说是通过使用户满意而获得效果的总体水平。从不同的角度出发，选用的标准也不一样。一般可从以下几方面加以考虑：①要求仪器的精度和分辨率等级高、应用范围广、检测范围宽、稳定性和重复性好、灵敏度高、误差和噪声小、响应时间短等。②要求仪器的检测速度快、检测参数多，结果准确可靠，重复性好。③用户操作程序界面全中文显示，操作简便、快捷。④一般应有国内生产的配套试剂盒供应。⑤仪器不失效的性能、寿命、可维修性和仪器的保存性能好，如仪器的装配合理、材料先进、采用标准件及同类产品通用零部件的程度高，售后维修服务好等。⑥能充分体现高效益、低成本。

以上各个标准的相对重要程度，可以结合临床检测的须求及各检测项目的具体要求进行分析。

二、医学检验仪器引进

（一）仪器引进的常用评估指标

仪器和方法学发展的最终目的是更准确反映机体在疾病时的特征。为准确选择方法和仪器，学术界提出了一套评估方法学和仪器的指标来帮助实验室完成仪器的选择。

1. 金标准

金标准指最可靠和最可信的指标，凡符合金标准的指标都是确诊疾病的特异性指标，即特异性100%。用金标准可以判断其他标准。在肿瘤标志学中通常以手术所见结合病理结论作为金标准。其他检测方法的结果和金标准比较，两者皆阳性称真阳性，两者皆阴性称真阴性，金标准阳性，其他方法阴性称假阴性，金标准阴性，其他方法阳性称假阳性。

2. 敏感性（sensitivity）

敏感性又称灵敏度，反映该试验正确判别某种疾病的能力，计算公式：敏感度（%）=真阳性结果的数量 ×100%（真阳性结果数量＋假阴性结果的数量）。

3. 特异性（specificity）

特异性反映该试验正确判别患该病人群的能力指标特异性＝真阴性结果数量 ×100%（真阴性结果数量＋假阳性结果数量），敏感性和特异性是判断肿瘤标志物临床价值的首要指标。

预测值（predictive value，PV）：将敏感性和特异性结合起来，表明患者正常或得病的可能性大小。预测值还和患病率有关。

4. 阳性预测值（PVpos）

阳性预测值表示在实验结果为阳性的人群中真患病的百分率。PVpos＝真阳性结果的数量 ×100% 所有阳性结果的数量（包括真阳性＋假阳性），PVpcs 和疾病发病率有关，如果患病率很低，即使敏感性和特异性很高，PVpos 仍然很低。

5. 阴性预测价值（PVneg）

阴性预测价值表示在实验结果为阴性的人群中未患病的百分率。PVneg＝真阴性结果的数量 ×100% 所有阴性结果的数量（包括真阴性＋假阴性），PVneg 和疾病发病率有关，如果患病率很低，即使敏感性和特异性很高，PVneg 仍然很高。

6. 准确度（accuracy）

准确度表示在所有检测人群中真阳性和真阴性的比例，准确度＝真阴性＋真阳性 / 总检测人数，无论特异性或敏感性高低都能影响准确度。

7. 参考区间、cut-off 值和 ROC 曲线

大部分用于诊断的被检测的物质是病人和正常健康人共存，只是病人异常升高。因而需要确定区分正常和病理分界值，当被测物质高于某一上限或低于某一下限均有临床意义时，此上、下限区间称为参考范围或参考区间，当被测物质只在高于或低于临界值的一侧有临床意义时，此临界值称为 cut-off 值，国内称为判断值。判断值的确定在诊断时极为重要，在正确鉴别阴、阳性病人时有重要价值，影响诊断指标（在一些特定的疾病，诊断指标常被称为标志物 -Marker，如心脏标志物、肿瘤标志物）特异性和敏感性高低。科学、客观地确定 cut-off 值的最佳方法是受试者工作曲线（ROC），当用某一肿瘤标志检测一群

病人时改变 cut-off 值可得到不同的 ROC，一般以最靠近左上角曲线的相应的 cut-off，为理想的 cut-off 值，这时的诊断准确度最高。ROC 另一作用是比较标志物的优劣，ROC 的曲线下面积越大，该标志诊断价值越大。

（二）选择引进仪器的基本面考虑

选择仪器必须做到：①了解每一仪器的特性，包括检测原理、仪器特点、仪器精密度、仪器准确性、仪器速率等；②参考相关比较资料，如有国家标准更好；③现有的仪器是否适合该项测试；④试剂价格；⑤临床须求。选择项目、方法和引进仪器是实验室的日常工作，为了保障检测质量，一般遵循以下原则：

1. 目的性

首先要明确引进该仪器或开展新项目的目的。①充分了解基础知识和国内外动态，临床检验诊断学是基础医学和临床医学的桥梁。一般来说，临床诊断应用的方法应该是基础医学中比较成熟的部分，只有了解疾病发生发展的规律，才能正确找到新的方法的定位。从历史经验来看，参考国外的经验和国内已有的经验对我们正确选择项目和方法大有裨益。②充分了解新方法的临床价值。③和临床协商，无论是引进新仪器，还是开展新项目，目的是提高临床医疗质量，临床是检验结果最终的使用者，新的项目只有临床认同，才能得以广泛应用，往往能帮助实验室更好地定位。

2. 高性能

新的仪器不仅在临床上有价值，而且应该在各项指标上都比较优秀。确定和验证仪器关键的性能指标，包括：①精密度（加样精密度、检测精密度、试剂待机稳定性、样本间携带污染、试剂间携带污染）。②检测速度，特别是出具第一份报告的时间。③故障率，故障平均时间和修复平均时间。④准确度（正确度）。也有一些项目，属于新的领域，无相对应的老项目，那就主要根据指标及实际需要来选择，筛查项目更看重敏感性，确诊项目更看重特异性。

3. 实用性

在临床应用的项目，一定要考虑实用性，确保能解决实际问题；同时要有经济效益的分析，在多个项目中选择时，经济分析常不可或缺。在方法学考量时，要求方法尽量简单，缩短报告周期（turn around time，TAT）。

4. 稳定性

在仪器运行中观察仪器性能，注重临床反馈意见。新仪器验收运行后，继续观察仪器性能，分析使用该仪器测定的各个项目的质控指标，观察该仪器是否满足临床需要。通过室内质控观察仪器的稳定性，通过室间质评观察仪器的准确度。倾听临床反馈意见，以便了解新项目是否达到了原先设想的目的、存在哪些问题、哪些地方需要进一步改进。仪器运行后还要定期（半年或一年）核查和总结仪器状态，确保仪器始终处于良好状态之中。

三、仪器进入科室后要经过严格验收

新购进的仪器须由三方（经销方的工程师、医院设备科及实验室负责人）同时在场开箱验机，对设备安装、调试、鉴定、验收，如合格，再登记入库并写出书面报告。新购仪器设备须经验收合格后，方可投入使用。新购的仪器必须有三证："企业法人营业执照""医疗器械注册证""医疗器械经营企业许可证"上述文件应复印存档。为了确保测量的溯源性，一般主张仪器、试剂、消耗品最好使用同一有溯源性证明的厂家。

选择合适的环境安放仪器，考虑到通风、照明、采暖和水电等基本工作条件。并由设备科和实验室出具验收报告，由设备科确定仪器唯一编号。精密仪器一旦重新定位要重新校准。除了仪器外，凡和定量检测有关的器具都应定期（一年至少一次）由权威单位或厂家对使用的器具进行校准并出具证明材料。校准合格的设备是合格的、可运行的，贴"绿色标志"，"准用"贴"黄色标志"，"停用"贴"红色标志"。

验收报告是首次建立仪器档案，应详尽，包括：仪器名称（中、英文）；制造商名称，唯一的序列号；制造商联系人名字和电话；设备到货日期，设备投入运行时间；当前的位置；接收时的状态；制造商的说明书或存放处设备档案还包括设备的损坏、故障、改动或修理。性能记录：所有的校准和验证报告（日期、时间、结果、调整、可接受标准、下次校准和验证时间，如果校准/检定产生一系列校正因子，实验室应确保其备份（如在计算机软件中）得到及时地正确更新；设备的定期维护和保养（频次由仪器说明书要求决定）。仪器档案将随仪器长期存在，记录要齐全。

第五节　医学检验仪器的性能与结构

临床检验的仪器品种繁多，结构五花八门，但共同的工作目标使大部分检验仪器的主要结构的功能及技术要求有不少共同之处。现在简要地介绍这些具有共性的主要结构，以便更好地从整体上去掌握和认识各种临床检验仪器。

一、临床检验仪器常用的性能指标

理想的检验仪器应该确保各种检测信号不失真地流通。因此，应掌握检验仪器的基本性能指标。虽然各种检验仪器的性能指标不完全相同，但一个优良的检验仪器应具有以下性能：灵敏度、精度高；噪声、误差小；分辨率、重复性好；响应迅速；线性范围宽和稳定性好等。

（一）灵敏度

检验仪器的灵敏度（sensitivity，S）是指在稳态下输出信号变化量与导致这种变化的样品变化量之比。即检验仪器对单位浓度或质量的被检物质通过检测器时所产生的响应信

号值变化大小的反应能力，它反映仪器能够检测的最小被检测量。

（二）误差

当对某物理量进行检测时，所测得的数值与真值之间的差异称为误差（error）。误差的大小反映了测量值对真值的偏离程度。任何检测手段无论精度多高，其真误差总是客观存在的。当多次重复检测同一参数时，各次的测定值并不相同，这是误差不确定性的反映。

（三）准确度

准确度（accuracy）是指检测结果偏离真实值的程度，表示检测结果的正确性，是对检测可靠度或检测结果可靠度的一种评价。

（四）噪声

检测仪器在没有加入被检验物品（即输入为零）时，仪器输出信号的波动或变化范围即为噪声（noise）。引起噪声的原因很多，有外界干扰因素，如电网波动、周围电场和磁场的影响、环境条件（如温度、湿度、压强）的变化等；有仪器内部的因素，如仪器内部的温度变化、元器件不稳定等。噪声的表现形式有抖动、起伏或漂移三种。"抖动"，即仪器指针以零点为中心做无规则的运动；"起伏"，即指针沿某一中心做大的往返波动；"漂移"，即当输入信号不变时，输出信号发生改变。此时指针沿单方向慢慢移动。噪声的几种表现均会影响检测结果的准确性，应力求避免。

（五）可靠性

可靠性（reliability）是指仪器在规定的时期内及在保持其运行指标不超限的情况下执行其功能的能力，是反映仪器是否耐用的一项综合指标。可靠性指标有平均无故障时间、故障率或失效率、可信任概率。

（六）重复性

重复性（repeatability）是指在同一检测方法和检测条件（仪器、设备、检测者、环境条件）下，在一个不太长的时间间隔内，连续多次检测同一参数，所得到的数据的分散程度。重复性与精度密切相关，对于某一参数的检测结果，若重复性好，则表示该设备精度稳定。显然，重复性应该在精度范围内，即用来确定精度的误差必然包括重复性的误差。

（七）分辨率

分辨率（resolving power）是仪器设备能感觉、识别或探测的输入量（或能产生、能响应的输出量）的最小值。例如光学系统的分辨率就是光学系统可以分清的两物点间的最小间距。分辨率是仪器设备的一个重要技术指标，它与精确度紧密相关，要提高检验仪器的检测精确度，必须相应地提高其分辨率。

（八）测量范围和示值范围

测量范围（measuring range）是指在允许误差极限内仪器所能测出的被检测值的范围，检测仪器指示的被检测量值为示值。由仪器所显示或指示的最小值到最大值的范围称为示值范围（range of indicating value）。示值范围即所谓仪器量程，量程大则仪器检测性能好。

（九）线性范围

线性范围（linear range）是指输入与输出成正比例的范围，也就是反应曲线呈直线的那一段所对应的物质含量范围。在此范围内，灵敏度保持定值。线性范围越宽，则其量程越大，并且能保证一定的测量精度。

一台仪器的线性范围，主要由其应用的原理决定。大部分临床检验仪器所应用的原理都是非线性的，其线性度也是相对的。当所要求的检测精度比较低时，在一定的范围内，可将非线性误差较小的近似看作线性的，这会给临床检验带来极大的方便。

（十）响应时间

响应时间（response time）表示从被检测量发生变化到仪器给出正确示值所经历的时间。一般来说，响应时间越短越好，如果检测量是液体，则它与被测溶液离子到达电极表面的速率、被测溶液离子的浓度、介质的离子强度等因素有关。如果作为自动控制信号源，则响应时间这个性能就显得特别重要。因为仪器反应越快，控制才能越及时。

二、临床检验仪器的主要结构

（一）取样（或加样）装置

取样装置（sampling equipment）是把待检测的样品引入仪器的装置。对于检验仪器来说，其取样装置就是进样器，不同的检测目的对样品的要求不同，所以进样器有手动的和自动的。有些检测项目要求进样量能控制得十分准确，特别是微量进样器。例如在色谱仪中，其进样器就是一个微量注射器。

有些流程用的检测仪器，因为流程中的样品主要是气体或液体，其取样装置十分复杂。对于气体样品，还须考虑检测系统是正压还是负压。如果是负压，必须加设抽吸装置，才能将样品抽吸到仪器中进行检测。

对取样装置的材料要求很高，既要能经受住高压、高温或化学腐蚀等恶劣条件的考验，还要保证不会与样品中的任何成分发生化学反应，以免样品失真。最新开发的加样系统，可实现超微量加样，结合高精可靠的光学测光技术及全数码化技术实现超微量检测。

（二）预处理系统

预处理系统（system of pretreatment）是将样品先进行一系列处理，以满足检测系统对样品的各种要求的装置。如样品的温度，全血标本的抗凝、离心，甚至分子存在状态的要求等。有时还须进一步除去水分和机械杂质、化学杂质等。预处理系统一般包括冷却器或恒温器、过滤器、净化器和保持仪器选择性的某种物理方法、化学方法、生物学方法的处理装置，如汽化转化、呈色反应、裂解、抗原抗体反应、酶促反应等。预处理系统的任务就是要求进入检验仪器的是一份有代表性、洁净、符合检验技术要求、没有任何干扰成分的样品。

（三）分离装置

在各种能同时检测多种组分的检测仪器中基本都设有分离装置，既包括样品本身各化学组分的分离，也包括能量的分离。如色谱仪中的色谱柱、电子探针中的电子光学系统，光学式的检验仪器中的分光系统。质谱仪利用电场或磁场的变化使带一定电荷的、不同质量数的离子沿不同的轨迹运动而被分离，这种分离既含有组分分离又含有能量分离。总之，将样品各个组分加以机械分离或物理区分的装置都属分离装置。对分离装置的要求，主要是分辨率，各组分检测仪器的分辨率的高低主要取决于分离装置。

（四）检测器

检测器（detector）是检测仪器的核心部分。工作时根据样品中待检测组分的含量发出相应的信号，这种信号多数是以电参数输出的。如光电比色计中的光电池、分光光度计和核辐射探测器中的光电倍增管、电导式检测仪中的电导池、热导式检测仪中的热导池等。一台检测仪器的技术性能，特别是单组分检测仪器的技术性能，在很大程度上取决于检测器。

有些检测仪器中的检测器由几个部件共同构成。如在不分光红外线吸收式气体检测仪中，根据信号发出部位划分，检测器应是接收气室，但是样品却不经过接收气室而是直接通过工作气室。因此，将工作气室、接收气室和光源统称为检验系统。

（五）信号处理系统

信号处理系统（signal processing system）是信号从检测器发出到显示出来过程中的一系列中间环节。从检测器输出的信号是多种多样的，一般有电流、电压、电阻、电感化、频率、压力等的变化和温度的变化，特别是电参数的变化最为普遍：只要测量出这些变化便可间接地确定待检测样品中组分含量的变化。通常把测量这些变化的装置称为测量装置。

在临床检测仪器中，由于成分和含量变化所引起的各种物理量的变化通常很小，往往要经过放大器加以放大后才能显示出来。由于输出的信号往往是非线性的，所以，还须加以线性化，才能使输出信号的变化值与待检测组分浓度的变化成比例关系。

某些多组分的检测仪器，显示某种组分含量的不是输出信号的瞬间值，而是在一定时间内信号的累计数值，因此要在系统中设置信号积分的装置。由于从测量装置输出的信号大多是模拟信号，为了提高显示精度并和计算机联用，须采用数字显示。所以，系统中还必须设置模—数转换（A/D）装置，对信号处理系统的要求是确保信号不失真地传输给显示装置。

（六）显示装置

显示装置（display equipment）的功能是把检测结果显示出来。一般有模拟显示和数字显示两种。模拟显示是在刻度盘上由指针模拟信号的变化连续地指出结果，或由记录笔描绘出信号的变化曲线。这种显示装置多采用电压表、电流表或带自动记录的电子电位差计等。这种传统的显示方法直观性好，可以同时比较，并可表示时间差距，但其精度较差，读数误差较大。数字显示是将信号处理后直接用数字显示检测数值，这是目前大力发展的一种显示方式。显示装置除电表、数码管外，还有感光胶片和示波管、显像管等。对于显示装置的要求是能精确显示出检测器发出的信号，响应速度快，能及时显示检测数据。

（七）补偿装置

补偿装置（compensatory equipment）的作用是消除或减少客观条件或样品的状态对检测的影响，特别是样品的温度、环境的压力、温度的波动对检测结果的影响。补偿装置多是在信号处理系统中引入一个与上述条件波动成正比例的负反馈来实现。某些检测仪器，如电导式的检测仪器，补偿装置是必不可少的，否则仪器的精度和可靠程度会降低，有些检测仪器精度不高的主要原因就是补偿不好。

（八）辅助装置

为了确保仪器检测的精度、保证操作条件而设置的附加装置称为辅助装置（assistant equipment），如恒温器、稳压电源、电磁隔绝装置、稳压阀等。根据不同的情况决定辅助装置的具体名称和数量。目前，大多数检验仪器的辅助装置都采用多微处理器（CPU）系统，各工作单元独立的 CPU 之间也采用无噪声干扰的网络连接及传送，大大提高其速度和准确性、稳定性。

（九）样品前处理系统

样品前处理系统（pre-analytical modular，PAM）的工作任务是将标本分类、离心、分装、编排、运送、存储等。目前使用全自动生化分析仪的检验科室，工作量的分配大致是：样品前处理占 30%，样品分析约为 40%，信息处理占 20%，其他工作约占 10%，即样品的前处理占用了大量的工作时间。为了提高医疗服务的效率，满足不同层次临床实验室的须求，实现全实验室自动化，许多仪器生产商于 20 世纪 90 年代中、后期开始研制样品前处理系统，不仅用于生化分析的样品处理，还可用于免疫 / 血清、血液常规分析和尿液分析等各种标本的样品的分类和运送。样品前处理系统采用模块或其他的技术方式，执行特定的功能，如进样、样品存储、离心、开栓、闭塞模块、在线分注、非在线分注、条形码标志、样品分类。其中进样和样品存储是核心装置。

样品前处理系统的发明是医学领域临床实验方面的技术革命，使实验室的自动化进入了一个新的历史时期——实验室全系统自动化。由于完美的模块型设计可节省放置空间，并且可以根据需要进行系统组合，在工作须求增加时又可以自由扩充并支持升级，一体化的模块型设计使得操作更简单、更方便，节省了许多开支，减轻了劳动强度，是实验室发展的必然趋势。

第六节　医学检验仪器的使用与维护

一、医学检验仪器的使用

仪器使用人员必须具有高度的责任感和事业心，学历高、懂外语且有一定的电、光、机专业基础知识；上岗前应接受系统的培训，对仪器的构造、工作原理、操作程序、使用注意事项、异常报警的含义，引起实验误差的因素，简单故障的排除及日常保养和维修均应充分了解和切实掌握，做到实验中随时监控仪器状态。

建立定期保养制度，减少故障的发生。定期良好的日常维修保养是减少仪器故障、延长仪器使用期的有效措施，是日常工作内容之一，也是一项专业性、技术性很强的工作。不单是清洁冲洗，还包括对仪器的校验、较简单的保养均由操作者完成。操作人员首先要明确仪器日常保养和定期保养的具体内容，掌握保养的正确操作方法和注意事项并按要求完成。一般保养要做到仪器清洁、管道通畅、比色系统清洁、防尘防潮、防渗漏、防腐蚀、检查运转状况有无磨损等，发现问题及时解决，杜绝仪器带"病"工作。

器械科应固定或相对固定专职维修人员定点检验科。此专职维修人员在掌握本专业知识的基础上应尽可能熟悉了解检验专业实验原理、操作规程、影响因素等，出现故障能及时修理。只有这样，才有利于仪器的合理使用和功能的正常发挥，提高仪器的利用率和延长使用寿命，使仪器随时处于正常工作状态。

二、临床检验仪器的维护

医学检验仪器无论其设计如何先进、完善，在使用过程中都避免不了因各种原因产生这样或那样的故障，只是仪器的故障率不同而已。为保证仪器的正常工作，对仪器进行正常维护是非常重要的。仪器的故障分必然性故障和偶然性故障。必然性故障是各种元器件、部件经长期使用后，性能和结构发生变化，导致仪器无法进行正常的工作，如元器件老化、变质，电位器磨损等；偶然性故障是指各种元器件、结构等因受外界条件的影响，出现突发性质变，而使仪器不能进行正常的工作，如交流电压过高，仪器受冲击等。仪器维护工作的目的是减少或避免偶然性故障的发生，延缓必然性故障的发生，并确保其性能的稳定性和可靠性。仪器的维护工作是一项贯穿整个过程的长期工作，因此，必须根据各仪器的特点、结构和使用情况，并针对容易出现故障的环节，制定出具体的维护保养措施，由专人负责执行。

（一）正确使用

操作人员应熟悉仪器性能，严格按照操作规程的要求正确使用，使仪器始终保持良好运行状态。要重视配套设备和设施的使用和维护检查，比如气体发生器、钢瓶、电源和水源系统等，避免仪器在正常工作时发生断气、断电、断水情况。

（二）环境要求

检验仪器对使用环境有很高的要求。一旦灰尘进入仪器的光路系统，必然会影响到仪器的灵敏度和精度。灰尘还常常会造成零部件间的接触不良，导致电气绝缘性能变差而影响到仪器的正常使用。因此，保持实验室的高清洁度是仪器维护保养中的一项不可或缺的重要工作。

环境的温、湿度对仪器的影响也很大。为保证仪器的精度和延长其使用寿命，应让仪器始终处于符合要求的温、湿度环境中。潮湿的环境极易造成器件生锈以致损坏，造成故障；还容易使仪器的绝缘性能变差，产生不安全的因素。平时可以利用空调机的去湿功能来控制实验室的湿度，必要时应专门配备去湿机，对仪器内放置的干燥剂一定要定期检查，一旦失效要及时更换。

防震也是仪器对环境的基本要求之一。精密仪器应安放在坚实稳固的实验台或基座上。检验仪器是与人体的体液和分泌物打交道的，常易造成检测物品或其他化学物质残留在仪器上的情况。所以，要维护好仪器就应该做到每次使用完毕及时做好清洁维护工作，要确保精密仪器远离腐蚀源，平时应注意做好环境监察工作。

（三）电源要求

良好的稳定供电对于检验仪器的精度和稳定性极为重要。来自电网的浪涌电压及瞬变脉冲对检验仪器危害极大，会破坏扫描电镜和计算机工作，造成信号图像畸变，还会干扰前置放大器、微电流放大器等组件工作。尽管仪器一般自身都具有电源稳压功能，还是应保证供电电源的电压稳定、波形失真小和具有正确良好的接地等。大型检验仪器应做到单独深埋接地并具有良好的抗干扰措施，比如采用隔离变压器等以保证仪器的灵敏度和可靠性。不稳定的电源会引起气相色谱仪、液相色谱仪等工作时基线不稳定，测试难以得到正确的结果。为防止仪器、计算机在工作中突然停电而造成损坏或数据丢失，可配用高可靠性的 UPS 电源，这样既可改善电源性能又能在非正常停电时做到安全关机。

（四）定期校验

检验仪器用于测试和检验各种样品，是分析人员的主要工具，它能起到人眼无法起到的作用，把物质的微观世界充分展现在人们眼前。检验仪器所提供的数据，已成为疾病诊断、危险分析、治疗效果评价和健康状况监测的重要依据，应力求结果准确可靠。因此，应当按照仪器说明书提供的方法和标准（图谱）对仪器定期进行校验，以保证测量结果的准确可靠。

（五）做好记录

应认真做好仪器的工作记录，其内容包括新进仪器的安装调试、验收记录，仪器状态、开机或维修时间、操作维修人员、工作内容及其他值得记录备查的内容。这些档案资料一方面可为将来的统计工作提供充分的数据，另一方面也可掌握某些须定期更换的零部件的使用情况，有助于辨别是正常消耗还是故障。

三、日常工作中仪器的质量管理

有了好的项目、合适的仪器，还需要一系列质控指标，确保仪器符合全面质量管理要求，无论是实验室认可还是国家卫键委实验室检查，仪器都是重要检查内容，主要的内容有以下几项：

（一）建立每一种仪器的仪器档案

包括：①仪器名称、型号及生产厂家；②检测范围和原理；③开、关机程序和校准程序；④使用、保养、维护程序；⑤参数设置、运行环境及常见故障及处理；⑥常规操作程序和仪器的基本技术性能；⑦其他事项。

（二）分析仪器应有标准操作规程及维护规程

操作规程应书写规范，包括所有的要素：检验原理、目的、标本类型（标本容器与抗凝剂）、所须的仪器和试剂或检测系统、校准程序、具体操作步骤、质量控制程序、干扰物质、计算结果说明、参考区间、临界区间、实验室结果解释、安全防范措施等。操作规程必须与实际情况相符，操作卡及产品说明书不能简单代替操作规程，还应有定期对操作规程进行修改的程序规定。

（三）检验设备的校准

检验设备的校准对保证检验结果的准确、可靠十分重要，因此，对检验结果有影响的各类检验设备必须有校准计划，特别是大型检验仪器。根据不同仪器及工作情况不同，应规定：①校准日期间隙。月校准、季校准、年中校准、年校准及特殊情况下的校准（如出现故障维修后、检测结果失控时等情况）。②规定校准方（本实验室校准、厂方校准、计量或检定单位校准等）。③如本实验室校准难，要规定所使用校准品（应使用同一检测系统的校准品）、校准方法。④验收标准。不论何方校准，必须有完整的校准记录（含校准后的各种数据）。校准记录中应记录校准前和校准后参数、校准验证情况以及对病人结果的影响程度。仪器任何变动，包括损坏、故障、改动或修理必须记录，调整后经质控检测，并满足规定的要求。

大型检测仪器应有专人维护及保管，仪器操作人员必须经严格培训，熟悉操作规程。大型仪器应获得上岗证。作为必备的基本功，是否严格按照操作规进行检验工作应是考核内容之一。

参考文献

[1] 袁丽娟 . 医学检验学基础与实践 [M]. 北京：科学技术文献出版社，2020.

[2] 刘景梅 . 临床检验医学基础与进展 [M]. 天津：天津科学技术出版社，2020.

[3] 张丽芳，陈韶，朱珊丽 . 医学免疫学第 2 版供临床、全科、基

[4] 彭娟 . 医学检验基础与临床 [M]. 天津：天津科学技术出版社，2019.

[5] 吴文菊 . 医学检验基础与临床应用 [M]. 北京：科学技术文献出版社，2019.

[6] 钟树奇 . 实用医学检验技术基础与临床 [M]. 北京：科学技术文献出版社，2019.

[7] 刘成玉，林发全 . 全国高等医药院校医学检验技术专业第四轮规划教材临床检验基础供医学检验技术专业使用第 4 版 [M]. 北京：中国医药科技出版社，2019.

[8] 陆金春，张红烨，骆峻 . 医学检验报告速查手册 [M]. 南京：东南大学出版社，2019.

[9] 王学锋，管洪在 . 临床血液学检验 [M]. 北京：中国医药科技出版社，2019.

[10] 陈增华 . 新编医学检验技术与临床应用 [M]. 开封：河南大学出版社，2019.

[11] 隋振国 . 医学检验技术与临床应用 [M]. 北京：中国纺织出版社，2019.

[12] 张玉莉，姚桂侠 . 医学检验与质量管理研究 [M]. 天津：天津科学技术出版社，2019.

[13] 王志强 . 临床检验医学基础与进展 [M]. 昆明：云南科技出版社，2018.

[14] 李林林 . 现代医学检验技术与诊断基础 [M]. 哈尔滨：黑龙江科学技术出版社，2018.

[15] 张玲 . 临床医学检验基础 [M]. 长春：吉林科学技术出版社，2018.

[16] 张德娟 . 医学检验基础与进展 [M]. 昆明：云南科技出版社，2018.

[17] 王同华 . 实用医学检验基础与应用 [M]. 天津：天津科学技术出版社，2018.

[18] 邹自英 . 实用基础检验与临床检验医学 [M]. 天津：天津科学技术出版社，2018.

[19] 田蕊娜，杨涛，罗蓉，刘锋，曾朱君 . 当代医学检验技术与临床基础应用 [M]. 北京：科学技术文献出版社，2018.

[20] 陈少华 . 临床检验基础——供高职医学检验技术专业用 [M]. 北京：科学出版社，2018.

[21] 胡晓波，李莉 . 全国高等学校教材临床实验室质量管理基础——供医学检验技术专业用 [M]. 北京：人民卫生出版社，2018.

[22] 陈丽 . 实用医学检验基础与临床应用 [M]. 长春：吉林科学技术出版社，2017.

[23] 岳保红，龚道元，张式鸿，等．临床基础检验学实验指导—供医学检验技术专业用 [M].北京：人民卫生出版社，2017.

[24] 许乙凯，王绍武．ICOURSE 教材高等学校临床医学系列医学影像学供临床、基础、预防、护理、检验、口腔、药学等专业用 [M].北京：高等教育出版社，2017.

[25] 杨洪银，谭秀芳，徐克琳，孙启玉，陈学军，王舒莹，王亚军，邓亚伟，卢龙涛，纪裴秀．医学检验与疾病诊断 [M].长春：吉林科学技术出版社，2017.

[26] 张红．实用医学检验学 [M].长春：吉林科学技术出版社，2017.

[27] 刘义庆，邱占军，徐青．临床医学检验知识一本通 [M].济南：山东人民出版社，2017.

[28] 仲其军，江兴林，范颖．生物化学检验新版 [M].武汉：华中科技大学出版社，2017.

[29] 尹利华，陈少华，范海燕．血液学检验 [M].武汉：华中科技大学出版社，2017.

[30] 李海龙．现代医学检验基础和输血 [M].北京：科学技术文献出版社，2016.